名院名科专科护理工作指南丛书

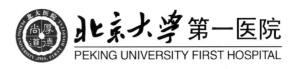

北京大学第一医院
PEKING UNIVERSITY FIRST HOSPITAL

妇产科护理工作指南

总主编　丁炎明

主　编　刘　军　汪京萍

副主编　陈　梅　程海丹

编　者（按姓氏笔画排列）

王思齐　包艾荣　刘　军　苏世平　李　栃　李　琛
李　颖　连　蕊　吴婉华　何　凤　汪京萍　张　波
陈　飞　陈　梅　郑　艳　段志英　郭　杰　黄　诺
曹歆妮　程海丹　谢息路

人民卫生出版社

图书在版编目（CIP）数据

北京大学第一医院妇产科护理工作指南/刘军,汪京萍主编.—北京:人民卫生出版社,2016

（名院名科专科护理工作指南丛书）

ISBN 978-7-117-22382-9

Ⅰ.①北… Ⅱ.①刘…②汪… Ⅲ.①妇产科学-护理学-指南 Ⅳ.①R473.71-62

中国版本图书馆 CIP 数据核字(2016)第 159733 号

人卫社官网	www.pmph.com	出版物查询，在线购书
人卫医学网	www.ipmph.com	医学考试辅导，医学数据库服务，医学教育资源，大众健康资讯

北京大学第一医院妇产科护理工作指南

主　　编：刘　军　汪京萍
出版发行：人民卫生出版社（中继线 010-59780011）
地　　址：北京市朝阳区潘家园南里 19 号
邮　　编：100021
E - mail：pmph @ pmph.com
购书热线：010-59787592　010-59787584　010-65264830
印　　刷：三河市博文印刷有限公司
经　　销：新华书店
开　　本：710×1000　1/16　印张：28　插页：4
字　　数：517 千字
版　　次：2016 年 12 月第 1 版　2016 年 12 月第 1 版第 1 次印刷
标准书号：ISBN 978-7-117-22382-9/R·22383
定　　价：78.00 元

打击盗版举报电话：010-59787491　E-mail：WQ @ pmph.com
（凡属印装质量问题请与本社市场营销中心联系退换）

总主编简介

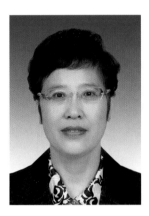

　　丁炎明，女，主任护师，硕士生导师。现任北京大学第一医院护理部主任。从事护理工作 30 余年，其专业领域为普外科、手术室、泌尿外科和造口伤口失禁护理及管理。曾分别于 2011 年、2013 年、2014 年短期在美国得克萨斯医学中心、德国柏林工业大学、英国皇家护理学院及美国霍普金斯医学中心学习医院管理。2014—2015 年在北京大学医学部"护理管理 EMBA 高级研修班"学习并毕业。组织并参与省部级研究课题多项，承担并负责院级课题数十项。负责组织本院护理科研团队申报课题并荣获中华护理学会科技奖一等奖。以第一作者在核心期刊发表论文 40 余篇，并获得 2008 年度《中国期刊高被引指数》生物类学科高被引作者前 10 名；主编 40 余部护理书籍。

　　现任中华护理学会副秘书长；中华护理学会第 24 届、第 25 届外科专业委员会主任委员；中华护理学会第 24 届、第 25 届造口伤口失禁专业委员会主任委员及中华护理杂志副总编辑；教育部高等学校护理学专业教学指导委员会专家；首届中国研究型医院学会评价与评估专业委员会委员；中华医学会医疗事故技术鉴定专家库专家；北京护理学会继续教育工作委员会主任委员；《中国护理管理》《中华现代护理杂志》《中国实用护理杂志》《护理研究》《护理学杂志》等十余家护理核心期刊编委。

主编简介

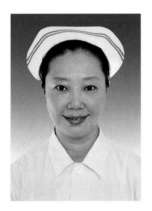

刘军，女，主管护师。现任北京大学第一医院妇产科产科总护士长。2005 年获得北京大学护理本科学历。2008 年毕业于北京大学法律系，获得法律本科学历。主要负责护理管理、护理教育、急危重症护理的教学和管理工作。在妇产科护理中擅长助产、护理管理、爱婴医院管理、新生儿复苏培训及危急重症抢救。参与多项各类研究课题和院级多项课题。指导参与发表专业论文数篇，目前参与申报国家专利 1 项，核心期刊发表论文 8 篇，主编和参编书籍 4 本。曾与妇产科全体同仁一起获得国家巾帼文明岗、国家青年文明号、北京市青年文明号等殊荣。

现任国家卫计委爱婴医院评估员、中国妇幼保健协会助产专业委员会委员兼副秘书长，获得国家卫计委新生儿复苏师资，北京市卫计委爱婴医院评估员，北京市优生优育协会专业委员会委员。

主编简介

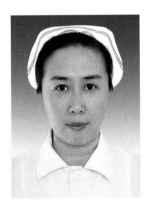

　　汪京萍，女，主管护师。现任北京大学第一医院妇产科妇科总护士长。从事临床护理工作 20 余年，主要承担科室护理管理、护理教学、护理科研等方面的工作，在妇产科护理中护理管理、妇科良恶性肿瘤的护理、计划生育护理、生殖遗传护理、危急重症抢救等具有专业特长。主要负责妇产科护理事务管理、质量监控、制定妇产科护理工作发展规划等。与妇产科全体同仁一起获得国家巾帼文明岗、国家青年文明号、北京市青年文明号等殊荣。个人曾获北京大学优秀共产党员、北京大学医学部优秀护士长、北京大学第一医院优秀护士长等称号。参与多项各类研究课题和院级多项课题。指导参与发表专业论文数篇，共发表论文 10 余篇，其中核心期刊发表论文 6 篇，参编书籍 2 部。

序

北京大学第一医院（以下简称"北大医院"）创建于1915年，是我国最早创办的国立医院，也是国内首批建立的临床医学院之一。百年来，我院拥有一批国内的首创专业学科，如小儿科（1940年）、泌尿外科（1946年）、肾脏病专业（1950年）、心血管（20世纪50年代）、小儿神经专业（20世纪50年代）等；在国内率先开展的手术和诊疗技术，如改进静脉麻醉（1951年）、先心手术（20世纪50年代）、肾移植（1960年）、人工晶体植入术（1983年）、冠心病介入性治疗（1986年）等，为我国的医学事业作出了卓越的贡献。

北大医院护理伴随着医院的建立而发展，至今已走过百年。在北大医院的发展进程中，北大医院护理人秉承"厚德尚道"的院训，追求"水准原点"的愿景，为推动我国护理事业的发展作出了杰出贡献。

近年来，我院护理工作紧跟国家医药卫生体制改革步伐，紧扣"抓服务、重专科、促管理、强人才、定战略"工作思路，围绕护理管理、护理服务、护理专科、护理队伍建设的"四个中心"及优质护理服务的"一个重点"开展工作。在一系列重要举措的推进下，护理工作取得了丰硕的成果。2010年，专科护理荣获首批国家级临床重点专科建设项目；2013年，国家卫生和计划生育委员会委托第三方在全国51家大型三级甲等医院中进行住院患者满意度调查，我院"护理服务满意度"得分荣登榜首。护理服务已经成为医院的名片，使患者直接感受到护理服务的"专业与温度"。

作为北大医院的院长，非常欣喜地看到护理工作取得的优异成绩；同时也非常欣慰地看到护理团队将循证与传承有机结合，凝炼萃取出"名院名科护理工作指南丛书""优质护理丛书"等一系列优秀作品。由我院护理部丁炎明主任担任总主编，组织临床护理专家及青年骨干进行编撰，总结了百年来护理工作的精髓，其内容突出科学性，注重实用性。

　　值此北大医院百年华诞之际，北大医院护理人以"北大医院护理系列丛书"向医院献礼，希望这套丛书为全国广大护理工作者在临床护理、教学、科研等方面提供借鉴。最后，祝贺"北大医院护理系列丛书"出版问世！衷心希望这套丛书为我国护理事业的发展贡献一份力量！

北京大学第一医院院长　刘玉村

2015 年 8 月

前　言

　　《北京大学第一医院妇产科护理工作指南》一书是北京大学第一医院名院名科系列丛书中之一。

　　本书呈现了北京大学第一医院妇产科所积累的宝贵护理经验，反映了北京大学第一医院妇产科护理工作者对护理工作的认识。读者能够从书中直接看到的是一些具体的护理规范和护理要求。但是，渗透在这些规范和要求里面的，却是我们几代妇产科护理人对护理学科和护理职业的基本认识：

　　第一，患者满意的护理工作者必须具有高尚的职业操守。在近百年的发展历程中，北京大学第一医院妇产科坚持护士的道德建设，并且形成了自己的道德传统，这些道德传统主要是：对生命的关爱尊重；对事业的真诚奉献；对患者的博爱情怀；对业务的精益求精；对言行的慎独约束。只有这样才能做到更好地服务于患者、服务于社会。

　　第二，患者满意的护理工作者必须具有优良的心理素质。这首先是因为护理工作者面对的是患者。他们因为病痛，往往容易表现出一些不正常的言行。这些不正常的言行时时在冲击着护理工作者的心理。其次，护理工作者每天都在和疾病甚至死神搏斗，责任重大，稍有不慎，都可能酿成严重后果，这就给护理工作者造成了相当大的心理压力。再次，护理工作者身处的工作环境，不是一个令人舒心的环境。所以，护理工作者如果不具备良好的心理素质，那么，科学的护理规范、严格的护理制度、精良的护理设备以及熟练的护理技术，都可能失去其应有的效用。

　　第三，患者满意的护理工作者必须具有妥善的协调能力。因为没有一项护理任务是可以一个人单打独斗式地完成的，需要护士与医生间、护士与护士间的沟通协调和配合。通过沟通协调和配合，形成整体合力，这才是取得良好医护效果的制胜法宝。另外，医护工作的根本目的，就是要尽一切可能帮助患者消除或者减轻病痛，恢复或促进患者健康。所以，护理工作者就需要加强与患者的沟通协调和配合，把患者的积极性充分调动起来，形成共同战胜疾病的统一战线。

确立这些基本认识，比了解、理解和执行护理规范、护理要求以及操作护理技术具有更重要意义，是实现护理目标、发挥护理作用的根本前提。我们希望读者在阅读本书的过程中，能够透过那些具体的规范、要求和技术，对这些基本认识有所感悟。

本书共有六章，分为了妇产科护理管理、妇产科专科护理技术、妇产科诊疗技术、产科常见疾病护理、妇科常见疾病护理及妇产科护理发展热点问题。虽然我们所总结的只是已有的经验，但是，世界范围内的科学技术在突飞猛进，我们必须与时俱进，不断创新。因此我们希望通过本书表达出北京大学第一医院妇产科护理工作者与时俱进的创新意向。

本书编写过程中得到了北京大学第一医院妇产科各级医师、护士的大力协助，在此表示由衷感谢。同时在本书的编写过程中，编者参阅了大量的相关书籍和文献资料，在此对这些文献的作者谨表衷心的感谢！

本书虽经反复讨论、修改和审阅，但鉴于能力有限，疏漏和不足之处在所难免，敬请读者提出宝贵意见。

刘　军　汪京萍

2016 年 5 月

目　录

第一章　科室护理管理

◀ 第一节　妇产科科室简介 ▶

北京大学第一医院妇产科始建于 1946 年 6，由原北京大学第一医院院长、我国围产医学奠基人严仁英教授、康映渠教授等老一辈专家创建，历经半个多世纪的锤炼与发展，经过几代人的探索与努力，已成为国家重点学科、教育部 211 工程重点学科、世界卫生组织指定的爱婴医院，也是全国硕士博士培养单位及博士后流动点。我科有着悠久的历史、高水平的诊疗技术和宾至如归的周到服务，为众多的患者解决了疾患困扰。

一、概况

（一）科室基本情况

经过几代人的探索、建设，北京大学第一医院妇产科已成为基础扎实、梯队健全、技术力量雄厚，医、教、研全面发展的学科，为我国妇产科专业培养了大量的妇产科专业人才，也对妇产科学的发展有着巨大的贡献。

北京大学第一医院妇产科目前有 9 个专业学组、5 个中心、1 个研究室和 8 个护理单元。专业学组包括：妇科肿瘤、内分泌、感染、腔镜、女性泌尿外科、性医学、围产医学、计划生育及生殖医学组。中心包括：妇儿保健中心、产前诊断中心、宫颈疾病诊疗中心、女性感染诊治中心、生殖与遗传中心。护理单元包括：病理产科病房、产房、母婴同室病房、特需病房、良性肿瘤病房、恶性肿瘤病房、腔镜病房和计划生育病房。拥有病床近 183 张、产床 3 张，在编医护人员 223 名，其中护理人员 137 人。同时，北京大学第一医院妇产科还承办了《中华围产医学杂志》。

北京大学第一医院妇产科年门诊量 34 万余，门、急诊包括产科门诊（产前门诊、特需门诊、遗传门诊、生殖中心门诊）、妇科门诊（妇科常规门诊、妇科肿瘤门诊、妇科内分泌门诊、妇科泌尿外科门诊、性医学门诊）、计划生育门诊、护理门诊（盆底疾病康复门诊、母乳喂养门诊和助产士门诊）及妇产科急诊。

目前北京大学第一医院妇产科已发展成为集妇科、产科、生殖内分泌和计划生育等专业的临床、教学和科研为一体的综合学科。妇产科多次荣获北京大学第一医院先进集体，北京市西城区及北京市的妇幼保健先进集体。2010年妇科、产科分别获得卫生部临床重点专科。

（二）科室发展历程

1946年北京大学第一医院妇产科病房设在西单背阴胡同旧式"四合院"内，只有病床10多张。建国初期至1958年，妇产科已初步发展为具有妇产科门诊、病房、手术室的独立科室，对外挂牌北大医院妇儿医院，有妇产科及小儿科病房及门诊，相应的辅助科室齐全，设有传达室、挂号处、住院出院处、检验科、药房、放射科等。在此阶段已能对宫颈癌患者进行手术及X线放射治疗，取得了很好效果，全市及郊区严重的妇科疾患及妊娠合并内外科疾病等疑难患者纷纷来院就诊。20世纪60年代，建立了计划生育病房及研究室。70年代至90年代末，北京大学第一医院妇产科力量得到迅猛发展，相继建立了遗传实验室、药物基地、孕妇学校等，成立了临床围产保健组、肿瘤组、内分泌组、腔镜组等，开展了围产保健、腹腔镜治疗、不孕不育检查、新式剖宫产等先进医疗技术，并多次与国际专家进行学术交流和合作。1981年被批准为硕士培养点，1989年北京医科大学3所医院联合获得重点学科（211工程），北京大学第一医院妇产科以产科及保健中心为主要参与学科。1998年妇儿保健中心被授予世界卫生组织妇儿保健研究培训合作中心，同年正式承办《中华围产医学杂志》。北京大学第一医院妇产科经历了半个多世纪的发展，经过几代人的探索，2000年已成为医、教、研全面发展的国家重点学科，2010年妇科和产科双双获得国家级临床重点专科，为北京市和全国广大妇女提供了优质医疗服务。

二、学科诊疗技术状况

（一）产科

北京大学第一医院产科是全国重点学科之一，1993年被世界卫生组织指定为爱婴医院，历年来均被评为西城区先进集体，是北京市最早开办正规孕妇学校的科室之一，是全国最早也是目前妊娠期糖尿病系统规范筛查治疗先进科室。有产前诊断中心、远程监护中心、超声诊断中心、围产保健中心、现代化的待产室和分娩室、新生儿抚触中心等配置。现集医疗、教学、科研、护理为一体，提供系统产前保健、高危妊娠监测、优生优育咨询、陪待产、无痛分娩、母婴同室、家庭化病房及整体护理、母乳喂养咨询等诸项服务。北京大学第一医院内、外科及其他科室为产科合并症的诊断治疗提供了坚强的后盾，使产科具有危重孕产妇抢救、疑难病症诊治、产前诊断等综合能力，同时产科与儿科、新生儿病房及监护室密切合作，为早产等高危新生儿监护提供了便利条件。产妇出院后如有问题还可电话咨询；产后 42 天回访时，有知名婴幼儿专家负责指导婴儿喂养、体能训练、早期智力开发等。

（二）妇科

北京大学第一医院妇科是国家重点学科之一，是硕士、博士培养单位及博士后流动点，具有先进的诊疗设备和高水平的医护人员，对于常见妇科疾病如子宫肌瘤、子宫内膜异位症、妇科内分泌疾病、盆腔炎症、生殖道感染性疾病、女性尿失禁、卵巢癌、宫颈癌、子宫内膜癌等研究均有着自己的特色，达到国内、国际先进水平。

北京大学第一医院妇产科腔镜组成立于 1993 年，现已广泛开展通过腹腔镜进行微创手术、重建手术，占全部妇科手术的 50% 以上。宫腔镜诊断及手术也已成为相当成熟的技术，借助宫腔镜不仅为内膜息肉、内膜癌、子宫畸形等患者及时明确诊断，还开展了黏膜下肌瘤电切术、子宫纵隔电切术、热球治疗术、无张力吊带膀胱颈悬吊手术（TVT）等，给广大妇科疾病患者减少了痛楚。

妇科肿瘤专业组是北京大学第一医院妇产科的重要专业学科组之一，具备良好的服务设施和医疗环境，每年收治全国各地的妇科肿瘤疑难重症患者达 1200 余人，承担着繁重的医疗、教学及科研任务。拥有众多全国知名教授，他们具有多年的大量临床实践经验并多次赴国外学习，具备高超的医术、严谨的医风和执着的敬业精神，可成功完成妇科各种常规及疑难和复杂的手术，并针对各种恶性肿瘤的患者制订符合患者个体情况的放、化疗方案，疗效已达国内先进水平，部分达到国际水平；结合肿瘤患者出现的焦虑、抑郁等情况，特别设立了肿瘤患者心理门诊，在药物治疗同时，配合深入细致的心理治疗。并组织肿瘤患者相互交流帮助，为肿瘤患者的远期随访治疗提供了重要支持。近年来，肿瘤组开展了妇科疾病诊治新项目，如妇科电视腹腔镜手术、术中介入治疗、术中放疗和动脉介入化疗等国际先进技术，为不计其数的疑难危重患者解除了病痛，深得广大患者的好评。

（三）计划生育

计划生育专业是 20 世纪 70 年代由国内著名的妇产科专家严仁英教授亲自组织创建的。现有独立的计划生育病房和门诊，开展人工流产术、药物流产、取放环手术、女性结扎术、中期引产术，同时对不育患者进行诊治，开展输卵管通液、子宫输卵管造影、人工授精、腹腔镜和宫腔镜手术，对有输卵管病变的患者行输卵管整形、输卵管吻合和造口术。本专业组具有从事计划生育事业的教授、副教授，能恰当处理疑难的计划生育手术和疑难病例，并对所有进行计划生育咨询的群众进行指导和帮助。

（四）生殖中心

生殖中心开展辅助生殖技术最早始于 2001 年，由北京大学第一医院知名医学专家郭应禄院士发起与创建。中心的各功能室布局合理，面积及卫生标准均达到卫生部门的要求。中心配备了一流的辅助生殖技术专用仪器设备，组建了合理的临床、实验室工作人员队伍，临床人员为具有高级职称的资深医师，实验室人员均具有过硬的辅助生殖实验室技术。目前我们可以开展的辅助生殖技术包括夫精人工授精（IUI）、体外受精-胚胎移植技术（IVF-ET）、卵胞浆内单精子显微注射技术（ICSI）及针对复发性流产患者的免疫治疗等技术。

（五）妇儿保健中心

妇儿保健中心是国家级妇幼保健指导中心，常年担任妇幼保健方面的研究、培训工作，承担多项国际组织、国家卫生部课题与项目，是国外了解中国妇幼情况的窗口，也是国家卫生行政部门制订妇幼保健政策的基地。

（六）中华围产医学杂志

妇产科在严仁英教授的支持和指导下，以严仁英教授为主编，于 1998 年创办了《中华围产医学杂志》。该杂志为国家级核心期刊，它的诞生为中国围产医学的发展作出了巨大的贡献，同时也促进了妇产科的学术发展。另外，北京大学第一医院多名知名专家担任着中华医学会围产分会及北京市围产分会的副主任委员及其他重要职务。

三、教学与人才培养

北京大学第一医院妇产科具有优良的教学传统，自建科起即承担医学生见习、实习及进修医师培训工作。1993 年开始实施住院医师规范化培训，北京大学第一医院妇产科率先提倡并实施住院医师出科总结评估，受到院方表扬，并在全院推广。妇产科规范了护理教学，编写了各个专业教学卡片、教学常规，规范了护理学继续教育内容。2003 年北京大学第一医院妇产科顺利通过了全国长学制检查并通过了七年制 CMB 国际合作项目的检查。妇产科常年进行基层医师进修培训，自 2003 年起完成临床见习教学 605 人，2007 年后培训进修医生 328 名，研究生培养规模逐年扩大，每年毕业博士、硕士研究生超过 10 人，现已培养毕业博士 75 人，硕士 55 人。十几年来，妇产科一直被评为院级教学先进集体。妇产科重视住院医师、主治医生、护士的培训，鼓励中青年学者申请课题、发表文章、参加学术交流，促进了医护整体素质的提高。

作为国家级继续教育基地，妇产科对普通妇科、妇科肿瘤、妇科内分泌、妇科盆底学、产前诊断、产科生命支持、无痛分娩等方面的新进展、新技术推广、普及和应用起到了重要作用。相继开展了无痛分娩学习班、阴道镜学习班、宫腔细胞学学习班、生殖道感染学习班、妇科内镜培训班等，受众达53000余人。参加人员来自国内24个省市各级医院，使新技术能够较快、较广传播，取得了较好的效果，受到了同道们的好评，在全国影响较大。

与此同时，为了扶植社区医疗发展，提高社区医生业务水平，妇产科还特派副高或副高以上职称医生到社区开展讲座，对社区医师进行培训。

四、科学研究

北京大学第一医院妇产科的医护人员们，本着将临床实践与科学研究相结合推动医学进步的态度，在认真完成医疗工作的同时，不断总结在临床实践中遇到的问题，学术思维活跃，科研工作蓬勃开展。已经完成和正在承担着一些国际合作课题、国家教委的重大课题、"985"、"国家自然科学基金"、"211"工程Ⅰ期和Ⅱ期等相关科研项目。近年来获得国家和省部级课题52项，获得了国家、省部委的承认。参编书籍、教材、专著、译著等65部，国内外学术刊物上发表文章数百篇，取得了丰硕的科研成果。杨慧霞教授2010年获世界糖尿病基金（2010—2012）79万欧元，妇产科现为世界妊娠期糖尿病培训基地。北京大学第一医院妇产科有独立的妇产科实验室，并与北京大学第一医院中心实验室有良好的合作关系，具备良好的科研基础和实验室条件。北京大学第一医院中心实验室和妇产科研究室具备相应细胞培养、动物饲养、PCR、Western等各种实验室条件。同时，有具备良好素质和经验丰富的科研、技术人员，为科研工作提供技术保障。近几年，妇产科护理科研工作也得到了蓬勃发展，科研成果逐年增加，2015年妇产科护士获得院级护理科研基金9项，发表文章17篇，参编专业书籍4部。

五、护理专业发展

伴随着科室的发展，妇产科护理工作经过几代人的努力，形成了突出妇产科专业特色的护理模式。护理专业发展始终紧扣医院提出的"以提高医疗质量为核心，促进医院各项工作全面协调发展"的总体目标，围绕护理队伍建设、护理管理、护理服务、护理专科的"四个中心"及优质护理服务工作的"一个重点"开展了一系列工作，不断提高护理服务质量和专业技术水平。北京大学第一医院妇产科护理工作也由主抓护理服务的"形象建设"逐步提升为以护理服务、护理管理及护理专科并重的"内涵建设"，通过加强护理队伍建设，构建护理专业的发展框架，不断地"内修品质"提升护理专业的整体水平，并通过坚持走精品路线力争"外创品牌"，诠释北京大学第一医院"水准原点"的文化内涵。

（一）护理队伍建设

历经百年，北京大学第一医院妇产科护士队伍已从建科初期的 17 人发展至目前的 137 人。近年来，科室不断引进高学历护士，提升了护理队伍的整理素质，为科室护理研究方面的发展奠定了基础。目前，妇产科具有硕士研究生学历的护士已有 3 人，占 2%；本科学历护士已达到 59 人，占 43%。职称构成方面，副主任护师 2 人，主管护师 34 人，护师 70 人。

（二）护理管理

北京大学第一医院妇产科护理管理工作在医院护理部号召的创新护理服务模式，做实"优质护理服务链"，加强护理服务流程建设的方针指导下，不断完善规章制度、常规、流程，在制度上保障护理质量，定期进行护理质量监督检查，全面开展护理质量管理。自 2013 年起，妇产科将"品管圈"、"PDCA 循环"等科学的管理方法引入临床护理管理工作中，每个护理单元按月落实持续质量改进工作。2013 年产科率先成立了"芝麻圈"持续改进小组，完成了"降低产妇产后尿潴留的发生率"、"提高'三早'落实率"、"降低无指证会阴侧切率"等多项改进措施。经过全科护士的不懈努力，妇产科于 2012 年获得护理管理优秀奖，其中妇一病房、妇三病房、产房获得优质护理病房称号，在 2013 年全年的患者满意度调查中，妇产科获得排名第一的好成绩。获得由国家卫生计生委颁发的"在 2014—2015 年度全国爱婴医院复核工作中被评为优秀爱婴医院"称号，2015 年获得中国妇幼保健协会颁发的"母婴友好医院"称号，2015 年获得北京市优秀孕妇学校称号。

（三）护理专科

1. 妊娠期糖尿病专科护理　　北京大学第一医院妇产科目前有糖尿病专科护理 6 人，她们在妊娠期糖尿病产妇综合管理中起到了重要作用。2009 年 9 月开办了由具有营养师资格的护士负责的"DOHaD 孕期营养咨询门诊"。2011 年 5 月由糖尿病专科护士、产科医生、营养师等多学科团队的参与下，妇产科开办了国内首家"妊娠期糖尿病一日门诊"，为妊娠期糖尿病产妇提供饮食、运动、血糖监测、理论知识学习等一体化的健康教育服务。妇产科主任杨慧霞教授 2010 年获世界糖尿病基金（2010—2012）79 万欧元，带动妇产科成为"世界妊娠期糖尿病培训基地"，为配合培训基地的工作开展，妇产科于 2013 年底修订了妇产科护理常规，同时开展由门诊、产前、产房、产后共同实施的妊娠期糖尿病一体化护理活动。

2. 助产专科护理　　2009 年北京大学第一医院妇产科成为"中华护理学会助产士专科培训基地"，至 2014 年已规范化培训全国 140 余名助产士。助产士在促进自然分娩，保障母婴安康方面发挥着巨大的作用。妇产科实施产娠一体化分娩模式，通过开展导乐陪产、分娩镇痛、自由体位分娩等服务，减少了产程中无指征的医学干预，让分娩回归自然。2012 年，妇产科成立了助产士门诊，由具有资质的助产士采取一对一咨询的方式，为广大的孕产妇与助产士之间架起了一座沟通的桥梁。由助产士为有可能经阴道分娩的孕产妇介绍临产征兆、待产过程、分娩技巧、产房特色服务等热点问题。让孕妇对分娩有一个初步的认知，了解分娩过程中的服务及工作流程，减轻了孕妇对分娩的恐惧心理，树立了分娩信心，提高了顺产率，目前北京大学第一医院妇产科的剖宫产率30% 左右。

3. 肿瘤专科护理 为适应肿瘤学科的迅速发展，护理工作的职责范围与功能已经远远超过了传统领域，因此肿瘤专科护士应运而生。目前，北京大学第一医院妇产科已有肿瘤专科护士 3 人，她们在患者血管通路的选择、管路维护、癌痛控制、术后康复等方面发挥着重要作用。2004 年妇科成立了由肿瘤病房护士、医生和肿瘤患者共同组成的"携手俱乐部"，意在将对患者的身心治疗和护理由医院渗透到日常生活中，提高患者的生活质量。随之，以肿瘤专科护士为主导的肿瘤患者科普教育活动逐步开展起来。随着肿瘤治疗新技术、新方法的相继出现，对肿瘤专科护士提出了更高的要求。2007 年，经外周置入中心静脉导管（Peripherally inserted central catheter，PICC）正式应用于妇产科化疗患者中，自此，PICC 置管、维护的工作由具有 PICC 资质的护士完成。在多年的实践中，PICC 置管护士不断总结经验改进方法，减轻了患者的痛苦，减少了化疗的不良反应，并于 2013 年申请了专利（PICC 保护套）。2012 年北京大学第一医院成为中华护理学会肿瘤培训基地，妇产科作为主要成员之一参与肿瘤护士的规范化培训工作。

◀ 第二节 妇产科护理核心制度 ▶

一、妇产科查对制度

查对是护士执行医嘱、实施护理和治疗前、中、后必不可少的重要步骤，直接关系到患者的安全和护理、治疗效果，是最重要、最根本的护理制度之一。为保障患者安全，规避护理风险，特制订本系列查对制度。妇产科护士在进行各项护理工作时，应严格执行查对制度（"三查八对"，"五不执行"）。

（一）妇产科医嘱查对制度

1. 护士处理医嘱时，应进行双人核对，确认无误后接收、签字并执行。若有疑问须核实后方可执行。

2. 每日全面核对医嘱 2 次，建立医嘱核对登记本，记录核对日期、时间，有无缺陷，核对人签名。

3. 病房护士长参加日间医嘱查对工作（节假日除外），发现问题及时纠正。

4. 做到"五不执行"，即口头医嘱不执行（抢救时除外）、医嘱不全不执行、医嘱不清不执行、自备药无医嘱不执行、用药时间和剂量不准确不执行。

5. 抢救急危患者需执行口头医嘱时，护士应当复诵一遍，得到医生认可后方可执行，保留所用药品的空安瓿以备核对、记录。

（二）妇产科药物查对制度

1. 执行医嘱时要进行"三查八对"。"三查"即摆药后查，服药、注射、处置前查，服药、注射、处置后查；"八对"即对床号、姓名、药名、剂量、浓度、时间、用法、有效期。

2. 清点药品时和使用药品前，要核对药名、质量、标签，如不符合要求，不得使用。摆药后须经第二人核对无误后方可执行。

3. 给药前，注意询问有无过敏史。使用毒、麻、限制药品时，要经过反复核对，用后保留安瓿。静脉给药要注意溶液有无变质，瓶口有无松动、裂缝。给多种药物时，要注意配伍禁忌。

4. 护士发药或注射时，如患者提出疑问，应及时查清，确认无误后方可执行。

（三）妇产科输血查对制度

1. 责任护士取血时、输血前，须双人核对做好"三查八对"。

2. 非抢救时段，血型鉴定与交叉配血必须分开检测，以防误差；紧急输血时，血型鉴定与交叉配血应实行双核对，并加强对患者身份（科室、姓名、性别、年龄、住院号、诊断）和血型等重要项目的识别。

3. 责任护士与血库工作人员一定要遵守血液制品的领发及核对制度，双方必须认真核对患者科别、姓名、性别、年龄、床号、病历号、输血种类、血型、血袋编号、血量、采血日期、血液有无凝血块或溶血、血袋有无破裂、交叉配血报告有无凝集，核对无误后方可领出并签字。

4. 输血过程中注意观察有无输血反应，输血完毕后应保留血袋 24 小时，以备必要时送检。

5. 取血时，取血护士与输血科工作人员共同在取血登记本上签名；输血时，执行者与核对者在医嘱单、输血单上双签名，并保存在病历中。

（四）妇产科手术患者查对制度

1. 术前准备及接患者时，应由患者（或家属）自行说出姓名，并由手术室医护人员及责任护士共同核对患者的腕带信息、手术名称、手术部位、病历、术前带药、患者禁食情况等，询问患者是否带有义齿并在手术交接本上签名。

2. 手术前，手术室护士、麻醉师、主刀医生严格按照《手术安全核查制度》进行手术安全核对。

3. 手术中执行麻醉师及手术医生口头医嘱时，护士应复述医嘱，与医生核对用药后方可执行。

4. 凡体腔或深部组织手术，手术室护士要在手术前、关闭体腔前后查对纱垫、纱布、缝针、器械的数目是否与术前相符。

5. 手术取下的标本，经手术室护士与手术医师核对后，由手术医师填写病理检验单送检，并进行登记与交接。

6. 手术后患者回病房时，责任护士必须与麻醉师核对患者科别、姓名、病历号、诊断、手术部位、麻醉方式，根据病情、手术部位、麻醉方式等进行相应护理。

（五）妇产科无菌物品查对制度

1. 各护理单元由专人负责一次性无菌物品的领取、保管，定期清点，严格查对；检查每批产品外包装是否严密、清洁，是否在有效期内，有无破损、污渍、霉变、潮湿等。

2. 使用灭菌物品和一次性无菌物品前，应检查包装和容器是否严密、干燥、清洁，灭菌日期、有效期、灭菌效果指示标识是否达到要求等。若发现过期、包装破损、不洁、潮湿等，一律禁止使用。

3. 使用已启用的灭菌物品，须核查开启时间、物品质量、包装是否严密、有无污染。

4. 消毒供应中心发放的一次性无菌物品的记录应具有可追溯性，记录内容包括物品出库日期、名称、规格、数量、生产厂家、生产批号、灭菌日期、失效日期等。

5. 护理单元收无菌物品及器械包时，查对名称、器械数量、有效期、灭菌指示色带是否合格、无菌包包装无潮湿、无破损等。

二、妇产科患者身份识别制度

1. 妇产科门、急诊患者就医时，护士应与患者和（或）家属双方核对患者就诊卡、医疗证明、挂号条门诊病历上的姓名、年龄、所患疾病等内容，正确安排诊室就诊。

2. 门诊患者行治疗时，治疗前护士应参照查对制度，与患者和（或）家属双方核对门诊病历记录及处方上所记录的患者姓名、年龄、医保卡号

（病历号）、所患疾病、药物名称、剂量、浓度、给药途径及采血项目等内容。

3. 患者办理入院后，由接收科室再次核实患者身份，包括查对身份证明、医保证明、门诊病历、住院病历首页，询问核对姓名、年龄、疾病名称等，做好相应住院登记。制作住院患者识别标志，如：床头卡、患者一览表标签、佩戴腕带等，作为患者身份识别辅助内容。

（1）患者住院后均应佩戴腕带，并将患者姓名、床号、病历号记录于腕带上。

（2）佩戴腕带前或核对腕带上信息时，须向患者进行告知，取得患者合作。

（3）腕带信息内容经核对无误后方可佩戴，不得涂改。

（4）腕带常规佩戴位置为右侧腕部，连接牢固，确保松紧适当不脱落。成人腕带与腕部空隙以容纳二指为宜；产房新生儿以容纳一指为宜。

（5）如果患者对腕带过敏，可将腕带用安全别针固定在患者的上衣口袋处，以方便核对信息。

4. 在患者病情允许的情况下，核对患者腕带信息的同时，须以"主动询问，请患者说出姓名"的方式进行患者身份识别；若患者病情不允许的情况下，以双人核对腕带信息为准。

5. 护士在进行每一项护理操作前、操作中、操作后都应参照查对制度和护理操作规程对患者身份进行核对，并采用2种以上核对方法，不得仅使用床号、姓名作为核对内容。

6. 手术室接送患者有登记核对记录。手术患者在手术前后由病房护士与手术室工作人员床旁交接，与患者（或家属）三方核对患者姓名、年龄、手术内容及部位等，确认手术必需的相关文件资料与物品（病历、影像资料、术中特殊用药等）无误并均已备齐。

7. 患者转科时，应参照转科流程、遵守查对制度进行。妇产科护士应检查、核对患者，携带病历资料、药品等陪同患者至转入科室交接并再次核对患者身份，做好相关工作交接，填写患者转科护理交接单并签字。

8. 产科病房要严格执行新生儿查对制度，做好新生儿身份确认工作。

（1）产妇分娩后转入产后病房时，产房助产士、病房护士、产妇（或家属）三方核对新生儿出生时间、性别、腕带信息、母亲姓名、床号、病历号，核对无误后三方在新生儿病历中签字。

（2）新生儿转儿科，助产士与产妇（或家属）护送新生儿入儿科病房，做好病情交接，助产士、产妇（或家属）、儿科护士三方做好新生儿身份确认工作。

（3）严格落实 24 小时母婴同室制度。护士执行各项护理操作前、中、后认真核对新生儿腕带信息。

（4）新生儿完成沐浴、检查、治疗回病房时，护士及产妇（或家属）同时核对产妇及新生儿的腕带信息，包括产妇姓名、病历号、新生儿性别等，母婴核对无误后再入母婴同室。

（5）出院时必须严格查对产妇的出院诊断证明和新生儿的腕带信息是否一致，核对内容包括产妇姓名、病历号、出院时间及新生儿性别、出生时间、出生体重等，核对无误后方可办理出院。

三、妇产科分级护理制度

分级护理是指患者在住院期间，医护人员根据患者病情和生活自理能力，确定并实施不同级别的护理。为加强医院临床护理工作，规范临床分级护理及护理服务内涵，保障患者安全，保证护理质量和医疗安全，北京大学第一医院妇产科根据卫生部《综合医院分级护理指导原则（试行）》，结合本科室疾病病种及护理工作特点，制订妇产科分级护理实施细则，完善护理规范和工作标准，并予以执行。具体见表 1-1。

1. 分级护理分为四个级别：特级护理、一级护理、二级护理和三级护理。

2. 确定患者的护理级别，应当以患者病情和生活自理能力为依据，并根据患者病情变化进行动态调整。

3. 护士必须遵守临床护理技术规范和疾病护理常规，并根据患者的护理级别和医师制订的诊疗计划，按照护理程序开展护理工作。

表 1-1　妇产科分级护理原则及护理要点

护理级别	原则	护理实施要点
特级护理	（1）病情危重，随时可能发生病情变化需要进行抢救的患者 （2）下病危通知的患者 （3）各种复杂或者大手术后的患者 （4）其他有生命危险，需要严密监护生命体征的患者	（1）所有危重患者，必须由护士专人护理 （2）制订重病护理计划，有特护记录单，记录患者的病情变化 （3）严密观察病情变化，根据病情需要及医嘱随时测体温、脉搏、呼吸、血压，保持呼吸道及各种导管的通畅。准确、及时、详细记录患者的病情变化及治疗用药情况，并实施床旁交接 （4）根据医嘱，正确实施治疗、给药措施 （5）根据医嘱，准确测量出入量

护理级别	原则	护理实施要点
特级护理		(6) 保证各种管路畅通，保持导管、引流管的无菌并定时消毒，详细记录引流量及色泽等情况 (7) 根据患者病情，正确实施基础护理和专科护理，做到"六洁""四无"，即：口腔、头发、手足、皮肤、会阴、床单位清洁，无压疮、坠床、烫伤、交叉感染的发生。实施安全措施 (8) 备齐有关急救药品、物品及设备 (9) 保持患者的舒适和功能体位 (10) 做好心理护理
一级护理	(1) 病情趋向稳定的重症患者 (2) 妇产科手术后或者治疗期间需要严格卧床的患者 (3) 生活完全不能自理且病情不稳定的患者 (4) 生活部分自理，病情随时可能发生变化的患者 (5) 子痫、癌症晚期者及早产婴儿或新生儿	(1) 每小时巡视患者 1 次，观察患者病情变化 (2) 根据患者病情，测量生命体征 (3) 根据医嘱，正确实施治疗、给药措施 (4) 根据患者病情，正确实施基础护理和专科护理做到"六洁""四无"，即：口腔、头发、手足、皮肤、会阴、床单位清洁，无压疮、坠床、烫伤、交叉感染的发生。实施安全措施 (5) 提供护理相关的健康教育
二级护理	(1) 病情稳定，仍需卧床的患者 (2) 生活部分自理的患者 (3) 普通手术后或轻型先兆子痫者	(1) 每 2 小时巡视患者 1 次，观察患者病情变化 (2) 根据患者病情，测量生命体征 (3) 根据医嘱，正确实施治疗、给药措施 (4) 根据患者病情，正确实施护理措施和安全措施。督促、检查、指导患者做到"六洁" (5) 提供护理相关的健康教育
三级护理	(1) 生活完全自理且病情稳定的患者 (2) 生活完全自理且处于康复期的患者	(1) 每 3 小时巡视患者 1 次，观察患者病情变化 (2) 根据患者病情，测量生命体征 (3) 根据医嘱，正确实施治疗、给药措施 (4) 提供护理相关的健康教育

4. 临床护士根据患者的护理级别和医师制订的诊疗计划，为患者提供基础护理服务和护理专业技术服务。

5. 护士在工作中应当关心和爱护患者，发现患者病情变化，应当及时与医师沟通。

6. 护理要点

（1）密切观察患者的生命体征和病情变化。

（2）正确实施治疗、给药及护理措施，并观察、了解患者的反应。

（3）根据患者病情和生活自理能力提供照顾和帮助。

（4）提供护理相关的健康指导。

四、妇产科危重患者报告制度

1. 患者突发心跳、呼吸骤停、麻醉意外等紧急情况时，值班护士配合医生进行抢救，并在第一时间上报护士长。

2. 护士长统一领导和调配病房护士做好危重患者的抢救工作，并上报科护士长。

3. 在突发事件发生时，当班护士应密切配合，如人员不足时，启用紧急事件人员调配预案。

4. 急危重症、大手术、特殊患者及需要跨科室协同抢救的患者，应及时报告护理部和医务处，以便组织有关科室人员共同进行抢救工作。

5. 参加抢救工作的护士必须分工明确，紧密配合，各司其职，坚守岗位，在护士长领导下，执行主持抢救医师的医嘱，并严密观察病情变化，随时将医嘱执行情况和病情变化报告抢救医师。

6. 因纠纷、斗殴、交通事故、自杀、他杀等原因致伤的患者及形迹可疑的患者，除积极进行抢救工作外，应同时向保卫处汇报。

7. 医生向患者家属发出病危通知后，护士长应于 24 小时内（周末除外）通知科护士长（若科护士长不在班，则通知代理科护士长），同时上报护理部。

8. 科护士长接到通知后应于 24 小时内访视患者，并给予护理管理和疾病护理的专业指导。若出现疑难护理问题，科室可提出护理会诊要求。

9. 科护士长和护士长在 24 小时内按要求分别填写危重患者访视记录手册，并签字、注明访视时间。

五、妇产科危重患者抢救制度

1. 参加抢救人员必须全力以赴，明确分工，紧密配合，听从指挥，坚守岗位，严格执行各种操作规程。

2. 急救人员严密观察患者病情，就地进行抢救，用药须准确及时，并做好详细的抢救记录，待病情稳定方可移动患者。

3. 严格执行交接班和查对制度，昼夜应有专人护理，对病情变化、抢救经过、各种用药要有详细的记录和床旁交班。所用药品需经二人核对，口头医嘱应复诵无误后执行。

4. 抢救工作要有组织、有秩序地进行，由主任医师和护士长组织指挥，指派有经验的护士参加。

5. 保证抢救药品、器械、仪器设备处于备用状态，做到定物、定量、定人、定位进行保管，并注意及时补充消毒。

6. 在抢救过程结束后，抢救经过、重病护理记录单及医嘱必须在抢救结束 6 小时内补齐并注明"补"。

7. 抢救完毕后护士进行登记和用物处理。科内组织护士进行抢救讨论，以便总结经验，提高抢救水平。

六、妇产科急救药品、物品管理制度

1. 为保证抢救工作顺利进行，护士要做好抢救物品、药品、仪器的管理与保养，并能熟练使用。

2. 急救车、抢救物品、仪器规范整齐地放置于固定位置，不得随意挪动、更换位置。各班人员要熟悉急救车备用的物品、药品、仪器放置位置，能够熟练掌握抢救仪器的性能、使用方法，熟记常用抢救药品的剂量。

3. 抢救仪器和药品的管理，严格执行"五定"制度，即定数量、定点安置、定专人管理、定期消毒灭菌、定期检查维修，仅保证抢救时使用，一律不得外借。

4. 急救车保持清洁，码放规范、整齐，并封存保管。封存前需确定急救车内所有物品、药品处于良好备用状态，且有效期 >1 个月。

5. 急救车每次封存时间最长不能超过 1 个月，每月由护士长、责任护士共同查核急救车物品、药品，符合规定后，才可重新封存并记录封存时间。

6. 护士按照规定每班检查急救车封存是否完整并记录在急救车登记本上。

7. 用后及时补充抢救药品，并有记录。如因缺药等特殊原因无法补齐时，应在抢救药品清点登记本上注明，并报告护士长协调解决，以保证抢救用药。

七、妇产科交接班制度

1. 护士应忠于职守，履行交接程序，以保证各项治疗、护理工作的准确实施。

2. 值班护士必须在交班前完成本班的各项护理工作，处理好用过的物品，并保持治疗室、护士办公室干净、整洁，为下一班护士工作做好准备。

3. 交班护士护理工作未完成、物品和药品数目不清、接班护士未接清楚之前，交班护士不得离开岗位。

4. 每班必须按规定时间进行交接班，接班护士需准时到岗，如接班护士未到岗，交班护士不得擅自离开岗位。

5. 接班前护士应先阅读护理记录单，听取交班护士的口头交班。对于新入院、当日手术、抢救及危重患者需进行床旁交接班，共同查看患者的病情、治疗、皮肤、管路及各专科护理执行情况等。

6. 接班时发现的问题，由交班护士负责，接班后发现的问题，由接班护士负责。

7. 交班护士与接班护士一对一进行剧毒药、麻醉药、贵重药、限量常备药、抢救药以及仪器状态和数量的交接，须确认无误。

八、妇产科患者转科交接制度及流程

（一）妇产科病房与监护室交接制度及流程（图1-1）

1. 医生根据病情确认患者需转科，通知患者及家属，转出科室护士书写患者转科护理交接单，整理患者治疗用物及相关护理文件。

2. 根据患者病情需由1～2名护士与医生共同护送患者转科，在转运过程中注意保护患者隐私，注意安全与保暖，密切观察患者神志、病情、管路及输液情况，必要时备抢救设备如简易呼吸器、吸氧面罩、氧气袋或氧气瓶及监护仪等。

3. 转出科室护士与转入科室护士共同交接患者情况。

（1）患者基本情况：姓名、年龄、腕带信息、诊断、意识、生命体征、自理能力、既往史、过敏史、手术或特殊检查。

（2）口腔：有无活动义齿、口腔清洁度及黏膜的完整性。

（3）皮肤：皮肤的清洁度、完整性，有无破溃（部位、面积、处理措施），有无压红或压疮（部位、面积、处理措施）。

（4）伤口：（手术科室）交接伤口部位，敷料是否清洁、干燥，有无渗血，是否覆盖良好。

（5）管路

1）留置针穿刺部位、穿刺时间、贴膜是否覆盖良好、穿刺点有无出血等。

2）CVC、PICC管路置入日期、换药日期、腿围/臂围、留置深度、固

管理部门：妇产科	病房与监护室交接流程	发布日期：2014年09月12日
流程编号	流程目标：规范患者转交接过程，确保患者安全	适用范围：护理单元

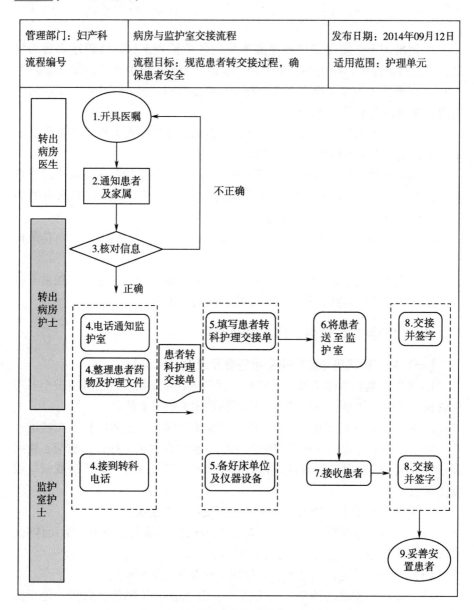

图1-1 妇产科病房与监护室交接流程

定情况。

3）各种引流管的名称、置管日期、换药日期、深度、高度、固定情况、周围皮肤情况、管路内液体的颜色、性质、量。

（6）药物及治疗

1）输液：交接患者正在输注的药品、输液卡、输液剩余量、输液速度、输液是否通畅以及未输注的药品。

2）口服药：交接患者口服药单及药物的用法、用量、注意事项。

3）患者自备药物。

4）输血：交接患者血型、输注血制品种类，如血库还有未发放的血制品要加以说明。

（7）护理文件：交接护理记录单、各项评估表单、转科记录单、预约检查单、患者出入量等。

（8）专科护理：交接专科或特殊操作与护理，必要时需携带相关操作流程及护理常规。

（9）其他

1）患者病历、胸片、置管资料（CVC、PICC）等。

2）通知营养科。

4. 转入科室护士未接清楚之前转出科室护士不得离开。

5. 交接完毕后转入科室护士在患者转科护理交接单上填写转入时间、签名并做好相应的护理记录。

（二）妇产科急诊与病房交接制度及流程（图 1-2）

1. 医生根据病情确认患者需转入病房，医生开具住院单并通知患者及家属办理住院手续，急诊护士通知病房护士，病房护士准备床单位及相关医疗仪器设备。

2. 急诊护士整理患者治疗药物及相关文件，由护士或医生护送患者转科至相应病房，在转运过程中注意保护患者隐私，注意安全与保暖，密切观察患者神志、病情、管路及输液情况，必要时备抢救设备如简易呼吸器、吸氧面罩、氧气袋或氧气瓶及监护仪等。

3. 急诊患者入病房后急诊护士或医生与病房护士及医生进行交接，交接须认真、仔细。交接内容如下：

（1）患者基本情况：姓名、年龄、诊断、意识、生命体征、自理能力、过敏史、特殊阳性症状和体征。

（2）药物及治疗

1）输液：交接患者输注的药品、输液卡、输液剩余量、输液速度、留置针及穿刺部位、穿刺时间、输液是否通畅。

2）口服药：交接患者口服药单及药物的用法、用量、注意事项。

（3）护理文件：患者病情相关的文件。

4. 病房护士未交接清楚之前急诊护士或医生不得离开。

5. 交接完毕后病房护士在病历上填写转入时间、签名并做好相应的护理记录。

管理部门：妇产科	急诊与病房交接流程	发布日期：2014年09月12日
流程编号	流程目标：规范患者转交接过程，确保患者安全	适用范围：护理单元

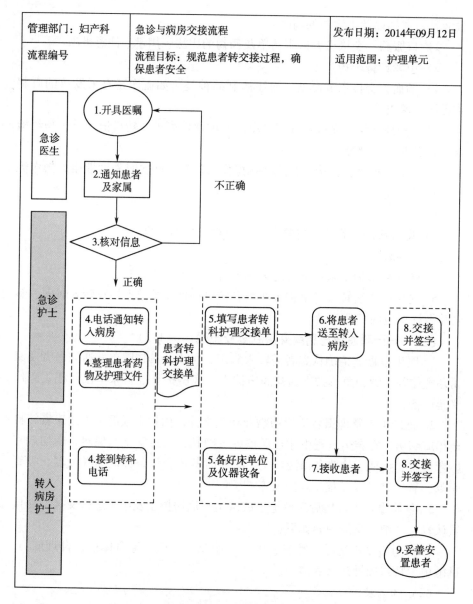

图1-2　妇产科急诊与病房交接流程

（三）妇产科病房与病房交接制度及流程图（图1-3）

1. 医生根据病情确认患者需转科，开具转科医嘱并通知患者及家属做好转科准备，转出科室护士接到患者转科医嘱后书写患者转科护理交接单，整理患者治疗药物及相关护理文件。

2. 转出科室电话通知转入科室，转入科室了解患者基本情况，准备好床单位，做好接收准备。

3. 根据患者病情由 1～2 名护士与医生共同护送患者转科，在转运过程中注意保护患者隐私，注意安全与保暖，注意观察患者病情变化。

4. 转入科室护士与转出科室护士共同交接患者情况。

（1）患者基本情况：姓名、性别、年龄、腕带、诊断、意识、生命体征、自理能力、既往史、过敏史、手术或特殊检查。

（2）口腔：有无活动义齿，口腔清洁度及黏膜的完整性。

（3）皮肤：交接皮肤的清洁度、完整性，有无破溃（部位、面积、处理措施）、有无压红或压疮（部位、面积、处理措施）。

（4）伤口：交接伤口部位，敷料是否清洁、干燥、有无渗血，是否覆盖良好。

（5）管路

1）留置针穿刺部位、穿刺时间、贴膜是否覆盖良好、穿刺点有无出血等。

2）CVC、PICC 管路置入日期、换药日期、臂围、留置深度、固定情况。

3）交接各种引流管的名称、置管日期、换药日期、深度、高度、固定情况、周围皮肤情况及管路内液体的颜色、性质、量。

（6）药物及治疗

1）输液：交接患者正在输注的药品、输液卡、输液剩余量、输液速度、输液是否通畅以及未输注的药品。

2）口服药：交接患者口服药单及药物的用法、用量、注意事项。

3）患者自备药物。

4）输血：交接患者血型，输注血制品种类，如血库还有未发放的血制品要说明。

（7）护理文件：交接护理记录单、各项评估表单、转科记录单、预约检查单、患者出入量等。

（8）专科护理：交接专科或特殊操作与护理，必要时需携带相关操作流程及护理常规。

（9）其他：携带患者病历、胸片、置管资料（CVC、PICC）等，并通知营养科。

5. 转入科室护士未接清楚之前转出科室护士不得离开。

6. 交接完毕后转入科室护士在转科记录单上填写转入时间、签名并做好相应的护理记录。

管理部门：妇产科	病房与病房交接流程	发布日期：2014年09月12日
流程编号	流程目标：规范患者转交接过程，确保患者安全	适用范围：护理单元

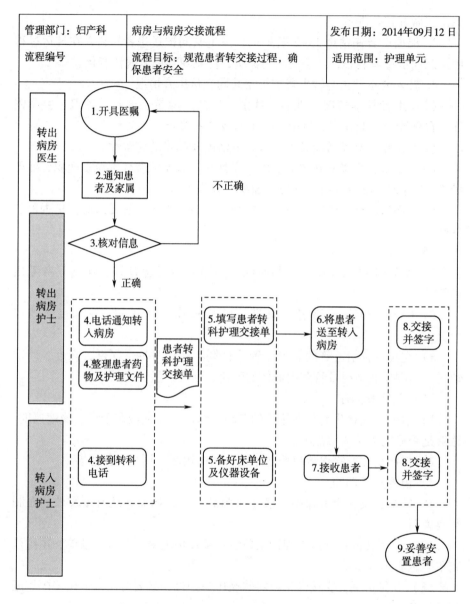

图1-3　妇产科病房与病房交接流程

（四）产房/产科病房与新生儿病房/NICU 交接制度及流程图（图1-4）

1. 新生儿病房/NICU 护士接到产科转诊新生儿的通知后，根据情况做好相关物品及抢救治疗准备，包括：床单位、衣物、心电监护、氧气及负压装置、呼吸机、复苏球囊、抢救车等。

2. 新生儿转入后新生儿病房/NICU 护士接收安置新生儿于床单位。

3. 产房/产科病房护士负责与新生儿病房/NICU 的护士共同核对，交接新生儿情况。

（1）基本情况：腕带信息（母亲姓名、患儿性别）、胎龄、出生时间、出生体重，以上内容与产科转科志一致，入院时生命体征（T、P、R、BP）。

（2）新生儿基本病情、发病时间、诱因、既往史、过敏史、阳性症状与体征、出生抢救治疗情况。

管理部门：妇产科	产房/产科病房与新生儿病房/NICU 交接流程	发布日期：2014年09月12日
流程编号	流程目标：规范患者转交接过程，确保患者安全	适用范围：护理单元

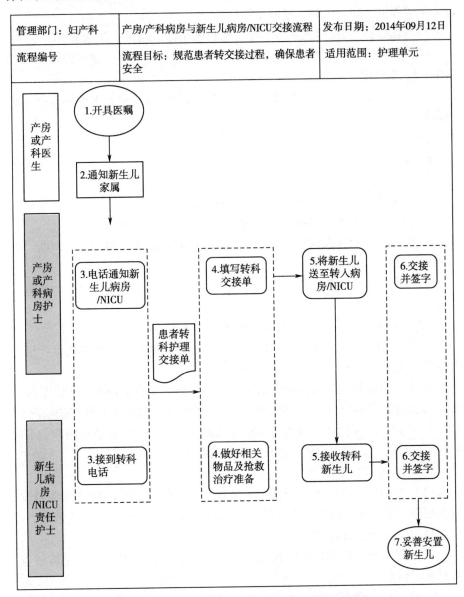

图 1-4 产房/产科病房与新生儿病房/NICU 交接流程

（3）皮肤：交接皮肤的清洁性、完整性，有无破溃（部位、面积、处理措施）、有无压红或压疮（部位、面积、处理措施）。

（4）管路：交接各种管路的名称、置管时间、深度、高度、固定情况，管路内液体的颜色、性质、量。

（5）药物及治疗

1）输液：交接患儿输注的药品、输液卡、输液剩余量、输液速度、留置针穿刺部位、穿刺时间、输液是否通畅。

2）口服药：交接患儿口服药单及药物的用法、用量、注意事项。

（6）护理文件：交接护理记录单、转科记录单并签字、预约检查单等与新生儿病情相关的文件。

（7）专科护理：交接特殊操作与护理，必要时需携带相关操作流程及护理常规。

（8）其他

1）新生儿病历、胸片等。

2）通知营养科。

3）交接新生儿疫苗接种及新生儿筛查情况。

4. 转入科室护士未接清楚之前转出科室护士不得离开。

5. 交接完毕确认无误后转入科室护士在转科记录单上填写转入时间、签名并做好相应的护理记录。

6. 根据病情遵医嘱给予新生儿心电监护，测量血压，必要时进行吸氧或呼吸机辅助通气。

（五）产房与病房交接制度及流程图 ［图 1-5（1）、图 1-5（2）］

1. 急诊孕妇或出现临产症状的孕妇由急诊医生或护士负责护送至产房并与产房护士进行交班。

2. 入产房交接内容包括孕妇的生命体征、胎心、宫缩情况、胎膜是否已破、羊水量和阴道血量，孕妇的治疗情况和卫生处置情况及其他特殊情况。

3. 产妇产后在待产室观察 2 小时（妊娠合并症或有特殊情况的产妇观察4 小时）后由产房护士护送回病房，和病房护士进行床旁交接。

4. 产房与病房交接

（1）产妇：生命体征、子宫收缩情况、会阴伤口情况、阴道出血情况、母乳喂养，早吸吮、皮肤早接触情况，治疗情况、管路情况、皮肤情况、产后宣教情况以及是否有妊娠合并症。

（2）新生儿：产妇姓名、新生儿性别、胎龄、出生时间、出生体重等，核对腕带信息。

5. 病房护士和产房护士在交接本上双签名。

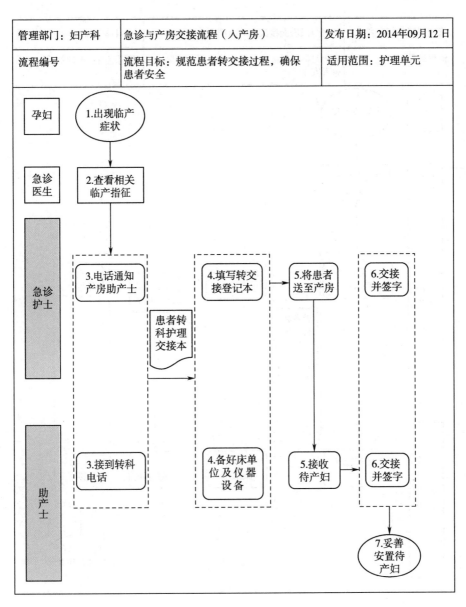

图 1-5（1） 急诊与产房交接流程

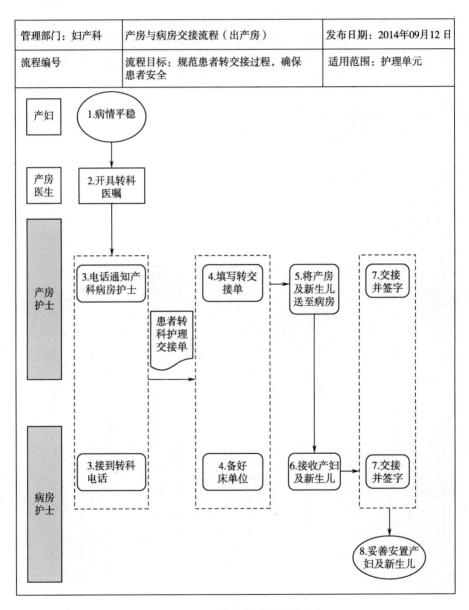

管理部门：妇产科	产房与病房交接流程（出产房）	发布日期：2014年09月12日
流程编号	流程目标：规范患者转交接过程，确保患者安全	适用范围：护理单元

图 1-5（2） 产房与病房交接流程

（六）妇产科病房与手术室交接及流程 ［图 1-6（1）、图 1-6（2）］

1. 手术前交接

（1）手术当日手术室医护人员携带《手术患者交接登记本》到病房接手术患者。

（2）由病房责任护士主导，与手术室医护人员共同核对患者信息（床号、姓名、手术名称）及所带物（病历、影像资料、术中特殊用药等），确保首次核对准确无误。

（3）首次核对无误后，病房护士与手术室医护人员一同到手术患者床旁进行核对交接，依据患者病历及腕带信息进行再次核对，确认患者床号、姓名、手术部位无误（核对信息时由患者说出自己的姓名、手术部位，如遇特殊情况患者不能回答时，可由陪护人员确认）。

（4）病房护士检查患者术前准备情况，询问患者是否禁食、是否佩戴饰品、有无过敏等。

（5）病房护士核对交接所带病历、影像资料、胃管、尿管、胸腹带等物品及术中需用药品，并记录。

（6）核对交接确认无误后病房护士与手术室医护人员双方在《手术患者交接登记本》上签字。

（7）手术室医护人员将手术患者从病房推至手术室过程中需保证患者安全，注意保护患者隐私及保暖。特殊患者（如危重、神志不清等）需由主管医生陪同护送患者至手术室。

2. 手术后交接

（1）手术结束后，手术室护士与手术医生及麻醉师根据《手术安全核查制度》对患者进行核对，无误后由医生与麻醉师共同将患者送回病房。

（2）病房护士与医生及麻醉师共同交接并核对，内容如下：

1）患者姓名、腕带、生命体征、神志。

2）患者皮肤、管路、伤口。

3）手术方式、手术过程、麻醉种类、术中输液、输血和用药情况，剩余血制品及输液情况、术中麻醉记录。

4）患者病历、检查资料、衣物等。

（3）交接完毕后双方在手术交接本上签字，病房护士做好护理记录。

（4）从手术室到病房护送过程中需注意患者安全，注意保护患者隐私及保暖。

管理部门：妇产科	病房与手术室交接流程（术前）	发布日期：2014年09月12日
流程编号	流程目标：规范患者转交接过程，确保患者安全	适用范围：护理单元

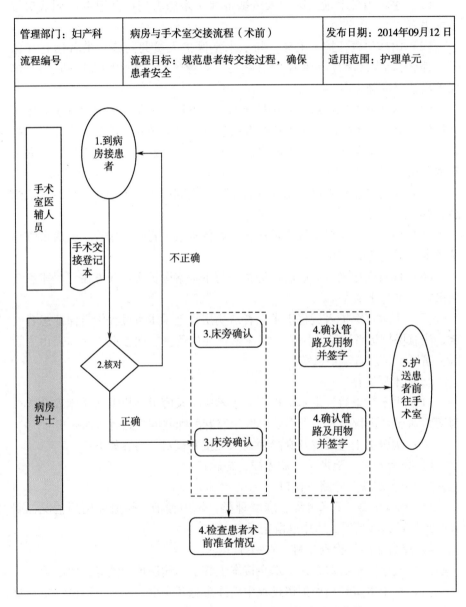

图1-6（1） 妇产科病房与手术室交接流程（术前）

管理部门：妇产科	病房与手术室交接流程（术后）	发布日期：2014年09月12日
流程编号	流程目标：规范患者转交接过程，确保患者安全	适用范围：护理单元

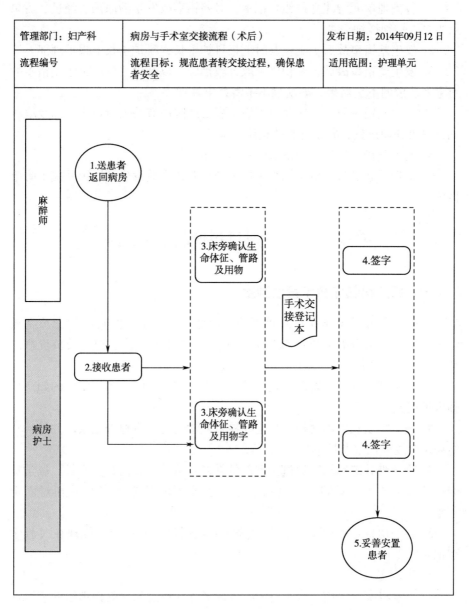

图 1-6（2）　妇产科病房与手术室交接流程（术后）

九、妇产科差错事故管理制度

1. 各护理单元均建立差错登记本，对差错事故发生的原因、经过、后果及当事人均须详细记录。

2. 发生差错事故后护士长及时上报科护士长，科护士长上报护理部。

3. 发生差错事故后，要积极采取补救措施，以减少或消除由于差错事故对患者造成的不良后果，如隐瞒不报者严肃处理。

4. 发生差错事故后，应及时组织本病房或院内有关人员讨论，以吸取教训，提出处理意见，并制订整改措施。

5. 发生差错事故后，视情节轻重给予相应处罚。

6. 护理单元及科室应定期组织护士分析差错事故发生的原因并提出防范措施。

◀ 第三节　妇产科护理教学管理 ▶

一、妇产科临床教学管理制度

1. 妇产科教学工作在医院教育处、护理部领导下，实行科护士长（教学护士长）→病房护士长（教学负责人）二级管理。教学护士长负责科内教学工作的具体组织与实施。

2. 按护理学院及医院教育处的教学大纲，完成各级、各类学生的妇产科临床护理教学任务。

3. 教学护士长、病房护士长定期检查教学情况，有检查记录，并将检查结果及时逐级汇报及反馈。

4. 临床带教老师均需通过护理部带教老师遴选，并由科护士长、教学护士长及病房护士长认可，按各层次学生安排不同的带教老师并相对固定下来。

5. 各病房根据不同学生层次的教学大纲制订教学内容，体现在《教学登记表》上。

6. 生产实习

（1）专科实习每周一次小讲课，讲课老师须通过教育处护理组的讲课评估及认可。

（2）本科学生每轮组织一次护理查房，学生为主要发言者，带教老师给予指导。

（3）教学护士长及病房护士长检查每位学生的带教情况，并做记录。

（4）每轮出科时征求学生对临床带教老师及讲课老师的意见。

（5）《教学登记表》每两年修改、补充一次。

7. 教学实习

（1）带教老师全脱产进行教学实习带教。

（2）见习前召开带教老师会议，明确本次带教目标，见习后需对本次带教工作进行总结。

8. 各级教学工作纳入个人年终考核项目。

二、妇产科继续教育管理制度

1. 妇产科继续教育工作在护理部领导下，实行科护士长（教学护士长）→病房护士长（教学负责人）二级管理。教学护士长负责科内继续教育工作的具体组织与实施。

2. 认真落实护理部分层培训计划及年度继续教育工作计划，并按要求组织实施。

3. 各级教学负责人应熟悉继续护理学教育的相关规定、组织管理以及考核等制度，熟悉本级继续教育内容并组织实施。

4. 各层管理者及时掌握护士继续教育完成情况，在不影响工作的前提下，合理安排护士参加继续教育活动。

5. 年度继续教育

（1）病房每年上报至少 1 个区县级继续教育项目，有条件者可申报 I 类继续教育项目，由科室汇总、筛选后上报护理部。批准后由科室组织落实。科室及病房均可组织不定期的单位自管项目学习。

（2）继续教育内容以妇产科新理论、新知识、新技术为重点，强调实用性和先进性，并关注与妇产科相关的边缘科学。

6. 分层培训

（1）科室及病房按照护理部《护士分层培训标准》制订分层培训计划，并按计划实施。

（2）护士层级划分：详见第四节中妇产科护士岗位职责及任职条件。

（3）培训频次：科室层面：N0 护士每月 1 次；N1 护士每 1～2 个月1 次，每半年（一个轮转周期）至少 4 次；N2 护士每 1～2 个月 1 次，每年至少 6 次；N3 护士每 2 个月 1 次，每年至少 4 次；N4 护士以参加学术会议、护理查房、教学为主。病房培训频次在科室层面基础上增加 1～2 次。

（4）科室、病房要合理安排各层次护士培训课程，以增强临床实践能力。层级较低护士培训内容的重点是临床常用妇产科护理知识、技能；层级提高，培训内容相应增加，如护理管理、教学、危重患者护理等内容；高层级护士应有能力对低层级护士进行培训及指导。

（5）NO 护士在独立上岗时有一对一带教护士，带教护士应为通过护理部带教老师遴选、取得带教资格的护士。

三、妇产科进修护士管理制度

1. 进修护士须得到护理部批准并办理相关手续方可进入妇产科进修。

2. 进入病房前，科室对其进行环境适应、进修制度、进修注意事项等方面培训，并按照进修护士的学习目标安排轮转科病房。

3. 病房及科室教学管理者了解进修护士的个人信息及进修时间，并有登记。

4. 病房有进修护士培训计划。进修护士有专人带教，双方明确教学内容。

5. 进修期间原则上无年休假，有特殊情况需请假时，要有所在单位公函。

6. 护士长及带教护士应关心进修护士，积极帮助解决进修期间遇到的问题。

四、病房教学负责人职责

1. 负责病房各种教学工作的管理和实施。

2. 制订本病房各类教学计划并实施。

3. 组织并参加病房教学活动，如小讲课、操作培训、病例讨论、护理查房、临床带教等。

4. 管理并参与临床教学活动，针对不同学生安排有带教资格的带教老师。检查教学计划的实施情况，并及时评价与反馈。

5. 关心年轻护士、进修护士及学生的专业发展及心理，帮助他们尽早适应病房环境，解决学习中遇到的问题。

6. 申报病房继续教育项目，定期审查病房护士继续教育积分完成情况，督促其按时完成。

7. 承担科室部分教学任务的实施工作，参与科室教学质量管理。

8. 每年对病房教学工作进行总结并汇报。

◀ 第四节 妇产科护士管理 ▶

一、妇产科护士分层管理

随着现代医学的飞速发展、医学模式的转变，护理工作也被赋予了更加丰富的内涵。人们在物质生活日渐丰富的同时，也有了新的健康观念，期盼更加舒适的就医体验和更加优质的护理服务。护理质量的优劣很大程度上影响着医院的社会形象，而怎样实现护理人力资源的科学管理及合理配置，调动护士的积极性，提高护理质量，是摆在护理管理人员面前的重要课题。

卫生部印发的《中国护理事业发展规划纲要（2005—2010年）》中明确指出："根据护理岗位的工作职责和技术水平要求，调整护士队伍结构。将护理岗位工作职责、技术要求与护士的分层次管理有机结合，充分发挥不同层次护士的作用。"可见护士的分层次管理与使用是护理工作发展的必然趋势。随着优质护理服务工作的深入推进，护士队伍数量大幅度增加，全国各大医院都在积极探索实施护士分层使用与管理。2012年4月卫生部又印发了《关于实施医院护士岗位管理的指导意见》，并在23个试点医院进行了有益的探索与尝试，进一步加强了护理队伍的科学管理。北京大学第一医院是首批试点医院之一。

护士分层管理是根据护士的工作能力、技术水平、工作年限、职称和学历等要素，将护士分为不同的层级，通过对护士进行分层管理，充分体现能级对应，从而最大限度地发挥各层级护士的潜力和自身价值。实施护士分层管理，是提升护理科学管理水平、调动护士工作积极性的关键举措，是有效解决护士人力资源合理配置、培养和使用问题的具体措施，可进一步加强护士队伍的科学管理，推进优质护理服务，提高护理质量和服务水平。

1. 分层管理路径　北京大学第一医院是一所集临床、教学、科研为一体的三级甲等综合医院。2012年1月在院领导、护理部的支持下我科很荣幸地成为了第一批"优质护理服务示范病房"。我科根据自身特点制订了相应的妇产科护士管理方法。首先明确妇产科各班护士的岗位职责，以保证护士各司其职；然后根据护士的能级进行合理分工，满足临床的需要；接着运用合理的方式方法进行护理服务及护理质量的督查，保证临床护理工作的高质高量；最后再进行合理的绩效考核，充分调动各级护士的主动性及积极性。经过3年左右的实施，取得了较满意的效果，为实施护士岗位管理奠定了基础。

2. 分层管理组织机构　医院成立护理专业能力晋级评审委员会，该委员会由护理部主任、科护士长、主任护师组成。主要职责是制订临床护士层级管理制度、各级护士任职资格和岗位职责、各层级护士晋级的方案等，并按照制度及方案的要求执行护士分层级选拔、考核等管理工作。

3. 分层模式　根据医院护理部下发的《北京大学第一医院护士分层次使用管理办法》，妇产科参照国内外有关护士分层管理情况，根据本科实际情况，按照护士工作年限、学历、职称和工作能力将临床护士划分为N0～N4共5个层级。实行责任组长领导下的分层管理模式，为妇产科护士职业生涯的规划奠定基础，为妇产科护士个人专业化的发展提供平台。

4. 分层培训　根据护士分层任职资格及工作职责，制订各层级护士培训目标、培训内容，采取不同的课程设置，实施院、科二级培训，以多种培训形式和途径落实培训计划，保证培训效果。N0 级护士以"三基"培训为主，完成新护士一年规范化培训并经考核合格晋级为 N1 级；N1 级护士重点在于稳固基础，强化"三基"训练，在内、外科室轮转，参加短期 ICU 或急诊科轮训，提高应急能力及抢救技能；N2 级护士参加院内外各类学习班，提高本专科知识技能；N3 ～ N4 级护士以学习新技术、新知识为主，安排其外出参观学习、进修及参加各类学习班，拓宽知识面，提升专业度。每个层级均需完成每年护理部、科室制订的培训内容，获取相应培训学时，经护理部每年组织的理论和操作考试合格后，才可晋级。

5. 绩效考核　北京大学第一医院妇产科护士护理工作绩效评价根据各层级护士的不同岗位职责，按照所承担的工作量、工作风险、技术难易程度，以及护士完成工作的质量、患者满意度等设置权重系数，结合病房护士长评价、护士间评价、医生评价等进行考核。绩效考核百分权重为：工作量及工作质量占 40%，工作风险占 20%，满意度占 30%，职称及工作年限占 10%。考核结果在科室内公开，保证其客观、真实并与绩效挂钩。岗位绩效工资的实行，改变了以往护士的绩效考核注重考试和论文，而非临床实践，使收入分配与岗位职责和临床工作业绩紧密挂钩。

6. 护理质量监督

（1）开展 N3、N4 级护士主导的质量督查活动，落实及确保护理安全及环节质量，主要分为 6 个质量组：护理文件书写与基础护理组、优质护理与分级护理组、患者安全与消毒隔离组、专科护理与临床路径组、患者满意度与健康教育组、应急与抢救能力组。每个质量组都由 N3 或 N4 级护士进行质量监督。

（2）科护士长根据护理部及妇产科年计划制订月计划，每个质量组按照月计划合理安排护理质量督查，对发现问题进行原因分析，提出整改措施并在下月负责跟踪督查。6 个质量组每月汇报 1 次，病房护士长每月定期进行检查并找出护理质量中存在的重要问题和共性问题，积极采取各种质量控制措施，避免护理隐患及差错事故，提升护理质量。

7. 分层使用　以实施优质护理为核心，以分层管理为切入点，明确护士职责，责任包干，全面负责，加强基础护理，实施绩效考核。妇产各科病房实施扁平化责任包干制模式，将原来责任组长、责任护士、低年资护士各司其职的护理模式改变为责任制护理模式。即组内人人负责患者，各护理单元根据患者数量、病情轻重程度设立 2 ～ 3 个责任组，每组由不同层级护士组成，均有 1 名责任组长（N3 级）。除 N0 级外，其他各级均为责任护士直接负责患者，每名护士负责 4～8 名患者，负责患者从入院到出院期间的所有护理、治疗和健康教育等工作。目前妇产科各层级护士构成相对合理。上一层级护士指导、协助下一层级护士实施护理工作，N3 级护士监管本组护理工作质量，N4 级（专科护士）护士承担全院本专业疑难问题的咨询及会诊。同时改革排班方式，以满足患者需求和安全为原则，加强薄弱时段护士人力，高低层级护士合理搭配（N3 级或 N2 级与 N1 级或 N0 级搭配）各护理单元根据实际情况采取不同的排班方式。这种护士按岗位分层管理，使护士工作从被动变为主动，提升了妇产科护士的核心能力，改变了以往护士职责不明确，护士晋级准入与实际能力不符的局面，提高了工作效率，做到人尽其才、才尽其用；相对固定岗位让妇产科护士更了解自己所负责患者的病情，治疗掌握得更准确，护理服务更精细到位，为各项护理质量目标的实现奠定了基础，使护理质量与安全得到了保证。

8. 分层管理实施效果

（1）按岗位分层管理模式能够充分、全面发挥妇产科各层级护士能力，体现其自身价值，更好优化护理人力资源配置，提高护士工作质量，全面保障患者安全，提升护理质量。护士按岗位分层管理模式，充分调动了护士的工作积极性，加强了合作精神，在工作中可以使低年资护士能在高年资护士指导下无缝隙地满足患者需求，更好地提供连续性的责任制整体护理，熟悉掌握其负责患者的治疗情况，及早发现病情变化，更好地提供预见性护理，有效地控制了护理质量的薄弱环节，是从专业深度上提升护士能力、护理专科水平的重要途径。

（2）按岗位分层管理模式是一种符合现阶段护理工作的管理模式，融洽了医护、护护、护患关系，有效提升了满意度。妇产科护士按岗位分层管理后，各层级护士的工作职责更加明确，有效保证各项治疗护理及时落实，管床护士相对固定，减少护患之间的陌生感，构建了和谐护患关系。充分保障护理质量和安全，最大限度满足患者更高层次的需求，从而有效提升患者满意度。

综上所述，妇产科护士实施按岗位分层管理模式是妇产科护理管理模式的重要改革，是妇产科优质护理服务工作持续发展的内在推动力，是妇产科护理管理发展的方向。实施按岗位分层管理模式是对现有护理管理体制的变革，需要全体护士用科学的实践观来积极探索，并对实施过程中出现的情况开展专题讨论和研究，使之成为提高护理管理效能、提升护理服务品质的重要途径。

二、妇产科护士岗位职责及任职条件

（一）妇产科责任护士（N0 级）

【岗位职责】

1. 在妇产科主任、科护士长、病房护士长领导下进行工作。

2. 跟随带教老师认真交接责任组内所辖的患者情况，重点交接患者的治疗、护理、管道（引流管、氧气管、胃管、导尿管等）、输液及皮肤情况。

3. 在护士长及带教老师的指导下工作

（1）分管一定床位的患者（病情平稳二级或三级护理的患者），按照护理工作流程、护理工作标准、技术规范和常规等，熟练完成各项护理工作。

（2）落实分级护理、基础护理和生活护理工作，根据护理级别按时巡视病房，了解患者病情，对患者实施全程、责任制护理。

（3）根据不同个体的文化程度、生活方式、疾病程度进行有针对性的、计划性的健康教育并及时评价护理效果。

4. 主动向带教老师和护士长汇报患者的情况变化和工作完成情况，遇到疑难问题时随时与责任组长和护士长沟通，以获得支持、指导。

5. 参与带教老师与患者、主治医生的沟通，了解患者治疗方案，在带教老师的帮助下有计划地实施护理，协助完成危重、大手术和特殊患者的护理工作。

6. 主动告知患者跌倒、坠床风险及防范措施并有记录。了解患者发生坠床或跌倒时处置方法。

7. 实施预防压疮的有效护理措施。知晓压疮风险评估与报告制度、压疮诊疗及护理规范。

8. 完成护理部、妇产科组织的必修课程及培训课程。

9. 参加母乳喂养初训，做好母乳喂养的健康教育。

【专业任职条件】

取得护理专业证书，且具备以下条件：

1. 熟悉日常业务工作环境。

2. 熟悉护理部各项管理规章制度。

3. 熟悉妇产科责任护士工作流程。

4. 熟悉妇产科工作职责。

5. 掌握护理基本操作流程。

6. 掌握妇产科专科护理常规。

（二）妇产科责任护士（N1 级）

【岗位职责】

1. 在妇产科主任、科护士长、病房护士长领导下进行工作。

2. 参加晨交班，与夜班护士交接本组患者的病情、治疗与护理。

（1）接班前护士应先阅读护理记录单，听取交班护士的口头交班。对于新入院、当日手术、抢救及危重患者需进行床旁交接班，并共同查看患者的病情、治疗、皮肤、管路及各专科护理执行情况等。

（2）交班护士与接班护士一对一进行剧毒药、麻醉药、贵重药、限量常备药、抢救药以及仪器状态和数量的交接，须确认无误。

（3）接班时发现的问题，由交班护士负责，接班后发现的问题，由接班护士负责。

3. 独立分管一定床位的患者（病情平稳二级护理或三级的护理的患者），按照护理工作流程、护理工作标准、技术规范和常规等，熟练完成各项护理工作。

4. 落实分级护理、基础护理和生活护理工作，根据护理级别按时巡视病房，及时与分管患者进行交流，了解患者的病情，掌握患者所需要解决的护理问题，在高年资护士的帮助下制订护理计划，对分管的患者实施全程、责任制护理。

5. 根据不同个体的文化程度、生活方式、疾病程度进行个别指导，并及时评价护理效果。

6. 协助高年资护士参与危重患者的抢救工作，制订护理计划，落实危重患者的基础护理。

7. 执行消毒隔离制度，防止交叉感染，定期对物品、器械及空气进行消毒，并进行细菌培养，判断消毒效果。

8. 参加母乳喂养复训，做好母乳喂养的健康教育。

9. 参与本科室的常规工作会议，讨论本科室的护理工作。

10. 完成护理部、妇产科组织的必修课程及培训课程。

【专业任职条件】

取得护士执业证书；完成 N0 护士培训，考核合格；且具备以下条件：

1. 熟悉国家有关法律法规。

2. 熟悉医院和妇产科管理制度。

3. 熟悉医院及护理部核心制度与流程。

4. 熟悉临床护理与技术操作、计算机办公软件、计算机等办公设备操作。

5. 掌握临床基础护理知识及妇产科专科知识。

6. 熟练掌握心电监护仪、胎心监护仪、输液泵、气压式循环驱动等仪器的使用维护。

7. 能完成专科检查（化验）异常报告判读。

（三）妇产科责任护士（N2 级）

【岗位职责】

1. 在妇产科主任、科护士长、病房护士长领导下进行工作。

2. 独立分管一定床位的患者（病情较轻的一级护理或病情较重的二级护理的患者），按照护理工作流程、护理工作标准、技术规范和常规等，熟练完成各项护理工作。

3. 落实日常工作同 N1 级。

4. 组织、配合医生进行危重患者的抢救工作。

5. 指导 N0、N1 级护士制订护理计划，记录患者病情变化及治疗经过。

6. 有计划地参加妇产科新技术、新业务的培训。

7. 协助护士长协调本单元与其他科室的工作关系，做好与其他科室间业务配合工作。

8. 完成护理部、妇产科组织的必修课程及培训课程。

9. 参加母乳喂养复训，做好母乳喂养的健康教育。

10. 负责对下级护士业务指导及教学工作，协同其他组责任护士工作。

【专业任职条件】

取得护士执业证书；大专毕业工作 3 年以上或本科毕业工作 1 年以上；完成 N1 护士培训，考核合格；且具备以下条件：

1. 具备 N0、N1 级任职条件要求。

2. 熟悉妇产科专科重症的护理及抢救。

3. 有一定的组织能力，能完成专科护理案例分析及讨论。

4. 有较好的表达能力，能够带教实习、进修学生。

5. 了解护理文献检索的方法。

6. 掌握常见院内感染的预防。

7. 掌握护理质量的监控标准。

（四）妇产科责任护士（N3 级）

【岗位职责】

1. 在妇产科主任、科护士长、病房护士长领导下进行工作。

2. 独立分管一定床位的患者（病情较重的特级或病情较重的一级护理患者），按照护理工作流程、护理工作标准和技术规范、常规等，熟练完成各项护理工作。

3. 日常工作同 N2 级。

4. 护士长不在时为代理护士长，组织、配合医生进行危重患者的抢救工作。

5. 指导下级护士制订护理计划，记录患者病情变化及治疗经过。

6. 组织并参与护理查房、病历讨论，提高护理水平。

7. 参加科室内新技术、新业务的培训。

8. 协助护士长协调本单元与其他科室的工作关系，做好与其他科室业务配合工作。

9. 参与护士的绩效考核，执行护士长与医师交代的考评任务。

10. 完成护理部、妇产科组织的必修课程及培训课程。

11. 参加母乳喂养复训，做好母乳喂养的健康教育。

12. 负责对下级护士业务指导及教学工作。

13. 运用管理工具对护理单元的护理质量进行持续改进。

【专业任职能力】

取得护士执业证书；大专毕业工作 7 年以上或本科（及以上）毕业工作 5 年以上；完成 N2 护士培训且考核合格；且具备以下条件：

1. 具备 N2 级任职条件要求。

2. 能组织、指导妇产科专科重症的护理及抢救。

3. 熟练使用护理文献检索的方法。

（五）妇产科责任护士（N4 级）

【岗位职责】

1. 在妇产科主任、科护士长、病房护士长领导下进行工作。

2. 组织妇产科专业危重患者抢救及护理。

3. 承担院内本专业疑难问题的咨询及会诊，出专科门诊。

4. 为下级护士提供专科指导，解决疑难问题。

5. 组织危重、疑难病例查房。

6. 承担并指导本专业护理教学工作，定期开展专科知识及技能培训。

7. 独立承担市级以上继续教育项目，有进行专科研究的能力。

8. 总结、规范和改进本专科相关的护理技能，提高护理质量。

9. 参加母乳喂养复训，做好母乳喂养的健康教育。

【专业任职条件】

取得护士执业证书；大专起点工作满 13 年的注册护士；完成 N3 级护士培训，考核合格；且具备以下条件：

1. 具备 N3 级任职条件要求。

2. 熟练应用护理持续质量改进与管理工具。

3. 有较强的沟通能力，指导新进人员及护生临床实习。

4. 有较强的专业知识，指导护士临床问题的处理。

5. 有较强的护理科研能力，指导护士进行科研活动。

（六）妇产科门诊护士

【岗位职责】

1. 在妇产科主任、科护士长、门诊护士长领导下进行工作。

2. 接班时听取夜班护士的交班，了解夜班收治急诊患者的情况。

3. 交班护士与接班护士一对一进行分诊台物品、押金、图章、平车、轮椅、急救物品、急救药品以及仪器状态和数量的交接，须确认无误。接班时发现的问题，由交班护士负责，接班后发现的问题，由接班护士负责。

4. 负责门诊患者的分诊及护理工作，负责测量患者的生命体征并记录，按轻重缓急分诊，需要抢救的患者直接安排进入抢救室并通知医师，使患者及时就诊。必要时配合医生进行危重患者的抢救工作，遵医嘱建立静脉通路。按照护理工作流程、护理工作标准和技术规范、常规等，制订护理计划，详细记录患者病情变化及治疗经过，熟练完成各项护理工作。

5. 保持治疗室与诊室的整洁、安静，维持就诊秩序，协助医师完程各项检查，指导患者正确留取标本。

6. 护送需入院的患者入病房或产房，对于妊娠期合并症、危重患者用平车护送，及时通知相应科室做好入院及抢救准备，做好交接工作。

7. 主动向护士长汇报患者的情况变化和工作完成情况，遇到疑难问题随时与护士长沟通，以获得支持、指导。

8. 每季度进行一次性物品、器械及空气的检查消毒工作，定期实施细菌培养，并监测消毒效果。

9. 参与门诊管制药品、高危药品及急救药品的管理。参与门诊仪器设备、一次性医疗物品的管理；领取、登记、保管护理单元所需药品、器械和其他物品。

【专业任职条件】

取得护士执业证书；且具备以下条件：

1. 了解妇产科常见疾病的临床表现。

2. 了解妇产科常用化验指标数值。

3. 了解妇产科专业新进展。

4. 熟悉妇产科出诊医生专业特长。

5. 掌握妇产科各类抢救应急预案。

（七）妇产科助产士

【岗位职责】

1. 在妇产科主任、科护士长、病房护士长领导下进行工作。

2. 严格执行床旁交接班制度，了解产妇分娩前后的情况。

3. 严格执行助产技术操作常规，注意保护会阴及妇婴安全，严防差错事故。

4. 与产妇进行交流，了解产妇病情及心理状态，根据产妇的具体情况和诊疗计划，运用护理程序对分管的产妇实施全程责任制护理并做好相应的健康教育。

5. 负责正常产妇接产工作，协助医师进行难产的接产工作，做好接产准备，注意产程进展和变化，遇产妇发生并发症或婴儿窒息时，应立即采取紧急措施，并报告医师。

6. 做好产房与病房、急诊室之间的转交接工作。

7. 及时评估所管产妇，对于有皮肤压疮、跌倒、管路滑脱等危险因素的患者要做有针对性的个案护理，保证患者安全。

8. 负责产房区域的卫生，清点仪器、物品、药品并登记，保持仪器处于备用状态。检查待产用品、被服等，及时补充齐全并码放整齐，保持产房的整洁，定期进行消毒，防止交叉感染。

9. 负责标本的采集与送检。

10. 定时访视产妇的会阴伤口情况，征求产妇的意见和建议。

11. 参加医生查房，共同研究工作中的问题；督促及检查医嘱执行情况，提出治疗、护理改进意见。

12. 参加母乳喂养复训，做好母乳喂养的健康教育。

【专业任职条件】

1. 工作两年以上；有两年以上的护理经验；大专及以上学历；具备良好的护理操作技能，擅长应对突发事件的选入产房培养助产士。

2. 能独立接生正常产并取得助产士资格执业证书。

3. 熟悉国家有关法律法规，熟悉医院和妇产科管理制度。

4. 熟悉医院及护理部核心制度与流程，能完成专科检查（检验）异常报告判读。

5. 熟练掌握心电监护仪、胎心监护仪、多普勒、血气分析仪、心电图机等仪器的使用及维护。

6. 掌握阴道检查、催产素点滴引产术、产程观察、产程图的描绘及异常情况的识别等专科技能。

7. 协助医生参与产科危重症及新生儿复苏的抢救及护理。

8. 规范书写产科病历及危重护理记录单。

9. 有较好的表达能力及专科知识，能够带教实习生、进修生、研究生及新助产士。

三、妇产科护理管理岗位职责及任职能力

（一）妇产科科护士长

【岗位职责】

1. 在护理部主任领导和科主任的指导下，根据护理部制订的护理发展规划，组织并收集妇产科护理工作发展规划所需的资料与数据，制订妇产科护理工作发展规划。并根据具体工作情况，随时进行妇产科计划的调整与修改。

2. 制订妇产科的各项护理规章制度、护理常规、操作规程，依据三级护理质量管理体系，健全二级护理管理体系。

3. 收集下属的工作报告，进行整体的整理统计与分析，组织召开妇产科护士长会议，及时沟通全院护理工作信息，撰写月度工作报告与年度工作总结，提出分析与改进建议，并报告上级领导。

4. 依据《护理质量评价标准》，完善妇产科护理质量，对部门、岗位及人员进行检查和考核。持续优化妇产科业务流程，确保各环节畅通，提高服务效率和质量。

5. 深入护理单元（或诊区），督导下属护理工作落实情况，进行科内危重患者的访视，对危重患者的抢救及护理给予指导。

6. 参加科主任查房，了解护理中存在的问题，并给予持续改进。

7. 监督并指导妇产科专科诊疗护理技术规程的落实，并持续改进。

8. 监督并指导妇产科专科疾病护理常规的落实，并持续改进。

9. 监督围产期孕产妇的质量控制，提高助产质量，确保孕产妇安全，组织护士学习护理业务技术，组织爱婴知识和技能培训，做好对医务人员初训和复训工作。

10. 建立妇产科科研架构，成立科室科研小组，拟订科研计划并督促计划的执行。

11. 组织科内的护理不良事件分析会，组织妇产科护士长进行"护理质量问题及护理安全隐患"查找，提出管理对策及改进措施，参与制订护理风险防范措施，并完成科内不良事件登记及资料的收集整理工作。

12. 进行跨部门沟通，协调与其他科室的工作关系，组织并参与应对及处理突发紧急情况。

13. 参与妇产科日常行政事务管理，参加院周会、行政会议、科护士长集中办公等会议，做好上传下达及内部协调工作。

【专业任职条件】

1. 具有良好的职业道德、团队精神和职业奉献精神；本科及以上学历；

主管护师及以上职称；首次聘任年龄<45岁。

2. 热爱护理专业，努力钻研业务，具有扎实的护理基础知识、基本技能和熟练的专科护理技能。

3. 熟悉国家有关法律法规、医院及护理部核心制度与流程。

4. 能按护理部要求并结合妇产科特点组织实施护士岗位培训，落实专科护士、护士、护士长的职业规划。

5. 熟悉临床护理与技术操作、计算机办公软件，熟悉计算机等办公设备操作。

6. 有前瞻性和战略眼光，具备良好的组织能力、沟通协调能力、创新能力、决策能力、执行力。

7. 有良好的临床护理、教学与科研能力，知晓国内外妇产科专科护理动态。

（二）妇产科教学护士长岗位

【岗位职责】

1. 在科护士长领导下，负责妇产科临床教学、护士继续教育、进修护士管理等具体工作的计划制订与实施。

2. 组织收集护理部、妇产科教学相关的资料与数据，依据所收集的数据制订妇产科教学战略发展目标。同时根据外部环境的变化与实际情况进行调整与修改，做到持续改进并上报科护士长。

3. 按照计划进行护理教学督导，进行月度、季度、年度工作总结，提出改进建议，并上报科护士长。

4. 根据护理学院对各层次学生的教学大纲制订科室教学计划，并制订各层次学生妇产科出科理论及操作考试标准，制订教学质量评价标准。

5. 依据护士分层培训计划，制订妇产科护士分层考核制度，并明确考核时间及内容。

6. 负责组织发放学生满意度调查问卷以及学生对带教质量评价表并将结果进行汇总分析、追踪反馈，促进教学质量持续改进。

7. 对护士继续教育进行专项督导，并对检查结果进行追踪反馈，促进教学质量持续改进。积极申报国家级、市级及区县级继续教育项目。

8. 对新毕业护士进行专项督导，负责组织发放新毕业学生对带教老师满意度调查问卷，并将结果进行汇总分析、下发并对检查结果进行追踪反馈，促进教学质量持续改进。

9. 安排每轮小讲课课表，并抽查老师的讲课情况，负责收集每次讲课学生对老师的评价，并做汇总分析，通报护士长，进行追踪反馈，促进教学质量持续改进。

10. 进行学生出科前妇产科专科基础理论和操作考核，并对学生在妇产科的表现进行综合评价，通报护士长，进行追踪反馈，促进教学质量持续改进。

11. 召开妇产科带教老师会议，反馈学生带教问题，通报质量检查中发现的问题，并对检查结果进行追踪反馈，促进教学质量持续改进。

12. 负责孕妇学校的管理工作，安排好课表及主讲人。

13. 设置师资培训课程，定期进行集中培训，组织科室之间、教师之间的教学观摩及讲课比赛。

14. 参与全院护士包括新毕业护士岗前培训、基础护理技术操作培训、生活护理培训。

【专业任职能力】

1. 具备护理大专或以上学历；主管护师及以上职称。

2. 具有高度的工作责任心、勤奋敬业；临床经验丰富、专业技能熟练。

3. 热心教学，能严格管理和爱护学生，表达、沟通、组织能力强。

4. 可胜任本专业的授课任务和教学安排，善于学习、总结和创新。

5. 掌握护理基础理论及有关的医学基础知识和围产期助产技术、围产期解剖生理学基础、正常及异常产程护理常规、新生儿护理常规、母婴保健知识，了解常用的临床检验及特殊检查的方法、临床意义。

6. 了解与妇产科护理工作有关的国内外护理技术发展状况，有较丰富的围产期护理与助产工作经验，能解决妇产科护理工作中的疑难问题。

（三）妇产科护理单元护士长岗位

【岗位职责】

1. 在科护士长领导下，负责妇产科护理单元的护理质量监控、患者安全管理、物资耗材与财务管理、护士人员管理等具体工作的计划制订与实施。

2. 根据护理部与科室发展规划，收集制订护理单元发展规划所需的资料与数据，制订护理单元的发展规划，同时根据外部环境的变化与实际情况，进行计划调整与修改，做到持续改进并上报科护士长。

3. 组织召开护理单元内护士会议，及时沟通本护理单元护理工作信息，并指导护理单元内工作。

4. 依据《护理部护理质量评价标准》，完善护理单元的护理质量控制体系与安全管理制度，按护理单元各项制度对各岗位、各人员进行检查和考核。

5. 参照护理部规章制度，完善护理单元各项护理实施细则、护理常规及操作规程。

6. 接受上级工作检查，根据二级、三级质控检查结果，组织实施改进工作。

7. 定时巡视本护理单元，进行陪住管理，监督并指导专科诊疗护理技术规程及各种专科疾病护理常规的落实。组织实施自查，发现问题，持续优化护理单元服务和相关业务流程。

8. 参加本护理单元重病护理工作，有重点地抽查临床护理工作的薄弱环节及安全隐患，对存在的问题及时给予纠正。

9. 完成护理单元的患者满意度调查，根据调查结果进行分析、反馈并促进持续改进。

10. 落实护理安全（不良）事件与隐患的主动上报制度，组织护士对护理单元发生不良事件的成因进行分析，并制订改进措施。

11. 产科护士长组织和主持母乳喂养咨询门诊和学习班，负责母乳喂养宣传工作，并负责对所属人员进行母婴护理知识与技能培训。

12. 组织本护理单元护士的业务学习和技术考核，认真落实各级护士规范化培训和继续教育计划。产房护士长做好消毒隔离、产程中的管理、产房质量管理、助产技能及危急重症抢救的培训。

13. 参加医疗查房，参加科内会诊及病房内大手术、新手术、疑难病例及死亡病例的讨论。

14. 监管本护理单元重要资料，并进行收集、整理、归类，确保文档的齐全、完整、有序，以备查阅。

15. 进行本护理单元日常行政事务管理，参加妇产科护士长会议，汇报工作并听取全院护理工作信息，做好上传下达及内部协调工作，协助科护士长完成二级质控的检查工作。

16. 进行跨部门沟通，协调本护理单元与其他科室的工作关系，做好与其他科室业务配合工作。

【专业任职条件】

1. 具有良好的职业道德、团队精神和职业奉献精神；护理大专或以上学历；护师及以上职称；产科护士长需通过产科专业培训，取得助产士执业证书，从事产科临床护理工作 8 年以上。

2. 热爱护理专业，努力钻研业务，具有扎实的护理基础知识、基本技能和熟练的专科护理知识与技能。

3. 熟悉临床护理与技术操作、计算机办公软件，熟悉计算机等办公设备操作。

4. 熟悉国家有关法律法规及医院、护理部核心制度与流程。

5. 具备良好的组织能力、沟通协调能力、创新能力、决策能力、执行力。

6. 了解与妇产科护理工作有关的国内外护理技术发展状况，有较丰富的妇产科护理工作经验，能解决妇产科护理工作中的疑难问题。

7. 有良好的临床护理、教学与科研能力，知晓国内外妇产科专科护理动态，有组织指导护士业务学习与技能培训的能力。

（四）妇产科门诊护士长岗位

1. 在科护士长领导下，负责妇产科门诊的护理质量监控、患者安全管理、物资耗材与财务管理、护士人员管理等具体工作的计划制订与实施。

2. 根据护理部与科室发展规划，收集制订门诊发展规划所需的资料与数据，制订门诊部的发展规划。

3. 负责门诊护士分工安排，参加门诊护理日常管理工作，抽查门诊护理工作的薄弱环节及安全隐患，对存在的问题及时给予纠正。

4. 督导门诊护士健康教育工作落实情况（疾病、安全等），并进行持续改进。巡视门诊就诊区域，定时与就诊患者沟通，及时补充、完善在检查中发现的护理工作中的问题。

5. 完成门诊患者的满意度调查，关注门诊患者就诊感受，促进门诊环境改善，优化就诊流程，根据调查结果进行分析、反馈、持续改进。

6. 落实护理安全（不良）事件与隐患的主动上报制度，组织护士对门诊发生不良事件的成因进行分析，并制订改进措施。

7. 监管门诊重要资料，并进行收集、整理、归类，确保文档的齐全、完整、有序，以备查阅。

8. 进行本单元日常行政事务管理，参加妇产科护士长会议，汇报工作并听取全院护理工作信息，做好上传下达及内部协调工作，协助科护士长完成二级质控的检查工作。

9. 及时解决门诊发生的各类纠纷情况，必要时通知医务处。

10. 进行门诊环境管理，检查门诊就诊环境的安静、整洁情况。发现问题及时请保洁员处理，保证患者安全。

11. 维护门诊基础设备、设施，以确保医生顺利出诊及患者的就诊安全。

12. 检查并监督门诊工作人员对感染管理制度及"手卫生"落实情况。

13. 进行跨部门沟通，协调本单元与其他科室的工作关系，做好与其他科室业务配合工作。

【专业任职条件】

1. 具有良好的职业道德、团队精神和职业奉献精神；护理大专或以上学历；护师及以上职称。

2. 热爱护理专业，努力钻研业务，具有扎实的护理基础知识、基本技能和熟练的专科护理知识与技能，掌握妇产科疾病诊治护理原则，熟悉常用的临床检验及特殊检查的方法、临床意义。

3. 熟悉国家有关法律法规、医院及护理部核心制度与流程。

4. 具备良好的沟通协调能力，善于用简练的语言表达自己的意图，善于做思想工作，能够与各种不同意见的人沟通，有解决和协调门诊护理工作中的疑难问题或医患纠纷的能力。

5. 具有开拓创新能力，善于捕捉工作中的各类信息，运用科学创新的思维发现问题、提出问题、解决问题。

6. 了解与门诊工作有关的国内外护理技术发展状况，有较丰富的门诊护理工作经验，有组织指导门诊护士业务学习与技能培训的能力。

◀ 第五节　妇产科专科管理 ▶

一、爱婴医院总则

（一）创建爱婴医院的目的

1. 保护、促进和支持母乳喂养，提高母乳喂养率，以降低婴儿发病和死亡率，提高人口素质。

2. 医院以"儿童优先、母亲安全"为服务宗旨，使爱婴医院管理各项制度措施执行到位，保证工作质量，使爱婴医院工作不断巩固、完善和提高。

（二）工作安排

1. 北京大学第一医院建立了爱婴医院领导小组和爱婴医院技术指导小组，领导小组组长由主管院领导兼任，组员由产科、儿科、护理部、医务处、总务处等部门的人员及有关专家组成，由医务处作为爱婴工作牵头负责部门；技术指导小组组长由产科主任担任。把爱婴工作列入全院工作的管理目标，有工作制度、年度计划和总结。

2. 技术指导小组每年对全院所有医务人员进行母乳喂养知识的复训1次；对新上岗的工作人员进行母乳喂养知识的岗前培训1次，经考核掌握母乳喂养知识和技巧后方能上岗。

3. 从早孕建档开始，门诊护士负责孕产妇及其家属母乳喂养相关知识的健康教育，把母乳喂养的好处及办法告知孕产妇及家属，使其熟悉母乳喂养技巧。孕妇学校同时应讲授孕期的注意事项、孕产期营养和孕产妇系统保健管理的重要性、分娩的先兆等内容。

4. 产妇进入待产室后，医护人员再次进行母乳喂养知识培训。新生儿出生后1小时内要进行母婴皮肤早接触，持续30分钟以上。当新生儿有觅食反射时，助产人员应协助做好早吸吮。剖宫产术后，新生儿娩出可先行母婴皮肤接触，术后送回母婴同室病房，在 60 分钟内，即开始母婴皮肤接触，持续 30 分钟以上，并帮助早吸吮。

5. 母婴同室工作人员要热情接待每一对母婴，1 小时内医护人员应指导母亲进行母乳喂养。当母婴分离超过 6 小时应指导母亲如何保持泌乳，鼓励按需哺乳。

6. 母婴同室病房实行 24 小时责任制护理，医护人员按照护理级别巡视母婴，责任护士协助并指导母亲进行母乳喂养。

7. 除母乳外，禁止给新生儿喂任何食物或饮料，除非有医学指征。不要给母乳喂养的新生儿吸橡皮奶头或使用橡皮奶头作为安慰物。

8. 坚持产科医生三级查房制度和新生儿科医生每日到母婴同室病房查房制度。对高危产妇及新生儿应严密观察，重点交班，发现异常情况，及时处理。

9. 不接受任何代乳品的馈赠，不使用宣传代乳品的物件。

10. 出院后继续支持母乳喂养，设立母乳喂养咨询门诊和母乳喂养热线电话，建立产后随访制度，将出院产妇转给母乳喂养支持组织。

（三）质控检查

1. 做好爱婴医院行动落实工作，院级每半年对母乳喂养工作进行质控检查 1 次；科室每月质控检查 1 次，护理单元每月质控检查 2 次，并做记录存档。检查中要询问患者 ≥5 例，查看病历 ≥5 份。

2. 质控内容

（1）医务人员初训、复训情况和考核情况：每季度抽取部分医护人员对母乳喂养规定、知识、技能进行考核。初训要求利用岗前教育，对新参加工作人员进行至少 18 小时的母乳喂养政策、知识和技术培训。复训要求每年对产科、儿科、行政、后勤等职能科室人员进行母乳喂养知识的复训，时间不少于 3 小时。注意查看培训计划、培训记录、课件内容、签到登记表、考核试卷及成绩。

（2）母婴同室相关制度的落实情况。

（3）早接触、早吸吮、早开奶的落实情况：询问产妇（包括剖宫产产妇）是否在产后 1 小时内进行过母婴皮肤接触、早吸吮及持续时间，随机抽查一定数量的医疗文书，查看早接触和早吸吮记录情况。

（4）"三不准"的落实情况：不准将奶瓶、奶粉、橡皮奶头带入母婴同室病房；不准接受奶粉商的馈赠；不准在医院范围内张贴新生儿奶粉广告和使用宣传代乳品的物品。

（5）询问产妇接受哺乳知识宣教情况；检查产妇的哺乳体位及含接姿

势，检查产妇是否有乳头皲裂或乳房肿胀。

（6）询问母亲产后是否接受过母乳喂养指导，是否给新生儿喂过母乳外的食品或饮料。询问产妇能否识别新生儿饥饿的征象。询问产妇是否给新生儿用过奶瓶和安慰奶嘴。巡视病房查看是否有奶瓶、奶嘴。

（7）检查有医学指征添加奶粉的新生儿医疗文书是否有医生医嘱及病程记录，询问混合喂养的产妇如何加奶。

（8）查看配奶区是否干净整洁，是否做到现配现用，配奶用具清洗、消毒是否符合要求。

（9）查看产科病房设置，并询问产妇与新生儿分离的时间在 24 小时内是否超过 1 小时；查阅一定数量的母婴分离医疗文书记录。

（10）拨打母乳喂养热线电话，查看母乳喂养电话登记本的记录，随机电话回访部分出院产妇是否知道热线电话服务。

二、爱婴医院工作人员职责

（一）母婴同室护士工作职责

1. 责任护士热情接待新入室产妇，主动进行自我介绍、环境介绍等，使产妇及家属得到及时帮助。对产妇进行心理护理，树立母乳喂养信心。

2. 保证婴儿和母亲 24 小时在一起，进行洗澡、医疗处置和观察时与母亲分开不能超过 1 小时。

3. 掌握产妇的泌乳情况，保证按需哺乳。

4. 新生儿常规处置后，协助产妇开奶，向产妇及家属讲解有关母乳喂养和新生儿常规护理等知识，并及时反馈，直至掌握。

5. 禁止使用奶粉、奶瓶、奶嘴，喂养新生儿需加奶时要用小勺、小杯喂哺。

6. 按护理级别对新生儿巡视、观察，并按要求书写新生儿喂养记录。

7. 禁止给新生儿喂母乳以外的任何食物和饮料，保证纯母乳喂养。新生儿需遵医嘱给予配方奶或口服药时，责任护士必须明确其医学指征，协助产妇或家属完成，并及时反馈，注意用药后有无不良反应。

8. 严格执行探视制度，避免交叉感染。每名产妇只允许一位家属陪伴，护士有责任限制家属的探视及陪伴人数。

9. 认真做好各项常规护理工作，坚持每日晨、晚间护理，同时开窗通风。

10. 出院前向产妇及家属做好出院指导，告知母乳喂养热线、母乳喂养咨询门诊及社区支持组织。

11. 出院后责任护士定期对产妇进行电话随访，促进母乳喂养成功。

（二）妇产科护士促进母乳喂养工作的岗位职责

1. 严格遵守有关母乳喂养的三个"十条"。

2. 参加母乳喂养培训及考核。

3. 做好母乳喂养健康教育并反馈。

4. 每1~2个小时巡视新生儿喂养情况，及时给予指导。

5. 熟练掌握母乳喂养相关知识，并对产妇进行指导。

6. 保证住院期间产妇纯母乳喂养率（除医学指征外）达到100%。

7. 做好产妇出院后母乳喂养支持宣传工作，责任护士及时完成出院电话随访及母乳喂养热线接听工作，并将产妇及时转给社区支持组织。

（三）助产士促进母乳喂养工作的岗位职责

1. 严格遵守有关母乳喂养的三个"十条"。

2. 参加母乳喂养培训及考核。

3. 做好母乳喂养健康教育并反馈。

4. 分娩后1小时内开始早吸吮、早接触并记录。

5. 促进住院期间产妇纯母乳喂养率（除医学指征外）达到100%。

6. 把母乳喂养的好处告诉孕产妇及家属，并进行母乳喂养体位指导，确保新生儿正确的含接姿势。

（四）妇产科医生促进母乳喂养工作的岗位职责

1. 严格遵守有关母乳喂养的三个"十条"。

2. 参加母乳喂养培训及考核。

3. 加强孕期保健，对母乳喂养相关知识进行健康教育。

4. 把母乳喂养的好处告诉孕产妇及家属，并每天根据新生儿的出生天数给予相应喂养的指导，包括母乳喂养体位指导，确保新生儿正确的含接姿势。

5. 医生查房时对产妇乳房进行检查，并做病程记录，督促指导母乳喂养。

6. 促进住院期间产妇纯母乳喂养率（除医学指征外）达到100%。

7. 母婴分离时医生查房应嘱产妇每3小时挤奶或吸奶1次，并记录于病程记录中。

8. 认真书写病历，包括有关母乳喂养记录。

（五）儿科医生促进母乳喂养工作的岗位职责

1. 严格遵守母乳喂养的三个"十条"。

2. 参加母乳喂养培训和考核。

3. 对产妇及家属进行母乳喂养知识和技能的宣传教育，不得向孕产妇及新生儿家庭宣传、推荐母乳代用品，不得接受母乳代用品生产者、销售者以推销为目的的馈赠。

4. 严禁使用奶瓶、奶嘴，非医学指征严禁使用代乳品，督促指导母乳喂养。

5. 执行每日查房制度。对母婴同室婴儿入室后全面查体，对产妇乳房进行检查，发现问题及时处理，并记录于病程记录中。

6. 严格掌握加奶指征，正确开具加奶医嘱并记录于病程记录中。

7. 指导母婴同室护士对新生儿的医疗、护理操作。

8. 对诊断不清、病情严重之患儿应及时转入儿科进一步治疗。

9. 对母乳喂养困难的母亲、婴儿进行评估，给予个性化的指导。出现特殊的喂养问题，例如唇腭裂、舌系带等问题与专科医生一同给予进一步支持和指导。并对相关内容在次日及时评价，确保在出院前能掌握相关知识。

（六）预防保健科促进母乳喂养工作的岗位职责

1. 严格遵守母乳喂养的三个"十条"。

2. 早孕建档时宣传母乳喂养的好处，帮助孕妇树立母乳喂养的信心。

3. 举办孕妇学校时，重点讲解母乳喂养的好处及意义，示教乳房护理。

4. 产妇出院后 3~7 天社区保健医生到家访视，了解母乳喂养情况，指导乳房护理及正确的哺乳方法。

5. 满月访视时，了解新生儿生长发育情况，对母乳喂养进行评价，鼓励产妇坚持母乳喂养至少 6 个月，如果有条件母乳喂养可延长至 2 周岁。

6. 对乳汁不足的产妇，帮助查找原因，使其树立母乳喂养信心，坚持母乳喂养。

三、母乳喂养常规及工作制度

（一）早吸吮常规

1. 自然分娩者　凡无母乳喂养禁忌证的新生儿于出生后的 1 小时内，经清理呼吸道，擦干头面部和躯干羊水、血迹，断脐、称体重后，即将新生儿裸体抱放在产妇胸前进行完全皮肤接触，让新生儿的嘴靠近乳头，待其产生觅食反射后帮助含吮到乳头，观察觅食、吸吮、吞咽情况。全过程不能少于 30 分钟。

2. 剖宫产者　协助产妇和新生儿在手术室进行部分皮肤接触，回病房后 1 小时内补做母婴皮肤接触并进行早吸吮，全过程不少于 30 分钟。

3. 不宜进行早吸吮的指征

（1）新生儿方面

1）新生儿 Apgar 评分 1 分钟 4 分以下，5 分钟 7 分以下，有产伤及其他合并症或者新生儿复苏抢救未见好转者。

2）小于 32 周，体重 1500g 以下的早产儿或吸吮、吞咽反射差者。

（2）母亲方面

1）母乳喂养禁忌证者。

2）高危抢救的母亲。

3）手术未清醒者（麻醉）。

4）传染病急性期者。

4. 新生儿床要放于母亲床旁，让母亲随时可见到和触摸到新生儿。

5. 把早吸吮与吞咽情况记录于新生儿喂养记录单上。

6. 实施早吸吮过程中要注意保暖。

（二）乳房护理常规

1. 孕 36 周后对乳头凹陷、乳头扁平者，进行母乳喂养指导，增强母乳喂养信心。

2. 母乳喂养前检查乳头是否清洁，有污痂的用植物油浸润，清水擦拭，为早吸吮做好准备。

3. 产褥期

（1）用清水擦拭乳房，切忌用肥皂、酒精等清洗乳房，新生儿哺乳后可挤出一滴母乳涂抹在乳头上待自然干燥，以预防发生乳头皲裂。

（2）责任护士对产妇进行正确的哺乳姿势和含接姿势指导。

（3）建议产妇穿着哺乳胸罩，托起乳房，增加舒适度。

（4）乳头皲裂者，除每次哺乳后挤出一滴乳汁涂抹在乳头上待自然干燥，建议先喂健侧，再喂患侧。

（三）母乳储存原则

1. 指导家长洗净双手，清洁乳头后将母乳挤入已消毒的容器内（母乳储存袋），并在容器外注明母亲或新生儿姓名、挤奶日期、时间。

2. 母婴分离时，住院期间责任护士协助产妇定时正确挤奶，及时送奶。产妇如已返回家中，可将容器放入冰箱冷冻室，待冻结后放入有冰块的保温桶内，送往儿科病房。

3. 母乳储存时间（表1-2）。

（四）母乳喂养质控制度

1. 母乳喂养技术指导小组成员依据《双十条》及《促进母乳喂养的规定》，每月有计划地完成本病房的母乳喂养质量考评。具体要求如下：院级每半年对母乳喂养工作进行质控；科室每月质控检查 1 次；护理单元护士长每月从母乳喂养理论和技能两方面对临床护士进行检查，每月至少 2 次，并记录在《母乳喂养检查记录单》上，对存在的问题及时给予指正。

2. 建立母乳喂养护理管理架构。

表 1-2 母乳储存时间

温度	刚挤出来的奶水	在冷藏室解冻的奶水	解冻且已加温的奶水	喝过的奶水
室温25℃以下	4 小时之内食用	4 小时之内食用	当餐食用	丢弃，不可以再食用
冷藏室（0～4℃恒温）	8 天之内	24 小时之内	4 小时	丢弃，不可以再食用
独立的冷冻室	3 个月	不可再冷冻	不可再冷冻	丢弃，不可以再食用
-20～-18℃以下恒温冷冻室	6 个月或更长	不可再冷冻	不可再冷冻	丢弃，不可以再食用

注：乳汁储存时不要放在冰箱门边，应尽量放在冰箱内部，以免温度受开关门影响。

3. 明确母乳喂养护理质量控制护士职责，制订本年度护理质量工作计划。

4. 母乳喂养护理质量控制护士，每月收集住院产妇母乳喂养各项质控指标，进行统计分析，对病房存在的问题及时上报护士长。

5. 后备护士长每月抽考护理单元护士母乳喂养知识和技能 1 次，对存在的问题及时给予指正。

6. 护士长每日评估母乳喂养的情况，包括母乳是否充足、是否有乳胀、是否有乳头皲裂等，评估责任护士的母乳喂养宣教情况和产妇对其掌握情况。

7. 护士长每月对母乳喂养健康教育进行督导检查，在病房会议上反馈并分析，反馈内容记录在《母乳喂养检查记录单》上，对发现的问题及时整改。

8. 护士长每月进行母乳喂养的专题查房。在病房会议上反馈并分析，反馈内容记录在《母乳喂养检查记录单》上，对发现的问题及时整改。

（五）母乳喂养支持制度

1. 保证产妇在住院期间得到母乳喂养知识的指导，责任护士于出院前一天对其进行出院指导，强化母乳喂养技能和解答喂养中的问题。

2. 产科医生出院前填写《北京市母子健康档案》及母乳喂养随访登记表。产妇家属于出院后将《北京市母子健康档案》送至户口所在社区卫生服务中心，社区医务人员安排家庭访视。

3. 责任护士于产妇出院 3～7 天内进行电话访视，了解母乳喂养情况，解答母乳喂养问题。

4. 设立院内母乳喂养热线电话和母乳喂养公共邮箱，产褥期有母乳喂养问题可拨打母乳喂养热线电话或通过母乳喂养公共邮箱得到相关问题的解答。

5. 医生在产后 42～60 天门诊复查时了解母乳喂养情况、婴儿发育情况，并给予母乳喂养指导。

6. 设立母乳喂养咨询门诊，方便解答母乳喂养相关问题。

（六）母乳喂养咨询门诊有关规定

随着护理专业地位的提升及社会多元化需求增多，母乳喂养咨询门诊应运而生。母乳喂养咨询门诊是产科护理发展的需要，是专为孕产妇和哺乳期母亲提供咨询、指导和诊疗的门诊。主要围绕孕前、孕期和哺乳期等不同阶段，指导母乳喂养基本技能，解决她们在哺乳过程中遇到的问题和困难，帮助孕产妇树立母乳喂养信心，并成功地进行母乳喂养，进一步完善爱婴医院母乳喂养工作的落实。依据卫计委妇幼保健与社区卫生司、中国疾病预防控制中心妇幼保健中心工作指南，制订了北京大学第一医院母乳喂养咨询门诊管理规定。母乳喂养咨询门诊的建立，不仅是爱婴医院管理的一项创新举措，是支持与促进母乳喂养、完善产前、产后延续性护理的具体体现，母乳喂养门诊必将发展成为医院的又一特色服务项目。

1. 组织管理

（1）母乳喂养咨询室工作纳入爱婴医院管理，定期实行对咨询室工作的监督与考核。

（2）有书面的母乳喂养咨询室工作及管理规定和母乳喂养咨询师的岗位职责。建立个体咨询指导和群体健康教育相结合的工作机制，加强咨询室与临床的配合、沟通、信息交流，将母乳喂养咨询和临床服务有机结合。

2. 设施与设备

（1）在产科门诊区域设立 1 个固定的母乳喂养咨询室。

（2）咨询室需配有电脑一台、打印机一台、座椅三把、沙发一组、洗手设施一套、展示柜一组，另有乳房模型、新生儿模型、电动吸奶器、辅助母乳喂养器材等教具，以及母乳喂养知识的宣传资料。

（3）咨询室外张贴三个"十条"、母乳喂养宣传图片及坐诊护士出诊时间；室内张贴母乳喂养咨询门诊管理规定及母乳喂养咨询师岗位职责。

（4）咨询室环境：温度适宜、安静舒适、布局温馨、方便使用。

（5）做好咨询室的消毒隔离工作，空气、物品的清洁消毒按正规诊室标准实施。

3. 人员资质及工作内容

（1）人员资质

1）爱岗敬业，具有良好的职业道德，热爱母乳喂养工作。

2）母乳喂养咨询人员应具备护师及以上职称，有 5 年以上母乳喂养临床护理工作经验，具备良好的沟通交流技巧，能熟练解决常见母乳喂养问题。

3）上岗前应经过 20 小时母乳喂养专业知识和咨询技巧培训，并每年接受 3 小时复训。参加母乳喂养咨询师培训并取得母乳喂养咨询师证书。

（2）工作内容

1）为孕产妇提供母乳喂养咨询指导，针对孕产妇的实际问题进行解答指导，实行一对一模式，家属可参与。每次咨询时间不少于 20 分钟。

2）协助科室完成母乳喂养工作。

3）参与本机构对医务人员母乳喂养培训工作和母乳喂养健康教育工作。

4）参与对医务人员母乳喂养知识和技能的培训考核工作。

5）负责母乳喂养咨询门诊的资料收集、数据统计及管理。

6）积极学习国内外母乳喂养新进展，确保母乳喂养咨询工作与时俱进。

（七）新生儿病房接受母乳制度

1. 向患儿家属宣传母乳喂养的好处。

2. 鼓励患儿家属送母乳至儿科病房。

3. 告知家长送母乳的时间、地点及注意事项。

4. 嘱产妇使用储奶袋收集母乳送往儿科病房，儿科病房工作人员接收的母乳储奶袋上需注明产妇床号、姓名、病历号及吸奶时间，接收后工作人员需进行登记，并双方签字确认。

5. 收集的母乳放置于冰箱冷藏室 0 ~ 4℃恒温内保存，保存时间应在 8 天之内；放置于冰箱冷冻室内保存，保存时间可达到 3 ~ 6 个月。

6. 将冰箱储存的母乳放置于适宜温度（35℃）温水中复温后，再哺喂患儿，如有剩余，应丢弃，不予保存。

7. 告知家属如患儿母亲身体条件允许可在儿科病房母乳喂养室哺乳新生儿。

（八）配奶区管理制度

1. 保持室内空气清新与流通，每天开门、窗通风 2 ~ 3 次，每次 15 ~ 30 分钟。室内温度 24 ~ 26℃，相对湿度 55% ~ 60%。每日采用紫外线灯照射消毒 2 次并登记。配奶区台面和地面每日用 500mg/L 含氯消毒剂擦拭 2 次。

2. 配奶区工作人员必须严守工作纪律，严格无菌操作，具备良好的业务素质。

3. 配奶工作由护士负责完成，配奶前应戴口罩并规范清洗双手，配奶过程中疑有手污染时应及时清洗双手，配奶时应遵守无菌操作规程，保持配奶区的清洁。

4. 奶瓶、奶嘴、奶具按要求进行清洁消毒。由护士每日进行数量清点及有效期检查。

（1）奶瓶、奶嘴：使用后进行初步清洗，送至消毒供应中心高压灭菌。灭菌后奶瓶及时规范地放置于无菌物品存放柜中，以防污染。

（2）奶具：护士每日进行数量清点及有效期检查。使用后进行初步清洗，送至消毒供应中心高压灭菌，灭菌后奶具及时规范地放置于无菌物品存放柜中，以防污染。

（3）配奶用温开水，应保证使用烧开的水且每日更换。

（4）配制后奶液：应尽量做到现配现喂。

（九）奶瓶、奶嘴、奶具的清洗、消毒制度

1. 奶瓶、奶嘴、奶具必须做到一人一用一灭菌。灭菌后奶瓶、奶嘴、奶具存放于病房的无菌物品柜内。

2. 使用前认真检查消毒指示卡是否变色、是否在有效期内、外包装有无破损和潮湿。

3. 打开包装后检查奶瓶有无破损和裂纹、奶嘴有无破损、奶孔是否过大，以免出现新生儿呛咳。

4. 使用后的奶瓶、奶嘴及奶具及时收回。收回的奶瓶、奶嘴、奶具，清洗至无奶渍，晾干送消毒供应中心高压蒸汽灭菌。

5. 消毒供应中心负责每季度对灭菌后的奶瓶、奶嘴、奶具进行采样监测及记录。

（十）配奶流程

1. 护士专人配奶，负责管理奶粉柜钥匙，并与小／大夜班进行交班。

2. 配奶前按六步洗手法洗手，戴口罩和帽子，清洁配奶区台面。

3. 使用速干手消毒液揉搓双手，准备好奶粉筒（检查有效期）、量具。有医学指征人工喂养需用奶瓶时，备好消毒奶瓶并核对有效期。

4. 打开奶粉筒盖、量具、奶瓶外包皮，检查奶嘴有无破损，奶孔是否过大。

5. 将温开水（40℃左右）按配奶量倒在有刻度的消毒容器中。

6. 将奶粉按比例放入消毒容器中进行充分摇匀。

7. 将配制好的奶液放入奶具中。

8. 收拾用物，擦桌面，用速干手消毒液消毒双手。

9. 所有奶液应现用现配。

（十一）母乳代用品管理及使用制度

为促进母乳喂养，保护母亲和婴儿身心健康，根据《中华人民共和国母婴保健法》，参照我国《国家母乳代用品管理办法》，结合北京大学第一医院情况制订本制度。

1. 母乳代用品必须是符合《中华人民共和国食品卫生法（试行）》、《婴幼儿食品国家标准》、《食品标签通用标准》以及国家有关法律、法规和规章的规定。

2. 合理评估对母乳代用品的需求，科学管理、储存、分发和使用。

3. 有医学指征的新生儿，需要添加配方奶时，要遵循医嘱。在医疗文书中记录医学指征，以及使用配方奶的数量和次数。

4. 所需奶粉由总务处营养部从零售渠道（商场或超市）购买并管理，购物小票和发票分别由奶粉管理者和财务科装订保存，产、儿科合理领用、登记并进行电脑计费。

5. 配方奶现用现配，清洁配制，用小勺喂养。

6. 积极宣传母乳喂养，为孕产妇、婴儿母亲及其家庭成员提供母乳喂养指导和帮助。在产科、儿科和保健科的门诊、护理单元、候诊区和公共区域展示宣传母乳喂养好处的内容，严禁科室内粘贴母乳代用品销售广告和宣传资料。

7. 严禁接受母乳代用品生产者、销售者赠送的产品、礼品、样品，以及产品展示、积分回馈、发放产品宣传资料等，严禁接受低于市场价出售的母乳代用品等。

8. 严禁医疗机构及其医务人员通过医疗服务为奶粉生产、经营企业推销其产品并从中获利。

9. 严禁向外提供孕产妇、婴儿母亲及其家庭成员的联系方式。

10. 医务处、护理部对母乳代用品的使用管理进行监督，不定期检查，并将检查结果全院通报，对违反管理规定的科室及人员进行相应的处罚。

（十二）代乳品领取制度

1. 产、儿科医务人员必须遵守促进母乳喂养的规章制度，大力宣传和执行国际促进母乳喂养的有关规定。

2. 产、儿科新生儿只有在有医学指征的情况下，由儿科医生开具医嘱，才可添加代乳品或其他饮料。

3. 住院期间需人工喂养的新生儿，由儿科提交使用需求，医院营养室统一采购，开具正规超市发票并交医院财务处保存。

4. 产科母婴同室用代乳品均需从新生儿科领取，产科不允许自购代乳品，如有需求向儿科提出申请，双方需在领取交接记录单上签字。

5. NICU病房如需足月儿代乳品，也可向新生儿病房提出申请，双方需在领取交接记录单上签字。

6. 营养室配送母乳代用品时，需领取科室签字；领取科室需提供接收、领取记录单，并进行双签字。

7. 使用中的代乳品需要遮挡外包装，禁止推荐代乳品品牌。

8. 产、儿科使用代乳品后进行电脑计费，执行科室为营养室。

9. 严禁医务人员接受销售者为推销产品而给予的馈赠和或低价购买生产者用来促销的代乳品。

10. 加强产、儿科的管理与监督，严格执行母乳喂养的相关规定，确保爱婴措施落实到位。

四、新生儿管理制度

（一）新生儿安全管理制度

1. 产妇分娩时，应当安排至少 1 名掌握新生儿复苏技术的医护人员在分娩现场。分娩室应当配备新生儿复苏抢救的设备和药品。

2. 产科医护人员定期接受培训，具备新生儿疾病早期症状的识别能力，及时发现新生儿疾病的早期症状。

3. 产科病房严格按照护理级别落实巡视，并记录。

4. 产科实行母婴同室，加强母婴同室陪护和探视管理。住院期间，产妇或家属未经许可不得擅自抱婴儿离开母婴同室区。因医疗或护理工作需要，婴儿须与其母亲分离或外出检查时应由其直系家属和医院工作人员一起陪同，严防意外发生。

5. 严格执行母乳喂养有关规定。北京大学第一医院为爱婴医院实行母婴同室，大力推行母乳喂养，入院时禁止携带奶瓶、奶嘴、奶粉。

6. 新生儿住院期间需佩戴身份识别腕带，禁止私自摘除，如有损坏、丢失，应当及时补办，并认真核对，确认无误。

7. 新生儿出入病房时，工作人员应当对接送人员和出入时间进行登记，并对接收人身份进行有效识别。

8. 按规范进行新生儿出入院交接。新生儿出入院应当由医护人员对其陪护家属身份进行验证后，由医护人员和家属签字确认，并记录新生儿出入院时间。

9. 产科病房应当加强医院感染管理，在住院期间需减少家属探视次数，每天家属更换不超过 2 次，且家属在接触新生儿前必须彻底清洁双手，降低医院感染发生风险。

10. 产科病房制订消防应急预案，定期开展安全隐患排查和应急演练。

11. 对于无监护人的新生儿，要按照有关规定报告公安和民政等部门妥善安置，并记录安置结果。

12. 加强死胎和死婴的管理，医务人员与产妇或其他监护人沟通确认并登记签字后，死胎、死婴交由殡仪馆人员进行处理；交接双方有登记，登记保留 3 年。严禁按医疗废物处理死胎、死婴。

13. 对于有传染性疾病的死胎、死婴，经医务人员征得产妇或其他监护人等同意后，产妇或其他监护人等在医疗文书上签字并配合办理相关手续，并按照《传染病防治法》、《殡葬管理条例》等妥善处理，不得交由产妇或其他监护人等自行处理。违反《传染病防治法》《殡葬管理条例》等有关规定的医务人员依法承担相应法律责任。

（二）新生儿入院安全告知书

1. 新生儿是一个特殊的群体，属于易感人群，其免疫力和抵抗力均低于成人，发生感染的概率较大。在住院期间需减少家属探视次数，每天限换家属不超过 2 人，且家属在接触新生儿前必须彻底清洁双手，以减少新生儿感染的发生，每日病室需开窗通风 2 次，每次 30 分钟，以保持空气清新。

2. 新生儿因各种原因转儿科治疗后，禁止再抱回至母婴同室病房，避免发生交叉感染。

3. 北京大学第一医院为爱婴医院实行母婴同室，大力推行母乳喂养，禁止携带婴儿用奶瓶奶嘴、奶粉。

4. 日常护理时，给新生儿不宜盖得过厚，盖被时不要盖过胸部，避免新生儿红斑和脓疱疹的发生。新生儿喂哺完毕后，可轻拍其背部，防止发生溢奶误吸而引起窒息。新生儿发生溢奶、呛咳时不要慌张，立即将其头偏向一侧，取手边清洁毛巾或纸巾将新生儿口鼻内异物及时清除，保持呼吸道通畅，并轻拍背部或轻弹足底使新生儿啼哭，同时呼叫医护人员。

5. 不要给新生儿使用热水袋或电热宝等取暖用品，以防烫伤。新生儿体温中枢未发育完善，体温低时可让母亲搂抱，进行皮肤接触，切忌包裹过多衣被。

6. 不要将新生儿交给陌生人及不熟悉的医护人员，外出检查时应由其直系家属和医院工作人员一起陪同，以防被盗。

7. 出院当天需有儿科医生再次检查后，方可出院。

8. 住院期间请注意以下行为：

（1）除母乳外，禁止私自喂哺药物和食物。

（2）禁止私自使用热水袋等取暖用品。

（3）腕带为新生儿身份的重要标识，禁止私自摘除。

五、孕妇学校管理

（一）孕妇学校规章制度

1. 妇产科孕妇学校在妇产科主任领导下，有专人负责，实施对孕妇、产妇及家属的健康教育。

2. 孕妇学校所进行健康教育内容需具有科学性、实用性，并根据医疗发展及医院情况及时更新。

3. 孕妇学校授课内容、环境符合爱婴医院要求。

4. 孕妇学校的授课信息要在产科门诊张贴，由产科门诊护士发放听课证。

5. 讲课老师固定，所有讲课老师均接受过院内讲课培训，必要时接受市级及区级孕妇学校师资培训。

6. 讲课老师按提前告知的上课时间准时上课，讲课题目一经公布不得更改。

7. 孕妇学校原则上不得进行与讲授内容不符的商业活动，如有其他宣传活动，需经科主任批准。

（二）孕妇学校实施办法

北京大学第一医院孕妇学校开设于 1991 年，至今从未间断，完全由妇产科科内自办。

1. 课程设置　分大班课及精品小班课。

（1）大班课：免费，时间为每周四 10：00，讲授 50～60 分钟。具体内容如下：

1）入院前准备及环境介绍。

2）孕期保健及孕妇营养。

3）分娩经过。

4）母乳喂养。

5）产褥期生理及护理。

6）新生儿生理特点及护理。

7）0～1 岁婴儿护理。

（2）精品小班课：着重操作技能指导，每周 2 次，每次 10 位孕妇及家属。内容包括：新生儿护理、快乐分娩、孕期常见不适及应对方法、母乳喂养。

2. 学员管理

（1）大班课：在妇产科门诊张贴授课通知，孕妇到门诊护士站领取听课证，按课程安排，选择题目听课。

（2）小班课：孕妇在门诊护士站预约登记，按预约时间听课。

六、出生医学证明管理制度

1. 严格按照北京市卫生局关于出生医学证明管理的文件精神办理。

2. 严格按市卫生局规定办理出生证明首次签发、换发及补发的相应工作。

3. 实行计算机网络管理。由专人负责，证章分离。

4. 要求出生证明打印清晰，存根保存完整，相关资料永久保存。

5. 出生医学证明打印后，加盖出院处负责的出生证明专用章方可生效。

6. 出生证数据及时上传市妇幼信息系统。

7. 及时配合卫生局做好出生证明相关信息的核查工作。

七、中心静脉导管安全管理

包括中心静脉导管（CVC）、经外周静脉置入中心静脉导管（PICC）、置入式静脉输液港（PORT）。

（一）预防感染

1. 与中心静脉导管有关的操作均应严格无菌操作，预防导管相关性感染。

2. 导管留置时间

（1）CVC 导管：一般可留置 2~4 周，最长不超过 3 个月。

（2）PICC 导管：美国 INS 静脉输液治疗护理实践标准中推荐留置 1 年。

（3）PORT：维护适当可终生携带。

3. 更换敷料　操作前确认导管通畅。

（1）CVC：无菌透明敷料每 3 天更换 1 次，纱布敷料常规每日更换 1 次。

（2）PICC：置管后 24 小时内及留置期间至少每 7 天 1 次。

（3）PORT：在输液期间至少应每 7 天更换 1 次敷料，在维护期应当每 4 周冲管维护一次。

（4）以穿刺点为中心，先用酒精清洁分别顺时针-逆时针-顺时针消毒 3 遍，待干后，再用碘伏消毒逆时针-顺时针-逆时针 3 遍，消毒面积应一次比一次小，但每次都应大于以穿刺点为中心上下各 10cm 的范围。待消毒液完全干后予以无菌贴膜覆盖。设计好导管位置，覆盖贴膜时以穿刺点为中心，无张力粘贴。

（5）若敷料或贴膜被污染或松动、卷边、潮湿应随时更换，应保持穿刺局部的清洁干燥；更换敷料或贴膜时，应观察穿刺点有无发红、有无分泌物，若有异常及时通知医生并记录。

（6）禁用胶带直接贴在导管上。

（7）每次更换贴膜后及时进行记录。

4. 冲管频率

（1）每次静脉输液、给药之后立即冲洗导管。

（2）每次输入血、血制品、脂肪乳、蛋白等高黏滞性药物后冲管。

（3）采血后冲管。

（4）连续输液情况下，应每 12 小时冲洗 1 次。

（5）常用冲管液为 0.9% 氯化钠溶液 10ml。

5. 若患者出现高热、寒战及穿刺点炎症表现，应立即通知医生，遵医嘱进行处理。

6. 更换输液装置及连接管路、三通、正压接头等，三通连接处要用无菌敷料覆盖。输液接头每周更换 1 次，如输注血液或胃肠外营养液，需 24 小时更换 1 次。

7. 对穿刺点触诊前后，置管、更换或调整导管前后，使用导管输液、取血样、测定血流动力学参数等操作前后应进行消毒。消毒后不可再行触诊，除非操作后重新消毒或者能够保证无菌。

8. 医生应每日对导管留置必要性进行评估，如有拔除指征，应尽早拔除。

（二）安全固定

1. 导管妥善固定，防止脱出；固定好输液管道，并保持通畅。

2. 每小时检查各管道有无打折、扭曲，接头处有无连接不紧密、松脱、进气、回血等情况，发现问题及时处理。

（三）用药安全

1. 升压药、血管扩张药等特殊药，不与中心静脉测压及其他药物使用同一通道，以防止在测压或调整其他药物速度时，导致药物停止供给或过快输入，引起患者的病情变化。

2. 根据病情来控制入量，以防止由于短时间入量过多而增加容量负荷引起心脏功能衰竭。

3. 输全血或成分血时，输血装置和附加过滤器应在每一个单位全血或成分血输入后更换 1 次，或每 4 小时更换 1 次，如怀疑被污染或系统完全性受损时，应立即更换。

（四）封管安全

1. 在输液结束冲管后，应该对血管通道装置进行封管，以减少血管通道装置阻塞发生的危险。

2. 建议使用 10ml 管径的注射器。

3. 封管液的选择

（1）PICC、CVC：0~10U/ml 肝素盐水。

（2）PORT：100U/ml 肝素盐水。

（五）拔管安全

1. 用碘伏消毒局部，拔除导管后，按压穿刺点 5 分钟至不出血为止，防止出现局部血肿，并用无菌敷料覆盖。

2. 中心静脉管路（CVC）使用一般不超过 1 个月，PICC 使用一般不超过 1 年。如留置超过上述时间应考虑拔除或更换置管部位。不必要的管路应尽早拔除。输液港的拔除需由医生去手术室完成。

3. 若中心静脉通道堵塞或不通时，应立即重新建立，以免影响急救和监测。

4. 每次拔除导管后及时进行记录。

八、肿瘤患者随访与延续护理管理

北京大学第一医院妇科肿瘤病房作为全国肿瘤医护继续教育培训基地，承担着全国肿瘤患者的诊治工作，为了解肿瘤患者在我院医疗处理的预后情况、远期治疗及新技术临床应用效果，采用电话随访、信息平台随访、门诊随访、知识讲座等方法对患者进行终生随访工作。

1. 进行肿瘤患者随访健康教育，印发随访须知，做好宣传工作。患者出院前，将随访须知作为出院指导健康教育材料之一，由责任护士分发给患者，内容包括按时复查、及时回复平台信息、随访室电话号码。患者如基础信息有变动应及时通知随访室或肿瘤病房。

2. 指导患者出院后如出现发热等严重化疗药物毒副反应，或出现机体不适症状时要及时到急诊就诊，避免延误病情。

3. 建立肿瘤患者随访记录本，按年度、疾病种类分册登记管理，每周期进行随访、登记。如患者病故，需记录死亡时间、地点、原因。

4. 按时随访 治疗期每周进行随访；疗程结束后每月随访，连续3个月正常后每3个月随访，连续半年后可改为半年随访1次，随访1年正常后可改为每1年进行随访。

5. 随访室人员及时解答患者提出的医疗问题，查收寄来的报告单，交至有关医师处，并认真回复医师处理意见。

6. 患者遇到问题可随时将其发布到信息平台中，管理人员及时回复患者提出的问题。护士每天向信息平台中发送一些肿瘤相关健康教育知识，巩固健康宣教效果。

7. 定期开展肿瘤知识讲座，讲解妇科肿瘤疾病相关知识，包括饮食指导、运动指导、化疗毒副反应的防治等，让患者更加了解疾病，了解自己，增强战胜疾病的信心。

九、妇产科感染管理制度

（一）病房感染管理制度

1. 医务人员

（1）医护人员上班期间，要求衣帽整洁，不戴首饰，不留长指甲，不穿工作服进入食堂、宿舍和医院以外的地方。

（2）在医院感染管理科的指导下，开展预防医院感染的各项监测，按要求及时报告医院感染诊断病例。对监测发现的各种感染因素及时采取有效控制措施。

（3）做好抗菌药物合理使用的管理，遵守医院抗菌药物合理使用的管理规定，做好病原学的标本及时留取与送检工作。

（4）遵守医院的各项医院感染管理规章制度和国家医院感染管理的有关法律法规。

（5）协助医院感染管理部门做好医院感染暴发的调查与控制工作。

（6）积极参加医院感染管理的培训。

（7）及时做好医院感染突发事件的处理。

（8）严格遵守消毒隔离与无菌操作制度。

2. 患者

（1）感染患者与非感染患者分开安置；同类感染患者相对集中，特殊感染患者单独安置。

（2）严格探视制度，防止交叉感染。

（3）加强对患者及家属进行医院感染管理知识的宣传，主要包括手卫生相关知识、咳嗽礼节。争取患者的合作，共同做好感染管理工作。

3. 环境及物品

（1）病房内注意通风换气，必要时进行空气消毒；地面应湿式清扫，遇有体液污染时用吸附材料去除可见污染物，再清洁，用含氯消毒剂消毒。

（2）重复使用的诊疗器械、器具和物品，使用后应先清洗再消毒或灭菌。用后的一次性无菌医疗用品、感染伤口敷料按医疗废物进行处理。

（3）氧气湿化瓶每天用含有效氯 500mg/L 消毒液浸泡，洗净晾干备用。

（4）一般患者衣服、床单、被套、枕套等每周更换 2～3 次，枕芯、棉被、床垫定期消毒，遇有体液污染等特殊情况，应及时更换。便器应固定使用，保持清洁，定期消毒和终末消毒。

（5）患者出院、转科或死亡后床单元必须进行终末消毒。特殊感染及传染病患者出院后按相应要求进行终末消毒处理。

（6）病床应湿式清扫，一床一套，床头柜应一桌一抹布，用后均需消毒。

（7）治疗室、配餐室、病室、厕所等应分别设置专用拖布，标记明确，分开清洗。每天用 500mg/L 含氯消毒剂消毒，悬挂晾干备用。

（8）垃圾置塑料袋内，封闭运送；医疗废物与生活垃圾应分开；医疗废物的管理执行医院的"医疗废物管理规定"及相关的法律法规。

4. 使用中的消毒液（包括酒精、碘酒、碘伏等）每季度进行微生物学监测。

5. 治疗室空气必要时进行监测。

（二）产房感染管理制度

1. 医务人员

（1）成立产房感染管理小组并制订管理职责

1）成立管理小组

组长：主管产科医疗组长。

副组长兼联络员：产房护士长。

组员：产房感染管理护士及护理骨干（共3名）。

2）小组职责：①结合产房的具体情况与特点，制订产房预防和控制感染的制度，并组织实施。②做好产房感染病例及感染环节的监测，采取有效措施，降低本部门医院感染发病率，发现有医院感染流行趋势时，及时报告感染控制部门，并积极协助调查。③负责对产房工作人员，包括进修人员、保洁人员等定期进行检查指导、培训，并做好记录。④负责督促检查本部门人员着装、执行无菌操作技术、手卫生、消毒、隔离、一次性物品的使用及医疗废物管理的各项规章制度。⑤产房感染管理护士负责感染监控、评价、资料储存和信息上报工作。

（2）医务人员职业防护

1）医务人员在进行侵袭性诊疗、护理、实验操作过程中，要保证充足的光线，并注意防止被针头、刀片等锐器刺伤或划伤。

2）禁止将使用后的一次性针头重新盖帽，禁止直接接触污染的针头、刀片等锐器。

3）操作中传递锐器建议使用传递容器，以免刺伤医务人员。

4）使用后的锐器应当直接放入耐刺、防渗透的利器盒中，以防刺伤。

5）医务人员进行有可能接触患者体液的诊疗、护理和实验操作时必须戴手套，操作完毕，脱去手套后立即洗手或手消毒。

6）在诊疗、护理、实验操作过程中，有可能发生体液飞溅到医务人员的面部时，医务人员应当戴具有防渗透性能的口罩、防护眼镜；有可能发生体液大面积飞溅或有可能污染医务人员的身体时，如分娩接生时，还应当穿戴具有防渗透性能的手术衣及鞋套。

7）处理污物时，严禁用手直接抓取污物，尤其是不能将手伸入到垃圾袋中向下压挤废物，以免被锐器刺伤。

8）发生锐器伤等职业危害后，积极处理局部伤口，上报感染控制处存档备案，并在感染控制记录本上进行登记。

2. 患者

（1）普通产妇的管理

1）产房待产室包括普通待产室、陪待产室和产娩一体陪待产室。

2）普通待产室，可收治 6 名产妇，不得有家属陪待产。

3）陪待产室，每个房间可收治 1 名产妇，并且每个房间可有 1 名家属陪产。

4）产娩一体陪待产室，每个房间可有 1 名家属陪产，并且可在此房间完成待产、分娩。

5）陪待产家属应遵守医院相关规定，进入陪待产室陪产。

6）加强产妇与陪待产家属的卫生宣教，注意手卫生与饮食卫生，避免交叉感染。

（2）感染产妇的管理

1）感染产妇与非感染产妇分开安置。

2）诊疗、护理器具固定专用。各种设备、仪器等应严格按照规定每日清洁消毒 2 次，遇有污染时应及时清洁消毒。

3）患者的生活垃圾按医疗废物处置，无菌敷料应单独收集存放于黄色垃圾袋中，并标注感染名称后统一消毒处理，可重复使用医疗器械单独存放，并做好标注送至消毒供应中心清洗、消毒、灭菌。

3. 环境及物品

（1）分娩室管理

1）分娩室分为清洁区和污染区，区域间标识明显，严格做到隔离、污染分流，避免逆流和交叉感染。

2）分娩室内只允许设置必要的器械和物品，如产床、无影灯、器械桌、输液架、氧气装置等。每一分娩室有专人负责。定期检查物品、药品、设备性能等。

3）分娩室内的物品应摆放整齐，保持清洁无灰尘、无血迹。私人物品一律不得带入分娩室。

4）分娩室物体表面和地面，如产床、治疗车等每天于分娩前后进行湿式清洁与消毒。有血迹污染时，吸湿处理并清洁后用 500mg/L 的含氯消毒剂擦拭消毒，消毒液接触至少 30 分钟后应再次清洁。监护仪面板、导线使用后先清洁再用 75% 酒精擦拭消毒，干燥备用；分娩室每周固定大扫除 1 次，日常有污染和污渍即刻擦拭消毒。

5）分娩室空气：每日晨和分娩结束后进行空气消毒，使用紫外线照射 1 小时。保持分娩室温度在 22～24℃，湿度为 50%～60%。

6）每间分娩室限定人员数为 5～8 人（包括产妇在内）。

7）工作人员及患者应从清洁通道进入分娩室，污染物品要从污染通道送离分娩室。

（2）待产室管理

1）待产室物体表面和地面，每日清洁后用 500mg/L 含氯消毒剂擦拭消毒 2 次。如发生多重耐药菌流行或有医院感染暴发时，每日消毒 2 次以上；地面被呕吐物、分泌物或粪便污染时，可用 1000mg/L 含氯消毒剂擦拭消毒。

2）保持每个房间空气清新，有条件时开窗通风，每天 2 次，每次 30 分钟；如做不到开窗通风应使用空气清菌片，每 4 小时更换 1 次。

3）待产室的窗帘每月定期更换，集中送洗衣公司清洗消毒 1 次；如遇产妇体液污染时及时更换，并送洗衣公司清洗消毒处理。

4）产妇转出后及时对床单位进行终末处理。

5）室内采用中央空调送风系统，中央空调由动力科人员负责定期维护，每月定期更换回风口过滤网，进行清洗消毒 1 次，并由动力科人员进行登记。

（3）仪器设备管理

1）诊疗、护理产妇过程中所使用的非一次性物品、氧气流量表、负压表等应该专人专用，用后使用 75% 酒精擦拭消毒，氧气湿化瓶每天更换，并用 500mg/L 含氯消毒剂浸泡消毒，干燥保存。以上物品如有体液污染时，应立即清洁消毒。

2）听诊器专人专用，终末消毒用 75% 酒精擦拭消毒；体温表一用一消毒，每日用 75% 酒精浸泡消毒，干燥保存。

3）监护仪、输液泵、心电图机、胎心监护仪等，尤其是频繁接触的物体表面，如仪器的按钮、操作面板，每天用 75% 酒精擦拭消毒每日 2 次；如有体液污染时，应立即清洁消毒。

（4）无菌物品管理

1）一次性无菌物品由专人管理。

2）物品存放间内应保持清洁干燥，通风良好，温、湿度适宜。

3）物品按批号或过期日期由近至远摆放。

4）使用前认真检查包装是否完好，有无破损及漏气，是否在有效期内，确保使用的安全性。

5）每日专人清点后登记于无菌物品保管登记本并签字。

6）使用过程中密切观察，出现异常反应时，应立即停止使用，并做好留样与登记，及时报告值班医师和护士长，由护士长报告护理部、感染控制处、设备科，同批未用过的物品必要时封存备查。

7）用后的一次性使用无菌医疗用品严格按医疗废物分类处理，做好登记及签字，不得随意丢弃或卖给任何单位或个人，严禁流入社会。

（5）常用消毒剂的管理规定

1）使用化学消毒剂必须了解消毒剂的性能、作用、使用方法、影响灭菌或消毒效果的因素、配制时有效浓度，并按要求进行监测。

2）禁止使用过期、淘汰、无合格证明的消毒、灭菌药液。

3）使用中的消毒剂、灭菌剂，应进行生物和化学监测。①生物监测：消毒剂每季度 1 次，其细菌含量必须 <100cfu/ml，不得检出致病性微生物；灭菌剂每月 1 次，不得检出任何微生物。②化学监测：应根据消毒、灭菌剂的性能定期监测，如含氯消毒剂应每日监测，对戊二醛的监测应每周不少于 1 次。应同时对消毒、灭菌物品进行消毒、灭菌效果监测，消毒物品不得检出致病性微生物，灭菌物品不得检出任何微生物。

4）化学消毒剂的使用原则：①根据物品的性能及微生物的特性，选择合理的消毒剂。②严格掌握消毒剂的有效浓度、消毒时间及使用方法。③消毒剂应定期更换，易挥发的消毒剂要加盖，并定期检测，调整其浓度。④浸泡前将物品洗净擦干，浸没在消毒液内的物品应打开轴节或套盖，管腔内应注满消毒液。

（6）新生儿急救物品的消毒与管理

1）新生儿抢救用物使用后即刻进行清洁消毒。新生儿面罩、气管插管、胎粪吸引管均为一次性物品，使用后按照医疗废物处理。

2）复苏球囊清洁后用 75% 酒精擦拭消毒；喉镜及叶片清洁后用安尔碘和 75% 酒精擦拭消毒，后放于清洁容器中备用。

3）新生儿辐射台、婴儿秤使用后用 500mg/L 的含氯消毒剂擦拭消毒，辐射台垫子一用一更换。

4）使用后的气管插管导丝送消毒供应中心集中清洗、消毒处理。

（7）胎盘处理流程

1）分娩后将胎盘放入写有患者姓名、病历号的专用医用塑料袋中，放入处置室冰柜中保存。

2）产妇自留胎盘者，于分娩后 24～48 小时来产房取走自己的胎盘。

3）产妇胎盘需送病理检查者，按照胎盘病理送检要求用甲醛初步处理后送检。

4）产妇胎盘交院方处理者，由院方定期统一回收，按照病理性废物处理。

（8）环境卫生学及消毒灭菌效果监测

1）空气：采用沉降法，每季度监测 1 次。空气中细菌菌落总数 ≤4CFU/（15min·直径 9cm 平皿）。

2）物体表面：物体表面细菌菌落总数 ≤5CFU/cm^2。①器械台：采 4 个规格板面积（5cm×5cm），共采集 100cm^2，每季度采 1 个样本。②治疗车把手：采把手全部面积，按不规则物体进行采样。

3）工作人员手：每季度监测 1 次，包括医生、护士各 2 名，每次共采集 4 个样本。

4）使用中的消毒剂：每季度监测 1 次，包括（安尔碘、酒精、碘伏、碘酊），每次各采集 1 个样本。使用中的灭菌用消毒液：无细菌生长；使用中的皮肤黏膜消毒液染菌量≤10CFU/ml；其他使用中的消毒液：染菌量≤100CFU/ml。

5）空调维护：回风口过滤网定期检查，清洗由动力科人员负责，每月更换 1 次，如遇特殊污染及时清洗消毒回风口过滤网，并用消毒剂擦拭回风口外表面，并留存相关记录。

6）紫外线灯强度监测与记录：①在紫外线消毒登记本上记录每次照射使用日期、照射时间、累计照射时间和使用人签字。②每季度对灯管的照射强度监测，将监测结果记录在紫外线消毒登记本上。如紫外线灯管强度＜70^{uw}/cm^2 或累计使用时间＞3000 小时，应及时更换紫外线灯管。③每周对紫外线灯管用 75% 酒精擦拭 1 次，在紫外线消毒登记本上登记擦拭记录及擦拭人员签字。

7）以上监测如有不合格情况时，积极查找分析原因，持续改进并记录。

（9）医疗废物的管理

1）严格按《医疗废物分类目录》分类：①损伤性医疗废物：医用针头、医用锐器、载玻片、玻璃安瓿及其他能够刺伤或割伤人体的废弃锐器。②感染性医疗废物：被产妇体液、排泄物污染的物品，隔离或者疑似传染病产妇的生活垃圾，病原体的培养基、标本和菌种、毒种保存液，各种废弃的医学标本，废弃的血液、血清，使用后的一次性医疗用品及一次性医疗器械。

2）感染性医疗废物装入黄色垃圾袋后封口（3/4 满）。锐器类医疗废物必须装入防穿刺的容器。

3）夜班护士按要求填写医疗废物外包装警示标识并粘贴在外包装上，放在污物间。

十、妊娠期糖尿病一日门诊的管理

1. 意义　2011 年 7 月 1 日卫生部正式颁布了《妊娠期糖尿病诊断》（WS331-2011）行业标准，2011 年 12 月 1 日开始全面实施。以新标准为诊断标准后，近几年妊娠期糖尿病的发病率明显增加。妊娠期糖尿病是孕妇最常见的并发症之一，可以通过科学营养治疗、运动和生活方式的干预等策略控制血糖。运用妊娠期糖尿病一日门诊的管理模式对 GDM 孕妇进行综合管理，可使大多数孕妇及时了解妊娠期糖尿病对母儿的危害以及干预的方法，孕妇通过一天连续 12 小时在医院生活，体验固定膳食能量标准餐的食物搭配方法与食物量的控制，可以使 GDM 孕妇学会有效的自我管理方法，为后期调整膳食、自我监测血糖以及今后血糖控制打下基础。北京大学第一医院产科自 2009 年 9 月成立了孕期营养监测中心，对 GDM 高危人群进行饮食与运动干预。2010 年 10 月～2012 年 12 月，开展全国性 GDM 诊疗项目培训 20 场，培训地区 16 个，培训医护人员 5000 人，54 名专家参与培训授课。2012 年 8 月起定期举办 GDM 管理高级培训班，每期接收学员 20 人左右。2012 年 2 月，《妊娠合并糖尿病实用手册》由人民卫生出版社正式出版；2013 年 5 月《妊娠合并糖尿病-临床实践指南》第 2 版正式发行；2014 年 10 月《孕产期营养》由人民卫生出版社正式出版。一日门诊管理 GDM 患者的模式得到了全国产科界同仁的推崇，并在全国各大医院产科推广。

2. 原则　本着以孕妇为中心的原则，以人为本，整体评估孕妇身体营养状态，以妇产科为基础采用多科室合作的团队式医疗模式。

3. 设立　北京大学第一医院于 2011 年 5 月 12 日开设妊娠期糖尿病一日门诊，第一批共 5 人参加，以后逐年增加，一日最大门诊量为 27 人，至今已有 3700 人参加妊娠期糖尿病一日门诊。2014 年 5 月，我院成为临床营养师（围产）示范基地。

4. 人员组成及职责　由专业的围产保健医师、妇产科护士、专业营养师和具有国家营养师资格的护士、糖尿病专科护士共同参与，为妊娠期糖尿病的孕妇提供专业的医疗、饮食和运动指导，提供健康咨询。

（1）妊娠期糖尿病一日门诊小组的成员负责糖尿病一日门诊用物的准备、检查、维护。

（2）专业营养师定制一日饮食食谱，根据食物交换份配餐。

（3）由专业营养师设计膳食回顾表，后期追踪指导膳食。

（4）营养师定期更新营养保健知识，护士长严格管理，定期抽查营养监测中心工作。

（5）妊娠期糖尿病一日门诊小组的成员负责餐前、餐后血糖监测，掌握食物交换份的使用与记录。

（6）一名护士为孕妇全程护理，护理内容包括：饮食指导、运动指导、自我血糖监测指导及孕期情绪调整，讲解 GDM 的相关知识，并通过模型、图片等教材让孕妇全方位的了解和掌握糖尿病的知识和饮食搭配的方法，从而有效控制血糖，降低母婴的远期风险。

5. 人员培训　妊娠期糖尿病一日门诊小组的成员每月一起开会总结，讨论一日门诊的工作进展情况，及时发现问题，寻找解决方法。各专科护士定期参加国家、医院组织的相关培训，学习妊娠期糖尿病的新进展，并定期给门诊全体护士培训，带领一日门诊更好、更系统地发展。

6. 开设日期　门诊日期一般为每周二、周四，还有世界糖尿病日（11月14日）等特殊活动日。

7. 流程　所有参加一日门诊的 GDM 孕妇由 1 名具有营养师资格的护士全程陪护 12 小时，全天进食能量为 1800kcal（孕中、晚期能量摄入的最低标准）。

（1）参加一日门诊当日 0 点后禁食和禁饮（白开水除外）。

（2）7：00 门诊集合，测体重并记录，集中在治疗室采集静脉血。

（3）7：30 由护士带领孕妇去食堂就餐，并准确记录进食第一口食物的时间。

（4）进餐后休息，散步 30 分钟。

（5）8：00 返回门诊健康宣教室，讲解有关孕期营养与食物交换份等方面的知识，准备测量餐后 2 小时血糖。

（6）9：45 第 1 次加餐，之后指导孕妇适量运动。

（7）11：15 测午餐前空腹血糖并记录。

（8）11：30 食堂提供定制午餐，准确记录进食第一口食物的时间。

（9）进餐后散步 30 分钟后返回门诊休息，准备测量餐后 2 小时血糖。

（10）14：00 由护士进行健康指导（血糖监测方法、食物搭配、运动指导）并观看录像。

（11）14：30 第 2 次加餐。

（12）15：30 由护士讲解和示范孕期运动方式与注意事项。

（13）16：30 测晚餐前空腹血糖。

（14）17：00 餐厅提供定制晚餐，准确记录进食第一口食物的时间。

（15）19：00 测量晚餐后 2 小时血糖后，由家人陪伴离开医院。

（16）下次产检之前，按膳食回顾表要求记录 1~3 天所有饮食，并监测血糖进行分析。

十一、更年期一日门诊的管理

1. 意义　女性进入更年期，卵巢功能逐渐衰退，从而引起内分泌水平的改变及神经功能的紊乱，出现潮热、出汗、心悸等一系列症状，并出现抑郁、恐惧、焦虑等心理问题，对更年期的研究是目前国内外研究关注的重点。更年期一日门诊能够为患者提供系统的检查、治疗、健康教育及咨询指导，为广大更年期患者提供方便。

2. 原则　本着以患者为中心的原则，以人为本，从身体、躯体、心理及精神角度出发，整体评估患者身心状态，以妇产科为基础采用多学科合作的团队式医疗模式。

3. 设立 北京大学第一医院于 2012 年 7 月 4 日建立全国首家"更年期之家",设立更年期一日门诊,其目的是:

(1) 充分了解并理解患者的痛楚。

(2) 帮助患者理解不同选择的风险,帮助患者真正理解不同检查及治疗的价值。

(3) 帮助患者了解自己,和患者共同制订治疗方案。

4. 人员组成及职责

(1) 更年期一日门诊团队:由妇产科内分泌专业医师主导,门诊主管护士、国家级营养师,药剂师共同组成的医护团队,全面客观评价更年期状况,为更年期女性提供多系统、多学科个体化的诊疗方案,推荐健康生活方式,督促合理用药,提供健康咨询。

(2) 更年期一日门诊发展小组以护士长为组长,与专业的高年资护士(要求至少工作 5 年以上,对本学科有兴趣并具有良好沟通能力和耐心)组成更年期一日门诊发展小组。

1) 负责更年期一日门诊的宣传活动。

2) 运动组护士负责讲解和指导更年期运动,选定指导动作,制作成册,方便指导更年期妇女,并便于记忆。

3) 提供心理护理:评估心理问题,针对不同情况提供适当的心理护理。

4) 提供健康咨询。

5. 人员培训 更年期小组的成员每月与医生、营养师、药剂师一起开会总结,讨论一日门诊的工作,改进各工作环节,并讨论更年期门诊的新进展,带领一日门诊更好、更系统的发展。小组成员定期给门诊全体护士培训,让各位护士都熟悉更年期一日门诊的流程和最新进展,更有利于一日门诊工作的开展。

6. 开设日期及宣传方式

(1) 开设日期:每周三 8:00 以及三八妇女节、世界更年期关怀日(10 月 18 日)等活动日。

(2) 宣传方式:利用科普教育、举办培训班、发放宣传手册及开展网络教育等方式宣传,由更年期一日门诊发展小组设计宣传图册,制订健康宣教内容,进行科普宣传。

7. 门诊前准备 护士协助患者完善基础检查、化验(如激素水平、B 超、骨密度、盆底肌筛查)等,提前发放一日门诊的流程表,保证患者参加一日门诊更加流畅,更有实际意义。

8. 流程

(1) 7:30 由护士带领患者去食堂就餐,并准确记录进食第一口食物的时间。进餐后返回妇产科门诊健康教育室填写调查问卷表，问卷由专业人员设计，更年期小组的护士协助患者填写。

（2）8：10 由主管护士为患者测量身高、体重、腰围、BMI，其他人员继续填写调查表。

（3）9：30 左右测早餐后 2 小时血糖。并由营养师、药剂师一对一指导，讲解饮食营养及药物作用、不良反应等。

（4）10：00 主管护士指导患者对运动方法及运动强度的把握。

（5）11：30 前往食堂进餐，记录第一口进餐时间。

（6）12：00 由内分泌组专家讲课 1 小时左右。

（7）13：30 测量午餐后 2 小时血糖。

（8）14：00 讲解有关盆底康复的知识。

（9）15：00 由门诊营养师讲解更年期妇女饮食管理。由专业人员设计膳食回顾表，进行后期追踪指导膳食。

（10）16：00 开始互动环节，答疑及个别指导。并填写反馈表，结束一天的学习。

十二、孕期营养与体重的管理

1. 意义　女性一旦发现怀孕后应了解有关孕期营养方面的知识，学会如何计算自身体重指数的方法，了解自己在整个孕期体重增长的范围，避免因早孕期体重过度增长，而增加妊娠合并症发生的风险。为了方便管理孕期营养与体重，北京大学第一医院妇产科门诊建立了营养监测中心，营养监测中心重点管理孕妇的营养干预筛查和治疗等工作。有研究表明，宝宝健康发育的关键窗口期为胎儿期（母亲怀孕期）、婴儿期和幼儿期（0～3 岁），关键窗口期的营养将决定后代终生健康状况。2006 年联合国营养执行委员会提出，从妊娠到出生后 2 岁是通过营养干预预防成人慢性疾病的机遇窗口期。因此要从关键窗口期开始管理好营养与体重。

2. 目标　通过科学营养控制孕期体重合理增长，避免体重增长过多或体重增长过少，降低低出生体重儿、巨大儿的概率，减少妊娠并发症的发生。合适的体重增加确保胎儿和母体组织的最佳发育。孕期体重的合理增长，是判断孕期营养摄入情况的指标之一。孕期体重管理已成为孕期保健不可忽视的重要项目。

3. 原则

（1）孕期合理营养，均衡膳食。

1）孕期营养原则：食物多样，谷类为主，多吃薯类；多吃蔬菜水果；常吃适量的鱼、禽、蛋和瘦肉；每天吃奶类、大豆或其制品；膳食清淡适口。

2）孕期营养的关键：均衡膳食又称平衡膳食。均衡膳食是指摄入食物的能量要均衡；各种营养素的数量和种类要全面，比例要适当。

（2）适当运动。

（3）养成良好的生活方式。

4. 营养监测中心的人员配备及其职责　2009 年 9 月北京大学第一医院孕期营养监测中心成立，对孕期高危人群进行饮食与运动干预。由科主任与护士长共同策划领导，三位专业医师、两位专业营养师和具有国家营养师资格的妇产科护士共同组成专业团队。要求营养监测中心的工作人员专业性强，热爱营养指导工作，工作中善于发现总结，有严谨的工作作风还要具备丰富的生活经验和专业知识，善于沟通并对所有孕妇提供全程、专业、形象、细致的营养指导。

5. 营养的相关定义

（1）营养的定义：营养是指人体摄取、消化、吸收和利用食物的营养素以满足生命活动的整个过程。

（2）人体所需的七大营养素包括：碳水化合物、蛋白质、脂肪、膳食纤维、矿物质、维生素、水。

（3）七大营养素的作用：构成机体成分，提供新陈代谢和生命活动所需的能量，维持机体健康所必需。

6. 不同孕期体重增加范围　传统认为，整个孕期应增长 10～12.5 千克（缺乏个体化差异）。目前认为：

（1）孕早期：增加 0.5～2 千克。

（2）孕中、晚期：根据不同体重指数而定（具有个体化指导意义），具体见表 1-3。BMI 即体重指数，是根据身高和体重的比例来衡量人体胖瘦的常用指标。体重指数（BMI）= 体重（kg)/〔身高（m）× 身高(m)〕

表 1-3　体重指数与孕期增重范围

孕前 BMI（kg/m²）		孕期增重（kg）	每周增重（kg）
体重不足	<18.5	12.5～18	0.51
标准体重	18.5～24.9	11.5～16	0.42
超重	25.0～29.9	7.5～11.5	0.28
肥胖	≥30.0	5.0～9.0	0.22

7. 北京大学第一医院孕期营养与体重管理程序，见图 1-7。

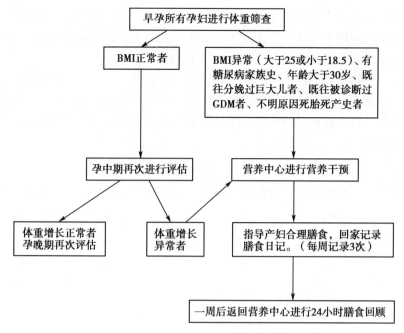

图 1-7 孕期营养与体重管理程序

8. 孕期营养与体重管理的实施

（1）产前保健初筛：BMI 异常和糖尿病（DM）的孕妇进行监测管理，定期指导运动，监测血脂、血糖等情况。

（2）所有在北京大学第一医院门诊保健的孕妇均需参加门诊孕妇大课堂（每周五由营养监测中心的护士授课），孕妇大课堂使孕妇对孕期营养有初步了解，对整个孕期体重增长做到心中有数，更有利于整个孕期的营养管理和干预。孕期体重的增加及其构成见表 1-4。

表 1-4 孕期体重增加及其构成

	体重增加克数（g）			
	10 周	20 周	30 周	40 周
胎儿、胎盘及羊水	55	720	2530	4750
子宫、乳房	170	765	1170	1300
血液	100	600	1300	1250
细胞外液	—	—	—	1200
脂肪及其他	325	1915	3500	400
合计	650	4000	8500	12500

（3）由专业营养师给早、中、晚期孕妇制订孕期每日食谱，在保证提供充足热量的前提下制订均衡又全面的饮食。应用实物交换份的方法（常见一个交换份食物重量见表1-5），方便孕妇理解运用。

1）将常见食物分成谷薯类、蔬菜类、水果类、大豆类、奶制品类、肉蛋类、油脂类七大类，同类食物在一定重量内所含的蛋白质、脂肪、碳水化合物相似，每份食物虽然重量不同，但提供的能量均为90kcal，同类食物可以互换食用。

表1-5 常见一个交换份食物重量

食物种类	食物名称	食物重量（g）	食物种类	食物名称	食物重量 g
谷薯类	面粉	25	水果类	橙子	200
	大米	25		桃	200
	挂面	25		西瓜	500
	小米	25		梨	200
	红豆	25		苹果	200
	窝头	35	大豆类	大豆	25
	鲜玉米	200		北豆腐	100
	土豆	100		豆腐皮（丝）	50
肉蛋类	牛肉	50		豆浆	400
	带骨排骨	50		腐竹	20
	虾	100		南豆腐	150
肉蛋类	鱼	100	奶制品类	牛奶	160
	带鱼	80		酸奶	130
	鸡蛋	60		奶粉	20
蔬菜类	西红柿	500		脱脂奶	25
	大白菜	500	油脂类	食用油	10
	黄瓜	500		花生米	15
	茄子	500		杏仁	15
	白萝卜	400		核桃仁	15
	菜花	350		大杏仁	15

2）孕妇每天需要的食物份数 = 一日总能量 ÷90kcal。举例孕中晚期孕妇一日所需食物的交换份，见表1-6。

表 1-6　孕中晚期孕妇一日所需食物的交换份

食物种类	交换份数
谷类	12 ~ 14
蔬菜	1
水果	1 ~ 2
鱼禽肉蛋类	3
大豆类	1 ~ 2
乳类	2 ~ 3

（4）由专业的医护人员带领运动，重点针对 BMI 异常和 DM 的早孕人群，做运动指导、血液监测。产检当日行产科营养分析，营养监测中心进一步追踪指导。妊娠期适宜的运动及强度选择：

1）孕妇适宜的运动方案：上肢运动、家务劳动、游泳、户外散步等。注意：目前没有高质量孕期运动的循证依据，应首先做好产科评价，强调运动量不要过大，于餐后半小时进行，有微汗即可。

2）运动治疗的禁忌证：有心脏病、高血压、双胎、宫颈功能不全、先兆早产或流产、胎儿发育迟缓、前置胎盘等。

3）运动强度：简单的衡量运动强度的标准为运动时仍然能够正常交谈。临床运用靶心率评定运动强度。靶心率是指获得良好运动效果，并确保安全的心率，运动试验中最高心率的 70% ~ 80% 为靶心率。靶心率的计算方法为：靶心率 = 170 – 年龄（岁）。

4）妊娠期运动注意事项：①评估：必须经过产科医师检查，排除孕期运动禁忌证后方可进行。②环境：空气流通、宽敞整洁。③着装：宽松合体的衣物，合适的内衣及平底鞋。④注意食物及水分的补充，防止低血糖的发生。

（5）GDM 产妇产后复查由专业医师负责，保证糖尿病就诊的连续性和后期的追踪工作。为了方便追踪建立糖尿病一日门诊追踪本。

第二章 妇产科专科护理操作技术

◄ 第一节 产科护理操作技术 ►

一、胎心监护

【目的】

1. 能够连续观察和记录胎心率的动态变化。

2. 了解胎心与胎动及宫缩之间的关系。

3. 预测胎儿宫内储备能力。

【评估】

1. 评估用物 检查胎心监护是否处于备用状态，是否完整；检查超声波耦合剂是否充足。

2. 评估产妇

（1）孕妇孕周大小、胎方位、胎动情况及进食情况。

（2）孕妇自理能力、合作程度。排空膀胱情况。

（3）孕妇局部皮肤情况。

3. 评估环境 安静整洁，宽敞明亮，有隔帘或屏风遮挡。

【操作前准备】

1. 人员准备 仪表整洁，符合要求。洗手，戴口罩。

2. 物品准备 治疗车、胎心监护仪、超声波耦合剂、速干手消毒剂、避污纸。

【操作程序】

1. 衣帽整洁、洗手，备齐用物，核对医嘱。

2. 携用物至床旁，核对孕妇信息。

3. 解释目的、方法及注意事项，取得孕妇的配合。

4. 接通胎心监护仪电源，检查各部件是否连接紧密。

5. 遮挡孕妇保护隐私。

6. 协助孕妇取半卧位或半坐卧位。

7. 协助孕妇暴露腹部，将其他部位遮盖，并注意保暖。

8. 应用四步触诊法判断胎背的位置。

9. 涂耦合剂于胎心探头上，打开开关，将胎心探头放在胎背处听诊，如有宫缩，应在宫缩间歇听诊。用腹带固定于胎心音最强位置，另一压力探头用腹带固定于宫底下两横指处。

10. 将胎动记录器交给孕妇，指导其使用。

11. 无子宫收缩时将宫腔压力调至基线，观察出图是否合格，调节合适音量。

12. 注意胎心频率、节律、强弱。

13. 至少连续记录 20 分钟，如 20 分钟内无胎动再延长监护时间 20 分钟，以等待睡眠中的胎儿醒来。

14. 胎心监护结束后告知孕妇所测结果，擦拭腹部及探头耦合剂，协助孕妇整理衣物，恢复舒适体位。

15. 用快速手消毒剂消毒双手，将胎心监护仪推回治疗室，清洁消毒探头，检查仪器以备下一次使用。

16. 按六步洗手法洗手，记录相应数值及结果。

【注意事项】

1. 保持室内环境安静，注意保护隐私，争取孕妇积极配合。

2. 听胎心音时，要与子宫杂音、腹主动脉音及脐带杂音相鉴别，将胎心探头固定于胎心最响亮的位置。若胎心音 < 110 次/分或者 > 160 次/分，需立即通知医生，同时给予吸氧，协助取左侧卧位。

3. 孕妇应排空膀胱，体位应自然舒适，尽量避免仰卧位，避免空腹进行监护。

4. 固定腹带应松紧适宜，注意探头是否有滑脱现象，如有及时调整位置。

5. 超声波耦合剂使用应适量。

6. 监护过程中应经常巡视，注意胎心音、宫缩、胎动显示及描记情况，注意孕妇有无不适主诉。

二、缩宫素引产术

【目的】

1. 改善宫颈条件。

2. 加强子宫收缩。

3. 加快产程进展。

4. 终止妊娠。

【评估】

1. 评估用物 一次性输液器、1ml 注射器、留置针、正压接头、输液贴、安尔碘、无菌棉签、止血带、缩宫素、乳酸钠林格注射液、医嘱执行单、胎心外监护仪。

2. 评估孕妇

（1）双人核对医嘱。

（2）核对孕妇腕带、床号、姓名、病历号（请孕妇自己说出床号和姓名）。

（3）评估孕妇孕周、分娩史、骨盆大小、阴道情况、胎方位、胎先露、胎心、生命体征；评估有无缩宫素过敏史、禁忌证。

（4）评估孕妇皮肤有无破损、清洁度、血管情况、肢体活动情况，有无影响缩宫素静脉滴注的因素。

（5）评估孕妇心理状态、年龄及合作理解程度。

（6）向孕妇说明缩宫素引产的目的，取得合作。

（7）调整输液架到合适位置，并告知孕妇下床时注意安全。

3. 评估环境 安静整齐，宽敞明亮。

【操作前准备】

1. 人员准备 仪表整洁，符合要求。洗手，戴口罩。

2. 孕妇准备 协助孕妇排空膀胱、卧位舒适。

3. 物品准备 胎心监护仪、缩宫素、乳酸钠林格注射液，其他物品同密闭式静脉输液技术操作准备。

【操作程序】

1. 经双人核对医嘱，核对孕妇床号、姓名、病历号以及药物名称、浓度、剂量、给药途径、给药时间和药物过敏史。遵医嘱输液。缩宫素浓度为 1:2000（每 500ml 乳酸钠林格注射液加入 2.5 单位缩宫素）。

2. 推治疗车携用物至孕妇床旁，核对腕带、床号、姓名、病历号以及药物名称、浓度、剂量、给药途径。

3. 静脉穿刺过程同密闭式静脉输液。

4. 调整点滴速度从 8 滴/分开始，调好滴数后加入缩宫素 2.5 单位，摇匀后持续滴入。

5. 每 15 分钟调整滴数 1 次，每次每分钟增加 4 滴直到出现规律宫缩（宫缩间隔 3 分钟，持续 30～40 秒）。

6. 1:2000 浓度缩宫素滴速达 40 滴/分时仍不能引起规律宫缩，可遵医嘱增加缩宫素浓度至 1:1000（每 500ml 乳酸钠林格注射液加入 5 单位缩宫素)。同时将滴速减半,即调整为 20 滴/分,15 分钟后再次观察宫缩情况,必要时再进行调整。

7. 1:1000 浓度缩宫素滴速不得超过 40 滴/分,以此剂量为上限。

8. 宫缩调整结束后行胎心监护,密切注意宫缩及胎心变化,并做好详细记录。

9. 用快速手消毒剂消毒双手,推治疗车回治疗室,按医疗垃圾处理原则处理垃圾。

10. 按六步洗手法洗手,记录调好的缩宫缩浓度、滴速及宫缩的情况;以后按常规观察宫缩情况。

【注意事项】

1. 严格掌握缩宫素引产静脉滴注的适应证与禁忌证;用药前应全面评估病史。

(1) 适应证

1) 某些妊娠合并症如心脏病、慢性高血压、肾病、妊娠期糖尿病等,病情无法控制,继续妊娠将危及母儿生命者。

2) 足月妊娠胎膜破裂 2~12 小时未临产者。

3) 延期妊娠者。

4) 急性羊水过多,出现压迫症状者。

5) 胎儿畸形、死胎、胎儿宫内发育迟缓、母儿血型不合者等。

6) 临产后宫缩乏力(宫缩 10 分钟 <3 次、强度持续 <30 秒)。

(2) 禁忌证

1) 明显头盆不称、胎位不正。

2) 严重胎盘功能低下。

3) 畸形子宫、瘢痕子宫。

4) 严重心肺功能不全。

5) 中央性前置胎盘、重型胎盘早剥。

2. 严格执行查对制度,需双人核对医嘱。操作前、中、后责任护士通过反问的形式让孕妇回答自己的名字,孕妇不能回答时由家属回答孕妇姓名,并同时核对孕妇腕带。

3. 操作过程中严格遵守无菌技术原则。

4. 缩宫素点滴时使用双腔留置针。

5. 调节宫缩过程中,必须有专人观察子宫收缩情况,避免引起子宫收缩过强。

6. 使用前应了解有无药物过敏史,警惕过敏反应。

7. 出现过强或频率过高宫缩时应立即停止缩宫素静脉滴注,并遵医嘱使用宫缩抑制剂缓解强直宫缩。

8. 缩宫素引产遵循低浓度、小剂量、循序增加、持续静脉滴注的原则。禁止使用肌内注射、穴位注射及滴鼻给药法等。

9. 静脉点滴缩宫素的过程中，持续进行胎心和宫缩的监测，以便及时发现异常情况。

三、阴道指诊

【目的】

1. 判定宫颈的成熟度并进行评分。

2. 了解宫口扩张程度、胎膜是否破裂、先露的高低，以判断产程进展情况。

【评估】

1. 评估用物 治疗车、无菌碘伏棉球罐、无菌手套。

2. 评估孕妇

（1）核对孕妇腕带、床号、姓名、病历号。

（2）评估孕妇的诊断、分娩史、骨盆大小、预产期。

（3）评估孕妇会阴部皮肤完整性，有无静脉曲张、炎症、外阴水肿、外阴营养不良、阴道流血、流液等。评估膀胱是否充盈。

（4）评估孕妇心理状态，对阴道指诊的接受程度。向孕妇说明目的、意义、配合方法。取得合作。

3. 评估环境 安静整齐，宽敞明亮，室内温度26~28℃。

【操作前准备】

1. 人员准备 仪表整洁，符合要求。按六步洗手法洗手、戴口罩。

2. 用物准备 治疗车、0.5%碘伏棉球，无菌冲洗盘（包含无菌弯盘2个、无菌镊子2把）、无菌手套、一次性会阴中单。

3. 孕妇准备 嘱孕妇排空膀胱，放松心情。

【操作程序】

1. 推治疗车入病房，核对孕妇腕带、床号、姓名、病历号。向孕妇及家属解释阴道指诊的目的和意义。

2. 关好门窗，用隔帘或屏风遮挡孕妇，保护其隐私。

3. 帮助孕妇仰卧位于床上，脱去右侧裤腿，臀下垫清洁一次性会阴中单，双腿弯曲分开，暴露外阴。

4. 用无菌镊夹取0.5%碘伏棉球消毒外阴，消毒顺序依次为尿道口、阴道口、小阴唇、大阴唇、会阴体、肛门。

5. 操作者站在孕妇右侧，戴无菌手套，再次用0.5%碘伏棉球消毒阴道口、小阴唇、大阴唇。

6. 操作者将戴无菌手套的右手示指和中指轻轻伸入孕妇阴道内进行检查。

（1）示指和中指了解子宫颈位置、宫颈管消失程度。中指指腹侧探查宫口，示指摸清其四周边缘，估计宫口扩张厘米数，摸清宫颈软硬程度，有无水肿。

（2）未破膜者在胎头前方可触到有弹性的羊膜囊，已破膜者能触到胎头。

（3）胎头无水肿时，能触清颅缝及囟门位置。

（4）触及有血管搏动的索状物，应考虑为脐带先露或脐带脱垂，需立即处理。

（5）示指、中指向后触及尾骨尖端，了解尾骨活动度。

（6）示指、中指再向两侧触摸坐骨棘是否突出，并确定先露的高低。

7. 检查完毕，告知孕妇产程进展。

8. 为孕妇撤下一次性会阴中单，脱去手套，将垃圾分类处理。

9. 用速干手消毒剂消毒双手，协助孕妇整理衣裤，取舒适体位。

10. 整理床单位与用物。洗手。

11. 记录阴道指诊结果。

【注意事项】

1. 操作前应向孕妇及家属说明阴道指诊的目的，以取得配合。

2. 关心体贴孕妇，态度和蔼可亲，操作时动作轻柔，气温低时注意保暖。

3. 检查时注意遮挡，保护孕妇隐私。

4. 严格无菌操作。

5. 前置胎盘者禁止阴道指诊，阴道不明原因出血者应谨慎阴道指诊。

6. 将检查结果告知孕妇和家属。

7. 按要求做好护理记录。

四、接生术

【目的】

使胎儿安全娩出，保护会阴，避免胎儿娩出时产妇会阴严重裂伤。

【评估】

1. 评估用物　无菌产包、无菌器械包、护脐包、注射器、无菌手套、新生儿辐射台、复苏器、面罩、气管插管、新生儿喉镜、无菌断脐包、氧气、负压吸引器、吸痰管、胎粪吸引管、胎心监护仪、缩宫素、生理盐水、盐酸利多卡因、维生素 K_1、肾上腺素。

2. 评估产妇

（1）核对产妇腕带、床号、姓名、病历号。

（2）评估产妇妊娠期及产程进展情况、胎儿大小、胎位、胎头拨露及胎儿胎心率情况。

（3）评估产妇的膀胱是否充盈。

（4）评估产妇会阴体的弹性及皮肤情况。

（5）向产妇说明目的，取得合作。

3. 评估环境 安静整齐，宽敞明亮，室内温度 $26 \sim 28℃$。

【操作前准备】

1. 人员准备 仪表整洁，符合要求。更换刷手衣裤，戴口罩、帽子，刷手。

2. 物品准备 接产包、接产器械、氧气、胎心监护仪、新生儿辐射台、新生儿抢救物品。

3. 药品准备 盐酸利多卡因、肾上腺素、生理盐水、缩宫素、维生素 K_1。

4. 按要求检查所需用物，符合要求方可使用。

【操作程序】

1. 预热辐射台。

2. 指导产妇用力。初产妇宫口开大 10cm，经产妇宫口开大 3cm 做好接产准备。

3. 按外阴消毒流程消毒外阴。

4. 接产者按外科手术刷手后上台，穿手术衣，戴无菌手套。

5. 铺产台

（1）按要求铺好产台，用物放置有序，清点、核对接产器械、纱布、纱垫等数量并记录。

（2）腹部置消毒巾一块，两侧大腿各铺治疗巾一块，会阴部一块，用布巾钳固定，将一块纱布放置肛门处进行遮挡，以防污染。

（3）在产台远端处将纱布及棉球分开放，用一把止血钳套好气门芯（或脐带夹），按接产顺序摆好器械，将处理脐带用的物品放置在保暖台上。

6. 接产

（1）接产者站在产妇右侧（正位接生时接产者面对产妇会阴），指导产妇在宫缩期间屏气，用腹压做向下用力的动作。产妇用力时可取自觉舒适的体位。

（2）当胎头拨露至着冠、阴唇后联合紧张时，接产者右手用消毒巾保护会阴，左手协助胎头做好分娩机转，娩出胎儿时要注意力集中，胎头娩出速度不要太快。要求接产人员与产妇配合好，控制产妇用力速度。胎头着冠后，在宫缩间歇，缓慢地娩出胎头大径，防止产道的损伤。

（3）胎头娩出后，此时接产者右手仍应保护会阴，不要急于娩出胎肩。胎肩娩出前，左手自胎儿鼻根向下颏挤压，挤净其口腔、鼻腔黏液和羊水。然后协助胎头外旋转，使胎儿双肩径与骨盆出口前后径一致。待宫缩时左手将胎儿颈部向下轻压，使前肩自耻骨弓下先娩出，继之再托胎颈向上使后肩从会阴体前缘缓缓娩出。双肩娩出后，右手可放松，协助娩出胎儿躯体。

（4）待胎儿全部娩出后，再次挤出其口腔、鼻腔黏液，并用洗耳球或一次性吸痰管吸痰。羊水流净后，将集血器放在产妇臀下，以便收集阴道出血。

（5）待脐带血管停止搏动后，在距脐带根部 10~15cm 处，用两把止血钳夹住，在两钳之间剪断脐带。

（6）当胎儿的前肩娩出后，为防止产后出血，可在静脉小壶给予缩宫素 10 单位或稀释后静脉注射。

7. 新生儿处理　对新生儿进行快速评价及初步复苏；如有新生儿窒息按照新生儿复苏程序处理。

8. 脐带处理　详见本节"产科护理操作技术"。

9. 擦拭新生儿皮肤的胎脂、羊水、血迹，同时检查新生儿有无畸形（检查新生儿头部产瘤大小，眼、口、鼻、耳有无畸形，躯干、手、脚有无畸形，肛门是否正常）。检查完毕后抱给产妇辨认新生儿性别。根据查体结果及相关内容填写在新生儿病历上。

10. 帮助新生儿早接触、早吸吮。凡无母乳喂养禁忌证的新生儿于出生后 1 小时内，清理呼吸道，揩干头面部和躯干羊水、血迹，断脐后将新生儿裸体抱放在母亲胸前进行完全皮肤接触，让新生儿的嘴靠近乳头，待其产生觅食反射后帮助含吮到乳头，全过程不少于 90 分钟。

11. 测量新生儿体重、身长，肌内注射维生素 K_1 预防颅内出血。在新生儿病历上按新生儿右脚脚印和母亲的右手拇指指印，与母亲核对母亲姓名、新生儿性别、住院号，给新生儿系脚条或腕带，将新生儿放在母亲身边，母婴同室。并填写新生儿病历。

12. 胎盘娩出　观察胎盘有无剥离征象，如胎盘已剥离，助手可轻压腹部子宫底处协助胎盘娩出。当胎盘娩出至阴道口时，接产者用双手握住胎盘，向一个方向旋转，缓慢向外牵拉，协助胎膜完整剥离排出。如在排出过程中发现胎膜部分断裂，可用止血钳将断裂上端的胎膜全部夹住，再继续向原方向旋转，直至胎膜完全排出。胎盘胎膜娩出后，按摩子宫刺激其收缩，以减少出血，在按摩子宫的同时，注意观察并评估出血量。

13. 检查胎盘　将胎盘铺平，先检查母体面，有无胎盘小叶缺损，若有缺损测量缺损面积。然后将胎盘提起，检查胎膜是否完整，仔细检查胎儿面边缘有无断裂血管，及时发现副胎盘。如有副胎盘、部分胎盘或大块胎膜残留应及时通知医生，在无菌操作下，手伸入子宫宫腔内取出残留组织，并在分娩单上详细记录。

14. 按常规进行软产道检查（原则上由外向内、由健侧向患侧依次检查），如有软产道裂伤进行修补、缝合。

15. 清理产台，清点器械，用弯盘将血及羊水刮净，计出血量，快速手消毒剂消毒双手，将污染产包按照生活垃圾与医用垃圾分别放置，倒污物桶并清洁产床、地面。

16. 为产妇清洁会阴，盖好被子，若产妇子宫收缩好，阴道流血不多，生命体征平稳，送产后病房休养。

17. 按六步洗手法洗手，认真填写分娩记录及分娩登记等。

【注意事项】

1. 严密观察产妇生命体征、产程进展和胎心的变化，一旦出现生命体征发生急剧变化、大量出血、呛咳、产程进展缓慢、肩难产、胎心异常等突发情况时，立即通知医生。

2. 严格执行无菌技术操作原则，防止感染；保护会阴，避免会阴裂伤。

3. 关心体贴产妇，指导产妇正确使用腹压，接产手法正确，动作轻柔。

4. 操作中注意适时遮盖产妇裸露的身体，保护产妇隐私。

5. 提前预热新生儿辐射保暖台，注意新生儿保暖。对于体重＜1500g 的极低出生体重（VLBW）儿可将其头部以下躯体和四肢放在清洁的塑料袋内，或盖以塑料薄膜置于辐射保暖台上。

6. 仔细检查胎盘胎膜是否完整，防止残留。

7. 有会阴切开指征者予以会阴侧切术，术前行阴部神经阻滞麻醉或局部浸润麻醉。在麻醉前询问有无盐酸利多卡因过敏史。

8. 与助手认真核对接产器械、纱布、纱垫等数量并准确记录。

五、会阴侧切及缝合术

【目的】

1. 避免会阴体较长或会阴部坚韧者发生撕裂。

2. 预防早产儿因会阴阻力引起颅内缺血。

3. 因母体或胎儿的因素需缩短第二产程，如继发性宫缩乏力、胎儿较大娩出困难、重度子痫前期等。

4. 需行阴道助产手术时，如产钳术、臀位助产术等。

【评估】

1. 评估用物　无菌器械包（侧切剪、7 号长针、持针器、有齿镊子、无齿镊子、止血钳、无菌纱布、尾纱、手术缝合线）、10ml 注射器、盐酸利多卡因、生理盐水、消毒棉球。

2. 评估产妇

（1）核对产妇腕带、床号、姓名、病历号。

（2）评估产妇的诊断、分娩史、骨盆大小、阴道情况、产程进展、胎方位、胎心情况、胎先露、胎儿估重。

（3）评估会阴部皮肤的完整性，有无静脉曲张、炎症、外阴营养不良、手术史及发育情况。

（4）胎头拨露情况。

（5）向产妇说明目的，取得合作。

3. 评估环境　安静整齐，宽敞明亮。

【操作前准备】

1. 人员准备　仪表整洁，符合要求。更换刷手衣裤，戴口罩、帽子，刷手，穿无菌衣，戴无菌手套。

2. 物品准备　接产包，接产器械、10ml 注射器 1 支，无菌纱布 10 块，2/0 缝合线 2 根，3/0 缝合线 1 根，7 号长针头 1 个，2% 利多卡因 10ml，生理盐水 100ml，2.5% 碘酊棉球 1 个，75% 酒精棉球 2 个。按要求检查所需用物，符合要求方可使用。

【操作程序】

1. 按外阴消毒流程消毒外阴。

2. 严格执行无菌技术操作，铺产台。

3. 取膀胱截石位，用碘酊、酒精常规消毒皮肤。2.5% 碘酊棉球消毒 1 次，75% 酒精消毒 2 次，以侧切切口为中心，由内向外消毒皮肤，直径大于 10cm。

4. 以会阴左侧切为例。取 10ml 生理盐水将 2% 利多卡因稀释至 1% 浓度进行阴部神经阻滞麻醉和局部浸润麻醉。注射时在左侧的坐骨结节与肛门之间的皮肤进针，先注射一皮丘，将左手示指、中指放在阴道内触及坐骨棘作为引导，将穿刺针水平位进针直达左侧坐骨棘尖端，针尖达坐骨棘内下 1.5 ~ 2cm 处，回抽无血后，注入稀释后药物 10ml 以阻滞阴部神经，抽回长针头至皮下，在准备切开的大小阴唇及进针点间做扇形皮下注射浸润麻醉，注入药液 10ml。

5. 当宫缩时，接产者左手示指和中指伸入阴道内，放于先露与阴道壁之间，撑在左侧阴道壁处，起引导与保护胎儿先露作用。右手将会阴侧切剪刀（或钝头直剪刀）置于会阴后联合中线向左侧斜下约 45°，剪刀平面垂直于皮肤，宫缩时剪开会阴。如会阴高度膨隆时，剪开角度应为 60°~70°。切开长度一般为 4~5cm。会阴切开后用纱布压迫止血。有小动脉出血者，应予缝扎。

6. 胎儿娩出后，立即用纱布压迫止血。

7. 缝合伤口

（1）分娩结束后，仔细检查阴道内切口处有无延裂和阴道壁有无裂伤及血肿，检查完毕按层次缝合伤口。

（2）以生理盐水冲洗切口及外阴，重新更换无菌手套。铺无菌巾遮住肛门。

（3）将尾纱填入阴道内显露伤口，尾纱的带子用止血钳夹住。

（4）缝合阴道黏膜：以左手中示指撑开阴道壁，暴露整个阴道黏膜切口，用 2/0 号可吸收线从切口顶端稍上 0.5cm 处开始连续缝合，一直缝到阴道口并对齐处女膜，缝至皮肤黏膜交界处打结，剪断肠线。缝合时要求对合整齐，不留死腔，不宜过密。

（5）用 2/0 号可吸收线间断缝合肌层。针距 0.5cm。

（6）用同号肠线间断缝合皮下脂肪组织。

（7）用纱布遮挡切口，用 75% 的酒精消毒切口两侧皮肤，用 3/0 号肠线连续皮内缝合皮肤，或丝线间断缝合皮肤。注意缝线不宜过紧，以免组织水肿后缝线嵌入组织。

（8）取出阴道内尾纱，检查切口有无血肿或出血，有无纱布遗留阴道内。

（9）检查有无肠线穿过直肠黏膜及有无阴道血肿。

8. 用 0.5‰碘伏溶液将切口及周围皮肤擦干净，嘱产妇取健侧卧位，保持侧切伤口的清洁干燥，防恶露浸渍切口。

【注意事项】

1. 严格无菌技术操作，操作中注意遮挡肛门。

2. 注意把握会阴切开时机，切开后尽快娩出胎儿，以减少出血量。

3. 会阴切开应在宫缩时进行，且一次、全层切开。

4. 操作者可根据会阴切开适应证、胎儿大小、会阴情况等因素决定切口大小。

5. 缝合要达到止血和关闭死腔的目的，尽量恢复原解剖关系。

6. 术毕注意认真核对器械、纱布、尾纱、缝合针，防遗留。

7. 注意观察有无肛门坠胀、排尿疼痛感等，如有异常，及时报告医生，遵医嘱给予相应处理。

8. 操作者应注意自身防护，预防针刺伤及产妇体液污染。

六、新生儿脐带处理

【目的】

1. 预防新生儿脐部因细菌侵入而引发的感染。

2. 预防新生儿脐带断端出血。

【评估】

1. 评估用物　碘酊、酒精、新生儿断脐包、断脐护理包。

2. 评估产妇

（1）产妇的孕周，有无合并症及胎儿宫内情况。

（2）向产妇说明目的。

3. 评估环境　安静整齐，宽敞明亮，温湿度适宜。

【操作前准备】

1. 人员准备　仪表整洁，符合要求。按六步洗手法洗手，戴口罩。

2. 物品准备　新生儿断脐包 1 个（直组织剪、弯止血钳、小不锈钢碗、治疗巾 2 块），断脐护理包（无菌纱布 1 块、脐带卷 1 块、无菌棉签 5 根、气门芯 2 个），将小不锈钢碗内分别倒入 75% 酒精和 2.5% 碘酊。按要求检查所需用物，符合要求方可使用。

【操作程序】

1. 断脐　胎儿娩出后，待 2~3 分钟脐带血管停止搏动后再断脐。

2. 脐带消毒　左手持止血钳固定脐带，使其与新生儿身体垂直，右手先用 1 根 2.5% 碘酊棉签消毒脐带至脐根以上 5cm、腹部围绕脐轮直径 5cm 皮肤，再用 2 根 75% 酒精棉签按照同样的顺序进行脱碘。脱碘范围不超过碘酒消毒范围，并将碘脱净。

3. 结扎脐带　在距脐根 0.5~1cm 处用止血钳夹住脐带，并于止血钳上方 0.5cm 处剪断脐带。同时检查脐血管（2 根动脉、1 根静脉）有无异常。将气门芯或脐带夹套在或夹在距脐带根部 0.5cm 处。

4. 断端处理　用一块消毒纱布挤净脐带断端处淤血及黏液，随之把纱布围在脐轮周围，左手固定，右手用蘸有 2.5% 碘酊或高锰酸钾的棉签均匀涂擦脐带断端，进行血管烧灼消毒，切勿碰触新生儿皮肤。待碘酊或高锰酸钾稍干后，将棉签及棉片扔于医疗垃圾桶内。用小纱布裹好脐带断端，然后用脐带卷包扎脐带。

【注意事项】

1. 严格无菌技术操作，防止因污染脐带断端造成细菌侵入诱发感染。

2. 气门芯套在止血钳尖端时，应夹闭于新生儿脐部皮上0.5～1cm处。拉大气门芯时应距止血钳上方0.5cm处剪断脐带，操作高度一定要准确，如剪断脐带过短气门芯会容易滑脱，引起脐部出血。

3. 止血钳夹闭脐带时不宜过紧，夹闭一齿即可，拉丝线断端使气门芯环增大至可由止血钳尖端滑过即可，且不能用力过大，避免由于用力过大造成气门芯断裂。

七、新生儿复苏

【目的】

保持新生儿气道通畅，建立呼吸，维持正常循环，保证重要器官功能。

【评估】

1. 评估用物 检查氧气湿化瓶、负压吸引器、新生儿复苏气囊、吸氧面罩（1号、2号）、喉镜、大小镜片及备用配件、胎粪吸引管、气管插管、气管插管管芯、洗耳球、胃管、注射器、听诊器、血氧饱和度检测仪是否完好，对有效期限的物品要检查其是否处于有效期内，并将新生儿辐射台提前预热。

2. 评估产妇 评估是否有妊娠期高血压疾病、休克，慢性心、肺、肾疾病，糖尿病、严重贫血、多胎妊娠、吸毒等。

3. 评估胎儿 评估是否有溶血、宫内生长迟缓、早产、过期产、巨大儿、羊水或胎粪吸入、宫内感染所致神经系统损害；了解胎儿估重、羊水情况、胎心、分娩过程。

4. 评估胎盘 评估是否有胎盘早剥、前置胎盘、胎盘功能障碍等。

5. 评估环境 安静整洁，宽敞明亮。室温保持在25～27℃，新生儿辐射台提前预热至32～35℃。

【操作前准备】

1. 人员准备 仪表整洁，符合要求。按六步洗手法洗手，戴口罩。

2. 物品准备 辐射保温台、氧气湿化瓶、负压吸引器、新生儿复苏气囊、吸氧面罩（1号、2号）、喉镜、大小镜片及备用配件、胎粪吸引管、气管插管、气管插管管芯、洗耳球、胃管、注射器、听诊器、血氧饱和度检测仪、调节辐射台温度，检查复苏气囊，调节氧流量为5L/min。

3. 药品准备 包括1:10000肾上腺素（1ml肾上腺素+9ml生理盐水）、生理盐水、盐酸纳洛酮、5%碳酸氢钠、5%葡萄糖。

【操作程序】

新生儿窒息复苏操作的实施（图2-1）

1. 快速评估 是否足月儿，羊水是否清亮，是否有呼吸或哭声，肌张力

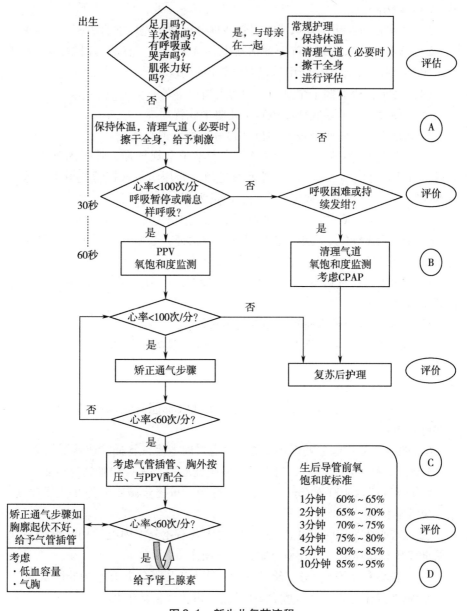

图2-1 新生儿复苏流程

是否良好。

2. 初步复苏 30 秒。

（1）保暖：将新生儿置于辐射台上，调节辐射台温度 32～35℃。

（2）体位：取鼻吸气位（咽喉壁、喉、气管成直线），肩下垫肩垫。

（3）吸引

1）羊水较清：用洗耳球或吸引管清理分泌物，先口咽后鼻腔。

2）羊水有胎粪污染：首先评估新生儿有无活力，有活力时继续初步复苏；如无活力，采用胎粪吸引管进行气管内吸引。

（4）擦干：快速擦干全身，拿掉湿毛巾。

（5）刺激：轻弹足底或摩擦新生儿躯干或背部。

3. 评估心率、呼吸及皮肤颜色（最好是血氧饱和度）。

（1）心率≥100 次/分，无呼吸困难者给予常规护理；呼吸困难或发绀者进行可清理呼吸道、新生儿氧饱和度监测、常压给氧或持续气道正压通气（CPAP）。复苏过程中，常压给氧的氧流量为 5L/min 即可。

（2）心率＜100 次/分，呼吸暂停或喘息样呼吸者。给予正压通气 30秒，同时给予氧饱和度监测。正压通气有效指征：心率迅速增加、血氧饱和度改善、听到双肺呼吸音、看到双侧胸廓起伏。

（3）如正压通气达不到有效通气，需检查面罩和面部之间的密闭性，进行矫正通气。

1）调整面罩，确定面罩与面部封闭良好。

2）重新摆正体位，将新生儿头部调整到"鼻吸气"体位。

3）检查并清理口、鼻腔分泌物。

4）让新生儿口微微张开。

5）加大压力：逐渐增加压力直到每次呼吸都能看到双侧胸廓起伏，听到双肺呼吸音。

6）改变气道：以上处理仍不能有效通气时考虑气管插管或喉罩气道。

4. 经 30 秒正压通气后，再次评估新生儿心率、呼吸和血氧饱和度。

（1）若心率≥100 次/分，且有自主呼吸，可逐步减少并停止正压通气，给予复苏后护理。

（2）若心率为 60～100 次/分，自主呼吸不充分，须继续用气囊面罩或气管插管施行正压通气，并检查矫正通气操作。

（3）若心率＜60 次/分，给予气管插管下正压通气并开始胸外按压。

5. 胸外按压与正压通气配合 30 秒后，再次评估新生儿。

（1）若心率为 60～100 次/分，可停止胸外按压，正压通气仍须继续。

（2）心率≥100 次/分，且自主呼吸恢复，可停止正压通气给予常压给氧，复苏后护理。

（3）若心率仍＜60 次/分，胸外按压和正压通气应继续实施，同时给予

1：10000 肾上腺素。

6. 如新生儿对复苏无反应，并呈现休克表现（肤色苍白、脉搏微弱、心率持续慢，且有胎儿失血的历史者（如阴道大量出血、胎盘剥离、前置胎盘等）需要扩充血容量。推荐溶液为生理盐水，推荐剂量为 10ml/kg，推荐途径为脐静脉 5～10 分钟缓慢推注。

7. 复苏后的新生儿可能有多器官损害的危险，应继续监护。

（1）体温管理。

（2）生命体征监测。

（3）早期发现并发症。

8. 继续监测内环境稳定性，监测内容包括氧饱和度、心率、血压、血细胞比容、血糖、血气分析及血电解质等。

【注意事项】

1. 产房室温保持在 26℃，辐射台温度为 32～35℃。

2. 吸引器负压不超过 100mmHg，吸引时间 < 10 秒，过度用力吸引可能导致喉痉挛和迷走神经性心动过缓并使自主呼吸出现延迟。

3. 足月儿可以用空气进行复苏，早产儿开始给 30%～40% 的氧，有效通气 90 秒后心率不增加或血氧饱和度增加不满意，应当考虑将氧浓度提高到 100%。

4. 安置面罩　面罩正压给氧时，面罩型号一定要正确，面罩过大可能损伤眼睛，过小则不能遮盖口鼻。

（1）面罩放在面部覆盖鼻、口腔和下颌的尖端，先覆盖下颌再覆盖口、鼻腔。

（2）解剖型面罩尖端部分应放在鼻子上，面罩放好后，轻轻下压面罩的边沿并向面罩方向前推下颌。

（3）通常用拇指、示指和（或）中指环绕下压面罩边缘，同时无名指和小指将下颌抬起以保持气道通畅。

5. 正压给氧 2 分钟以上者需插入 8F 胃管，避免气体过多进入胃内，引起腹胀。

6. 在新生儿复苏期间，推荐氧饱和度仪的传感器放在新生儿的右手手腕或手掌的中间表面，以检测导管前的氧饱和度。正常足月新生儿出生后动脉导管前氧饱和度标准值：

（1）1 分钟，60%～65%。

（2）2 分钟，65%～70%。

（3）3 分钟，70%～75%。

（4）4 分钟，75%～80%。

（5）5 分钟，80%~85%。

（6）10 分钟，85%~95%。

7. 新生儿胸外按压注意事项

（1）按压部位：两乳头连线中点稍下方，按压胸骨体下三分之一处，避开剑突。

（2）按压的深度：前后胸直径 1/3 左右。

（3）按压手法

1）拇指法：用两个拇指按压胸骨，两手环绕新生儿躯干，其他手指支持脊柱。这是首选的方法。

2）双指法：用一手示指加中指的指尖按压胸骨，用另一手支撑新生儿背部。

8. 胸外按压和正压人工呼吸需默契配合，2 秒一个周期。胸外按压和人工呼吸的比例为 3:1。

9. 气管插管指征

（1）羊水胎粪污染新生儿无活力需吸引胎粪者。

（2）气囊面罩正压通气无效或需延长者。

（3）需要进行胸外按压者。

（4）需经气管注入药物时。

（5）特殊情况，如先天性膈疝或极低出生体重儿。

10. 向产妇及家属交代新生儿病情，做好产妇及家属情绪安抚工作。

八、母乳喂养

【目的】

1. 使产妇在住院期间学会母乳喂养方法。

2. 提高纯母乳喂养成功率。

3. 满足新生儿生长发育需要。

【评估】

1. 评估产妇　评估分娩方式、乳头条件、健康状况、用药情况、衣着、舒适度及情绪。

2. 评估新生儿　评估新生儿反应情况及是否存在干扰母乳喂养的因素，如鼻塞、呼吸困难、黄疸、鹅口疮、舌系带问题。

3. 评估环境　安静整洁，宽敞明亮，温度适宜，有保护产妇隐私设施。

【操作前准备】

1. 人员准备

（1）操作护士仪表整洁，符合要求，需修剪指甲，按六步洗手法洗手，保持手部温暖。

（2）产妇洗净双手。

（3）新生儿尿布干爽、衣着舒适。

2. 物品准备　清洁毛巾，靠垫、垫枕或 U 形枕，脚凳。

【操作程序】

1. 解释操作目的，告知产妇母乳喂养好处以及早接触、早开奶、早吸吮的重要性，保护产妇隐私，取得产妇合作。

2. 协助产妇取舒适体位（坐位或卧位），解开衣扣暴露乳房，用温毛巾清洁，注意保暖，保护产妇隐私。坐位哺乳四个要点如下：

（1）产妇坐的椅子高度要合适。

（2）背后垫一软枕或者垫子。

（3）如果椅子太高，放一个高矮合适的脚凳在产妇脚下。

（4）不要使产妇的膝盖抬得过高。

3. 指导产妇正确的哺乳姿势（四个要点）

（1）新生儿的头和身体成一条直线。

（2）新生儿的脸面向乳房，鼻子对着乳头。

（3）新生儿的身体贴近产妇。

（4）新生儿的头和颈得到支撑。

4. 指导产妇托起乳房

（1）C 字形托乳房手法：拇指与其他四指分开，呈 C 字形托住乳房，示指支撑在乳房基底部，靠在乳房下的胸壁上，大拇指放在乳房的上方，拇指及示指可以轻压，改善乳房形态，使新生儿容易含接。

（2）托乳房的手不要靠近乳头处，如果产妇的乳房大而且下垂，用手托住乳房可帮助乳汁流出。如果乳房太小而高，在喂奶时，手不需要总托住乳房。

5. 指导产妇新生儿正确的含接姿势（七个要点）

（1）将新生儿的下颌贴在乳房上。

（2）嘴张得很大，舌头呈勺状环绕乳晕。

（3）将乳头及大部分乳晕含入口中。

（4）下唇向外翻。

（5）面颊鼓起呈圆形。

（6）婴儿上唇方露出的乳晕比下唇方多。

（7）新生儿慢而深地吸吮，有时突然暂停。

6. 有效吸吮完毕后协助产妇穿衣。将新生儿抱起，用空心掌轻轻拍打后背，使新生儿打嗝后再安置为侧卧位躺下安睡。

7. 记录母乳喂养个案表。

【注意事项】

1. 注意保暖，注意保护产妇隐私。

2. 产妇可以选择任何她喜欢的体位。不论何种体位，要遵循哺乳姿势的四个要点。

3. 如果新生儿的含接姿势不正确，无法得到足够的乳汁，在此情况之下，改善含接姿势是唯一的解决办法，无效吸吮无法增加乳汁分泌。

4. 新生儿的有效吸吮要达到 30 分钟以上，吸空一侧乳房再吸另一侧。

5. 早吸吮、早接触、早开奶要在新生儿出生 1 小时内完成。

6. 每次哺乳后，挤出一滴乳汁涂抹在乳头上，以预防乳头皲裂。

7. 勿用肥皂水、酒精等刺激性物品清洗乳头。

8. 不可随意给新生儿添加水和其他饮品。

九、乳房护理

【目的】

1. 保持乳房、乳头的清洁卫生。

2. 强韧乳头，减少乳头疼痛，防止乳头皲裂。

3. 改善少数孕妇的乳头扁平或凹陷，帮助新生儿衔乳。

4. 适当按摩乳房能够促进催产素和催乳素的分泌，刺激喷乳反射，增加乳汁的分泌。

5. 利于产后乳汁产生，并使输乳管、乳窦开放，从而预防和治疗乳胀和乳腺炎，改善乳汁淤积，消除肿块。

【评估】

1. 评估环境　室温 24～26℃；安静整洁，宽敞明亮；有保护产妇隐私设施。

2. 评估产妇　产妇疾病诊断、目前病情、产后天数、产妇对母乳喂养的认知程度及心理反应、产妇乳头发育、乳房充盈情况、衣着及舒适度。

【操作前准备】

1. 人员准备

（1）操作护士仪表整洁，符合要求，需修剪指甲，按六步洗手法洗手，保持手部温暖。

（2）产妇洗净双手，擦拭乳房。

2. 物品准备　毛巾（1 条）、脸盆、温水（40～50℃）。

【操作程序】

1. 护士到产妇床旁，向产妇解释操作目的，协助产妇洗手，用隔帘遮挡产妇，协助产妇解开上衣纽扣露出乳房，用温毛巾进行清洁。

2. 协助产妇取舒适卧位，将毛巾浸于温水后拧干环绕包住乳房，每侧持续温热敷 5 分钟（乳房肿胀时不热敷）。

3. 护士左手拇指与其余四指分开，"C"字形托起产妇一侧乳房，右手用 2～3 根手指从乳房根部向乳头方向打圈按摩乳房。

4. 四指并拢，从乳房根部向乳头方向轻轻拍打乳房。

5. 当乳房有硬结或胀奶时，操作者左手仍以"C"字形托起产妇一侧乳房，右手大鱼际或小鱼际按顺时针方向螺旋式按摩乳房，直至乳房变软，以相同方法按摩另一侧乳房。

6. 挤奶手法：将拇指和示指放在乳晕边缘距离乳头 2cm 处，先向胸壁方向下压，合拢双指然后向外有节奏提拉挤奶，放松时手不应离开皮肤，拇指和示指可变换位置，每次 3～5 分钟，待乳汁少了，就可挤另一侧乳房，如此重复进行，两侧乳房挤奶时间应以 20～30 分钟为宜，挤出的母乳按要求储存。

7. 为有效疏通乳腺管、促进乳汁分泌建议按摩与挤奶交替进行。

8. 护理后挤出一滴乳汁涂抹在乳头上待自然干燥，协助产妇穿上衣服，整理床单位，整理好用物，洗手并告知注意事项。

【注意事项】

1. 保证病室清洁，室温需保持在 24～26℃。

2. 清洗乳头时不要使用肥皂，因为肥皂会洗去皮脂腺的分泌物，容易使乳头皲裂，增加感染机会。

3. 对乳头扁平或凹陷的产妇，要做好心理护理及指导，增加其母乳喂养的信心。

4. 挤奶应让产妇自己做，不应让他人代劳。

5. 挤奶时，不要只挤压乳头，因为乳汁是储存于乳晕下方的主输乳导管内。

十、新生儿抚触

【目的】

1. 使鸟氨酸脱羧酶和生长激素水平升高，改善睡眠质量，促进生长发育。

2. 增加迷走神经的张力，增进食欲，促进消化吸收。

3. 使 5-羟色胺的产生增加，减弱应激反应，从而刺激淋巴系统，提高机体抵抗力。

4. 促进母婴情感交流，增进母子感情。

【评估】

1. 评估环境 关闭门窗，室内环境安静、整洁、舒适，室温保持在 26～28℃，可播放柔和音乐。

2. 评估新生儿精神状态及身体一般情况包括皮肤、脐部、哺乳等。

3. 充分向产妇和家属解释新生儿抚触的好处及注意事项，取得产妇和家属的配合。

【操作前准备】

1. 物品准备 新生儿抚触油、干净舒适衣服、一次性尿裤。

2. 人员准备 要求护士衣帽整洁，摘掉手表等硬物，指甲剪短，用六步洗手法洗手并温暖双手。

【操作程序】

1. 双人核对新生儿腕带信息，将新生儿裸体放置在包被上，检查新生儿全身情况。

2. 洗手后涂抹新生儿抚触油，搓匀至双手指腹；抚触顺序依次为面部、头部、胸部、腹部、上肢、下肢、背部、臀部（抚触力度适中，每个部位动作重复 4～6 次）。

3. 面部 首先从前额中心处的发际与眉弓上用双手拇指指腹向外推压至两额角发际处，然后用双手拇指从下颌至耳后划一个微笑的动作。

4. 头部 一手托头，另一手除拇指外的其余四指指腹从前额发际抚向后发际，停留在耳后；换手，同样手法抚触对侧头部。

5. 胸部 双手示、中指指腹由肋缘处向上到对侧肩部（避开乳头）。

6. 腹部 除拇指外的其余四指指腹顺时针，呈"I，L，U"按摩腹部（避开肚脐），同时对宝宝说"妈妈爱你"。

7. 上肢 双手从上臂开始螺旋式按摩至腕部，手心、以"人"字形由下至上按摩，各手指逐一按摩。下肢步骤同上肢。

8. 背部 横向以脊柱为中心轴，双手从脊柱两侧由内向外，由上全下按摩；纵向用一只手从新生儿的头顶部→颈部→背部→臀部轻轻抚摸，左右手交替进行。

9. 臀部 除拇指外的其余四指指腹旋转按摩臀部。

10. 抚触完毕后为新生儿穿好衣服，一次性尿裤，注意保暖。

【注意事项】

1. 选择安静清洁的房间，室温需保持在 26～28℃，可播放柔和音乐。

2. 新生儿抚触时应选择适当的时间进行按摩，抚触时新生儿不宜太饱或太饿，最好在新生儿沐浴后、午睡及晚上就寝前、两次进食中间，或喂奶 1 个半小时后进行，宜在新生儿清醒、不疲倦、不饥饿、不烦躁时进行。

3. 注意避开囟门、乳头和脐部。

4. 操作过程中如遇新生儿哭闹要暂时停止操作。

5. 每次抚触时间为 10~15 分钟，不宜超过半小时。

6. 抚触手法要轻，逐渐加力，让新生儿慢慢适应。

7. 抚触者和新生儿要进行语言和情感的交流。

8. 涂抹抚触油要适量，以免流入新生儿眼睛。

十一、新生儿沐浴

【目的】

1. 清洁皮肤及脐部，预防感染，促进血液循环，增加新陈代谢。

2. 活动肢体，观察全身皮肤情况。

【评估】

1. 评估环境　环境安静、舒适、整洁，关闭门窗，保持室温在 26~28℃。

2. 评估新生儿精神状态、全身皮肤、脐部、哺乳情况。

3. 充分向家属解释新生儿沐浴的好处及注意事项。

【操作前准备】

1. 物品准备　75% 酒精、棉签、新生儿沐浴液、新生儿润肤油、脐带贴、新生儿爽身粉、一次性垫巾、一次性擦澡巾、尿布、清洁新生儿衣物、快速手消毒剂。

2. 人员准备　要求护士衣帽整洁，摘掉手表等硬物，指甲剪短，用六步洗手法洗手。

【操作程序】

1. 与产妇或家属一起核对新生儿腕带信息。

2. 脱去新生儿衣物，检查全身情况。

3. 检查水温（39~41℃）。

4. 将新生儿头枕在护士左手及腕上，用拇指和中指捏住新生儿双耳（防止水流入耳孔），清洗眼角（内眦→外眦）、额头、鼻翼、脸颊、嘴角。

5. 护士手心滴适量沐浴液，清洗新生儿头部，再用清水冲净；护士手心滴适量沐浴液清洗新生儿颈下、腋下、前胸、腹部、上肢、腹股沟、会阴部、下肢，再用清水冲净。

6. 护士右手托于新生儿腋下，使其下颌及肩部趴在右腕上，清洗枕部、后背、臀部。

7. 护士双手置于新生儿腋下托起新生儿放置于操作台上，按清洗顺序擦干。

8. 将爽身粉分别撒在新生儿颈下、腋下、腹股沟处（女婴禁止此处）。

9. 用75%酒精棉签消毒肚脐根部，脐带干燥前更换脐带贴。

10. 兜好尿布，穿好衣服。

11. 再次与产妇或家属一起核对腕带信息，送回病房。

12. 整理用物并正确处理用物，做好终末卫生。

【注意事项】

1. 室温及水温要保持恒定，符合要求，注意保暖，避免受凉。

2. 新生儿沐浴应在哺乳前或哺乳后1~2小时进行，防止吐奶。

3. 沐浴时注意观察新生儿全身皮肤情况、肢体活动情况有无异常，如有异常及时通知儿科医生。操作过程中动作轻柔，避免出现用力拉、拽等动作。

4. 沐浴时间应小于10分钟，防止受凉。

5. 沐浴时，沐浴液不要直接涂在新生儿皮肤上。同时防止水进入新生儿耳、眼、鼻、口内，以防感染和窒息。

6. 给新生儿扑爽身粉时，避免爽身粉进入眼、鼻、口内，以免引起感染。

7. 新生儿腕带脱落或字迹模糊时应双人核对后及时补戴，沐浴后与家属共同核对腕带信息和新生儿。

十二、新生儿足跟血采集

【目的】

1. 尽早筛查出先天性甲状腺功能减退症和苯丙酮尿症的患儿，确诊后给予有效治疗，从而保证患儿健康成长。

2. 耳聋基因筛查　可以早期发现药物敏感性个体、遗传性耳聋个体以及耳聋基因突变的携带者，从而实现早期诊断、早期干预和及时预警，可以显著提高新生儿听力障碍及耳聋高危人群的检出率，减少耳聋的发生。

【评估】

1. 评估环境　环境安静、舒适、整洁，室温保持在24~26℃。

2. 评估新生儿全身状况、足跟皮肤情况及哺乳情况。

3. 向家属充分解释采集足跟血的必要性和注意事项，并签署知情同意书。

【操作前准备】

1. 物品准备　治疗车上层物品：常规治疗盘（75%酒精，无菌棉签，污物杯）、快速手消毒剂、专用采血针、足跟血采集血片、一次性手套。治疗车下层：生活垃圾桶、医疗垃圾桶、锐器盒、消毒桶。

2. 人员准备　操作人员要衣帽整洁，摘掉手表等硬物，剪短指甲，用六步洗手法洗手，戴口罩。

【操作程序】

1. 双人核对足跟血采集血片上的信息、出生时间、新生儿腕带信息（产妇姓名、病历号）。并与产妇核对新生儿腕带与血片信息，无误后将新生儿推至新生儿处置室。

2. 按六步洗手法洗手，戴口罩，并检查用物。

3. 将新生儿足部露出，观察采血部位皮肤情况，适当按摩足跟后戴好手套。

4. 护士双人再次核对血片与新生儿腕带信息，无误后用75%酒精，取新生儿足跟内侧或外侧以穿刺点为圆心消毒皮肤，待酒精完全挥发后，针刺采血。

5. 将滤纸片接触血滴，待血滴自然渗透至滤纸背面。

6. 先采集耳聋基因2滴血血片，再采集疾病筛查3滴血血片；如只采集疾病筛查3滴血，需弃去第1滴血。采血完毕后，用无菌敷料覆盖采血部位并按压至不出血为止。再次核对血片信息与新生儿腕带信息，将血片悬空平置放在专用架子上，待自然干燥。

7. 快速手消毒后为新生儿整理衣服，注意为其保暖，安置舒适体位。

8. 将新生儿推至床旁，与产妇再次核对新生儿腕带信息，并告知注意事项及查询结果方法。

9. 按六步洗手法洗手。在新生儿病历上记录采血时间和采血人姓名。

10. 血片干燥后放于封口塑料袋中保存在4℃冰箱中。

【注意事项】

1. 保证处置室清洁，室温需保持在24～26℃。

2. 合格血片应当符合以下条件：每个血斑直径＞8mm；血滴自然渗透，血斑正反面一致；血斑无污染、无渗血环。

3. 血片要悬空平置，不能相叠，自然晾干至深褐色，避免阳光及紫外线照射、烘烤，避免挥发性化学物质污染。

4. 操作过程中如遇新生儿剧烈哭闹要暂时停止操作，安抚后再继续操作。

5. 耳聋基因2滴血血片需独立置于密封塑料袋中。

6. 采血时间为新生儿出生72小时并给予充分哺乳后。

十三、新生儿乙肝疫苗接种技术

【目的】

1. 接种乙肝疫苗后，可使机体产生免疫应答，用于预防乙型肝炎，阻断母婴传播。

2. 提高人群对乙肝病毒的防疫水平。

【评估】

1. 评估环境　疫苗接种室安静整洁，宽敞明亮，室温保持在 24～26℃。

2. 与产妇（或家属）核对新生儿腕带信息、接种乙肝疫苗知情同意书、乙肝疫苗登记卡，并解释操作目的、方法及注意事项，以取得配合。

3. 评估新生儿一般情况及注射部位皮肤情况（皮肤颜色，有无皮疹、感染及皮肤划痕阳性）。

【操作前准备】

1. 物品及药品准备

（1）治疗车上层：治疗盘（75% 酒精、无菌棉签）2ml、注射器（专用）、乙肝疫苗（冰箱内取出）、接种乙肝疫苗知情同意书、乙肝疫苗接种登记卡。

（2）治疗车下层：生活垃圾桶、医疗垃圾桶、锐器桶。

（3）双人核对药物的名称、剂量、批号、有效期。

（4）检查乙肝疫苗瓶口有无松动、瓶身有无破裂、药液有无浑浊、变质。

（5）检查无菌注射器、无菌棉签，确认包装无破损，在有效期内。

2. 人员准备

（1）操作护士：服装、鞋帽整洁，仪表大方，举止端庄，符合要求。摘掉手表等硬物，指甲剪短，用六步洗手法洗手，戴口罩。

（2）新生儿：家长了解接种乙肝疫苗的目的和并发症后，将新生儿推至疫苗接种室。

【操作程序】

1. 护士双人核对医嘱、新生儿腕带信息、接种乙肝疫苗知情同意书、乙肝疫苗接种登记卡及乙肝疫苗。

2 将乙肝疫苗反复摇匀或多次抽吸药液排尽空气后置于无菌盘内，并贴好标识。

3. 安置新生儿左侧卧位，暴露新生儿右上臂外侧三角肌，常规 75% 酒精消毒皮肤，直径 >5cm，待干。

4. 再次双人核对新生儿腕带信息、接种乙肝疫苗知情同意书、乙肝疫苗登记卡，疫苗名称、剂量确认无误。

5. 拿取抽吸好的药液，取干棉签，夹于左手示指与中指之间，以左手拇指和示指轻轻捏起局部皮肤，另一手持注射器，中指固定针栓，将针头迅速垂直刺入，根据新生儿情况刺入针梗的 1/2～2/3。

6. 松开紧绷皮肤的手指，抽动活塞，如无回血，注入药液，同时观察反应。

7. 注射毕，用无菌干棉签轻按进针处，快速拔针，按压至不出血。

8. 再次核对疫苗名称、剂量、新生儿腕带信息、接种乙肝疫苗知情同意书、乙肝疫苗登记卡。

9. 为新生儿穿好衣服，注意保暖。

10. 用快速手消毒剂消毒双手，并在新生儿护理记录单上记录。

11. 将新生儿推至产妇床旁与产妇核对新生儿腕带信息，将乙肝疫苗登记卡交予产妇并告知注意事项。

12. 按六步洗手法洗手。在疫苗接种登记本和新生儿病历上记录疫苗接种时间、疫苗批号、接种者姓名。

【注意事项】

1. 充分显露新生儿注射部位，避免刺伤神经和血管，无回血时方可注射。

2. 注射部位应当避开炎症、硬结、瘢痕等部位。

3. 乙肝疫苗在使用前要充分摇匀。凡过期、变色、污染、发霉、有摇不散的凝块或异物，无标签或标签不清，安瓿有裂纹的疫苗一律不得使用。

4. 注射时切勿将针梗全部刺入，以防针梗从根部衔接处折断。

5. 乙肝疫苗应放于 2～8℃冰箱内避光保存，冻结过的乙肝疫苗一律不得使用。

十四、新生儿卡介苗接种技术

【目的】

1. 通过人工自动免疫，使新生儿体内产生抗体，预防和减少婴幼儿发生严重的结核病（主要是结核性脑膜炎及血行播散性结核）。

2. 提高人群对结核病的免疫水平。

【评估】

1. 评估环境 疫苗接种室安静整洁，宽敞明亮，室温保持在24～26℃。

2. 确认新生儿 与产妇（或家属）核对新生儿腕带信息、新生儿卡介苗接种卡，并解释操作目的、方法及注意事项，以取得配合，签署新生儿卡介苗知情同意书。

3. 评估新生儿的一般情况及注射部位皮肤情况（皮肤颜色，有无皮疹、感染及皮肤划痕阳性）。

【操作前准备】

1. 物品准备

（1）治疗车上层：治疗盘（75%酒精、无菌棉签）1ml注射器（专用）、卡介苗及所附稀释剂（冰箱内取出）、接种卡介苗疫苗知情同意书、卡介苗接种卡。

（2）治疗车下层：生活垃圾桶、医疗垃圾桶、锐器桶。

2. 按要求检查所需用物，符合要求方可使用。

（1）双人核对药物的名称、剂量、批号、有效期。

（2）检查卡介苗及所附稀释剂（瓶口有无松动、瓶身有无破裂、药液有无浑浊、变质）。

（3）检查无菌注射器、75% 酒精、无菌棉签，包装无破损，是否在有效期内。

3. 人员准备

（1）操作护士：服装、鞋帽整洁，仪表大方，举止端庄，符合要求。摘掉手表等硬物，指甲剪短，按六步洗手法洗手，戴口罩。

（2）新生儿：家长了解接种卡介苗的目的和并发症后，将新生儿推至疫苗接种室。

【操作程序】

1. 护士双人核对医嘱、新生儿腕带信息、接种卡介苗知情同意书、卡介苗接种登记卡、卡介苗及所附稀释剂。

2. 配制药液 将卡介苗冻干粉加入 0.5ml 所附稀释剂（灭菌注射用水）反复抽吸 8 次，一支为 5 人份，静置 1 分钟，取 0.1ml，并贴好标识。

3. 安置新生儿右侧卧位，暴露新生儿左上臂三角肌外下缘，常规 75% 酒精消毒皮肤，直径 >5cm，待干。

4. 再次双人核对新生儿腕带信息、卡介苗接种知情同意书、卡介苗接种卡，疫苗名称、剂量，确认无误。

5. 操作者左手绷紧注射部位皮肤，右手持注射器，示指固定针管，针头斜面向上，与皮肤呈 10°～15° 角刺入皮内，再用左手拇指固定针管，但不要接触针头部分，然后注入疫苗，使注射部位形成一个圆形皮丘，针管顺时针方向旋转 180° 角后，拔出针头。勿按摩注射部位。

6. 再次核对疫苗名称、剂量、新生儿腕带信息、卡介苗接种知情同意书、卡介苗接种卡。

7. 为新生儿穿好衣服，注意保暖。

8. 用快速手消毒剂消毒双手，并记录在新生儿护理记录单上。

9. 将新生儿推至产妇床旁与产妇核对新生儿腕带信息，将卡介苗接种卡交予产妇并告知注意事项。

10. 按六步洗手法洗手。在疫苗接种登记本和新生儿病历上记录疫苗接种时间、疫苗批号、接种者姓名。

【注意事项】

1. 皮内卡介苗每人注射 0.1ml，此菌苗只能皮内注射，严禁皮下或肌内注射。

2. 此菌苗为活菌苗，应存放在冷暗处（2～8℃），不可直接放在冰上或泡在水中，要单独放置，禁止和其他疫苗存放在一起。

3. 使用前将菌苗用力摇匀，吸入注射器内也应注意随时摇匀，如发现有不能摇散的颗粒应废弃。

4. 已打开的菌苗应在半小时内用完。

5. 注射部位应当避开炎症、硬结、瘢痕等部位。

◀ 第二节　妇科护理操作技术 ▶

一、会阴擦（冲）洗

【目的】

1. 观察会阴伤口愈合情况及分泌物性质。

2. 促进患者舒适和会阴伤口的愈合。

3. 清洁外阴，预防感染。

4. 为留置尿管患者清洁尿管，预防泌尿系统感染。

【评估】

1. 评估患者

（1）双人核对医嘱。

（2）核对患者信息：请患者说出床号、姓名（如果患者不能回答，由家属回答），同时核对患者的腕带信息。

（3）解释操作目的，消除紧张心理，取得患者配合。

（4）未留置尿管的患者嘱其排空膀胱。

（5）评估患者会阴部情况及患者合作程度。

2. 评估环境　病室安静整洁，宽敞明亮，温度适宜，30 分钟内无打扫。

【操作前准备】

1. 人员准备　仪表整洁，符合要求。洗手，戴口罩。

2. 物品准备

（1）治疗车上层：0.5‰碘伏溶液、盛有 39～41℃温水的冲洗壶、无菌冲洗盘（包含无菌弯盘 2 个、无菌镊子 2 把）、消毒干棉球若干、无菌纱布 2 块、一次性检查垫、一次性手套、快速手消毒剂。以上物品符合要求，均在有效期内。

（2）治疗车下层：医疗垃圾桶、生活垃圾桶。

【操作程序】

1. 备齐用物至床旁，核对患者信息，请患者说出床号、姓名（如果患者不能回答，由家属回答），同时核对患者的腕带信息。关好门窗，注意遮挡。

2. 协助患者取屈膝仰卧位，床上垫一次性检查垫，协助患者脱去一侧裤腿，嘱其两腿分开，暴露会阴，会阴冲洗者臀下垫便盆。

3. 用快速手消毒剂消毒双手，戴一次性手套。

4. 打开无菌冲洗盘，将2个弯盘分开，一个弯盘中放1把镊子、棉球，另一个弯盘中放1把镊子、无菌纱布。

5. 将第一个无菌冲洗盘放至床旁，用第一把镊子夹取0.5‰碘伏溶液浸泡的棉球，传递给第二把镊子，进行擦洗，一般擦洗3遍。

6. 第1遍擦洗顺序为自耻骨联合一直向下擦至臀部，先擦净对侧后换另一个棉球擦净近侧，再用第3个棉球自阴阜向下擦净中间。自上而下，自外向内，初步擦净会阴部的污垢、分泌物和血迹等；第2遍顺序为自内向外，每擦洗一个部位更换一个棉球，最后擦洗肛门；第3遍顺序同第2遍。用过的棉球置于便盆内。必要时，可根据患者的情况增加擦洗次数，直至擦净。

7. 将用过的弯盘及第二把镊子放至治疗车下层。另一无菌弯盘放置床旁，用第一把镊子夹取无菌纱布将腹股沟及臀部的液体擦干。

8. 擦洗结束后，撤去一次性检查垫（会阴冲洗者还需撤去便盆），注意保暖和遮挡。

9. 再次核对患者信息，请患者说出床号、姓名（如果患者不能回答，由家属回答），同时核对患者的腕带信息。

10. 收拾用物，整理床单位。

11. 用快速手消毒剂消毒双手，拉开隔帘，推车返回。

12. 整理用物，洗手。

13. 按要求书写护理记录。

14. 如行会阴冲洗，注意先将便盆放于检查垫上，镊子夹住消毒棉球，一边冲洗一边擦洗，冲洗顺序同会阴擦洗。

【注意事项】

1. 每次擦洗或冲洗会阴操作前后，均需清洁双手。

2. 行会阴擦洗前，应注意观察会阴部有无红肿，有无分泌物及其性质。

3. 操作过程中要按顺序，不可反复擦拭，如果未擦干净可更换新棉球增加擦洗次数。

4. 操作时动作轻柔，避免或减轻患者的不适。

5. 对留置尿管及阴道引流管者，应注意查看导管固定是否牢固，管路是否通畅，避免脱落或打结。

二、阴道擦洗

【目的】

1. 清洁阴道，减少阴道分泌物。

2. 控制和治疗炎症，并减少术中感染机会。

【评估】

1. 评估患者

（1）双人核对医嘱。

（2）核对患者信息：请患者说出床号、姓名（如果患者不能回答，由家属回答），同时核对患者的腕带。

（3）询问患者近期是否有同房史。

（4）评估患者病情和年龄、意识状态及合作程度。

（5）告知患者阴道擦洗的目的和方法，取得患者的配合。

（6）评估患者外阴情况，阴道分泌物的性状、气味等。

2. 评估环境　检查室安静整洁，宽敞明亮，温度适宜，30 分钟内无打扫。

【操作前准备】

1. 人员准备　仪表整洁，符合要求。洗手，戴口罩。

2. 物品准备

（1）治疗车上层：0.5‰碘伏溶液、一次性窥器 1 个、一次性手套 1 副、一次性检查垫 1 个、无菌弯盘 1 个、长棉签 3 根、快速手消毒剂。以上物品符合要求，均在有效期内。

（2）治疗车下层：医疗废物桶、生活垃圾桶。

【操作程序】

1. 核对患者信息，请患者说出床号、姓名（如果患者不能回答，由家属回答），同时核对患者的腕带信息。

2. 协助患者移至检查室，将一次性检查垫铺于检查床上，关好门窗，拉上隔帘遮挡。

3. 协助患者至检查床上，嘱患者脱去一侧裤腿，取膀胱截石位，暴露外阴。

4. 污物桶放于检查床下。

5. 打开长棉签置于无菌弯盘内，用 0.5‰碘伏溶液充分浸润长棉签，放于治疗车上。

6. 戴手套，将一次性窥器轻轻放入阴道（嘱患者放松），暴露宫颈，将窥器固定，用 0.5‰碘伏棉签由内及外螺旋式依次擦洗宫颈、阴道穹隆、阴道壁，直至干净。此擦洗操作重复 3 遍。

7. 轻压窥器外端，使阴道积液流出，最后轻轻取出窥器。

8. 协助患者擦净外阴，穿好衣裤。

9. 再次核对患者信息，请患者说出床号、姓名（如果患者不能回答，由家属回答），同时核对患者的腕带信息。

10. 收拾用物，整理检查室。

11. 快速手消毒剂消毒双手，拉开隔帘。

12. 整理用物，洗手，按要求书写护理记录单。

【注意事项】

1. 充分暴露宫颈，擦洗要彻底。

2. 护患之间进行有效的沟通，可以减轻阴道擦洗给患者带来的心理压力。

3. 操作时动作轻柔，避免或减轻患者的不适。

4. 注意保暖，为患者做好遮挡，以保护隐私。

5. 无同房史者禁止阴道操作，月经期或有阴道出血者，不宜阴道擦洗；宫颈癌有活动性出血者，为防止大出血亦禁止擦洗，或遵医嘱行外阴擦洗。

三、阴道上药

【目的】

1. 用于阴道炎、子宫颈炎及术后阴道残端炎的治疗。

2. 用于手术前阴道准备。

【评估】

1. 评估患者

（1）双人核对医嘱。

（2）核对患者信息：请患者说出床号、姓名（如果患者不能回答，由家属回答），同时核对患者的腕带信息。

（3）询问患者是否有同房史。

（4）评估患者病情和年龄、意识状态及合作程度。

（5）告知患者阴道上药的目的和方法，取得患者的配合。

（6）评估患者外阴情况，阴道分泌物的性状、气味等。

2. 评估环境 检查室安静整洁，宽敞明亮，温度适宜，30 分钟内无打扫。

【操作前准备】

1. 人员准备　仪表整洁，符合要求。洗手，戴口罩。

2. 用物准备

（1）治疗车上层：0.5‰碘伏溶液、药品、一次性窥器 1 个、一次性手套 1 副、一次性检查垫 1 个、无菌弯盘 1 个、无菌长镊 1 把、长棉签 3 根、快速手消毒剂。以上物品符合要求，均在有效期内。

（2）治疗车下层：医疗废物桶、生活垃圾桶。

【操作程序】

1. 核对患者信息，请患者说出床号、姓名（如果患者不能回答，由家属回答），同时核对患者的腕带。

2. 协助患者移至检查室，将一次性检查垫铺于检查床上。

3. 协助患者至检查床上，嘱患者脱去一侧裤腿，取膀胱截石位，暴露外阴。

4. 污物桶放于检查床下。

5. 阴道上药前先做阴道擦洗，用窥器暴露阴道、宫颈后，用消毒棉签拭去子宫颈及阴道后穹隆、阴道壁的黏液或炎性分泌物，以使药物直接接触炎性组织从而提高疗效。

6. 用无菌长镊夹取药片，放入阴道后穹隆位置。松开窥器并先撤出窥器，再松开无菌长镊并撤出，以保证药片留在阴道后穹隆位置。

7. 协助患者擦净外阴，穿好衣裤。

8. 再次核对患者信息，请患者说出床号、姓名（如果患者不能回答，由家属回答），同时核对患者的腕带信息。

9. 收拾用物，整理检查室。

10. 用快速手消毒剂消毒双手，拉开隔帘。

11. 整理用物，洗手，按要求书写护理记录单。

【注意事项】

1. 充分暴露宫颈，擦洗要彻底。

2. 护患之间进行有效的沟通，可以减轻阴道擦洗给患者带来的心理压力。

3. 操作时动作轻柔，避免或减轻患者的不适。

4. 注意保暖，为患者做好遮挡，以保护隐私。

5. 经期或有阴道流血者不宜行阴道上药。

6. 无同房史者禁止使用窥器行阴道上药。

7. 上药后，嘱患者平躺，避免起床后药物脱出，影响治疗效果。

8. 嘱患者用药期间禁止性生活，避免感染。

四、四维彩超输卵管造影医护配合

【目的】

配合医生完成子宫腔插管，为输卵管造影做术前准备。

【评估】

1. 评估患者

（1）双人核对医嘱。

（2）核对患者信息，请患者说出床号、姓名（如果患者不能回答，由家属回答），同时核对患者腕带信息。

（3）评估患者病情和年龄、意识状态及合作程度。

（4）告知患者输卵管插管的目的和方法，取得患者的合作。

2. 评估环境 检查室安静宽敞、整洁明亮、温度适宜，并经紫外线照射消毒 30 分钟以上，处于备用状态。

【操作前准备】

1. 人员准备 仪表整洁，符合要求。洗手，戴口罩。

2. 用物准备

（1）治疗车上层：浓碘伏 1 瓶、50ml 生理盐水 1 袋、利多卡因凝胶 1 支、阿托品注射液 1 支（0.5mg）、无菌冲洗盘（包含无菌长镊 2 把，大棉球 4 个）、长棉签 1 包（2 根）、无菌剪刀 1 把、卵圆钳 1 把、一次性检查垫 2 张、一次性窥器 1 个、伤口敷料贴 2 贴、5ml 无菌注射器 2 支、薄膜手套、无菌手套 2 副、6 号导尿管 1 根、咽拭子 1 支（备用）、砂轮、大号标本袋 1 个、快速手消毒剂。以上物品符合要求，均在有效期内。

（2）治疗车下层：医疗废物桶、生活垃圾桶、锐器桶。

【操作程序】

1. 核对患者信息，请患者说出自己的床号、姓名（如果患者不能回答，由家属回答），同时核对患者的腕带信息。关好门窗，用隔帘遮挡。

2. 护士协助患者移至检查室，将一次性检查垫铺于检查床上，并协助患者至检查床摆好膀胱截石位。

3. 护士打开无菌冲洗盘，打开长棉签放入弯盘，将浓碘伏倒入弯盘，充分浸润 4 个大棉球和 1 根长棉签。

4. 医生戴薄膜手套行盆腔检查，了解子宫位置及盆腔情况。

5. 护士用无菌长镊夹取浓碘伏棉球擦洗会阴 2 次（会阴擦洗顺序：阴阜、会阴部、两侧大腿内上 1/3，以相同顺序重复 1 次）。

6. 医生更换无菌手套，待护士消毒会阴完毕，用窥器暴露宫颈，用无菌长镊夹取浓碘伏棉球由内向外旋式转擦洗阴道 2 次，用浓碘伏长棉签消毒宫颈口。

7. 护士将利多卡因凝胶充分涂抹于另一根无菌长棉签上。

8. 医生取利多卡因棉签麻醉宫颈。

9. 护士协助医生用5ml注射器吸取阿托品1支（0.5mg）备用，抽取之前双人核对药液名称、剂量；护士用5ml注射器吸取生理盐水2ml备用。

10. 麻醉完毕，医生给予患者阿托品注射液0.5mg宫颈注射。

11. 护士打开无菌卵圆钳包装递至医生，打开6号无菌导尿管递至医生，将利多卡因凝胶涂抹于导尿管前端。

12. 医生进行宫腔插管。若插管困难，取咽拭子棉签进行试通，再行宫腔插管。

13. 护士待医生插管完毕，用备好的生理盐水注射尿管水囊1.5～2.0ml固定。

14. 医生将导尿管中的导丝撤出，取出窥器。

15. 护士用无菌剪刀将连接引流袋的接头剪断至"N"标识处，用伤口敷料将剪切口包裹，用另一块伤口敷料将导尿管固定于大腿内侧。将剪刀放入标本袋备用。

16. 医生摘下手套，用快速手消毒剂消毒双手，携带输卵管造影物品、病历。由护理员推轮椅协助患者至B型超声室，医生为患者进行下一步检查。

17. 护士用快速手消毒剂消毒双手，处理用物，整理检查室。

18. 按六步洗手法洗手，按要求书写护理记录单。

【注意事项】

1. 造影宜在月经干净后3～7天内进行，术前3天禁止性生活。

2. 术前排空膀胱，便秘者应行清洁洗肠，以保持子宫正常位置。

3. 护患之间进行有效的沟通，可以减轻宫腔插管时给患者带来的心理压力。

4. 操作时动作轻柔，避免或减轻患者的不适。

5. 插管时密切观察患者的生命体征。

6. 注意保暖，为患者做好遮挡，以保护隐私。

五、PICC 置管

【目的】

1. 提供长时间静脉给药的管道。

2. 避免反复穿刺静脉，减少患者痛苦。

3. 减少药物对外周静脉的刺激，保护血管，减少渗漏、感染。

【适应证】

1. 需要长期静脉输液的患者。

2. 缺乏外周静脉通道的患者。

3. 有锁骨下或颈内静脉插管禁忌证的患者。

4. 输注刺激性药物，如化疗药物等。

5. 输注高渗性或黏稠性液体，如肠外营养液，脂肪乳等。

6. 需反复输血或血制品，或反复采血的患者。

7. 家庭病床的患者。

【禁忌证】

1. 无合适的穿刺置管血管。

2. 穿刺部位有感染或损伤。

3. 置管途径有外伤史、血管外科手术史、放射治疗史、静脉血栓形成史。

4. 乳腺癌根治术或腋下淋巴结清扫术的术后患侧上肢。

5. 上腔静脉压迫综合征。

【评估】

1. 评估患者

（1）双人核对医嘱。

（2）核对患者信息，请患者说出床号、姓名（如果患者不能回答，由家属回答），同时核对患者的腕带信息。

（3）评估患者病情和年龄、意识状态、合作程度及出凝血情况。

（4）告知患者 PICC 置管的目的、方法、操作过程、可能出现的并发症及置管后的日常护理和注意事项。

（5）评估患者局部皮肤组织及血管情况。

（6）与患者签署知情同意书。

2. 评估环境　置管室安静宽敞、整洁明亮、温度适宜，并经紫外线照射消毒 30 分钟以上，处于备用状态。

【操作前准备】

1. 人员准备　仪表整洁，符合要求。洗手，戴口罩。

2. 物品准备

（1）治疗车上层：一次性 PICC 穿刺包、无针密闭输液接头、无菌生理盐水、肝素盐水、20ml 注射器 2 个、10ml 注射器 2 个、止血带、75% 酒精、碘伏、医用胶带、弹性绷带、纸尺、快速手消毒液、一次性无粉无菌手套。以上物品符合要求，均在有效期内。

（2）治疗车下层：医疗废物桶、生活垃圾桶、锐器桶。

【操作程序】

1. 核对信息 请患者说出自己的床号、姓名（如果患者不能回答，由家属回答），同时核对患者的腕带信息。关好门窗，隔帘遮挡。

2. 摆放体位 协助患者移至置管室并摆放体位，上臂与身体成90°。

3. 测量穿刺长度

（1）上腔静脉测量法：从预穿刺点沿静脉走向至右胸锁关节再向下至第3肋间。

（2）测量上臂中段周径（臂围基础值）：以供监测可能发生的并发症。新生儿及小儿应测量双臂围。

4. 常规洗手、消毒，建立无菌区

（1）开 PICC 无菌包，戴无菌手套。

（2）应用无菌技术，准备无针密闭输液接头，抽吸生理盐水，准备75%酒精和碘伏。

（3）将第一块无菌巾垫在患者手臂下，助手放置止血带。

5. 消毒皮肤

（1）以穿刺点为中心，无缝隙螺旋式消毒。

（2）按无菌原则先用75%酒精脱脂3次，再用碘伏消毒穿刺点3次，消毒范围为穿刺点上下10cm，两侧至臂缘，待其自然干燥。

6. 置管

（1）脱手套，再一次洗手、消毒。

（2）助手协助操作者穿无菌手术衣、戴手套。

（3）铺大单及孔巾，扩大无菌区。

（4）在助手的协助下，用10ml注射器抽取生理盐水2管，预冲导管。

（5）助手倒扎止血带，嘱患者握拳，使静脉充盈。

7. 穿刺血管 穿刺进针角度为15°~30°，直刺血管，一旦有回血立即放低穿刺角度，推入导入针，确保导入鞘管的尖端也处于静脉内，再送套管。

8. 从导引套管内取出穿刺针，松开止血带，左手示指固定导入鞘避免移位，中指轻压在套管尖端所处的血管上，减少血液流出，从导入鞘管中抽出穿刺针。

9. 置入 PICC 导管 将导管逐渐送入静脉，用力要均匀缓慢。

10. 退出导引套管

（1）当导管置入预计长度时，即可退出导入鞘。

（2）指压套管端静脉稳定导管，从静脉内退出导管，使其远离穿刺部位。

（3）撤出导引钢丝：一手固定导管，一手移去导丝，移去导丝时，动作要轻柔。

11. 确定回血和封管。

12. 使用透明敷料以穿刺点为中心固定导管。

13. 将记录有穿刺者姓名、日期、穿刺长度、臂围的胶条贴于透明敷料下方边缘。

14. 应用弹性绷带加压包扎（松紧以能放进 1 指为宜）。

15. 再次核对信息　请患者说出床号、姓名（如果患者不能回答，由家属回答），同时核对患者的腕带信息。

16. 收拾用物，用快速手消毒剂消毒双手，整理并消毒置管室。

17. 按六步洗手法洗手，按要求书写护理记录。

【注意事项】

1. 操作过程中，保证严格遵守无菌操作原则。

2. 穿刺静脉的最佳选择为贵要静脉，其次是肘正中静脉、再次是头静脉。

3. 穿刺后，医生开具胸片 X 线正位片，确认导管尖端位置。

4. 向患者及家属交代置管后注意事项。

六、PICC 维护

【目的】

1. 确保 PICC 穿刺点的无菌状态。

2. 预防导管相关性感染。

3. 确保 PICC 导管通畅。

4. 维护导管正常功能。

【评估】

1. 评估患者

（1）双人核对医嘱。

（2）核对患者信息：请患者说出床号、姓名（如果患者不能回答，由家属回答），同时核对患者的腕带信息。

（3）评估患者病情和年龄、意识状态、合作程度。

（4）告知患者 PICC 维护的目的、方法。

（5）观察测量上臂臂围，测量点为肘上 10cm，查看是否与 PICC 长期维护治疗单中臂围相符。

（6）评估穿刺点有无红、肿、渗血及渗液，观察导管刻度，查看导管有无移动、脱出或进入体内、导管内有无回血。

2. 评估环境 换药室安静宽敞、整洁明亮、温度适宜，并经紫外线照射消毒 30 分钟以上，处于备用状态。

【操作前准备】

1. 人员准备 仪表整洁，符合要求。洗手，戴口罩。

2. 物品准备

（1）治疗车上层：中心静脉置管换药包、无针密闭输液接头、无菌生理盐水、肝素盐水、20ml 注射器、10ml 注射器 2 个、无菌纱布、清洁治疗巾、棉签、75% 酒精、医用胶带、尺子、快速手消毒剂、一次性无菌手套。以上物品符合要求，均在有效期内。

（2）治疗车下层：医疗废物桶、生活垃圾桶、锐器桶。

【操作程序】

1. 核对患者信息 请患者说出床号、姓名（如果患者不能回答，由家属回答），同时核对患者的腕带信息。关好门窗，用隔帘遮挡。

2. 协助患者移至换药室并摆放体位。

3. 按六步洗手法洗手，戴口罩。

4. 按无菌方式打开中心静脉留置换药包，建立无菌区，戴无菌手套，合理摆放用物。

5. 臂下铺清洁治疗巾，用酒精清洁贴膜周围边缘外皮肤。

6. 用酒精棉片摩擦式消毒输液接头接口 3 遍，安装 10ml 生理盐水注射器，抽回血，脉冲式冲洗导管。

7. 取下使用中的输液接头，用酒精棉片摩擦式消毒接口处，连接新的输液接头并用 10ml 肝素盐水正压方式封管，夹闭输液接头上的小卡子拧紧输液接头，用抗过敏胶布固定。

8. 自下而上移除需要更换的敷料，观察穿刺点有无红肿、渗血、渗液；观察上臂皮肤状况；观察导管体外留置长度，若发现有任何异常立即处理。

9. 用快速手消毒剂消毒双手，戴无菌手套。

10. 使用酒精棉棒由内向外螺旋式消毒皮肤 3 遍，以 PICC 穿刺点为中心，上下 10cm，两侧至臂缘，待干。注意酒精不要消毒穿刺点。

11. 使用氯己定棉棒由内向外螺旋式消毒皮肤 3 遍，以 PICC 穿刺点为中心，上下 10cm，两侧至臂缘，待干。氯己定消毒范围小于酒精消毒范围（在穿刺点部位停顿 15 秒）。

12. 体外导管合理放置。

13. 透明敷料固定导管 应用无张力粘贴敷料固定导管，穿刺点应正对透明敷料中央，胶布固定贴膜边缘。

14. 脱去手套，用快速手消毒剂消毒双手。将记录穿刺者姓名、日期、穿刺长度、臂围的胶布贴于透明敷料下方边缘。

15. 用高举平台法固定延长管。

16. 使用无菌纱布固定输液接头。

17. 再次核对患者信息 请患者说出床号、姓名（如果患者不能回答，由家属回答），同时核对患者的腕带信息。

18. 协助患者整理衣物。

19. 收拾用物，用快速手消毒剂消毒双手，整理并消毒换药室。

20. 按六步洗手法洗手，按要求书写 PICC 维护记录单。

【注意事项】

1. 置管后 24 小时更换敷料，治疗期间每日输液后以脉冲方法冲管并正压封管，治疗间歇期每 7 天维护 1 次。

2. 保持 PICC 导管的局部清洁、干燥、避免牵拉、大幅度活动，要求患者及家属共同监督执行。

3. 留置 PICC 患者不影响从事一般性日常工作、家务劳动、体育锻炼，但需避免使用留置 PICC 一侧手臂提过重的物品和穿着紧袖衣服，禁用该侧手臂做引体向上、托举哑铃等持重动作及抡、甩等大幅度动作，避免游泳等会浸泡到无菌区的活动。

4. 携带此导管的患者可以淋浴，但应避免盆浴。淋浴前用塑料保鲜膜在肘弯处缠绕 2～3 圈，上下边缘用胶布贴紧，淋浴后检查贴膜下有无浸水，如有浸水应及时来院更换敷料。

5. 教会患者观察穿刺点周围有无发红、疼痛、肿胀、功能障碍、脓性分泌物，导管有无回血、有无脱出等现象，如有异常应及时联络 PICC 专科护士。

6. 夏季气温高，有些患者出汗多，贴膜易卷边，与皮肤粘合不紧密时，及时来院换药。

7. 怀疑导管破裂或破损，要限制活动，立即联系 PICC 专科护士，来院进行紧急处理，以防发生意外。

七、中期引产接生技术

【目的】

1. 妊娠 13～28 周患有严重疾病不宜继续妊娠者的终止妊娠。

2. 检查发现胚胎异常者的终止妊娠。

3. 使胎儿顺利娩出，减少对产妇的损伤。

4. 保护会阴，避免胎儿娩出时发生会阴裂伤。

【评估】

1. 评估患者

（1）双人核对医嘱及产程记录。

（2）核对患者信息：请患者说出床号、姓名（如果患者不能回答，由家属回答），同时核对患者的腕带信息和诊断。

（3）评估患者的生命体征、意识状态、合作程度。

（4）评估胎儿情况、产程进展情况。

（5）评估宫缩情况、宫口开大情况及会阴情况，宫缩时嘱患者卧床休息，必要时进行阴道检查，准备接生。

（6）向患者解释目的，取得配合。

2. 评估环境 分娩室安静宽敞、整洁明亮、温度适宜，并经紫外线照射消毒30分钟以上，处于备用状态。

【操作前准备】

1. 人员准备 仪表整洁，符合要求。洗手，戴口罩、帽子，穿刷手衣。

2. 物品准备

（1）治疗车上层：产包1个、无菌手术衣1件、无菌冲洗包1套（弯盘2个，镊子2把、无菌棉球5个）、碘伏、肥皂水、盛有39～41℃温水的水壶。以上物品符合要求，均在有效期内。

（2）治疗车下层：医疗废物桶、生活垃圾桶、锐器桶。

【操作程序】

1. 核对患者信息 请患者说出床号、姓名（如果患者不能回答，由家属回答）同时核对患者的腕带信息。关好门窗，用隔帘遮挡。双人核对药物名称、剂量、浓度和用法。

2. 协助患者移至产床并取膀胱截石位。

3. 打开无菌冲洗包，一个弯盘内放置1把无菌镊和3个肥皂水棉球，另一个弯盘内放置1把无菌镊和2个碘伏棉球。用镊子夹取肥皂水棉球冲洗会阴（顺序为阴阜、对侧大阴唇、近侧大阴唇、对侧小阴唇、近侧小阴唇、对侧腹股沟、近侧腹股沟、对侧大腿上三分之一处、近侧大腿上三分之一处、会阴联合及肛门），用温水冲净，共3次，每次清洁范围均小于上一次。

4. 消毒会阴，用碘伏棉球消毒外阴（顺序为阴道口、对侧小阴唇、近侧小阴唇、对侧大阴唇、近侧大阴唇、阴阜、对侧腹股沟、近侧腹股沟、对侧大腿上三分之一处、近侧大腿上三分之一处、会阴联合及肛门），共两次，第二次消毒范围小于上一次。

5. 打开产包，铺产台。

6. 接生护士洗手，戴口罩，刷手，穿手术衣，戴无菌手套。

7. 初产妇孕周在 16 周以内，经产妇孕周在 24 周以内者等待胎儿及其附属物自行排出，超过以上孕周者注意保护会阴，胎儿胎盘娩出后检查阴道有无裂伤，如有裂伤及时通知医生缝合。

8. 胎儿娩出后立即遵医嘱肌内注射缩宫素，等待胎盘自行剥离娩出（不能用力牵拉脐带，防止拉断），如 30 分钟仍未娩出，通知医生及时处理。

9. 检查胎盘、胎膜是否完整，测定胎儿身长、体重，观察有无畸形。

10. 胎盘娩出后，按摩子宫，检查子宫宫底高度，了解子宫收缩情况。

11. 撤去产台，协助产妇垫好卫生巾，穿好衣裤。

12. 再次核对患者信息　请患者说出床号、姓名（如果患者不能回答，由家属回答），同时核对患者的腕带信息。

13. 娩出后的胎儿遵医嘱进行相应处理。

14. 收拾用物，用快速手消毒剂消毒双手，整理并消毒分娩室。

15. 按六步洗手法洗手，按要求书写分娩记录单。

【注意事项】

1. 操作过程中严格执行无菌操作。

2. 接生时密切观察患者生命体征变化。

3. 当羊膜囊膨出时切不可刺破，因子宫口开大，胎儿的娩出一部分是靠羊膜囊的张力。

4. 胎儿娩出后 30 分钟胎盘未娩出，通知医生及时处理。

5. 观察子宫收缩及阴道出血 2 小时，每小时记录 1 次阴道出血量。

6. 阴道出血量较多时及时通知医生。

◀ 第三节　门诊操作技术 ▶

一、人体成分分析仪的方法和意义

人体成分分析仪是用来检测人体细胞内液、细胞外液、肌肉含量、体脂百分比、腹部脂肪比率、内脏脂肪含量、节段水肿分析、营养状况、上下均衡、左右均衡等指标。通过测量这些指标，然后进行人体成分分析、肌肉脂肪分析、肥胖分析来判断人体成分的平衡状态，评价人体的营养、健康状态。临床研究与医疗实践表明，注重身体成分及其各种指标的关系比单独控制体重更为科学严谨。人体成分的均衡是维持健康状态的最基本的条件。人体成分被认为是与健康相关的重要评价指标，越来越受到生理学家、营养学家及医生的重视，其与健康的关联程度，是国内外医疗保健研究的重点和热点，尚在不断的探索之中。

【目的】

1. 分析脂肪、肌肉间的均衡状况，辅助对肥胖的诊治。

2. 评定营养情况，指导体重管理，了解少儿成长状况。

3. 骨质疾病的筛选。

4. 肌肉均衡和身体力量的测定　判断上身与下身、左侧与右侧发展的均衡性，排除下体虚弱和脊椎疾病。

5. 测定基础代谢率。

6. 体内水分的均衡性及量的监测。

【适应证】

3～18 岁儿童、成年人（包括运动员）、老年人（上限 99 岁）。

【禁忌证】

体内装有金属类物品的人群、体内装有心脏起搏器的患者。

【检查前准备】

1. 评估检查者是否空腹，如测试前进食，应该至少间隔 2 小时之后再进行测试，因为食物的重量会被当成身体的重量造成误差。

2. 检查前应排空大小便，虽然膀胱和肠道内容物不会被计入身体成分，但其重量会被计入身体重量，从而影响测试结果。

3. 检查前静立 5 分钟左右，躺或坐较长时间后立即进行测试结果会不够准确，因为从卧位或坐位站立起来后身体中的部分水分会逐渐向下肢转移，需要一段时间来达到平衡。

4. 讲解检查的目的、意义及注意事项，以取得配合。

【操作程序】

1. 评估后被测者脱掉鞋袜，尽可能穿着轻便的服装，取出口袋内物品及其他随身物品。

2. 双脚按照足形电极的形状踩在电极上，开始测量体重。

3. 体重数字显示后握住手柄，手臂伸直，并离开躯干一定距离。

4. 输入基本资料，测量过程中不要随意移动身体。

5. 等待 1～2 分钟的时间即可完成全部测量。

6. 打印人体成分分析表。

7. 专业人员解读报告。

【注意事项】

1. 运动后不宜立即进行测试，力量练习和剧烈运动都可以引起身体成分的暂时性变化。

2. 淋浴或桑拿后不宜立即测试，出汗会导致身体成分发生暂时性变化。

3. 月经期不宜进行测试，经验表明女性在月经期间身体水分会增加。

4. 测试环境应保持适宜的温度（20～25℃），人的身体成分在适宜温度下比较稳定，而过热或过冷都会造成身体成分的不稳定。

5. 重复测试应使测试条件与上一次测试尽可能一致。保持测试条件的一致（包括穿着同样的衣服，空腹测试或运动前测试等）能够最大程度保证测试结果的一致性或可比性。

二、骨密度测量的方法和意义

骨密度（bone mineral density，BMD），是指单位体积或单位面积的骨量，是骨质量的一个重要指标，可反映骨质疏松程度，预测骨折危险性。

临床使用的骨密度检测仪不同，所测得的绝对值有所不同，通常使用 T 值判断骨密度是否正常。北京大学第一医院妇产科目前采用定量超声测量法测量骨密度。

定量超声测量法（QUS）是根据超声通过骨骼的超声速度和超声衰减等超声参数来检测骨骼的状况。目前，最常见的测量部位是跟骨。相对于其他测量方法，QUS 优点在于无放射性、可提供骨量以外骨的结构信息、价格低廉、易于携带。QUS 检查对预测骨折风险性有参考价值。因为无放射性，还适用于孕妇和儿童。目前国内外临床已广泛应用。

【目的】

1. 检测骨矿含量，协助钙等营养缺乏的诊断，指导营养干预、治疗。

2. 在儿童阶段检测与年龄相对应骨密度的状况，预测骨营养状态及生长速度。

3. 用于骨质疏松症的诊断，利用骨密度测量判断是否患有骨质疏松症。

4. 通过检测，可用于骨折风险评估。

【适应证】

1. 儿童生长痛及青春期少年。

2. 妊娠早、中、晚期孕妇骨密度测定。

3. 中老年妇女（围绝经期、吸烟、过度饮用咖啡、体力活动缺乏、子宫全切术后）。

4. 有脆性骨折史或家族史，接受骨质疏松治疗者，激素治疗者患者。

【禁忌证】

无明确禁忌。

【检查前准备】

1. 评估患者自理能力，评估被测点皮肤是否完整、干燥，评估精神状况、饮食习惯。

2. 讲解骨密度测量的方法和意义。

【操作程序】

1. 输入患者姓名、病历号、出生日期、身高、体重等基本资料。

2. 被测者脱去右脚的鞋袜，用消毒湿纸巾擦拭脚底，等待护士口令。

3. 被测者将脚对齐机器后壁，第二趾缝对齐机器指示线，检测时不能移动。

4. 等待测量结果，嘱穿好鞋袜。

5. 正确解读报告并给予相应的专项指导。

三、盆底肌功能筛查

女性盆底肌肉及韧带、筋膜共同组成盆底系统，其功能主要是维持盆腔器官的正常位置及阴道紧缩度，保证尿道括约肌、直肠括约肌的功能。倘若盆底支持组织松弛，可影响盆腔器官的正常功能，导致盆底功能障碍性疾病。盆底功能障碍性疾病的诱因有妊娠、分娩等机械性牵拉造成直接的肌源性损伤；衰老、分娩导致神经支配减少，使盆底肌肉发生失神经退行性变；神经递质减少或其他原因如分娩损伤造成盆底血管病变，血管灌注不足导致肌肉萎缩变性；此外还与肥胖、绝经、呼吸系统疾病、便秘、盆腔手术史等盆腹动力学改变有关。因此做好盆底肌筛查对防治女性盆底功能障碍的发生非常有意义。尤其是产后妇女应进行常规盆底功能筛查，如果筛查不合格应指导患者进行相应治疗，越早采取干预措施，中年后发生压力性尿失禁、子宫脱垂等盆腔障碍性疾病的概率越低。北京大学第一医院妇产科目前采用法国生产的 PHENIS 生物反馈治疗仪，通过压力计测量盆底肌力、疲劳度、阴道压力情况。

【目的】

1. 了解产后及围绝经期妇女盆底肌功能，及时提供相关训练指导，减少盆底功能障碍性疾病的发生。

2. 了解尿失禁、盆腔脏器脱垂患者盆底功能，有助于临床诊断。

3. 用于治疗前后评定治疗效果。

【适应证】

1. 产后 42~56 天妇女。

2. 计划再次妊娠的经产妇。

3. 各种程度尿失禁患者。

4. 轻、中度子宫脱垂，阴道膨出者。

5. 阴道松弛、阴道痉挛、性生活不满意者。

【禁忌证】

1. 阴道出血（如：产后恶露未干净或月经期）。

2. 装有心脏起搏器的患者。

3. 有活动性感染者（泌尿系统或生殖系统）。

4. 孕妇。

5. 某些神经系统疾病患者（如盆底肌肉完全去神经化、痴呆、不稳定癫痫发作）。

6. 过去6个月中有盆底手术史者。

7. 严重的盆底疼痛，以至于插入探头后阴道或直肠明显不适者。

【检查前准备】

1. 护士着装整洁，仪表端庄、礼貌待人、态度和蔼、言行规范。

2. 询问患者是否发生孕期尿失禁情况及尿失禁的频次、分娩次数等。

3. 评估外阴有无畸形，有无侧切伤口，伤口是否痊愈，分泌物量、颜色、有无臭味，有无恶露或月经。

4. 讲解检查的目的、意义，以取得配合。

【操作程序】

1. 仪器准备

（1）双击 PHENIX 图标进入主界面。

（2）点击患者档案进入患者档案的创建→填写姓名、性别和出生年月日→点击确认。

（3）创建好档案后，首先建立一个盆底肌肉评估报告。

（4）点击患者档案→双击患者姓名进入患者档案主界面→点击压力探头进入泌尿检查报告，建立新的泌尿检查报告。

（5）选择"盆底肌肉评估"→点击进入。

（6）进入基线调整界面，调整好基线。

2. 治疗床上铺上一次性中单。

3. 协助患者脱去一边裤腿，取仰卧屈膝位，两膝分开，注意保护患者隐私。

4. 擦拭下腹部，以更好地粘贴电极片。

5. 将电极片一片置于一侧髂前上棘骨隆突处表面的皮肤，另外两片贴于脐下腹直、斜肌表面的皮肤。

6. 将压力性探头放入阴道内，注意动作应轻柔。

7. 指导患者按照生物反馈模式收缩和放松阴道肌肉。

8. 筛查完成后，保存结果，打印报告。

9. 告知患者结果，指导不合格患者进一步就诊。

【注意事项】

1. 护士操作时严格执行消毒隔离制度。

2. 操作人员要求熟练掌握盆底肌筛查的适应证、禁忌证，操作方法规范熟练。

3. 盆底肌筛查室符合医院感染管理的要求，整洁、安静、舒适，每日定时开窗通风，保证空气清新。

第三章　妇产科诊疗技术

◀ 第一节　绒毛穿刺术与护理 ▶

【目的】

主要用于有医学指征的孕 10～13 周间的产前诊断。

【适应证】

1. 孕妇预产期年龄≥35 岁。

2. 孕妇曾生育过染色体异常患儿。

3. 夫妇一方有染色体结构异常者。

4. 孕妇曾生育过单基因病患儿或先天性代谢病患儿。

5. 21- 三体综合征、18- 三体综合征产前筛查高风险者。

6. 其他需要抽取绒毛标本检查的情况。

【禁忌证】

1. 先兆流产。

2. 术前两次测量体温（腋温）高于 37.2℃。

3. 有出血倾向（血小板≤70×10^9/L，凝血功能检查有异常）。

4. 有盆腔或宫腔感染征象。

5. 无医疗指征的胎儿性别鉴定。

【检查前准备】

1. 用物准备　一次性腰穿包、20ml 注射器 2 支、5ml 注射器 2 支、试管 3～4 个、绒毛活检穿刺套针 1 支。

2. 孕妇准备　排空膀胱。

3. 医生准备　按六步洗手法洗手，戴口罩、帽子。

【检查后护理】

1. 讲解术后注意事项，注意保暖。

2. 术后采取舒适体位，当天需卧床休息 1 天，以避免不适。

3. 监测生命体征，注意观察有无腹部不适等异常情况，发现问题及时通知医生。

4. 防止跌倒、坠床等不良事件的发生。

5. 出院指导

（1）饮食指导：进食清淡、高蛋白、易消化的食物。

（2）注意会阴部清洁，每日用清水清洗外阴。

（3）禁止性生活 2 周。

（4）预约 2 周后复查。

（5）若有明显下腹痛、阴道出血、阴道流液等需立即就诊。

◀ 第二节　脐血穿刺术与护理 ▶

【目的】

主要用于有医学指征的孕 18 周以后的产前诊断。

【适应证】

1. 胎儿核型分析。

2. 胎儿宫内感染的诊断。

3. 胎儿血液系统疾病的产前诊断及风险评估。

4. 其他需要抽取脐血标本检查的情况。

【禁忌证】

1. 先兆晚期流产。

2. 术前两次测量体温（腋温）高于 37.2℃。

3. 有出血倾向（血小板 $\leq 70 \times 10^9$/L，凝血功能检查有异常）。

4. 有盆腔或宫腔感染征象。

5. 无医疗指征的胎儿性别鉴定。

【检查前准备】

1. 用物准备　一次性腰穿包 1 包、10ml 注射器 2 支，5ml 注射器 2 支，试管 3~4 个、脐带穿刺针 1 支。

2. 孕妇准备　排空膀胱。

3. 医生准备　按六步洗手法洗手，戴口罩、帽子。

【检查后护理】

1. 讲解术后注意事项，注意保暖。手术结束后，注意休息，无不适时离院。

2. 术后穿刺部位的皮肤会有些疼痛，这属于正常现象。如术后出现腹部疼痛、胎动次数增多或减少，以及阴道流血或流水，及时通知医生。

3. 术后采取舒适体位，当天需卧床休息 1 天，以避免不适。

4. 监测生命体征，注意观察有无腹部不适等异常情况，发现问题及时通知医生。

5. 防止跌倒、坠床等不良事件的发生。

6. 出院指导

（1）饮食指导：进食清淡、高蛋白、易消化的食物为宜。

（2）注意会阴部清洁，每日用清水清洗外阴。

（3）禁止性生活 2 周。

（4）预约 2 周后复查。

（5）若有明显下腹痛、阴道出血、阴道流液等需立即就诊。

（6）术后休息两周，不宜进行剧烈运动和体力劳动。2 周后回本院就诊，复查 B 型超声，了解胎儿宫内情况。

◀ 第三节 羊膜腔穿刺术及护理 ▶

【目的】

主要用于有医学指征的妊娠 16 周 ~ 22^{+6} 周的产前诊断。

【适应证】

1. 孕妇预产期年龄 ≥35 岁。

2. 判断胎儿肺成熟度。

3. 孕妇于妊娠早期感染某些病原体，如风疹病毒、巨细胞病毒或弓形虫感染。

4. 细胞遗传学检查（染色体核型分析）及先天性代谢异常的产前诊断。

5. 其他需要抽取羊水标本检查的情况。

【禁忌证】

1. 先兆流产。

2. 术前两次测量体温（腋温）高于 37.2℃。

3. 有出血倾向（血小板 ≤70×10^9/L，凝血功能检查有异常）。

4. 有盆腔或宫腔感染征象。

5. 无医疗指征的胎儿性别鉴定。

【检查前准备】

1. 用物准备　一次性腰穿包 1 包、20ml 注射器 3 支，5ml 注射器 2 ~ 3 支。

2. 孕妇准备　排空膀胱。

3. 医生准备　按六步洗手法洗手，戴口罩、帽子。

【检查后护理】

1. 讲解术后注意事项，注意保暖。

2. 术后采取舒适体位，当天需卧床休息 1 天，以避免不适。

3. 监测生命体征，注意观察有无阴道出血及腹部不适等异常情况，发现问题及时通知医生。

4. 防止跌倒、坠床等不良事件的发生。

5. 出院指导

（1）饮食指导：进食清淡、高蛋白、易消化的食物。

（2）注意会阴部清洁，每日用清水清洗外阴。

（3）禁止性生活 2 周。

（4）预约 2 周后复查。

（5）若有明显下腹痛、阴道出血、阴道流液等需立即就诊。

◀ 第四节 胎儿镜检查与护理 ▶

【目的】

观察胎儿形体，采集脐血或行胎儿活组织检查；对胎儿进行宫内治疗。

【适应证】

1. 观察可疑胎儿体表畸形 如并指（趾）、多指（趾），脊柱裂、唇腭裂、外生殖器畸形等。

2. 抽取脐血 协助诊断地中海贫血，遗传免疫缺陷，鉴别胎儿血型。

3. 胎儿组织活检 皮肤活检可发现大疱病、鱼鳞病等遗传性皮肤病。

4. 激光手术 双胎输血综合征（twin-twin transfusion syndrome，TTTs）需要通过激光手术凝结胎盘血管交通。

5. 选择性减胎 多胎妊娠需要实施减胎。

6. 羊膜带去除 手术去除影响胎儿生长发育的羊膜带。

7. 宫内输血 借助胎儿镜经脐静脉对严重贫血胎儿进行输血治疗。

【禁忌证】

1. 穿刺时具有先兆流产症状者。

2. 体温高于 37.5℃。

3. 有出血倾向（PLT≤70×10^9/L），凝血功能异常。

4. 有急性盆腔或宫腔感染征象。

5. 无明显指征单纯性别鉴定。

【检查前准备】

1. 用物准备 一次性腰穿包 1 包、10ml 注射器 2 支，5ml 注射器 2 支，试管 3~4 个、脐带穿刺针 1 支。

2. 孕妇准备　排空膀胱，术前禁食水。

3. 医生准备　按六步洗手法洗手，戴口罩、帽子。

【检查后护理】

1. 讲解术后注意事项，注意保暖。

2. 术后平卧 3~5 小时后采取舒适体位，当天需卧床休息 1 天，以避免不适。

3. 注意观察并发症的发生，如感染、出血、羊水渗漏等。

4. 监测生命体征，注意观察有无腹部不适等异常情况，发现问题及时通知医生。

5. 保持伤口敷料干燥 24 小时。

6. 防止跌倒、坠床等不良事件的发生。

7. 出院指导

（1）饮食指导：进食清淡、高蛋白、易消化的食物。

（2）注意会阴部清洁，每日用清水清洗外阴。

（3）禁止性生活 2 周。

（4）预约 2 周后复查。

（5）若有明显下腹痛、阴道出血、阴道流液等需立即就诊。

（6）避免体力活动 2 周。

◀ 第五节　人工破膜术与护理 ▶

【目的】

1. 人工破膜后加强宫缩，促进产程进展。

2. 观察羊水性状，监测胎儿宫内情况。

【适应证】

1. 宫颈成熟度评分≥6 分，需行引产者。

2. 胎心监测异常，需了解羊水性状者。

3. 已临产，宫缩乏力、产程进展异常者。

4. 羊水过多，有压迫症状者。

【禁忌证】

1. 头盆不称者。

2. 产道阻塞者。

3. 胎位不正者。

4. 宫颈不成熟者。

5. 胎盘功能严重减退者。

【检查前准备】

1. 孕妇准备

（1）了解孕妇宫缩及胎心情况。

（2）检查前取得孕妇知情同意，告知检查目的、风险、并发症及检查配合要点等事项，同时做好心理护理及健康教育。

（3）孕妇排空膀胱，取截石位，常规消毒会阴皮肤（消毒方法见第一章第一节"妇科护理操作技术，会阴擦洗/冲洗"相关内容）。

2. 用物准备　冲洗包1套，内装无菌弯盘2个、无菌镊子2把、39～41℃温水1000ml、20%肥皂水棉球3个、0.5%碘伏原液的棉球2个、一次性检查垫巾2块、胎心多普勒听诊仪、破水钳1把。

3. 医生准备　按六步洗手法洗手，戴口罩、帽子。

【检查后护理】

1. 破膜前助手观察子宫收缩情况，在宫缩间歇时破膜，破膜后立即听胎心。破膜后观察孕妇有无咳嗽、胸闷、发绀等症状和体征，警惕羊水栓塞的发生。

2. 记录破膜时间，观察羊水的颜色、性质以及羊水量。

3. 破膜后若无禁忌，可正常饮食或活动，活动时注意地面上的羊水，防止跌倒。

4. 胎头未固定者，嘱产妇不可坐起或下床活动，以避免脐带脱垂。

5. 保持会阴清洁，可垫会阴垫，注意及时更换。禁止盆浴及坐浴。

6. 正常的羊水为无色、清亮、透明、无味的，也可以有少量血性分泌物，医护人员要注意与血性羊水区分。

7. 助产士巡视病房时注意观察羊水性状。若发现羊水变为黄绿色或浑浊不清，提示胎儿可能发生宫内窘迫，应及时通知医生。

8. 一般破膜后数小时即可引起宫缩。破膜后12小时未临产者，根据子宫收缩情况，可使用缩宫素静脉滴注引产，如超过12小时仍未分娩者，要给予抗生素预防感染。

9. 人工破膜后按正常自然分娩护理常规护理。密切观察产妇生命体征，尤其是体温、脉搏的变化，及早发现感染征象。

10. 为产妇及陪伴亲属做好心理安慰，讲解胎膜破裂后注意事项，取得合作与理解。

◄ 第六节　四维彩超输卵管造影术与护理 ►

【目的】

输卵管造影术是测定输卵管是否通畅的方法，在临床上普遍用于女性各种原发、继发不孕症的检查、诊断和治疗。四维彩超输卵管造影术，是将声诺维造影剂稀释后注入宫腔，通过造影剂弥散后显影，在四维彩超下动态评价输卵管通畅性的方法。

【适应证】

1. 原发或继发不孕症疑有输卵管阻塞者。

2. 输卵管妊娠保守治疗或保守性手术治疗后，有生育要求者。

3. 需评价输卵管再通效果者。

4. 需评价良性肿瘤（如子宫肌瘤、盆腔肿物）对输卵管通畅性的影响以及盆腔肿物术后输卵管的通畅性者。

【禁忌证】

1. 生殖器官急性炎症或慢性盆腔炎急性或亚急性发作者。

2. 妊娠期、产褥期、月经期或子宫有出血者。

3. 有严重的心、肺疾患，不能耐受手术者。

4. 产后、流产、刮宫术后 6 周内者。

5. 造影剂过敏者。

6. 生殖道恶性肿瘤者。

【检查前准备】

1. 双人核对医嘱。

2. 患者准备

（1）造影时间：以月经干净 3~7 天为宜。

（2）造影前 3 天内禁止性生活。

（3）向患者讲解输卵管造影术的目的、方法及配合要点，以取得患者的合作。询问患者有无过敏史。

3. 用物准备　20ml 无菌注射器 2 支、剪刀 1 把、注射用六氟化硫微泡（声诺维）造影剂 1 支、0.9% 氯化钠注射液 50ml、急救车、四维彩超机 1 台。

4. 医生准备　按六步洗手法洗手，戴口罩、帽子。

【检查后护理】

1. 造影过程中，严密观察患者一般情况，了解患者感受，如有不适应立即通知医生处理。

2. 手术后遵医嘱应用抗生素预防感染。

3. 手术后观察患者腹痛、阴道出血及生命体征等情况，积极做好对症处理。

4. 输卵管造影术后 2 周内禁止性生活和盆浴。

◀ 第七节 腹腔穿刺引流术与护理 ▶

【目的】

腹腔穿刺术是指在无菌条件下借助穿刺针经腹壁刺入腹腔抽取腹腔及盆腔积液行化验检查、细菌培养等，以明确腹腔积液的性质或查找肿瘤细胞协助诊断的一项诊疗技术。此外，腹腔穿刺术还可以用于腹腔积液放液及腹腔内化学药物治疗等。

【适应证】

1. 协助诊断腹腔积液性质，找出病原。

2. 鉴别贴于腹壁的肿物性质。

3. 适量放出腹腔积液，以减轻患者腹腔内压力，缓解腹胀、胸闷、气急、呼吸困难等症状。

4. 腹腔穿刺注入药物进行腹腔化疗。

5. 气腹造影时，穿刺注入二氧化碳，拍摄 X 线片，盆腔器官可清晰显影。

【禁忌证】

1. 疑有腹腔内广泛粘连者，特别是晚期卵巢癌广泛盆、腹腔转移致肠梗阻者。

2. 有肝性脑病先兆、棘球蚴病及巨大卵巢囊肿者。

3. 大量腹腔积液伴有严重电解质紊乱者禁忌大量放腹腔积液。

4. 精神异常或不能配合者。

5. 孕妇。

【手术前准备】

1. 双人核对医嘱。

2. 患者准备

（1）穿刺前排空小便，以免穿刺时损伤膀胱。

（2）穿刺时根据患者情况采取适当体位，根据体位选择适宜穿刺点。

（3）向患者讲解腹腔穿刺术的目的、方法及配合要点，以取得患者的合作。

3. 用物准备　腹腔穿刺包、无菌手套、口罩、帽子、2% 利多卡因、5ml 注射器、20ml 注射器、50ml 注射器、碘伏、75% 酒精、胶布、盛器、量杯、弯盘、500ml 生理盐水、腹腔内注射所需药品、无菌试管数支（留取常规、生化、细菌、病理标本）、多头腹带、靠背椅等。

4. 医生准备　按六步洗手法洗手，戴口罩、帽子。

【手术后护理】

1. 大量放液后，需束以腹带，以防腹压骤降、内脏血管扩张引起血压下降或休克。

2. 注意无菌操作，以防止腹腔感染。

3. 放液前后均应测量腹围、脉搏、血压，以观察病情变化。

4. 告知患者术后需卧床休息 8～12 小时，遵医嘱给予抗生素预防感染。

5. 腹腔穿刺化疗者，术后严密注意患者有无剧烈腹痛、呕吐、腹泻及过敏反应。

6. 腹腔穿刺化疗者，术后嘱患者卧床时尽量多变动体位，以利于药液在腹腔内均匀分布。

第四章 产科常见疾病护理

◀ 第一节 产科护理常规 ▶

一、自然分娩护理常规

自然分娩是分娩方式的一种。妊娠满 28 周及以上，胎儿及附属物从临产开始到全部从母体娩出的过程，称为分娩。妊娠满 28 周至不满 37 足周期间分娩，称为早产。妊娠满 37 周至不满 42 足周期间分娩，称为足月产；妊娠满 42 周及以后分娩称为过期产。

【产前护理常规】

（一）护理评估

1. 基本情况评估　评估产妇的入院方式、文化程度及婚姻状况。

2. 病史评估　评估产妇的既往史（孕次、产次、初次生育的年龄、既往分娩方式、胎儿的大小及有无妊娠合并症）、过敏史、家族史，有无特殊嗜好。营养代谢状况（食欲、近 3 个月体重变化）、排泄型态及睡眠型态、有无留置管路（留置针、中心静脉置管、胃管、尿管等），有无输液、吸氧、心电监护等治疗。

3. 风险评估　评估产妇的日常活动能力，有无发生压疮、跌倒、坠床的风险及程度。评估方法参考日常生活能力评定 Barthel 指数量表、北京大学第一医院患者跌倒危险因素评估表、北京大学第一医院患者压疮 Braden 评分表，详见附录。

4. 心理社会评估　评估产妇的情绪状态、沟通能力、感认知能力（意识、视力、听力、疼痛）及有无宗教信仰。

（二）护理措施

1. 一般护理

（1）测量生命体征，安置床位，为产妇佩戴腕带，根据病历首页正确填写姓名、年龄、病历号、护理单元、床号等信息，查看入院须知及家属签字

130

情况，通知其主管医生。

（2）保持病室整洁、舒适、安全，病室温度和湿度适宜，定时开窗通风。

（3）遵医嘱指导产妇饮食，嘱产妇左侧卧位，注意休息，保持轻松愉快的心情。

（4）嘱产妇定时计数胎动，必要时吸氧。

（5）每日测体温、脉搏1~2次，体温>37.2℃者，每日测体温4次，高热者按高热护理常规护理。

（6）每周测体重1次。

（7）生活不能自理者，如阴道出血、发热、重度贫血及长期保留导尿管者，每日清洁外阴1~2次，预防感染。

（8）每日记录大便次数，3日无大便者可根据医嘱给予缓泻剂。

（9）做好生活护理，提供必要帮助。

2. 病情观察

（1）密切观察临产征兆及胎心变化，规律宫缩伴宫口已开者及时送入产房并严格交接班。

（2）严密观察病情变化及治疗反应，发现阴道出血、下腹痛等异常情况及时通知医生。指导出血者保留排出物及会阴垫以便于观察病情。

3. 心理护理　实施心理干预，消除产妇的不良心理因素，教会产妇进行正确减轻疼痛的方法，缓解产妇对于分娩产生的紧张、恐惧心理。

4. 健康教育

（1）饮食：告知产妇进食、饮水、及时排尿的重要性，无妊娠合并症的产妇指导其摄入易消化高热量饮食，伴有妊娠期合并症的产妇，根据病情指导其进食特殊饮食。

（2）宣讲疾病相关知识：向产妇讲解临产指征、产程的进展情况、分娩相关知识及子宫收缩引起的疼痛程度。指导产妇自我监测胎动及宫缩情况，告知产妇如有头晕、眼花、腹痛加剧等不适及时通知医生。

（3）做好各项检查及特殊检查的注意事项宣教。

【产时护理常规】

（一）护理评估

1. 病史评估　根据产前记录评估产妇的一般情况，如结婚年龄、生育年龄、身高、体重、营养状况、既往疾病史、过敏史、月经史、生育史、分娩史等。评估本次妊娠的经过，包括末次月经、预产期、有无阴道流血、妊娠期高血压综合征等情况，同时记录血、尿常规数据，骨盆各径线的测量值，胎先露、胎心等情况。

2. 身体评估　临产后，评估产妇的脉搏、呼吸、血压的变化以及疼痛程度。通过触诊法或胎儿监护仪评估产妇子宫收缩的频率、每次收缩的持续时间和强度。通过阴道检查评估宫颈扩张及胎头下降情况。每次评估的结果应及时记录，并绘制产程图来连续描记和反映宫口扩张程度及胎先露下降程度。用多普勒仪或胎儿监护仪评估胎心的频率、节律性及宫缩后胎心率的变化及恢复的速度等。评估产妇的胎膜是否完整。

3. 心理社会评估　评估产妇对分娩的认知情况。了解产妇对引产方式、对分娩及可能导致并发症的认知程度、家庭经济承受能力，以提供相应的心理支持。

（二）护理措施

1. 第一产程护理

（1）一般护理

1）凡正式临产、胎膜早破、孕41周引产、母儿有合并症需终止妊娠的产妇均应送入产房。

2）产妇入产房后，助产士热情迎接，为产妇系好腕带，进行入院介绍，包括病房环境、准备用物、个人物品保管注意事项、陪住及探视制度，并介绍主管医生、主管护士、护士长。

3）为产妇提供舒适、安静、温馨、安全的分娩环境，鼓励家属陪伴，给产妇精神上的支持和安慰。

4）胎膜早破者，入产房时嘱产妇取平卧位，防止脐带脱垂，观察并记录羊水颜色和性质。检查完毕后，遵医嘱指导产妇下床活动。

5）测量体重、血压、体温、脉搏、呼吸，听胎心，检查宫缩情况。已有临产征兆者，应立即做阴道检查，了解产妇产程情况。

6）根据产妇病情，协助完善各种化验。

7）接诊急、危、重及有疑难并发症产妇时，及时通知医生，助产士要备好抢救物品，并做好抢救准备。

8）接诊未行规律产检、有传染性疾病或感染的产妇均应按传染病常规处理。安置在隔离单间，张贴相应隔离标识，做好相关危险因素监测、安全防护、消毒隔离和医疗废物处置工作。分娩后对产妇使用过的物品及房间进行终末消毒。

9）因阴道出血入院的产妇，需详细询问出血量，保留会阴垫和卫生用品，观察并记录阴道出血量及性质。必要时遵医嘱抬高床尾，观察子宫弛缓并记录。

（2）病情观察

1）30分钟听胎心1次，胎心若<110次/分或>160次/分，应立即给予吸氧、胎心监护，并通知医生，备好新生儿窒息复苏的药品及物品。

2）每1~2小时观察宫缩状况，包括宫缩持续时间、间歇时间及强度。

3）潜伏期每4小时进行阴道检查，活跃期每2小时行阴道检查，或视宫缩情况而定，经产妇可根据主诉随时检查，及时绘制产程图。

4）每4小时测量生命体征1次，有妊娠合并症的产妇遵医嘱测量生命体征。各种检查结果随时记录，如有异常及时通知医生。

5）胎膜破裂：无论是自然或人工破膜，均应立即听胎心，观察羊水性质和量，做全面记录。胎头高浮未衔接者，应嘱产妇卧床休息，避免脐带脱垂。破膜超过12小时未分娩者，遵医嘱使用抗生素。

6）注意产程异常情况，产程中出现以下情况，应及时报告上级医师：①产妇生命体征异常或合并内、外科病症。②产程延长或停滞。潜伏期超过8小时，活跃期超过4小时。③胎儿窘迫征兆、羊水黄绿、胎心 >160 次/分或 <110 次/分、胎心监护有异常图形。④怀疑胎位异常。⑤阴道有异常出血。⑥宫缩过强、过频或不协调，子宫有压痛，产妇烦躁不安。

（3）用药护理

1）缩宫素：①药理作用：间接刺激子宫平滑肌收缩，模拟正常分娩的子宫收缩，导致宫颈扩张；小剂量可增强子宫的节律性收缩，大剂量能引起强直性收缩；刺激乳腺平滑肌收缩，有助于乳汁排出，但不增加乳汁分泌量。②适应证：主要用于引产、催产和各种原因引起的产后出血。③不良反应：偶有恶心、呕吐、心率加快或心律失常。④用法：一般行静脉滴注，5% 乳酸钠林格液 500ml 中加入缩宫素 2.5 个单位，开始每分钟 8 滴，密切观察子宫收缩反应，每隔 10~20 分钟调整滴数，直至出现有效子宫收缩，即每 3 分钟 1 次，持续 30~45 秒，注意每分钟滴数不超过 40 滴。若仍无有效宫缩，可增加缩宫素浓度（5% 乳酸钠林格液 500ml 中加入缩宫素 5 个单位），每分钟滴数仍不超过 40 滴。⑤注意事项：点滴前应全面询问病史和检查，排除阴道分娩禁忌证及子宫切开手术史（如剖宫产史、子宫肌瘤剥除术史等）；点滴时必须有专人负责密切观察产妇的血压、脉搏、宫缩频率和持续时间以及胎儿情况，如发现强直性宫缩，胎儿心率高于 160 次/分或低于 110 次/分，应立即减慢滴速，必要时停止滴入以免胎儿发生宫内窘迫或子宫破裂；当天引产不成功，第 2 天可重复或改用其他引产方法。

2）地诺前列酮栓（前列腺素 E_2）：①药理作用：前列腺素 E_2 是机体大多数组织中少量存在的天然形成的化合物，有局部激素的功能。前列腺素 E_2 在宫颈成熟的一系列复杂的生物化学和结构变化过程中发挥重要作用。②适应证：用于妊娠足月（从妊娠 38 周开始）时促宫颈成熟，其宫颈 Bishop 评分小于或等于 6 分，胎头先露，有引产指征且无母婴禁忌证。③不良反应：阴道给药期间或之后可出现胎心监护的改变和非特异性胎儿窘迫，有增强子宫收缩和致子宫高张收缩伴或不伴胎儿窘迫的可能性，如在使用催产素之前没有从阴道中取出，将会致子宫过度刺激。偶有恶心、呕吐、腹泻症状。此外，还可有白细胞增加、体温轻度升高、头痛、眼花、心动过速、血压下降等。④用法：自冰箱冷冻室取出后，直接置入阴道，将栓剂横放在后穹隆深处，轻拉终止带，栓剂可被方便取出。⑤注意事项：在使用本品前，应对宫颈条件仔细加以评估，置入栓剂后，必须定时监测子宫收缩和胎儿情况，若有任何母婴并发症和不良反应的发生迹象，应将本品从阴道取出；对于既往有子宫张力过高、青光眼、哮喘病史的患者，应慎用；产妇如患有可以影响地诺前列酮代谢或排泄的疾病，如肺、肝脏或肾脏疾病，应禁用。

（4）专科指导

1）分娩镇痛：分娩中可采取诸如分散注意力、拉玛泽减痛呼吸法、腰骶部按摩、导乐球等镇痛措施，也可根据产妇意愿提供药物镇痛。药物镇痛的护理要点：①符合药物镇痛的适应证，无椎管内麻醉的禁忌证如中枢神经系统疾患、穿刺部位皮肤感染、凝血功能障碍（血小板 $< 100 \times 10^9/L$）、低血容量休克、过度肥胖（体重 $> 100kg$）。②产妇自愿，并签定镇痛协议书。③结合产妇对分娩镇痛知识的了解程度，有针对性地给予讲解，使其树立信心。④无痛分娩前护士与麻醉医生共同核对产妇资料，并再次检查有无禁忌证。⑤准备好无痛分娩所需的药物、氧气、心电监护及胎心监护仪等，准备好抢救用物及药品。⑥无痛分娩前进行胎心监护，观察胎心有无异常。若胎心正常，协助麻醉医生做心电监测，即刻开放静脉。⑦麻醉前嘱产妇排空膀胱。⑧分娩镇痛操作过程中，协助麻醉医生摆好产妇体位，核对镇痛药物、固定硬膜外管，观察有无因交感神经阻滞而出现的低血压征象。⑨分娩镇痛结束后置产妇于半卧位，进行心电监护，观察心电图有无异常，如心电图正常，将产妇送回病房休息，并向产妇讲解无痛分娩后的注意事项。⑩教会产妇使用麻醉镇痛泵，若发现不良反应，及时通知麻醉医生。

2）导乐陪产：实施导乐陪伴分娩，增强产妇自然分娩的信心。尽量减少医疗干预，促进自然分娩。有关导乐陪产的要点如下：①导乐的功能：帮助产妇及其丈夫准备和实施分娩计划并在整个过程中陪伴在产妇身边，提供情感支持、生理帮助，有助于产妇做出良好决策，促进产妇及其丈夫与医务人员的联系交流。②导乐应具备的条件：有生育经历或接生经验的妇女；富有同情心、责任心和爱心；具有良好的心理素质，热情，勤奋；具有良好的人际交流技能，轻声细语，动作轻柔，给人以亲切感、信赖感；有支持和帮助产妇渡过难以忍受的痛苦过程能力；通过友好的态度、良好的服务，赢得产妇好感和信任，并能与产妇保持相当融洽的关系。③导乐的作用：导乐又称分娩支持专家、分娩教练等，在整个分娩过程中为产妇提供心理、生理、信息及适宜的技术支持；给予产妇心理疏导与情感支持，帮助产妇缓解或去除焦躁、紧张、恐惧等不良情绪，增强产妇自然分娩信心；导乐在关键时刻以客观态度去观察产程，以科学的方法去指导产妇，以和善的言行去鼓励产妇；指导产妇合理营养膳食，以保证产妇在整个产程中具有充沛的体力；对产妇家属进行指导，教会家属如何科学帮助产妇，让家属清楚认识自己的角色与作用，使产妇从家属方面获得亲情支持；导乐在旁时，丈夫及家属的压力减少了，可依赖导乐去帮助产妇做一切事情，帮助产妇及家属了解分娩过程进展情况，提供给产妇各种信息以便选择，帮助做出正确的决定；向产妇介绍生产过程，帮助产妇学会气息调节等分娩阶段的配合要领；采用适宜技术，有效降低产妇分娩疼痛，进而减轻产妇分娩痛苦；科学指导产妇采取合理体位，指导使用分娩球、分娩椅、助走车、扶栏、靠垫等，以利于产程进展；根据产妇个性化需求，提供一对一个性化全程陪产服务，让产妇愉快、安心、舒适地进行分娩。

3）自由体位分娩：产妇在产程中自由选择感觉舒适的体位，采取走、站、蹲、坐、半卧、侧卧等体位，避免单一的仰卧位分娩时的缺点，充分发挥产妇的内在能动性，对缩短产程、减少滞产、降低手术助产、减少产后出血、降低新生儿窒息发生率有积极作用。常用的体位：①卧：仰卧、左右侧卧、半卧等。②走：下床在待产室或附近走动。③立：站在床尾以床尾栏为支持扶手，臀部左右摇摆或背靠墙站着，双手扶在床尾栏。④坐：双手趴在靠背椅的软垫上坐着，可正坐，也可反坐。⑤跪：双脚分开跪在矮床软垫上，臀部翘高或臀部左右摇摆。⑥趴：双手抱棉被趴在软垫上。⑦蹲：双手扶床沿或扶椅子，两脚分开蹲在地上。

分娩早期让产妇取坐位或屈膝半卧位，以纠正胎儿倾斜姿势，可避免前顶骨先入盆。第一产程潜伏期在待产室内站立、行走、坐球、半卧位、侧卧位均可。活跃期指导待产妇采取坐球、坐位、直立行走、跪位、高坡侧卧位来加快产程进展。腰部疼痛明显和便意感较强的产妇可多采取跪位，从而缓解腰痛和尽可能不过早地运用腹压。

（5）心理护理：讲解产程的进展情况及子宫收缩引起的疼痛程度，并教会产妇进行正确减轻疼痛的方法，消除产妇的紧张心理，同时做好分娩知识的宣教。

（6）健康教育

1）饮食：宫缩间歇期，鼓励产妇少量多次进食易消化的半流质饮食，并注意摄入足够的水分。体液不足者遵医嘱给予静脉补液。

2）运动：鼓励产妇第一产程注意适度运动，采取自由舒适体位。

3）排泄：鼓励产妇每 2~4 小时排尿 1 次，避免膀胱充盈阻碍胎头下降。排尿困难者，必要时予以导尿。

4）清洁卫生：协助产妇更衣、更换床单等，保持清洁卫生，增强舒适感。

2. 第二产程护理

（1）一般护理

1）将产妇送至分娩室产床上，专人守护。适时给予饮水、擦汗等安抚与照顾。做好接生用物及人员准备。

2）根据产妇需要采取合适的分娩体位，耐心讲解分娩的注意事项，增强产妇顺利分娩的信心。

3）向产妇讲解用力技巧和配合接生者的重要性，以减少对产妇和胎儿的损伤。

4）讲解并指导产妇正确运用腹压，配合分娩。

5）做好新生儿窒息复苏的准备，调节好新生儿辐射台，必要时呼叫儿科医生到场。

6）新生儿处理：见第二章第一节"产科护理技术，接生术"。

（2）病情观察

1）每 10 分钟听胎心 1 次，有胎儿窘迫征象时报告上级医师并协助处理。

2）观察宫缩并做记录。宫缩过强、过频，如间隔 ≤2 分钟，持续 ≥60 秒，及时通知医生。

3）宫口开全 1 小时无进展时，通知医生进行阴道检查。

4）观察产妇生命体征，阴道出血等，有异常情况及时通知医生。

（3）用药护理：胎儿娩出后，遵医嘱给予产妇缩宫素，加强宫缩预防产后出血。对于有产后出血高危因素者，遵医嘱给予强效缩宫素，常用的是卡贝缩宫素和卡前列素氨丁三醇。

1）卡贝缩宫素：①药理作用：与缩宫素类似，也是通过与子宫平滑肌的缩宫素受体结合而发挥作用。卡贝缩宫素在控制择期剖宫产术后出血时与缩宫素同样有效，两者安全性也相似。②用法：胎儿娩出后，缓慢地在 1 分钟内单剂量静脉注射 $100\mu g$。③注意事项：需要在 $2\sim8℃$ 条件下保存；单剂量注射卡贝缩宫素后，一些产妇可能没有产生足够的子宫收缩，对于这些产妇，不能重复给予卡贝缩宫素，但可以考虑给予其他促进子宫收缩的药物如缩宫素、前列腺素制剂进行更进一步的治疗。

2）卡前列素氨丁三醇：①药理作用：卡前列素氨丁三醇为前列腺素 F_{2a} 衍生物，引起全子宫协调有力的收缩。②用法：$250\mu g$（1 支）深部肌内注射或子宫肌层注射，3 分钟起作用，30 分钟达高峰，可维持 2 小时；必要时重复使用，总量不超过 2000μg（8 支）。③注意事项：哮喘、心脏病和青光眼患者禁用，高血压患者慎用；对于有明显高危因素的产妇（比如前置胎盘、多胎妊娠、羊水过多、中重度贫血等）或一旦发现一线药物效果欠佳，应尽快尽早应用卡前列素氨丁三醇。

（4）专科指导

1）丈夫陪伴分娩：①产妇丈夫在分娩时的陪伴作用：分娩时产妇丈夫陪伴有其独特的作用，他知道产妇的爱好，可给予她爱抚和关心，在一定程度上缓解了产妇的紧张心理，减少了产妇的孤独感。当产妇宫口开全进入第二产程以后，产妇丈夫最好站在产床头侧，适时给予产妇鼓励和照顾（如宫缩间歇时擦汗、喂水）。当遇到产程进展不顺利或出现胎儿窘迫、产妇因为疼痛情绪激动等情况时，产妇丈夫首先应该冷静、沉着，与助产人员一起安慰产妇，稳定她的情绪。产妇丈夫不要因为妻子有产痛而要求医生行剖宫产术，因为产痛是可以通过许多方法得到缓解的。孩子出生后，产妇因体力消耗很大会感到疲惫，需要更多休息。有些产妇会有些委屈感，丈夫可以对她进行夸奖和安慰。②丈夫陪产须知：自愿申请陪产，并自觉遵守分娩室制度。进入分娩室时需要更换陪产衣服和室内专用拖鞋，应在指定区域内活动。陪产过程中能主动和医务人员配合治疗护理，不得干涉医生对产妇产程的观察及处理。陪产过程中应对产妇多使用鼓励性语言，协助医务人员做好产妇的生活护理。

2）自由体位分娩：①自由体位在第二产程的作用：第二产程让产妇自由选择舒适的体位，使产妇全身心放松、情绪稳定，使产妇有一种被尊重及舒适感，使其发挥主观能动性，顺利完成分娩。可促进第二产程进展并减少新生儿窒息，提高顺产率，提高分娩质量。②第二产程中自由体位的选择：产妇可采取半卧位、坐位、侧卧位、蹲位、手膝位等。半卧位的具体方法是双足蹬于产床的腿架上，两腿向上屈曲，紧靠腹部并充分外展，使产妇使用腹压用力时有支点、正确地屏气有力，避免了不正确地使用腹压，从而减少体力消耗，并且改善了骨盆径线，增大其空间，使胎头下降阻力减少，有利于胎儿娩出。第二产程采用坐式体位可使产妇舒适度增加，坐在自制的产凳上，类似坐位排便体位，产妇较易主动掌握屏气用力的技巧，从而可以充分利用腹压增加产力。产妇采用蹲位和半蹲位时，双下肢和足有支点，腹压运用集中有力，宫缩及腹压的方向与胎儿重力一致，且蹲位用力符合产妇平时排便用力习惯，产妇容易掌握用力技巧。人处于蹲位能更好的使用腹压，蹲位时宫腔内压力最大，利用子宫收缩，腹压和提肛肌的收缩力使胎儿娩出。需要提示的是长期蹲位使腘窝内血管和神经的压力持续存在，会影响血液循环，可能会造成神经性麻痹，建议宫缩后让产妇站立，避免发生神经性麻痹。

（5）心理护理：做好产妇的心理护理，鼓励产妇积极配合医务人员。根据产妇意愿鼓励丈夫（家属）陪伴在旁，给予情感支持。

3. 第三产程护理

（1）一般护理

1）详细记录分娩经过：系好新生儿身份识别腕带，填写新生儿记录（新生儿出生时间、性别、Apgar评分、体重、身长）；如有畸形，及时向产妇和家属说明；接生者详细填写分娩记录、分娩登记本等。

2）胎盘娩出后每15～30分钟测量1次血压、脉搏，并检查宫底高度、子宫收缩、阴道出血情况。

3）为产妇做好生活护理，及时更换会阴垫，注意保暖；帮助产妇进食、饮水，必要时静脉补液。

4）分娩后产妇需在产房观察2～4小时，注意观察产妇生命体征、子宫收缩、出血量及新生儿的变化，若母婴无异常，将母婴护送至产后病房继续观察与护理。

5）按要求与产后病房做好床旁交接，交接内容如下：①产妇：分娩情况、血压、脉搏、阴道出血情况（颜色、性质、量）、宫底高度、宫缩状态、会阴伤口情况、膀胱是否充盈、皮肤完整度、各种管路情况等。②新生儿：面色、呼吸状态、体温、皮肤完整度、脐部有无渗血、喂养及大小便等情况。③做好新生儿身份确认工作：助产士、病房护士、产妇家属三方签字，确认身份核对无误，确认内容包括新生儿性别、母亲姓名、母亲病历号。

（2）病情观察

1）注意观察胎盘剥离征象，协助娩出胎盘。不可暴力挤压子宫及强行牵拉脐带，以免子宫内翻及脐带断裂。

2）胎儿娩出后30分钟，胎盘无剥离征象或出血较多者，及时通知医生，行人工剥离术。

3）胎盘、脐带检查：检查胎盘胎膜是否完整，胎膜破口距胎盘边缘距离，测量胎盘大小、厚度、重量及脐带长度，仔细观察胎盘与脐带是否异常，必要时记录并画图表示。

4）观察阴道出血量，并做记录。产后2小时，出血超过400ml、伴宫缩欠佳时，可静脉点滴缩宫素，同时按摩子宫，以促进宫缩，必要时输血。如仍出血不止应仔细检查出血原因。

5）仔细检查会阴伤口并缝合，缝合后常规做肛查，以便及时发现血肿等异常情况。

（3）专科指导：凡无母乳喂养禁忌证的母婴都要在1小时内进行皮肤早

接触、早吸吮、早开奶。操作时，动作轻柔，并注意保暖。

1）早接触：产妇的体温可以为新生儿保暖，使其镇静有安全感，减少哭闹和氧耗，稳定血氧和血糖水平，促进建立新生儿正常的肠道生理菌群。正常阴道产，胎儿娩出后应常规彻底清除其呼吸道分泌物，立即擦干其全身的羊水，为其保暖。断脐后，将新生儿裸体放在产妇的胸前，产妇双手搂住新生儿，在其上方盖上婴儿小被，床头抬高至30°，当婴儿有觅食反射时帮助其含接，尽早开始第一次喂哺。剖宫产的新生儿，可以在新生儿断脐后，为其穿好衣服，让新生儿与产妇贴贴脸、拉拉手进行局部皮肤接触，产妇回病房后再进行皮肤接触，至少接触30分钟，新生儿有觅食反射时帮助其含接乳房，进行吸吮。

2）早吸吮：是指出生后60分钟以内开始吸吮母亲乳房。分娩后早吸吮可促进产妇下丘脑释放催产素，刺激子宫收缩，减少产后出血；同时可促进泌乳素分泌，产生泌乳反射，促进乳汁分泌，早吸吮可强化孩子的吸吮能力。

（4）心理护理：对于新生儿转儿科的产妇，助产士一方面与产妇做好病情交代，解释转科原因，一方面对其进行心理安慰。

【产后护理常规】

（一）护理评估

1. 分娩情况评估　评估产妇的分娩方式、分娩过程、新生儿情况及有无分娩并发症等。

2. 风险评估　评估产妇的日常活动能力，有无发生压疮、跌倒、坠床的风险及程度。评估方法参考日常生活能力评定 Barthel 指数量表、北京大学第一医院患者跌倒危险因素评估表、北京大学第一医院患者压疮 Braden 评分表，详见附录。

3. 心理社会评估

（1）评估产妇对分娩的感受。

（2）评估产妇的自我形象：了解产妇对自己及孩子的感受如对体形变化的看法等。

（3）评估产妇的心理适应情况：评估产妇的健康状况、社会支持系统、经济状况、性格特征、文化背景等。

4. 母乳喂养情况评估

（1）评估产妇对母乳喂养知识的掌握情况。

（2）评估产妇乳房的类型：确定有无乳头平坦、内陷。

（3）评估产妇乳汁的质和量。

（4）评估产妇有无乳房胀痛及乳头皲裂。

（二）护理措施

1. 一般护理

（1）产妇转到母婴同室病房后，责任护士热心接待产妇与助产士做好交接，并按流程做好新生儿身份确认工作。为其耐心讲解入室须知，包括主管医生、护士、护士长介绍，病房规章制度介绍、病房环境介绍、新生儿安全告知等。

（2）产妇入室后，立即测量体温、脉搏、呼吸、血压，观察宫缩、阴道出血量、乳房形态及有无初乳，协助产妇哺乳，给予相应的指导，并做好记录。

（3）于产妇入室后 1 小时、2 小时测量产妇血压、脉搏、呼吸，按压其宫底，观察宫缩和阴道出血量并记录。重视产妇主诉，观察会阴伤口情况，有无血肿，如有异常及时通知主管医生，积极协助处理。产后每日测量体温、脉搏、呼吸 2 次，体温≥37.3℃者，每日测 4 次，体温正常后再连续测3 日。

（4）嘱产妇多饮温开水或红糖水。产后 2～4 小时督促并协助其排尿，如有尿意不能自行排尿者，适当采取措施帮助排尿，如听流水声，热敷下腹部等；若产后 6 小时仍不能自行排尿者须通知医生，遵医嘱进行处理，必要时进行留置导尿。

（5）鼓励产妇尽早下床活动，促进子宫复旧，预防深静脉血栓。

（6）给予产妇营养丰富易消化食物，适量增加汤汁类饮食，促进乳汁分泌。多吃水果蔬菜，预防便秘，忌食辛辣生冷等刺激性食品。

（7）给予产妇母乳喂养和乳房护理指导，包括母乳喂养的好处、母婴同室的重要性、母乳喂养姿势、婴儿正确含接姿势、如何识别母乳不足、母乳储存方法以及挤奶方法等。

（8）做好会阴护理，每日用 0.5‰的碘伏溶液擦洗会阴 2 次；嘱产妇勤换内裤，及时更换会阴垫，大小便后用温水清洗外阴，保持外阴清洁。

（9）严格落实 24 小时母婴同室，如有医疗需要，每日母婴分离时间不应超过 1 小时。

2. 病情观察

（1）观察产妇的恶露性质、量、气味及有无组织样物排出，观察伤口愈合情况，如异常通知医生。

（2）观察产妇排尿情况，预防产后尿潴留。产后 6 小时内每次排尿后膀胱剩余尿量应少于 100ml（用残余尿测量仪测量）。有尿潴留者，可采用热敷、听流水声等方法诱导排尿，必要时遵医嘱留置尿管。

（3）定时观察新生儿体温、大小便、反应及哺乳情况，发现异常及时通知医生。

3. 专科指导

（1）母乳喂养 指导母乳喂养，做好乳房护理（详见第二章第一节"产科护理操作技术"中的"母乳喂养和乳房护理)"。做好母乳喂养的健康教育和反馈工作，及时填写健康教育计划单。

（2）新生儿护理

1）执行各项护理操作前后认真核对新生儿腕带信息。

2）每日细心观察新生儿体温、脉搏、呼吸、哺乳、睡眠、大小便等情况并记录。

3）每日或隔日行沐浴、每日抚触、体重测量1次。

4）做好脐部护理，每日用75%酒精棉签消毒1次，观察脐部有无红肿、分泌物有无异味。

5）医务人员或家属接触新生儿前应进行洗手或者快速手消毒。若有感染性疾病应避免接触新生儿。

6）严格病房管理制度和探视制度，预防交叉感染，保证新生儿安全。

4. 心理护理 产后，产妇需要从妊娠期和分娩期的不适、疼痛、焦虑中恢复，需要接纳家庭新成员，面临初为人母的角色转变，此时产妇的心理处于脆弱和不稳定状态，心理指导和支持是十分重要的。

（1）加强与产妇的沟通交流，了解产妇存在的心理问题，有针对性的耐心解释。注意观察产妇的情绪变化，帮助减轻身体不适，并给予精神关怀、鼓励、安慰，帮助其恢复自信。

（2）协助产妇保持心情愉快，帮助其树立母乳喂养信心，培养良好的母子感情，使产妇很快适应角色转变，有效担当起母亲的角色。

（3）对于有焦虑及抑郁倾向的产妇，积极给予心理疏导，给予更多的关爱指导，去除致病的心理因素，积极预防产后抑郁症。

5. 健康教育

（1）饮食指导：产妇宜进食富含营养的食物，注意粗细粮搭配，适量吃汤汁类食物，饮食需多样化。少食多餐，以每日4~5餐为宜。

1）供给充足优质蛋白，如鸡蛋、禽肉类、鱼类、大豆类等。

2）多食富含钙的食物，如奶类、猪骨汤等。

3）增加水果蔬菜的摄入，预防便秘。

4）忌食生冷、辛辣、油炸等刺激性食物。

（2）休息与活动

1）为产妇提供一个空气清新、安静、舒适的病室环境；保持床单位干净、整洁。指导与婴儿同步睡眠，护理操作尽量轻柔、集中执行，保证产妇休息。

2）告知产妇应尽早下床活动，有利于子宫复旧和恶露排出，预防深静脉血栓，促进产后恢复。产后 2 小时即可下床轻微活动，产后第 2 天可在室内随意走动。运动量应由小到大，循序渐进。

（3）卫生指导：指导产妇大、小便后用清水冲洗外阴，以保持外阴清洁，勤换内衣裤，告知产后可进行淋浴、刷牙。

（4）出院指导

1）指导产妇进行盆底肌训练及产后保健操。

2）告知产妇产后 42 天内禁止性生活，42 天后行产后复查，正常后可行性生活，但应采取避孕措施。指导产妇选择适合的避孕方法，正常产后 3 个月，可以选择宫内节育器避孕。

（5）指导产妇将孕期保健册交予地段保健机构，产后 42～60 天产妇及婴儿应来医院进行产后复查。

（6）指导产妇在产褥期出现阴道出血超过月经量等异常时及时到医院检查。

6. 延续护理

（1）助产士入病房访视产妇，观察子宫复旧及阴道出血情况，如有异常及时通知医生，并准确记录出血量。

（2）告知产妇母乳喂养热线电话，以便产妇遇到困难时咨询。告知产妇办理出院流程、办理出生证流程、伤口护理要点、新生儿护理要点、新生儿疫苗接种相关事宜等。

（3）产妇出院 3～7 天对其进行电话随访，解决产妇提出的实际问题并给予母乳喂养指导。

（4）告知母乳喂养咨询门诊时间，指导产褥期遇到母乳喂养问题的产妇去门诊接受面对面的咨询和指导。

（5）定期对相关社区人员进行培训，积极促进社区卫生服务组织的建立，并将出院的妈妈转给这些组织。

【正常新生儿护理常规】

正常新生儿是指胎龄 37～42 周、出生体重 ≥2500g、无任何畸形和疾病的活产儿。从胎儿出生后至满 28 日内为新生儿期，此时期生理功能尚不完善，免疫功能低下，是护理工作的重要时期。

（一）护理评估

1. 出生时评估

（1）Apgar 评分：观察新生儿出生后 1 分钟、5 分钟及 10 分钟的反应。Apgar 评分以心率、呼吸、肌张力、喉反射及皮肤色泽 5 项体征为依据，每项 0~2 分，满分 10 分。7 分以上为正常；4~7 分是中度窒息；3 分及以下是重度窒息。

（2）身体评估：评估时注意保暖。

1）头面部：观察头颅大小、形状，有无产瘤、血肿及皮肤破损；检查囟门大小和紧张度，有无颅骨骨折和缺损；检查巩膜有无黄染或出血点；检查有无唇腭裂。

2）颈部：注意颈部对称性、位置、活动范围和肌张力。

3）胸部：观察胸廓形态、对称性、有无畸形；观察呼吸时是否有肋下缘和胸骨上、下软组织下陷。

4）腹部：观察腹部是否平软，有无腹疝。

5）脊柱、四肢：检查脊柱、四肢发育是否正常，四肢是否对称，有无骨折或关节脱位。

6）肛门、外生殖器：观察肛门外观有无闭锁，外生殖器有无异常，男婴睾丸是否已降至阴囊，女婴大阴唇有无完全遮住小阴唇。

2. 入母婴同室时评估

（1）病史：了解有无家族遗传病史，母亲既往妊娠史；了解本次妊娠经过，胎儿生长发育及其监测结果；评估分娩经过，新生儿情况（出生体重、性别、Apgar 评分情况及出生后检查结果等）。助产士、主管护士、产妇及家属三方核对新生儿出生信息及腕带信息。

（2）身体评估

1）体温：正常为 36~37.2℃，体温 >37.5℃ 可能由于室温高、保暖过度或脱水；体温 <36℃ 可能由于室温较低、早产儿或感染等。

2）呼吸：于新生儿安静时测 1 分钟，正常为 40~60 次/分。母亲产时使用麻醉药、镇静药或新生儿产伤可使新生儿呼吸减慢；室温改变过快，早产儿可出现呼吸过快；持续性呼吸过快见于呼吸窘迫症、膈疝等。

3）心率：一般通过心脏听诊测量。正常心率为 120~140 次/分。若心率持续增快或减慢，应提高警惕，观察是否有心脏病。

4）脐带：观察脐带断端有无出血或异常分泌物。

5）反射：观察各种反射是否存在，了解新生儿神经系统的发育情况。持久存在的反射有觅食反射、吸吮反射、吞咽反射等，而拥抱、握持等反射随着小儿的发育逐渐减退，一般于出生后 3~4 个月消失。

（二）护理措施

1. 一般护理

（1）出生时护理：新生儿娩出后迅速清理口腔，保持呼吸道通畅。严格消毒，结扎脐带。记录出生时间、评分、体重与身长，在新生儿病历上印脚印以便日后核查。包裹好新生儿，出生 1 小时内完成早接触、早吸吮、早开奶，并记录完成时间。

（2）日常护理

1）体温：每日测体温 2 次，如体温低于 36℃或高于 37.5℃，应通知儿科医生进行会诊。体温过低者应加强保暖，过高者需检查原因，及时予以纠正。

2）体重：体重是衡量新生儿生长发育与营养吸收程度的重要指标。为了新生儿保暖和充分皮肤接触，在新生儿出生 90 分钟后测量体重，以后每天测量 1 次。新生儿出生后 2～4 天，由于摄入量少，排出水分较多，出现生理性体重下降，比出生时下降 6%～9%，一般不超过 10%，4 天后开始回升，7～10 天逐渐恢复到出生时体重。若下降太多、回升过晚或恢复时间延长，应注意寻找原因进行处理。

3）沐浴：分娩 24 小时后给予第一次沐浴，以后建议每日或隔日沐浴一次。母亲有传染性疾病的，新生儿建议出生后 4～6 小时完成第一次沐浴，以清洁皮肤。同时注意观察皮肤是否红润、干燥，有无发绀、脓疱或黄疸等，如有异常应及时处理。

4）脐部护理：断脐后，不要给脐带断端外敷任何药物和包扎脐带，脐带暴露在空气中并保持脐部清洁干燥，每日检查脐带，一般新生儿脐带于生后 3～7 天脱落，脱落后仍需护理 2 天。

5）臀部护理：及时更换尿布，大便后用温水洗净，擦干后涂鞣酸软膏或护臀霜。尿布必须兜住整个臀部及外阴，不宜缚得过紧或过松，不宜垫橡皮布或塑料单。避免发生红臀、溃疡或皮疹等。

2. 病情观察

（1）呕吐：吐奶是新生儿常见症状，除新生儿消化系统自身解剖特点这一原因外，喂奶量过多、奶汁含脂过高、奶温过低，喂养方法不当、吞入大量空气等都能引起呕吐或溢奶。对新生儿呕吐不但要观察呕吐物的颜色、量和性质，更重要的是防止呕吐物吸入气管或肺内引起窒息。生后数小时内让婴儿侧卧，有助于让残存在呼吸道内的黏液自然流出。为防呕吐和误吸，喂奶时应注意姿势，喂奶后要竖着抱起轻拍其背部，促使咽入的空气排出，另外将新生儿安置为右侧卧位，并稍抬高其头部，有利于胃排空。应注意观察呕吐情况及性质，如吐奶频繁，呈喷射状，需考虑有无先天性贲门松弛或幽门痉挛。如呕吐物为白色黏液，为吸入的羊水刺激胃黏膜引起；绿色或黄色黏液可能是消化道梗阻或严重急性感染；咖啡色液体可能是自然出血或感染引起的出血。

（2）大小便：应每天观察大小便次数、大便性状及量，并记录。正常新生儿胎便为墨绿色，黏稠无臭味；人工喂养便为淡黄色软膏状，有臭味，每天 1～2 次；母乳喂养便为金黄色，糊状，无臭味，每天 2～6 次；如有消化不良，大便呈黄绿色、稀薄状、次数多且粪水分开；如摄入蛋白质过多，大便呈硬结、块状，粪臭味极浓；进食不足时，大便色绿量少、次数多；肠道感染时，大便次数多、稀薄或水样，或带黏液、脓性，粪便腥臭，此时新生儿厌食、呕吐、腹胀、烦躁不安、发热甚至嗜睡、脱水。

（3）啼哭：新生儿刚娩出时啼哭是因为环境温度突然改变，产生本能的反应，以后随着大脑皮层和感觉器官的发育，啼哭逐渐和情绪联系在一起，如饥饿、过暖、噪声、受刺激等皆能引起啼哭。当新生儿伴有导致机体痛苦不适的任何疾病时，亦可出现不同形式的啼哭。如面色正常、哭声洪亮，哭久后声音逐渐变弱，哺乳后哭声立即停止，为饥饿性啼哭。如出现烦躁而颤抖的尖声哭叫，并有分娩损伤史者，常提示颅脑损伤。哭声低弱、呻吟，伴有面色青灰、呼吸急促、精神萎靡，应警惕有心肺功能异常或衰竭的可能。

（4）乳房肿大及假月经：由于受胎盘分泌的雌、孕激素影响，新生儿生后 3～4 天可出现乳腺肿胀，如蚕豆或核桃大小，无需特殊处理，2～3 周后自然消失，切忌挤压，以免感染。部分女婴生后 1 周内，阴道可有白带及少许血性分泌物，持续 1～2 天后自然消失，俗称"假月经"。

（5）皮肤：新生儿皮肤薄嫩，易受不良因素刺激，在疾病发生时往往能早期反应病情。因此要注意观察皮肤是否红润、干燥，有无发绀、黄疸，有无肢体发凉、皮肤花纹等，还应注意观察颈部、腋下、腹股沟、臀沟以及女婴的阴唇，是否发红、潮湿，有无渗出等。大多数新生儿在出生后几周内鼻周围或脸颊部出现白色小粟粒疹，一般不需要特殊处理，持续数周后可自行消失。若在眉毛上方和面颊部出现红色丘疹，甚至遍至全身，此为"奶癣"，其发生原因可能是由于接触到如肥皂、油类等物质的一种过敏反应，或是由于婴儿皮肤受床单、衣物刺激的反应，不需要治疗，可自行消失。

3. 用药护理

（1）头孢克洛干混悬剂

1）适应证：用于敏感菌所致的呼吸系统、泌尿系统、耳鼻喉科及皮肤、软组织感染等。

2）不良反应：①胃肠道反应：腹泻、胃部不适、食欲缺乏、恶心、呕吐等。②过敏反应：皮疹、荨麻疹。

（2）枯草杆菌二联活菌颗粒（妈咪爱）

1）适应证：用于消化不良、食欲缺乏、营养不良，肠道菌群紊乱引起的腹泻、便秘、腹胀、肠道内异常发酵、肠炎，使用抗生素引起的肠黏膜损伤等。

2）不良反应：偶见服用本品后腹泻次数增加，停药后可恢复。

4. 专科指导

（1）预防接种：无禁忌证者出生后 24 小时内接种乙肝疫苗和卡介苗。

一般计划免疫是安全的，但也会出现一些轻度的不良反应，少数出现严重不良反应。卡介苗注射部位有红、肿、疼痛、硬结，有时出现轻度溃疡，也可见低热等全身反应，严重时有过敏反应和化脓淋性巴结炎。乙肝疫苗注射部位发红、疼痛，肝功能异常，严重者在急性期过后可行局部热敷。出现过敏性休克时应立即使新生儿平卧，保持呼吸道通畅，面罩高压给氧，适时心肺复苏，并遵医嘱用药。

（2）新生儿疾病筛查：在新生儿早期通过试验检测方法对一些危害严重、并有有效治疗方法的先天性、遗传性、代谢性疾病进行筛查，以便早期诊断和治疗，避免对儿童发育造成不可逆的损伤导致残疾。

依据《中华人民共和国母婴保健法》，目前免费筛查两种疾病：先天性甲状腺功能减退症和苯丙酮尿症。两种疾病均可造成患儿智力和体格发育严重落后，但出生时无任何临床表现，随着年龄增长逐渐出现临床症状，一旦出现症状就已经耽误了最佳治疗时机。

由于化验值可受多种因素影响，因此为保证化验结果的准确性，要注意采血的时间应在出生后充分哺乳 72 小时以后。

（3）母乳喂养、新生儿抚触，详见第二章第一节"产科护理操作技术"。

5. 黄疸观察护理

（1）大部分新生儿出生后都会出现生理性黄疸，因为新生儿出生时与成人相比其红细胞数量相对多、红细胞寿命相对短，出生后 7 天内红细胞破坏较多，导致胆红素产生的量多。新生儿肝系统发育尚不成熟，处理胆红素能力较弱，加之新生儿肠肝系统特点，肠壁吸收胆红素也较多，因而胆红素积存于血液中而引起黄疸。当新生儿血中胆红素超过 5～7mg/dl 时，即可出现肉眼可见的黄疸。

（2）生理性黄疸的代谢特点：出生后 2～3 天出现黄疸，4～5 天达高峰，5～7 天消退，最迟不超过 2 周。

（3）对新生儿黄疸的护理，一是严密观察黄疸的发展和消退是否在生理范围，二是尽快使黄疸消退。应保证新生儿有足够的入量，并鼓励晒太阳。可在室内靠近窗户的地方进行阳光沐浴，每次 10～20 分钟，每天 2 次，在夏季要注意小儿身体周围局部温度不可过高，以免晒伤。

6. 健康教育

（1）喂养：提倡母乳喂养，做到按需哺乳。正常新生儿出生后 1 小时内开始哺乳，以促进乳汁分泌，并防止低血糖。

（2）环境：要求室内阳光充足，空气流通，室温在 24～25℃，湿度为 55%～65%。

（3）出院指导

1）注意保暖，根据天气变化增减衣服，防止受凉或发热。衣服宜宽松、质软。

2）尽量不去公共场所，减少探视，接触宝宝前需洗手，家中有感冒者避免接触，以防发生感染。

3）保持皮肤清洁干燥，特别注意皮肤皱褶处的清洁，如颈下、腋下、腹股沟等处。每天沐浴1次，大便后用温水清洗，护理时动作应轻柔，预防损伤和感染。

4）按期进行预防接种，定期到儿童保健门诊体检。

7. 延续护理　建立随访登记本，定期进行电话随访。随访过程中，关注婴儿喂养情况、黄疸情况；指导辅食添加顺序，由少到多，由稀到稠，由细到粗；指导计划免疫接种等。

二、剖宫产护理常规

【术前护理常规】

（一）护理评估

1. 基本情况评估　产妇的入院方式、剖宫产手术原因，产妇文化程度、婚姻状况及对手术的认知情况。

2. 病史评估　同自然分娩产前护理评估内容。

3. 风险评估　同自然分娩产前护理评估内容。

4. 心理社会评估　同自然分娩产前护理评估内容。

（二）护理措施

1. 一般护理

（1）配合术前检查

1）协助产妇做好血、尿常规、肝、肾功能、血型、出凝血时间、心电图、B超等各项检查。

2）遵医嘱配血及皮试。

（2）术前准备

1）备皮：以顺毛短刮的方式进行手术区剃毛备皮，上自剑突下，下至两大腿上1/3，两侧至腋中线。备皮完毕用温水洗净、拭干。最新观点指出，尽可能使用无创性剃毛刀备皮，时间尽量安排在临手术时，以免备皮过程中产生新创面，增加感染机会。

2）肠道准备：术前8小时禁食，术前4小时严格禁饮，以减少手术中因牵拉内脏引起恶心、呕吐反应，也使术后肠道得以休息，促使肠功能恢复。

3）留置尿管：常规留置导尿管，保持引流通畅，以避免术中伤及膀胱、术后尿潴留等并发症。

2. 心理护理 讲解产妇的剖宫产指征并教会产妇保持心情舒畅的方法，可听轻松舒缓的音乐，尽量多与产妇交流，同时协助产妇消除紧张心理。

3. 健康教育 用通俗易懂的语言向产妇介绍手术过程，解释术前准备的内容及各项准备工作所需要的时间、必要的检查程序等，包括将如何进行检查以及检查中可能出现的不适感觉，以取得配合。

【术后护理常规】

（一）护理评估

（1）身体评估：评估产妇生命体征、手术名称、手术过程、麻醉方式、意识状态、有无伤口疼痛及程度等。

（2）风险评估：评估产妇的日常活动能力，有无发生压疮、跌倒、坠床的风险及程度。

（3）心理社会评估：评估产妇对分娩的感受；评估产妇的自我形象，了解产妇对自己及孩子的感受等；评估产妇的社会支持系统等。

（二）护理措施

1. 一般护理

（1）用物准备：准备好术后监护、急救等护理用物。

（2）床旁交接：与手术室人员核对腕带信息后交接产妇血压、脉搏、呼吸、意识、皮肤、管路、阴道出血等并签字。做好新生儿身份确认工作：助产士、病房护士、产妇家属3方签字，确认身份核对无误。

（3）病室环境：为产妇提供良好的生活环境，室内环境安静、通风良好，注意风口勿直吹产妇。保持适宜的温度和湿度，室温保持在22~24℃，相对湿度以50%~60%为宜。严格控制陪住人数和探视人数，做好手卫生的指导，预防交叉感染。

（4）术后卧位：根据麻醉方式的不同，应采取不同的卧位。

1）全麻产妇清醒前，应去枕平卧，头偏向一侧，以防止产妇呕吐时误吸导致窒息。加床档防止坠床。

2）联合麻醉产妇去枕平卧6小时后置枕。

3）硬膜外麻醉产妇回到病房即可置枕平卧。

（5）首次剖宫产产妇，术后8小时取下腹部沙袋、腹带；有剖宫产史的产妇适当延长腹部沙袋压迫时间，8~12小时后取下沙袋、腹带。同时观察伤口渗血情况。

（6）管路护理

1）妥善固定尿管、引流管并保持通畅，避免打折、弯曲、受压、滑脱。

2）术后24小时拔尿管，并督促产妇6小时内自行排尿，每次排尿后用残余尿测量仪测量膀胱剩余尿量，应少于 100ml。如有异常及时通知医生，遵医嘱进行相应处理。

2. 病情观察

（1）术后产妇回到病房后，立即测量血压、脉搏、呼吸、体温，观察子宫收缩情况、阴道出血量、乳房形态及有无初乳。注意保持各管路通畅并根据产妇病情调整输液速度，检查镇痛泵是否处于正常工作状态。于产后 2 个小时内，每小时监测并记录产妇的血压、脉搏、呼吸，宫底位置及阴道出血量，如有异常及时通知医生。24 小时内根据产妇病情和医嘱定时进行生命体征和阴道出血量的监测记录。手术后 3 日内，每日测体温、脉搏、呼吸 4 次。

（2）观察腹部伤口有无渗血，是否疼痛，必要时可遵医嘱使用镇痛药物。

（3）观察并记录阴道出血情况，注意出血量、颜色及性质。

（4）观察产妇尿管是否通畅，尿液的颜色、性质、量。

（5）如有皮下或腹腔引流管，观察引流管是否通畅及引出液体的颜色、性质、量并记录。

3. 专科指导

（1）母乳喂养：产妇回到病房后，如无母乳喂养禁忌证，责任护士即刻协助产妇完成早接触、早吸吮、早开奶，并给予母乳喂养指导和乳房护理指导，指导内容包括母乳喂养的好处、母婴同室的重要性、母乳喂养姿势、婴儿正确含接姿势、如何识别母乳不足、母乳储存方法及挤奶方法等。

（2）新生儿护理：同自然分娩产后护理内容。

4. 并发症护理观察

（1）腹胀：术后腹胀多因术中肠管受到激惹使肠蠕动减弱所致，产妇术中呻吟、抽泣、憋气等可咽入大量不易被肠黏膜吸收的气体，可加重腹胀。通常术后 48 小时恢复正常肠蠕动，一经排气，腹胀即可缓解。如果术后 48 小时肠蠕动仍未恢复正常，应排除麻痹性肠梗阻、机械性肠梗阻的可能。刺激肠蠕动、缓解腹胀的措施很多，例如采用生理盐水低位灌肠、热敷下腹部等。在肠蠕动已恢复但仍不能排气时，可行针刺足三里或肛管排气等。术后早期下床活动可改善胃肠功能，预防或减轻腹胀。如因炎症或缺钾引起，则做相应处理，形成脓肿者应及早切开引流。

（2）泌尿系感染：尿潴留是发生膀胱感染的重要原因之一。另外，留置尿管时即便注意无菌操作技术，也难免发生逆行性感染。为了预防尿潴留的发生，可鼓励产妇定时排尿，增加液体入量，如上述措施无效，则应导尿。

（3）伤口血肿、感染：创口出血甚多，或切口压痛明显、肿胀、检查有波动感时，应考虑为切口血肿。血肿极易感染，常为伤口感染的重要原因。若出现异常情况，应及时通知医生，协助处理。

5. 心理护理

（1）加强沟通：产妇入产后病室时，热情接待，并让产妇充分休息。当产妇诉说分娩经历或不快时，应耐心倾听，积极开导。主动了解产妇对孩子及新家庭的看法和想法，尊重个人风俗习惯，提供正确的产褥期生活方式。

（2）母婴同室：在产妇获得充分休息的前提下，让产妇多抱孩子，逐渐参与孩子的日常生活护理，培养母子亲情。

（3）提供帮助：在产后3天内，为避免产妇劳累，主动给予产妇及新生儿的日常生活护理。

（4）健康宣教：提供新生儿喂养、沐浴指导，给予新生儿不适及常见问题的观察指导等。给予产妇自我护理指导如饮食、体重、活动的指导，常见问题如褥汗、乳房胀痛、宫缩痛等的处理方法，以减少产妇的困惑及无助感。

（5）鼓励和指导丈夫及家人参与新生儿的护理活动，培养新家庭观念。

6. 健康教育

（1）饮食指导：产妇进食、饮水的时机应根据麻醉方式酌情安排。一般术后6小时可饮温白开水、米汤等，排气前忌食奶制品、豆浆、含糖食物等，以免增加肠道积气，导致腹胀，排气后，逐步过渡到普食。产妇宜进食高蛋白、高维生素、易消化饮食，以增加营养、纠正贫血、促进泌乳与健康。

（2）活动指导

1）回到病房后，协助产妇活动下肢，术后6小时内有知觉即可在床上进行翻身活动，12小时后可下床活动，以促进肠蠕动，促进血液循环及子宫收缩，防止产后出血、深静脉血栓等术后并发症。

2）下床前对产妇进行跌倒风险的评估，若跌倒风险高，指导并协助产妇"三步下床"，先由床上慢慢坐起至床边，活动双腿，如无头晕虚脱现象方可于床旁站起，床旁站立无不适后再协助产妇床旁走动，若产妇身体状况良好，可在室内缓慢行走。下床活动时注意观察产妇自觉症状，防止虚脱、跌倒。

（3）出院指导

1）保持个人卫生，勤洗手，勤换内衣，指导产妇自我会阴清洗方法，预防产褥感染。

2）计划生育指导：产褥期内禁止性生活，产后复查正常后可恢复正常性生活。指导产妇正确避孕，哺乳者选用工具避孕为宜，不哺乳者可选用药物避孕。

◀ 第二节　妊娠期常见合并症妇女的护理 ▶

一、妊娠合并糖尿病

妊娠合并糖尿病有两种情况，一种为原有糖尿病（diabetes mellitus，DM）的基础上合并妊娠；另一种为妊娠前糖代谢正常，妊娠期才出现的糖尿病，称为妊娠期糖尿病（gestational diabetes mellitus，GDM）。大量研究表明20%~50%的孕妇可能发生糖尿病，我国发生率高达17.5%~19.2%，GDM对母体和胎儿产生近期和远期的不良影响，因此应引起足够的重视与关注。

【高危因素】

1. 孕妇因素　年龄≥35岁、孕前超重或肥胖、有糖耐量异常史、多囊卵巢综合征。

2. 遗传因素　有糖尿病家族史。

3. 妊娠分娩史　有不明原因的死胎、死产、流产史，有巨大儿分娩史、胎儿畸形和羊水过多史、GDM史。

4. 本次妊娠因素　妊娠期发现胎儿大于孕周、羊水过多；反复外阴阴道假丝酵母菌者（vulvovaginal candidiasis，VVC）。

【临床表现】

大多数妊娠期糖尿病患者一般无明显的临床表现。妊娠期有三多症状（多饮、多食、多尿），或外阴阴道假丝酵母菌感染反复发作，孕妇体重>90kg，本次妊娠并发羊水过多或巨大胎儿者，应警惕合并糖尿病的可能。

【辅助检查】

1. 尿常规　尿糖、尿酮体可为阳性，尿糖阳性者应进一步进行空腹血糖检查及糖筛试验以排除生理性糖尿。

2. 75g口服葡萄糖耐量试验（OGTT）　OGTT试验前连续3天正常体力活动、正常饮食，即每日进食碳水化合物不少于150g，OGTT前1日禁食8~14小时至次日晨（最迟不超过上午9时），检查期间静坐、禁烟。检查时，5分钟内口服含75g葡萄糖的液体300ml，分别抽取服糖前，服糖后1小时、2小时的静脉血（从开始饮用葡萄糖水时计算时间），放入含有氟化钠的试管中，采用葡萄糖氧化酶法测定血浆葡萄糖水平。

3. 其他　肝、肾功能，24小时尿蛋白定量，眼底检查、B超、胎儿成熟度等相关检查。

【诊断】

1. 糖尿病合并妊娠的诊断

（1）妊娠前已确诊为糖尿病患者。

（2）妊娠前未进行过血糖检查且存在糖尿病高危因素者，如肥胖（尤其重度肥胖）、一级亲属患 2 型糖尿病、GDM 史或大于胎龄儿分娩史、多囊卵巢综合征及早孕期空腹尿糖反复阳性，在首次产前检查时应明确是否存在孕前糖尿病。经检查达到以下任何一项标准应诊断为糖尿病合并妊娠。

1）空腹血糖（fasting plasma glucose，FPG）≥7.0mmol/L（126mg/dl）。

2）糖化血红蛋白（GHbA1C）≥6.5%（采用 NGSP/DCCT 标化的方法）。

3）伴有典型的高血糖或高血糖危象症状，同时任意血糖≥11.1mmol/L（200mg/dl）。

如果没有明确的高血糖症状，任意血糖≥11.1mmol/L 需要次日复测上述 1）或者 2）确诊。不建议孕早期常规葡萄糖耐量试验（OGTT）检查。

2. 妊娠期糖尿病（GDM）的诊断 GDM 是指妊娠期发生的糖代谢异常，GDM 诊断标准和方法如下。

（1）有条件的医疗机构，在妊娠 24～28 周，应对所有尚未被诊断为糖尿病的孕妇，进行 75g OGTT。凡空腹血糖值≥5.1mmol/L、服糖后 1 小时血糖值≥10.0mmol/L、服糖后 2 小时血糖值≥8.5mmol/L 三项中出现一项即可诊断为 GDM。

（2）在医疗资源缺乏的地区，如果孕妇具有 GDM 高危因素，建议妊娠 24～28 周首先检查空腹血糖，空腹血糖≥5.1mmol/L，可以直接诊断为 GDM，不必再做 75g OGTT。空腹血糖 <4.4mmol/L（80mg/dl）者，发生 GDM 可能性极小，而 4.4mmol/L≤FPG <5.1mmol/L 者，应尽早做 75g OGTT。

（3）孕妇具有 GDM 高危因素，首次 OGTT 结果正常者，必要时在孕晚期重复 75g OGTT。未定期孕期检查者，如果首次就诊时间在孕 28 周以后，建议初次就诊时进行 75g OGTT 或 FPG。

【治疗】

处理原则为通过健康教育、饮食控制、运动疗法及药物治疗在严密监测维持血糖在正常范围，以减少母儿并发症，降低围生儿死亡率。

1. 医学营养治疗 医学营养治疗是诊断 GDM 之后采取的第一步，大多数 GDM 产妇经过饮食治疗和适当运动后血糖能够达标。理想的饮食控制目标是既能保证和提供妊娠期间热量和营养需要，又能避免餐后高血糖或饥饿性酮症出现，保证胎儿正常生长发育。每日摄入能量根据妊娠前体质指数、孕周而定（表 4-1），妊娠早期应保证不低于 1500kcal/d（1kcal =4.184kJ），妊娠晚期不低于 1800kcal/d。不同种类食物摄入的热量也应有所差异，其中糖类占 50%~60%，蛋白质占 15%~20%，脂肪占 25%~30%。

表4-1 基于妊娠前体质指数推荐的产妇每日能量摄入量及妊娠期体质增长标准

妊娠前体质指数* （kg/m²）	能量系数 （kcal/kg）	平均能量* kcal/d	妊娠期体质量增长值（kg）	中晚期每周体质量增长值（kg）	
				均数	范围
<18.5	35~40	2000~2300	12.5~18.0	0.51	0.44~0.58
18.5~24.9	30~35	1800~2100	11.5~16.0	0.42	0.35~0.50
≥25.0	25~30	1500~1800	7.0~11.5	0.28	0.23~0.33

注：①体质指数（BMI）=体重（kg）/[身高（m）]²。②平均能量（kcal）=能量系数（kcal/kg）×理想体质量（kg）。③理想体质量（kg）=身高（cm）-105。

2. 药物治疗 根据空腹及餐后血糖值可将 GDM 分为两型：①A1 型：经饮食控制后空腹血糖及餐后 2 小时血糖分别低于 5.8mmol/L、6.7mmol/L。②A2 型：饮食控制后未达到 A1 型水平。对 A2 型 GDM 产妇首先推荐应用胰岛素控制血糖，并根据产妇的血糖值、孕周、体重制订个体化的用药治疗方案。随着妊娠进展，抗胰岛素激素分泌逐渐增多，妊娠中晚期胰岛素需要量常有不同程度的增加。妊娠 32~36 周胰岛素用量达最高峰，妊娠 36 周后胰岛素用量逐渐下降，特别在夜间，应根据血糖及时进行胰岛素用量的调整。手术前后、产程中及产后非正常进食期间应停止皮下注射胰岛素，改为静脉滴注，根据血糖值进行胰岛素用量调整（表4-2），以防高血糖或低血糖的发生。口服降糖药治疗 GDM 尚存争议，妊娠期一般不推荐使用口服降糖药。

表4-2 产程或手术中小剂量胰岛素的应用标准

血糖水平（mmol/L）	胰岛素用量（U/h）	静脉输液种类	配伍原则（液体量+胰岛素用量）
<5.6	0	5%葡萄糖/乳酸林格液	不加胰岛素
5.6~7.8	1.0	5%葡萄糖/乳酸林格液	500ml+4U
7.8~10.0	1.5	0.9%氯化钠注射液	500ml+6U
10.0~12.2	2.0	0.9%氯化钠注射液	500ml+8U
≥12.2	2.5	0.9%氯化钠注射液	500ml+10U

注：输液速度为 125ml/h

3. 运动疗法　运动疗法是配合药物、饮食疗法治疗妊娠期糖尿病的一项重要措施。运动增强心肌和骨骼肌的力量，可降低妊娠期基础胰岛素抵抗，促进机体各部位的血液循环等。中等强度的运动对母儿无不良影响，而且有利于 GDM 的控制和正常分娩，减少与 GDM 相关的不良结局的发生。GDM 孕妇可根据病情及有无并发症等不同条件在医生的指导下选择合适的运动方式，《妊娠合并糖尿病诊治指南（2014）》中推荐的有氧运动为步行。美国运动医学会（ACSM）推荐：糖尿病产妇应以有氧运动为主，每个星期至少运动 3~5 天，达到 40%~85% 的最大氧耗量，或是 60%~90% 的最大心率，每天运动持续时间为 20~60 分钟。因此对于没有运动禁忌证的 GDM 产妇而言，在妊娠中晚期可以坚持中等强度的运动。

4. 定期进行产前检查，了解孕妇及胎儿宫内生长状况，防止死胎的发生。根据产妇血糖控制情况、骨盆、宫颈成熟度、既往史，以及胎儿孕周、体重、宫内情况等选择适宜的分娩时机和方式。糖尿病本身不是剖宫产指征。拟行阴道分娩者，应制订分娩计划，产程中密切监测产妇的血糖、宫缩、胎心率变化，避免产程过长。妊娠期血糖控制不好、胎儿偏大（尤其估计胎儿体质量≥4250g 者）或既往有死胎、死产史者，应适当放宽剖宫产指征。糖尿病伴微血管病变、合并重度子痫前期或胎儿生长受限、胎儿窘迫、胎位异常和剖宫产史等情况为选择性剖宫产指征。在终止妊娠前 48 小时，应用地塞米松促进胎儿肺泡表面活性物质的产生，减少新生儿呼吸窘迫综合征的发生，同时监测孕妇血糖变化。

【护理评估】

1. 病史评估

（1）既往史：了解孕妇有无糖尿病家族史或妊娠期糖尿病病史、多囊卵巢综合征、不明原因的死胎、死产、巨大儿、畸形儿等分娩史。

（2）现病史：了解本次妊娠经过，孕妇目前的临床症状，血糖情况，是否应用胰岛素，有无明确药物过敏史。

2. 身体评估

（1）症状与体征评估：有无发热，有无心率、血压、呼吸节律变化，有无"三多一少"、疲乏无力的临床表现，有无低血糖症状。

（2）营养评估：询问孕妇饮食习惯与嗜好、饮食量和食物种类，测量体重、体质指数。

（3）并发症评估：有无视网膜、心血管和肾脏并发症。

（4）专科评估：测量宫高、腹围、胎心、胎动等情况。

3. 风险评估　评估孕妇自理能力或日常活动能力，有无压疮、跌倒、坠床高危因素；评估孕妇有无泌尿系感染、呼吸道感染、深静脉血栓等风险。

4. 心理社会状况评估 孕妇及家属对疾病的认知程度，对妊娠期糖尿病相关知识的掌握情况，对检查及治疗的配合情况；是否因担心母婴安全而产生焦虑、抑郁、恐惧的心理；社会及家庭支持系统是否建立完善等。

【护理措施】

1. 妊娠期

（1）一般护理：见第四章第一节"自然分娩产前护理常规"。

（2）病情观察

1）母体监测：①血糖：妊娠期血糖控制目标为餐前、餐后 1 小时、餐后 2 小时分别 ≤5.3mmol/L、7.8mmol/L、6.7mmol/L，夜间血糖不低于 3.3mmol/L；孕期糖化血红蛋白最好 ≤5.5%。②每周测量体重、宫高、腹围，每天监测血压。③遵医嘱对孕妇尿酮体、糖化血红蛋白、眼底功能、肾功能、血脂等进行监测，发现异常情况及时通知医生进行处理。

2）胎儿监测：①B 超检查：产检时常规进行 B 超检查，监测胎头双顶径、羊水量、胎盘成熟情况，判断胎儿中枢神经系统和心脏的发育情况，排除胎儿畸形。条件允许可行胎儿超声心动图检查。②胎动计数：28 周后常规监测，12 小时正常值为 30 次左右，高于 40 次或低于 20 次均为胎动异常。③胎心监护：妊娠 32 周起，每周行 1 次无应激试验（NST），了解胎儿宫内储备情况，若 NST 结果可疑，则进一步行催产素激惹试验（OCT）。

（3）用药护理

1）用药的目的：通过注射胰岛素，使血糖保持在正常水平。

2）常用的胰岛素制剂及其特点：①超短效人胰岛素类似物：其特点是起效迅速，药物维持时间短，具有最强的降低餐后血糖的作用，不易发生低血糖，用于控制餐后血糖水平。②短效胰岛素：其特点是起效快，剂量易于调整，可皮下、肌内和静脉注射使用。静脉注射胰岛素后能使血糖迅速下降，故可用于抢救糖尿病酮症酸中毒患者。③中效胰岛素：其特点是起效慢，药效持续时间长，其降低血糖的强度弱于短效胰岛素，只能皮下注射而不能静脉使用。④长效胰岛素：可用于控制夜间血糖和餐前血糖。

3）妊娠期胰岛素应用的注意事项：①应用胰岛素应从小剂量开始，0.3~0.6U/（kg·d）。每天计划应用的胰岛素总量应分配到三餐前使用，分配原则是早餐前最多，中餐前最少，晚餐前用量居中。每次调整后观察2~3 天判断疗效，每次以增减 2~4U 或不超过胰岛素每天用量的 20% 为宜，直至达到血糖控制目标。②胰岛素治疗期间清晨或空腹高血糖的处理：夜间胰岛素作用不足、黎明现象和 Somogyi 现象均可导致高血糖的发生。前 2 种情况必须在睡前增加中效胰岛素用量，而出现 Somogyi 现象时应减少睡前中效胰岛素的用量。③妊娠过程中机体对胰岛素需求的变化：妊娠中、晚期对胰岛素需要量有不同程度的增加；妊娠 32～36 周胰岛素需要量达高峰，妊娠 36 周后稍下降，应根据个体血糖监测结果，不断调整胰岛素用量。

（4）专科指导：按"妊娠期糖尿病一日门诊"进行妊娠期的专科指导。"一日门诊"主要内容及流程：孕妇早 7：00 来到门诊检测空腹血糖，19：00 检测餐后 2 小时血糖后由家属陪伴离开医院，由 1 名具有营养师资格的护士全程陪护。①就餐：全天在营养食堂进食 3 餐以及 2 次加餐。GDM 孕妇全天进食能量为 1800kal，此能量为孕中、晚期能量摄入最低标准。②测量血糖：GDM 孕妇全天测量 3 餐前及 3 餐后 2 小时共 6 次血糖。③授课：早餐后开始授课，授课教师由门诊具有营养师资格的糖尿病专科护士担当；授课教材为北京大学第一医院产科专家及妇产科主任杨慧霞教授主编的《妊娠合并糖尿病使用手册》和《妊娠合并糖尿病——临床实践指南（第 2 版）》，主要内容是妊娠期糖尿病的饮食管理，如妊娠期糖尿病血糖控制标准、GDM 患者一日能量需求的计算方法、如何使用食物交换份搭配一日的膳食和控制血糖的有效方法及运动方式、运动强度的选择等。④运动：护士根据孕妇不同情况给予相应的运动指导，如对于有早产危险的孕妇指导其采取坐位进行上肢轻微负重的运动，达到消耗能量，降低血糖的目的；不存在除 GDM 以外合并症的孕妇采取大步走、孕期瑜伽、球操的运动形式，运动强度以身体微微出汗同时可以与同行者交谈为宜。⑤膳食分析及反馈：营养科营养师对当日膳食食谱进行分析和讲解，晚餐后 GDM 孕妇填写"一日门诊反馈表"。

（5）并发症护理观察

1）妊娠期高血压疾病：糖尿病孕妇可导致广泛的血管病变，在孕期密切监测血压及尿蛋白变化，警惕子痫前期的发生。

2）感染：注意孕妇有无白带增多、外阴瘙痒、尿急、尿频、尿痛等表现，按需行尿常规检查。

3）羊水过多：注意孕妇的宫高曲线及子宫张力，如宫高增长过快，或子宫张力增大应及时进行 B 超检查，了解羊水量。

4）酮症酸中毒：妊娠期出现不明原因的恶心、呕吐、乏力、头痛甚至昏迷，注意检查血糖及尿酮体水平，必要时进行血气分析明确诊断。

5）甲状腺功能检测：必要时进行检查，了解孕妇甲状腺功能。

6）其他：注意观察孕妇主诉及行为变化，遵医嘱进行肝肾功能、血脂、眼底等检查。

（6）心理护理：糖尿病孕妇因控制饮食、应用胰岛素治疗、反复检查、缺乏糖尿病知识、担心胎儿发育受影响、胎儿畸形、早产、巨大儿、甚至胎死宫内，常有紧张焦虑等负性情绪。积极开展心理疏导，建立一对一的沟通交流，通过健康宣教使孕妇及家属了解 GDM 并非是不可治愈的疾病，努力消除产妇的焦虑、紧张心理，引导孕妇以乐观向上的心态面对疾病，使孕妇体会到医护人员的支持与关怀，确保通过医疗和护理干预实现理想的妊娠结局。

（7）健康教育：糖尿病孕妇大多数在孕早期及中期都无明显的症状和体征，导致孕妇及家属常常忽略其危害，要提高孕妇及家属的依从性及配合程度，首先应加强健康教育，内容包括：疾病相关知识（GDM 高危因素、临床表现、对母胎的影响、常见并发症的预防及处理）、饮食运动指导、卫生指导、用药指导及出院指导。

1）饮食控制：①控制总能量，建立合理的饮食结构，控制碳水化合物、蛋白质和脂肪的比例，提高膳食中可溶性纤维含量，每日摄入量 25 ~ 30g；有计划地增加富含维生素 B_6、钙、钾、铁、锌、铜的食物，如瘦肉、家禽、鱼、虾、奶制品、新鲜水果和蔬菜等。②鼓励孕妇定时定量进餐，三餐间可少量加餐，避免短期内进食过多造成糖负荷，并注意预防两餐间低血糖的发生。③饮食清淡，低脂少油，禁止精制糖的摄入，适当限制食盐的摄入。④合理控制孕妇体重增长。

2）运动指导：①运动类型：运动有多种形式，由于妊娠的特殊性，孕期运动必须结合自身的状况，选择既能取得治疗效果、又可保证母胎安全的运动形式。步行是一种非常适宜 GDM 孕妇的活动，简便易行，可以根据自身情况选择不同的步行速度。建议每天步行 500 ~ 1500m。②运动时间：从10 分钟开始，逐步增加至 30 分钟（达到运动强度），中间可有间歇。宜在餐后进行，应从吃第一口饭的时间算起饭后 30 分钟至 1 小时开始运动。因为此时血糖较高，且避免了胰岛素的作用高峰，不会发生低血糖。若运动间歇超过 3 ~ 4 天，则运动锻炼的效果和蓄积作用将减少，难以产生疗效，因此运动不应间断。如果运动量小，且身体条件好，运动后又不疲劳，可坚持每天运动。③运动强度：规律的运动频率为餐后进行 30 分钟，每周 3 ~ 5 次的有氧锻炼。这样的体育活动就能达到降低空腹血糖和糖化血红蛋白水平的作用。临床上多用运动中的心率作为评定运动强度大小的指标，其中靶心率是最常应用的指标。靶心率是指获得较好运动效果，并能确保安全的运动时的心率。计算公式为：靶心率 = 170 - 年龄（岁）或靶心率 =（220 - 年龄）×70%，不同年龄段孕期的靶心率见表4-3。④使用胰岛素孕妇运动注意事项：应避开胰岛素作用高峰期。注射胰岛素侧肢体适当限制活动。运动前监测血糖水平，血糖值 < 5.5mmol/L 时要先进食，再进行运动，血糖值 > 13.9mmol/L 时需监测尿酮体，若尿酮阳性或合并其他不适，需警惕糖尿病酮症酸中毒的可能，此时要停止运动，立即就医。避免清晨空腹进行运动。运动时应随身携带饼干或糖果，发生低血糖时立即进食。不管是否使用胰岛素，运动期间出现腹痛、阴道流血或流水、憋气、头晕、眼花、严重头痛、胸痛、肌无力等情况应及时就医。

表4-3 各年龄段的孕期的靶心率

年龄	20 岁以下	20 ~ 29 岁	30 ~ 39 岁	40 岁或以上
靶心率	140 ~ 155 次/分	135 ~ 150 次/分	130 ~ 145 次/分	125 ~ 140 次/分

3）卫生指导：GDM 孕妇抵抗力下降，易合并感染，应指导并协助孕妇做好个人卫生，尤其是会阴部卫生，勤换内裤，保持清洁干燥，如皮肤出现瘙痒禁止挠抓，以防破溃感染。

4）用药指导：指导孕妇自我注射胰岛素的方法及注意事项。①要做好注射前的准备工作。②选择适合的注射区域：选择上臂外侧、腹部、大腿外侧或臀部作为常用的胰岛素注射部位，要注意经常更换注射部位。③按操作程序注射时孕妇可用左手轻轻地捏起注射部位的皮肤，用右手持胰岛素笔将针头直接刺入捏起的皮肤内，然后推注药液。注射完毕后，将拇指从剂量按钮上移开，待针头在皮肤内停留 10 秒钟后将其拔出，再用干棉签按压针眼 3 分钟以上即可。④注意用药后的不良反应：低血糖。

5）出院指导：①加强孕妇及家属对 GDM 相关知识的认识；保持个人卫生；养成正确的饮食、运动习惯，合理控制体重，掌握自我血糖监测及胰岛素注射和保存的方法，使血糖维持在正常范围，预防并发症的发生。②了解不良情绪对疾病的影响，树立战胜疾病、顺利分娩的信心。③定期产前检查，保证孕期安全，如有不适随时到医院就诊。

（8）延续护理

1）在原有的营养中心的基础上成立了延续护理中心，人员全部由有国家公共营养师资格的护士组成，其中主管护师 3 名，护师 2 名。护士长负责该中心全面的质量控制，2 名护士负责营养分析及患者追踪和随访，1 名护士负责"一日门诊"当天对 GDM 患者的管理和指导，1 名护士负责 GDM 患者用药指导。

2）制订个性化随访计划：向 GDM 孕妇发放追踪卡，每周详细记录 3 天，记录每日食物摄入量及运动和餐后 2 小时血糖情况，并于下一周前往营养中心进行膳食分析及接受相应指导，直至分娩。每次随访根据患者的血糖控制情况、孕妇体重增长情况及胎儿生长情况给予相应的营养指导。

2. 分娩期

（1）一般护理：阴道试产者、剖宫产者分别按照第四章第一节"产科护理常规"中"自然分娩产时护理常规"、"剖宫产护理常规"相关内容进行护理。

（2）病情观察

1）临产后停止皮下注射胰岛素，根据血糖水平调整静脉滴注胰岛素的用量，每2小时监测1次血糖，维持血糖在4.4~6.7mmol/L，血糖升高时检查尿酮体变化。

2）按时测量并记录宫缩、胎心、羊水、宫口扩张及胎先露下降情况；4小时测1次生命体征。

3）产程时间不宜过长，总产程尽量少于12小时，产程过长会增加酮症酸中毒、胎儿缺氧和感染发生的风险。

4）糖尿病产妇巨大儿发生率高达25%~42%，必要时行会阴侧切及低位产钳助产术；警惕肩难产、产道损伤等情况发生。

5）分娩后2小时内监测产妇意识状态、血压、脉搏、呼吸、体温、阴道出血（颜色、性质、量）及子宫收缩情况，如发现异常及时通知医生。

（3）用药护理

1）胰岛素使用原则：产程中及围术期停用所有皮下注射胰岛素，改用胰岛素静脉滴注，以避免出现高血糖或低血糖。

2）胰岛素使用方法：正式临产或血糖水平<3.9mmol/L时，静脉滴注5%葡萄糖或乳酸钠林格液，并以100~150ml/h的速度滴注，以维持血糖水平在5.6mmol/L；如果血糖水平>5.6mmol/L，则采用5%葡萄糖液加短效胰岛素，按1~4U/h的速度静脉滴注。

3）注意事项：产程中每1~2小时监测1次血糖，根据血糖值维持小剂量胰岛素静脉滴注。妊娠期应用胰岛素控制血糖者计划分娩时，引产前1天睡前正常使用中效胰岛素，引产当日停用早餐前胰岛素，并给予0.9%氯化钠注射液静脉滴注。

（4）专科指导

1）分娩镇痛、导乐陪产、丈夫陪产、自由体位分娩内容见第四章第一节"产科护理常规"中"自然分娩护理常规"相关内容。

2）新生儿护理：①胎儿娩出前做好新生儿窒息复苏的准备，同时请儿科医生到场。②GDM产妇的新生儿由于抵抗力弱，肺发育较差，无论孕周、出生体重多少，均按高危儿处理，注意保暖和吸氧。③动态监测血糖变化：新生儿出生后、30分钟、3小时、6小时、12小时分别进行末梢血血糖测定，若新生儿持续哭闹、额头出现汗珠或血糖值低于2.6mmol/L等情况表示发生低血糖，应及时通知医生，协助进行处理，必要时用10%葡萄糖缓慢静脉滴注。遵医嘱常规检查血红蛋白、血钾、血钙、血细胞比容、胆红素等相关检查，密切注意新生儿呼吸窘迫综合征的发生。④预防新生儿低血糖的发生：鼓励母乳喂养，并在分娩后喂服5%葡萄糖水10ml。

（5）并发症护理观察

1）低血糖：观察产妇有无心动过速、盗汗、面色苍白、饥饿感、恶心和呕吐等低血糖表现。

2）酮症酸中毒：常表现为不明原因的恶心、呕吐、乏力、口渴、多饮、多尿、皮肤黏膜干燥、眼球下陷、呼气有酮臭味，少数伴有腹痛，病情严重者出现意识障碍或昏迷；实验室检查显示血糖＞13.9mmol/L。一旦发生，及时通知医生并协助处理。

（6）心理护理：告知产妇紧张和焦虑可使心率加快、呼吸急促，使子宫收缩乏力、产程延长，导致产妇体力消耗过多，引起糖尿病酮症酸中毒。通过产妇言语、姿势、情绪、感知水平及不适程度评估其心理状态，及时给予指导。助产人员需耐心反复地提醒产妇用力技巧，如产妇配合较好，应给予直接鼓励，以增强产妇分娩的信心。告知患者分娩过程中疼痛的出现时间、持续时间、程度及频率，让产妇有充分的思想准备，增加自信心。

（7）健康教育

1）饮食：产程中体力消耗大而进食少，易出现低血糖。临产后仍采取糖尿病饮食，严格限制碳水化合物和糖类的摄入。若因子宫收缩疼痛剧烈影响进食，指导其少量多次进食易消化食物，并注意补充水分，为分娩提供能量支持，保证精力充沛。

2）运动指导：产程中日间鼓励产妇下床活动，有利于宫口扩张及胎先露下降，夜间在宫缩间歇期入睡，以保持体力。

3）用药指导：告知产妇引产当日停用早餐前胰岛素，产程中及围术期停用所有皮下注射胰岛素，改用胰岛素静脉滴注，以避免出现高血糖或低血糖。

3．产褥期

（1）一般护理：阴道分娩者、剖宫产者分别按照第四章第一节"产科护理常规"中"自然分娩护理常规"、"剖宫产护理常规"相关内容进行护理。

（2）病情观察

1）产妇：分娩后给予产妇适量的葡萄糖液体加胰岛素静脉滴注，以预防产妇剖宫产术后低血糖现象的发生，遵医嘱完善糖化血红蛋白检查。观察子宫复旧及阴道出血情况，如有异常及时通知医生，并准确记录出血量。观察会阴伤口或剖宫产手术切口愈合情况，如有异常情况通知医生并协助处理。

2）新生儿：由于受母体血糖及胰岛素的影响，GDM产妇的新生儿出生后较正常新生儿更易出现多种并发症：①低血糖：轻者表现为面色苍白、烦躁、多汗，重者甚至出现淡漠、反应低下、嗜睡、肌张力降低、呼吸困难等，应加强母乳喂养，每日监测体重变化，必要时遵医嘱给予人工代奶。②黄疸：注意观察患儿皮肤颜色、精神状态、食欲、肌张力、大小便等，发现异常及时报告儿科医生，避免核黄疸发生。③新生儿呼吸窘迫综合征：多发生于生后6小时内，表现为皮肤发绀、呼吸困难进行性加重、呻吟样呼吸，严重时"三凹征"阳性。应严密观察面色、呼吸情况，每日定时监测2次体温。④低血钙：表现为手足抽搐、震颤、惊厥，必要时进行血液生化检查，根据病情遵医嘱给予口服补钙，如需静脉补液者转儿科进行治疗。

（3）用药护理

1）妊娠期应用胰岛素的产妇剖宫产术后禁食或未能恢复正常饮食期间，给予静脉输液，胰岛素与葡萄糖比例为1:4~1:6，同时监测血糖水平及尿酮体，根据监测结果调整胰岛素用量。

2）妊娠期应用胰岛素者，一旦恢复正常饮食，应及时行血糖监测，血糖水平显著异常者，应用胰岛素皮下注射，并根据血糖水平调整剂量，所需胰岛素的剂量一般较妊娠期明显减少。

（4）专科指导：指导产妇进行母乳喂养、新生儿抚触及乳房护理，相关内容见第二章第一节"产科护理操作技术"。

（5）并发症护理观察

1）产褥期感染：GDM产妇自身杀菌能力和吞噬白细胞能力较健康产妇有所降低，加之产程中阴道的损伤及尿糖高，产后极易产生泌尿系统和生殖系统感染。对其护理要点是①住院期间：用0.5‰的碘伏溶液行会阴擦洗，每天2次；剖宫产者注意观察手术切口是否发生感染，并保持伤口干燥清洁；留置尿管者及时拔掉导尿管，并密切观察产妇是否有发热、头晕等症状。必要时遵医嘱查血常规，应用抗生素治疗。②出院后：指导产妇每天用温开水冲洗会阴1次，大小便后要保持会阴清洁，勤换卫生巾和内裤，1个月内禁止盆浴。

2）产后出血：妊娠合并糖尿病的产妇，分娩巨大儿的概率较大，使产后出血的风险增加。产后2小时，产妇仍需留在产房接受监护，要密切观察产妇的子宫收缩、阴道出血及会阴伤口情况。注意保暖，保持静脉通道通畅，充分做好输血和急救准备。定时测量产妇的血压、脉搏、体温、呼吸。督促产妇及时排空膀胱，以免影响宫缩致产后出血。早期哺乳，可刺激子宫收缩，减少阴道出血量。

（6）健康教育

1）饮食：妊娠期无需胰岛素治疗的GDM产妇，产后可恢复正常饮食，但应避免高糖及高脂饮食。由于产褥期哺乳的需要，一般不主张产妇减肥和低热量饮食治疗，主张适当增加热量。鼓励多进食蔬菜、豆类，以及含有对哺乳期妇女最适宜的营养素，如荞麦和玉米粉等含糖偏低的产品，注意补充维生素及钙、铁等微量元素。

2）运动：运动有利于血糖的控制，对改善肥胖、维持体质量在正常范围具有重要作用，同时对产后子宫复旧、恶露的排出、盆底肌肉的康复起到促进作用。可指导产妇选择舒缓有节奏的运动项目，如产后健身操、室内慢步、打太极拳等有氧运动。运动时间选择在餐后1小时进行，每次持续20~30分钟，每日2次，每周运动3~5天，以产妇个体耐受为度。同时备好糖果、饼干等食品，若有不适，即刻进食，以避免发生低血糖。

3）出院指导：①告知新生儿免疫接种、出生证明办理及产后复查随访等事项。②产后合理饮食及适当运动，坚持母乳喂养，避免肥胖，减少2型糖尿病的发生。③定期到产科和内科复查，产后随访时检查内容包括身高、体质量、体质指数、腰围及臀围的测定、产后血糖情况。所有GDM产妇产后应检查空腹血糖，空腹血糖正常者产后6~12周进行口服75g葡萄糖监测，便于进一步诊治，如产后正常也需要每3年随访1次。

（7）延续护理

1）与医生共同建立了患者追踪系统：GDM孕妇参加"一日门诊"后，护士指导GDM孕妇定期复诊和产后42天前往指定医生处进行血糖评估，了解产妇产后血糖恢复情况，减少2型糖尿病发生的风险。

2）产后随访：向产妇讲解产后随访的意义，指导其改变不良的生活方式，合理饮食及适当运动，鼓励母乳喂养。随访时建议进行身高、体质量、体质指数、腰围及臀围的测定，同时了解产后血糖的恢复情况。建议所有GDM产妇产后行OGTT，测定空腹血糖及服糖后2小时血糖水平，并按照2014年ADA的标准明确有无糖代谢异常及其种类（表4-4）。有条件者建议监测血脂及胰岛素水平，至少每3年进行1次随访。

表4-4 非孕期血糖异常的分类及诊断标准（2014年ADA标准）

分类	FPG（mmol/L）	服糖后2小时血糖（mmol/L）	HbAlc（%）
正常	<5.6	<7.8	<5.7
糖耐量受损	<5.6	7.8~11.0	5.7~6.4
空腹血糖受损	5.6~6.9	<7.8	5.7~6.4
糖尿病	≥7.0	或≥11.1	≥6.5

二、妊娠合并心脏病

妊娠合并心脏病是严重的妊娠合并症,是导致孕产妇死亡的重要原因之一,在我国孕产妇死因顺位中高居第二位,发病率为1%~4%。以风湿性心脏病最常见,此外还包括妊娠高血压性心脏病、围生期心肌病和心肌炎等。

心脏病不影响受孕,心脏病变较轻、心功能Ⅰ~Ⅱ级者,大部分能顺利度过妊娠期,安全地分娩。但若不宜妊娠者一旦受孕或妊娠后有心功能不全者,则可因缺氧导致流产、早产、死胎、胎儿发育迟缓和胎儿宫内窘迫的发生率大为增加。妊娠32~34周、分娩期及产褥期的最初3天内,因心脏负担加重,是有心脏病的孕妇最危险的时期,极易发生心力衰竭,应倍加注意。

【妊娠期心脏血管方面的变化】

1. 妊娠期 随妊娠进展,胎盘循环建立,母体代谢增高,内分泌系统发生许多变化,母体对氧和循环血液的需求大大增加,在血容量、血流动力学等方面均发生一系列变化。

孕妇的血容量较非妊娠期增加,一般自妊娠第6周开始增加,32~34周达高峰,较妊娠前增加30%~45%,此后维持在较高水平,产后2~6周逐渐恢复正常。血容量增加引起心排血量增加和心率加快。妊娠早期主要引起心排血量增加,妊娠4~6个月时增加最多,平均较妊娠前增加30%~50%。心排血量受孕妇体位影响极大,约5%孕妇可因体位改变使心排血量减少出现不适,如"仰卧位低血压综合征"。妊娠中晚期需增加心率以适应血容量增多,分娩前1~2个月心率每分钟平均约增加10次,血流限制性损害的心脏病,如二尖瓣狭窄及肥厚性心肌病患者,可能会出现明显症状甚至发生心力衰竭。

妊娠晚期子宫增大、膈肌上升使心脏向左向上移位,心尖搏动向左移位2.5~3cm。由于心排血量增加和心率加快,心脏工作量加大,导致心肌轻度肥大。心尖第一心音和肺动脉瓣第二心音增强,并可有轻度收缩期杂音。这种妊娠期心脏生理性改变有时与器质性心脏病难以区别,增加了妊娠期心脏病诊断的难度。

2. 分娩期 分娩期为心脏负担最重的时期。子宫收缩使孕妇动脉压与子宫内压之间压力差减小,且每次宫缩时有250~500ml液体被挤入体循环,因此,全身血容量增加;每次宫缩时心排血量约增加24%,同时有血压增高、脉压增宽及中心静脉压升高。第二产程时由于孕妇屏气,先天性心脏病孕妇有时可因肺循环压力增加,使原来左向右分流转为右向左分流而出现发绀。胎儿胎盘娩出后,子宫突然缩小,胎盘循环停止,回心血量增加。另外，腹腔内压骤减，大量血液向内脏灌注，造成血流动力学急剧变化，此时，患心脏病孕妇极易发生心力衰竭。

3. 产褥期 产后 3 日内仍是心脏负担较重的时期。除子宫收缩使一部分血液进入体循环外，妊娠期组织间潴留的液体也开始回到体循环。妊娠期出现的一系列心血管变化，在产褥期尚不能立即恢复到妊娠前状态。心脏病孕妇此时仍应警惕心力衰竭的发生。

从妊娠、分娩及产褥期对心脏的影响看，妊娠 32～34 周后、分娩期（第一产程末、第二产程）、产后 3 日内心脏负担最重，是心脏病孕妇的危险时期，极易发生心力衰竭。

【临床表现】

1. 风湿性心脏病 以二尖瓣膜病变，尤以单纯二尖瓣狭窄多见，主动脉瓣病变少见。

（1）二尖瓣狭窄：早期可无症状或有轻微心慌、胸闷，随妊娠月份增加、心血管系统的改变，逐渐出现心慌加重、呼吸困难、咳嗽，甚至发生急性肺水肿和充血性心力衰竭。

（2）二尖瓣关闭不全：单纯二尖瓣关闭不全者大多能较好耐受妊娠、分娩及产褥期，妊娠晚期可有心悸、乏力，较少发生肺水肿及心力衰竭。

（3）主动脉瓣狭窄：单纯主动脉瓣狭窄较少见，轻者孕妇能安全度过妊娠、分娩和产褥期，重者早期症状有疲劳感、活动后呼吸困难、眩晕或晕厥、左心衰，甚至死亡。

（4）主动脉瓣关闭不全：早期无症状，或有心悸及心前区不适，重者可出现呼吸困难，甚至心衰。

（5）联合瓣膜病变：虽然风湿性心脏病以二尖瓣膜病变为多见，但有时可遇到多瓣膜病变，如二尖瓣狭窄伴主动脉瓣关闭不全。临床可出现各瓣膜病变的表现，但判断病情和预后以病变重的为主。

2. 妊娠期高血压疾病性心脏病 既往无心脏病史，孕 20 周后出现高血压、水肿、蛋白尿，严重时出现头痛、眼花、胸闷、呕吐，甚至抽搐，继而发生以左心衰竭为主的全心衰竭称妊娠高血压疾病性心脏病。诊断标准：既往无心脏病史和高血压病史；在妊娠期高血压疾病情况下出现呼吸困难、心慌、咳粉红色泡沫痰，咳嗽或夜间不能平卧，心脏不同程度扩大，心律失常，肺底湿啰音等症状和体征；心电图和胸片出现相应改变，如心动过速、ST 段及 T 波改变、传导阻滞、胸片示心脏扩大、肺纹理增粗。

3. 围产期心肌病 既往无心脏病及其他心血管疾病史，发生在妊娠最后 3 个月至产后 6 个月内的扩张型心肌病。其病因不明，多数人认为与病毒感染有关，也有人认为与妊娠高血压疾病、营养缺乏、遗传因素和免疫因素有关。临床表现以充血性心力衰竭为主，咳嗽、呼吸困难、端坐呼吸、咳粉红色泡沫样痰。由于心脏扩大、心排血量减少，出现四肢发凉、发绀、脉细弱、颈静脉怒张、两肺底湿啰音、心浊音界扩大、心率加快、奔马律及各种心律失常、肝大、水肿等。胸部 X 线片示心脏普遍增大、肺淤血，心电图提示左室肥大、广泛性 S-T 段下降及 T 波异常改变。超声心动图见心脏扩大，以左室为主，心肌收缩无力，搏动减弱，射血分数降低，有的左心房内可见附壁血栓。本病发病年龄较轻，与妊娠有关，无特殊治疗方法，在一般治疗、增加营养的同时，针对心衰可用强心、利尿和血管扩张剂，如有栓塞征象可应用肝素。其转归各异，一部分产妇可因心衰、肺梗死、心律失常等病情恶化而死亡，另一部分经适当治疗得以恢复。长期预后取决于发病后恢复的程度，如心脏恢复快，时间短，预后较好；心脏恢复慢，时间长，预后较差。但是不论恢复快慢，再次妊娠都可以复发，故要注意避孕。

【妊娠合并心血管疾病对母儿的影响】

1. 对母亲的影响 妊娠期间，由于胎儿的生长发育、子宫胎盘的增大，母体需氧量增加，心血管系统发生一系列变化来适应机体所需。如果母亲心功能正常，可适应这些变化，平安度过妊娠、分娩及产褥期，如母亲心功能不正常，则因负担加重而导致心功能衰竭，威胁孕产妇生命。高血压病合并妊娠对母亲的影响，取决于疾病本身的严重程度，大多数高血压病的孕妇，妊娠进展平稳，有的会发生严重合并症，如高血压脑病、心力衰竭、肾功能不全、视网膜出血和渗出等，威胁孕妇生命。因此，不宜妊娠的心血管疾病产妇，一旦妊娠应尽早终止。已有心血管疾患的孕妇能否继续妊娠，受多种因素影响：

（1）心脏代偿功能：心功能 Ⅰ～Ⅱ级的孕妇，妊娠、分娩、产褥期发生心力衰竭者少，心功能Ⅲ级或Ⅲ级以上的孕妇发生心力衰竭的机会明显增多。

（2）心血管疾患的类型：风湿性心脏病产妇的预后比先天性心脏病产妇差。

（3）高血压病时血管病变的程度和受累脏器的功能状态。

（4）孕妇的年龄：心血管疾患的产妇，代偿功能随年龄增长逐渐减退，年龄越大，对妊娠期变化的耐受性也降低，预后也差。

（5）有无心力衰竭史：妊娠前有过心力衰竭，妊娠期再次发生的可能性增大。

（6）孕妇的生活环境、营养条件、社会因素和家庭因素等对孕妇的影响较大，如果处理不当，都会加重孕妇的心脏负担，危及孕妇的健康。

2. 对胎儿的影响 随着胎儿生长，需氧量增加，一旦心功能代偿不全发生心力衰竭或高血压病时因血管的病变，造成缺氧引起子宫收缩，发生早产，也可因胎儿宫内缺氧导致生长发育受限、胎儿窘迫甚至胎死宫内。孕期原发性高血压患者其胎盘通常比正常者小，加上多发性小血管梗死，使胎盘功能进一步下降。如果涉及面广，胎盘难以维持正常的功能，胎儿生长就受到影响或胎死宫内，早期流产。

【辅助检查】

1. 血常规 妊娠早晚期及住院时应随访血常规变化。

2. 胸部 X 线检查 妊娠期必要时可给予摄片。

3. 心电图 为常规检查。

4. 动态心电检测 根据心电图结果决定，有助于诊断。

5. 超声心动图检查 有条件的医院可作为常规检查项目。可以发现各类型心脏病的特征性表现。

6. 心肌酶 酌情检测。

【诊断】

1. 妊娠期心脏病的诊断 由于妊娠本身的心血管系统的变化，可以出现类似心脏病的症状和体征，如：活动后心悸、气短、下肢水肿、心动过速等，体检时发现心尖搏动向左上移位，心浊音界轻度扩大，心尖区和肺动脉区可闻及收缩期杂音等。此外，妊娠还可以使原有心血管疾病产妇的某些体征发生变化，增加了诊断的难度。因此，如有下列情况要考虑有心血管疾病。

（1）孕前有风湿热和心脏病史。

（2）孕期出现心功能异常的症状。

（3）有舒张期杂音或性质粗糙、时限较长的收缩期杂音，尤其有震颤并存者；严重的心律失常，如心房颤动、心房扑动、Ⅲ度房室传导阻滞、舒张期奔马律等；有明显的心界扩大及心脏结构异常。

（4）心电图提示心律失常或心肌损害，ST 段及 T 波异常。

（5）超声心动图检查：超声心动图发现城垛样改变提示二尖瓣狭窄。根据房室腔大小、血流方向、速度、压力、反流量等，可提供解剖结构及血流动力学方面的诊断依据，并对心内其他结构及功能异常做出诊断。

2. 心脏代偿功能的分级

（1）按照美国纽约心脏病协会（NYHA）根据产妇所能负担的劳动程度分为四级。

1）Ⅰ级：一般体力活动不受限制（无症状）。

2）Ⅱ级：一般体力活动轻度受限制（运动后感心悸、气短、轻度胸闷、乏力），休息时无症状。

3）Ⅲ级：一般体力活动明显受限制（轻微日常工作即感不适、心悸、气促、胸闷、呼吸困难），休息后无不适，或过去有心力衰竭史者，不论现在心功能情况如何（除非已手术解除心衰的病因）。

4）Ⅳ级：一般体力活动严重受限制，不能进行任何体力活动，休息时仍有心悸、呼吸困难等心力衰竭表现。

（2）1994年美国心脏病协会（AHA）对NYHA的分级进行修订，采用并行两种分级方案，即增加另一种客观评估方法，包括心电图、负荷试验、X线检查、超声心动图等评估心脏病变程度，分为A、B、C、D四级。

1）A级：无心血管疾病客观依据。

2）B级：客观检查表明属于轻度心血管疾病患者。

3）C级：客观检查表明属于中度心血管疾病患者。

4）D级：客观检查表明属于重度心血管疾病患者。

3. 妊娠期早期心力衰竭的诊断 妊娠合并心血管疾患的孕妇，若出现下述症状和体征，应考虑为早期心力衰竭。

（1）轻微活动后即出现胸闷、心悸、气短。

（2）休息时心率每分钟超过110次，呼吸每分钟超过20次。

（3）夜间常因胸闷而需坐起呼吸，或需到窗口呼吸新鲜空气。

（4）肺底部出现少量持续性湿啰音，咳嗽后不消失。

【治疗】

妊娠合并心血管疾患孕产妇的主要死亡原因是心力衰竭和严重感染。因此，心血管疾患的妇女一经受孕或妊娠合并心血管病者，应根据妊娠、分娩和产褥期不同阶段时的病情做出恰当的处理。凡允许继续妊娠者，必须加强孕期保健，定期进行产科、内科检查与监测。定期产前检查可降低孕妇心力衰竭的发生率和孕产妇的死亡率。

1. 孕期保健 要严密观察心功能及各种症状，防止病情加重以预防心衰的发生。

（1）休息：安排好工作与生活，保证充分恰当的休息，每日至少10小时睡眠，避免从事体力劳动和情绪波动。

（2）饮食：合理补充蛋白质、维生素及铁剂，适当限制食盐，避免体重增长过多，防止贫血。以体重每周增长不超过0.5kg，整个妊娠期不超过12kg为宜。

（3）积极预防各种影响心功能的疾病：如感染、妊娠期高血压疾病等，有合并症应及时治疗。

（4）定期产前检查：发现心功能Ⅲ级或Ⅲ级以上，应及时住院治疗；心功能良好者亦应于预产期前2周住院待产，以保证孕妇休息，便于观察。

（5）洋地黄的应用：一般认为无心力衰竭症状和体征时，不主张预防性应用洋地黄。对有早期心衰表现的孕妇，可用地高辛 0.25mg，每日 2 次，口服。2~3 日后若脉率 <80 次/分可改为每日 1 次，不要求达到饱和量，万一病情加重有加大剂量的余地，也不要长期使用维持剂量，病情好转后即可停药。应用洋地黄期间，应注意监测洋地黄药物的血药浓度。

（6）降压药物的选择：高血压合并妊娠使用降压药物仍有争论。虽然降压对母亲有利，但是血压下降可减少子宫胎盘的灌注，胎儿会遭受到更大的损害。如果舒张压持续在 110mmHg 以上时，则应给予适当的治疗。如果血压迅速升高，达到 200/100mmHg 或以上，卧床休息不能缓解，或视网膜动脉进一步硬化、肾功能下降、以前妊娠有过颅内出血或者先兆子痫、心脏增大及心电图明显改变则应考虑终止妊娠。常用的降压药物有①甲基多巴：为兴奋血管运动中枢的 α 受体，抑制外周交感神经，使血压下降。常规给予 250mg 口服，每日 3 次或 4 次，直至血压达到满意水平。②拉贝洛尔：为 α 受体和 β 受体拮抗剂，对胎儿无致畸作用，常规给予 100mg 口服，每日 2 次或 3 次。③硝苯地平：钙拮抗剂，常规给予 10mg 口服，每日 3 次。④肼屈嗪：直接松弛小动脉平滑肌，常规给予 50mg，每日 3 次。⑤产程中血压升高可给予肼屈嗪、硝酸甘油、酚妥拉明或硝普钠。

2. 分娩期　心功能 Ⅰ、Ⅱ 级的孕妇，无产科手术指征多数能经阴道分娩，但必须仔细观察产程进展和产妇心功能情况，适当放宽剖宫产指征。

（1）第一产程

1）吸氧，严密监测生命体征，心率超过 120 次/分，无其他原因解释时，应考虑是心力衰竭征象，及时给予处理。

2）若出现心力衰竭，取半坐卧位，高浓度面罩吸氧，给予乙酰毛花苷 0.4mg 加于 25% 葡萄糖液 20ml 缓慢静脉推注，必要时每隔 4~6 小时重复给药 1 次，每次 0.2mg。

3）加强胎儿的监护。

4）适当给予镇痛或镇静剂，如哌替啶 100mg 肌内注射或地西泮 10mg 肌内注射，连续硬膜外麻醉有良好的镇痛效果。

5）预防性使用抗生素：临产后即开始给予抗生素以预防感染，直到产后 1 周。首选青霉素类，可同时加用甲硝唑预防厌氧菌感染，注意控制输液速度及输液量。

6）产程进展不顺利时及早手术终止产程，预后更好。

（2）第二产程

1）继续监测心率、呼吸，取半卧位，给氧，减少孕妇和胎儿缺氧。

2）尽量缩短第二产程，避免产妇用力屏气，宫口开全后可行侧切或用低位产钳助产。

3）胎儿娩出后，立即在产妇腹部放置沙袋，防止腹压骤然下降，血液流向内脏，造成回心血量暂时减少而诱发心力衰竭。

（3）第三产程

1）及时娩出胎盘胎膜，注意子宫收缩，可肌内或静脉注射缩宫素 10～20U，禁用麦角新碱，以防血管阻力增加，引起心衰。

2）保持产妇安静，可给予地西泮 10mg 或苯巴比妥钠 0.3g 肌内注射。

3）若有产后出血应及时输血、输液，但要注意输血、输液的速度。

3. 产褥期

（1）产后 3 天内，特别是产后 24 小时内是重点期，应防止心衰的发生，必要时可行心电监护。

（2）充分卧床休息，严密观察心率、呼吸、血压等变化。视病情指导产妇早期行床上活动，避免发生下肢深静脉血栓。产后无心衰表现，1 周后逐渐下床活动，至少观察 2 周，病情稳定后方可出院。

（3）继续应用抗生素预防感染至产后 1 周左右，若无感染可停药。

（4）心功能 Ⅰ～Ⅱ级者，可哺乳，心功能Ⅲ级或Ⅲ级以上者不宜哺乳。

（5）指导避孕，不宜再妊娠者，可在产后 1 周行绝育术。

4. 心脏手术治疗 孕期尽量不做心脏手术。若孕妇心功能Ⅲ～Ⅳ级，妊娠早期发生肺水肿等情况，孕妇又不愿意终止妊娠，内科治疗效果不佳，心脏矫治手术操作不复杂，可考虑手术治疗，手术时间宜在妊娠 12 周以前进行。

5. 心血管疾病产妇的剖宫产 因手术创伤和麻醉时血流动力学的改变，可加重心脏负担，故过去多主张无剖宫产指征者，以阴道分娩为宜。随着手术和麻醉技术的提高，以及先进的监护措施，加之剖宫产能减少产妇长时间宫缩引起的血流动力学改变，可减轻心脏负担，故近年来对有心血管疾患产妇分娩方式的选择主张放宽剖宫产指征。胎儿偏大，产道条件差及心功能Ⅱ级以上，或心功能Ⅰ～Ⅱ级但有产科合并症者，以剖宫产分娩为宜。如有心力衰竭，应先控制心力衰竭后再手术。手术以硬膜外持续阻滞麻醉为好，手术时手术者应动作轻巧熟练以缩短手术时间，且应采取严密监护措施。

【护理评估】

1. 病史评估

（1）既往史：全面了解既往病史，有无心脏病史、心衰史及与心脏病有关的疾病史，及其检查、诊疗经过和治疗结果；了解产科病史，包括产妇分娩的次数、初次生育的年龄、分娩方式、胎儿的大小情况，有无不良孕史等。

（2）现病史：了解本次妊娠经过，产妇目前的临床症状、心脏功能，是否应用药物，有无明确药物过敏史。

2. 身体评估

（1）症状与体征：评估有无活动受限、发热、发绀、水肿、心脏增大、肝大以及心率、血压及呼吸节律的变化，有无感染及早期心力衰竭的表现。

（2）专科评估：测量宫高、腹围、胎心、胎动等情况。依据 NYHA 分级方案和 AHA 的客观指标评估方法确定孕妇的心功能。

（3）其他：评估产妇自理能力或日常活动能力，有无压疮、跌倒或坠床等高危因素。

3. 心理-社会状况评估　评估孕妇及家属对心脏病的认知程度及相关知识的掌握情况，对检查及治疗的配合情况，是否因担心母婴安全而产生焦虑、抑郁、恐惧的心理，社会及家庭支持系统是否建立完善等。

【护理措施】

1. 备孕期　根据心脏病的类型、病变程度、心功能状态及是否已行手术矫正等情况，在心脏专科医生及产科医生的指导下决定是否适宜妊娠。不宜妊娠者应指导妇女采取有效措施严格避孕。

2. 妊娠期

（1）一般护理：按第四章第一节"产前一般护理常规"进行护理。

（2）病情观察

1）每日或隔日测尿蛋白、称体重。心功能Ⅲ级以上者根据体重增加情况，及时予以利尿，以减轻心脏负荷，并加强观察有无水肿加重、气急和心跳加快等异常情况的出现，加强心电监护并记录，配合医生及时复查肝肾功能、心电图、24 小时动态心电图、心功能以及实验室检查。

2）产妇可自我监测，正确数胎动，每日 3 次，每次 1 小时并记录，发现异常及时汇报医生，给予胎心监护、吸氧等。

3）每日 3~4 次测听胎心率，也可进行电子胎心率监护，隔日 1 次，必要时每日 1 次，同时配合 B 型超声、生物物理象监测、脐动脉血流图测试及 24 小时尿雌三醇、血雌三醇的测定等，以及时了解胎儿及胎盘功能。

（3）用药护理

1）妊娠前服用洋地黄类药物的孕妇，孕期仍需继续服用。对洋地黄类药物的耐受性差者，需要注意其用药时的毒性反应。

2）洋地黄中毒的表现有：①心脏毒性反应，如快速性心律失常伴传导阻滞。②胃肠道反应如食欲缺乏、恶心、呕吐、腹痛、腹泻等。③神经系统表现如头痛、头晕、乏力、视物模糊、黄视、绿视等。

3）预防洋地黄中毒：给药前准确测量产妇脉搏，如心率大于 100 次/分或低于 60 次/分，或节律不规则，应暂停用药并及时通知医生。同时注意观察孕妇有无低血钾表现，使用利尿药者，严格记录尿量，尿多者必要时遵医嘱及时补钾。

（4）专科指导

1）加强产检：妊娠合并心脏病产妇孕20周前每2周查1次，孕20周后每周查1次，并根据需要增加产检次数，由心血管医生及产科医生共同完成。

2）提前入院待产：心功能Ⅰ～Ⅱ级者，应于预产期前1～2周提前入院待产，心功能Ⅲ级或以上者，应立即住院治疗，保证母婴安全。

（5）并发症护理观察

1）心力衰竭的预防：①在充分休息及科学营养的前提下，积极治疗诱发心力衰竭发生的各种因素，如贫血、心律失常、妊娠期高血压疾病、各种感染，尤其是上呼吸道感染，应及时给予抗生素治疗。②注意会阴及皮肤清洁，家属应协助翻身叩背排痰，预防感染。③必要时监测生命体征及血氧饱和度情况。④风湿性心脏病产妇卧床期间要经常变换体位、活动双下肢，防止下肢深静脉血栓形成。

2）心力衰竭的征象：①轻微活动后即有胸闷、心悸、气短。②休息时心率每分钟超过110次/分，呼吸每分钟大于20次。③夜间常因胸闷而坐起呼吸，或需到窗口呼吸新鲜空气。④肺底部出现少量持续性湿啰音，咳嗽后不消失等。

3）心力衰竭的处理：①体位：患者取坐位，双腿下垂，减少静脉回流，减轻心脏负荷。②吸氧：给予高浓度吸氧，2～3L/min，湿化瓶中加入50%的酒精，以降低肺泡表面张力，改善肺通气。必要时可行面罩加压给氧。③遵医嘱用药：孕妇对洋地黄类药物的耐受性差，需要注意用药时的毒性反应；肌内注射吗啡起到镇静作用，以减少躁动所带来的额外心脏负担，同时可舒张小血管减轻心脏负荷；静脉注射呋塞米，以利尿缓解肺水肿。应用血管扩张剂，如硝普钠、硝酸甘油、酚妥拉明时注意监测血压；应用氨茶碱解除支气管痉挛，以缓解呼吸困难，增强心肌收缩力。④妊娠晚期有心力衰竭者应在心血管内科及产科医师的合作下，控制心力衰竭，紧急行剖宫产术，以减轻心脏负担，挽救孕妇生命。⑤必要时可行四肢轮流三肢结扎法，以减少静脉回心血量，减轻心脏负荷。

（6）心理护理：妊娠合并心脏病孕妇因担心胎儿及自身安全容易产生紧张和焦虑心理，护士要运用沟通技巧，向孕妇介绍治疗成功的病例，使其树立信心，并向孕妇说明用药的目的，耐心解答孕妇和家属的各种疑问，使其主动配合治疗及护理。

（7）健康教育

1）饮食：向产妇及家属讲解饮食对疾病的影响。指导产妇正确摄入高蛋白、低脂肪（尤其是动物脂肪）、富含维生素和矿物质的饮食，限制食盐的摄入量，以减少水钠潴留，防止妊娠期体重异常增加，并嘱产妇进食不宜过饱，少量多餐，多吃蔬菜及水果，以防便秘加重心脏负担。

2）休息与活动：保证孕妇的休息和睡眠，日间餐后休息30分钟至1小时，夜间保证有10小时的睡眠，休息时保持左侧卧位和半卧位，防止子宫右旋，减轻对心脏的负担。限制体力劳动，适当减少活动量。心功能Ⅲ级以上者要以卧床为主，尽可能采用半卧位或半坐位，以产妇舒适为标准。

3）出院指导：做好出院手续办理流程的告知。①健康指导：加强孕妇及家属对妊娠合并心脏病相关知识的认识；嘱孕妇保持个人卫生，养成正确的饮食、运动习惯，掌握自我监测的方法，预防并发症的发生。②定期产前检查，保证孕期安全，如有不适随时到医院就诊。

3. 分娩期

（1）一般护理：阴道试产者、剖宫产者分别按照第四章第一节"产科护理常规"中"自然分娩护理常规"、"剖宫产护理常规"相关内容进行护理。

（2）病情观察

1）严密观察产程进展，每15分钟测量生命体征，每30分钟测胎心率。严格记录出入量，准确记录尿量。随时评估产妇心功能状态，及早识别并防止心力衰竭的发生。必要时遵医嘱应用镇静药物。

2）分娩后观察4小时无异常者送产后病房母婴同室休息。

（3）用药护理

1）分娩后禁用麦角新碱，以免静脉压增高而发生心力衰竭。

2）输液、输血时合理控制总量和速度，以防增加心脏额外的负荷。

（4）专科指导

1）指导产妇正确呼吸及减轻疼痛的方法。必要时可行硬膜外麻醉无痛分娩减轻疼痛，减少体力及精力消耗。

2）缩短第二产程，宫缩时不宜用力，可行会阴侧切或产钳助产术，减少产妇体力消耗。

3）请儿科医生到场，做好新生儿抢救的准备。

4）导乐陪产：详见第四章第一节"产科护理常规"。

（5）并发症观察护理

1）心力衰竭：胎儿娩出后，产妇的腹部应立即放置沙袋，持续加压24小时，以防腹压骤降诱发心力衰竭。输血、输液时合理控制总量及输液速度。

2）产后出血：按摩子宫，严格记录阴道出血量。必要时遵医嘱应用宫缩剂，预防产后出血。

（6）心理护理：给予产妇心理及情感支持，做好宣教，给产妇以安慰和鼓励，消除紧张情绪。

（7）健康教育

1）饮食：因产程体力消耗较大，需进食高热量、高蛋白、高维生素、低盐、低脂肪的食物，且少食多餐。多吃水果蔬菜，预防便秘。

2）休息与活动：产妇宜取左侧卧位15°，上半身抬高30°，防止仰卧位低血压综合征发生。

4. 产褥期

（1）一般护理：阴道分娩者、剖宫产者分别按照第四章第一节"产科护理常规"中"自然分娩护理常规"、"剖宫产护理常规"相关内容进行护理。

（2）病情观察

1）产褥早期尤其产后72小时内，严密监测产妇生命体征及心力衰竭的早期症状，预防心力衰竭发生。有异常情况立即报告医生。

2）观察子宫收缩情况，严格记录阴道出血量。

（3）用药护理

1）慎用宫缩药，以免强烈宫缩增加回心血量，加重心脏负担。

2）静脉输液时，严格控制输液量及输液速度。

（4）专科指导

1）选择合适喂养方式：心功能Ⅰ～Ⅱ级的产妇允许哺乳，但应避免过度劳累。心功能Ⅲ级或以上者不宜哺乳，应及时回奶（禁用雌激素），指导家属人工喂养。

2）指导母乳喂养及新生儿抚触，做好乳房护理相关内容详见第二章第一节"产科护理操作技术"。

（5）并发症护理观察

1）产后出血：产后4小时内每小时按压宫底，观察子宫收缩情况，并记录阴道出血量；子宫收缩欠佳者，应按摩子宫，遵医嘱给予缩宫素预防产后出血。

2）产褥期感染：①早、晚用软毛牙刷刷牙，预防口腔炎症的发生。②每日给予会阴擦洗2次，勤换会阴垫，保持会阴部清洁，预防泌尿系感染。③遵医嘱给予抗生素预防感染。

（6）心理护理：心脏病产妇会担心新生儿的健康，同时由于自身原因不能亲自参与照顾，会产生愧疚、烦躁心理。因此护士应通过评估产妇身心状况及家庭支持情况，鼓励并制订全家参与康复计划，循序渐进地恢复产妇自理能力，使其慢慢适应母亲角色。如果心功能尚可，可鼓励产妇适度地参加

173

照顾新生儿的活动以增加母子感情。如果新生儿有缺陷或死亡，要允许产妇表达情感，并给予理解和安慰，减少产后抑郁症的发生。

（7）健康教育

1）饮食：给予高蛋白、高热量、高维生素、富含矿物质饮食；有水肿时，应适当限制钠盐，除了少进食盐外，应注意限制食物中含钠高的海带、虾米、味精、调味品、咸味副食品的入量；忌烟、酒、浓茶、咖啡及辛辣刺激性食物；注意少食多餐，宜进质软、易消化的食物，但应注意补充粗纤维食物，以保证大便通畅。

2）休息与活动：①产后 24 小时内绝对卧床休息，病情轻者，24 小时后可适当下地活动，对于首次下床的产妇做好预防跌倒的指导。②保证充足的休息和睡眠，以活动后不感觉疲劳为宜。有时活动后会有轻度心慌、气急，但休息后好转者应量力而行，避免劳累。③若心功能 Ⅲ 级或以上者，即使无自觉症状时，也要每天卧床 10 小时以上，并保证一定的午休时间。

3）用药指导：在应用洋地黄类药物时，指导产妇自测脉搏，若脉搏 >100 次/分或 <60 次/分，及时报告医护人员。

4）出院指导：①注意休息，避免劳累。②保持心情愉快，减少生活压力及刺激。③养成定时排便排尿的习惯，避免大便干燥，必要时使用缓泻剂。④坚持产后康复操的锻炼及膀胱功能的训练。⑤产后 6 周内禁止性生活，6 周之后建议严格避孕，指导产妇采用有效避孕措施或做绝育术。⑥指导产妇将孕期保健册交地段保健机构，产后 42 天产妇及婴儿应来医院进行产后复查。⑦告知产妇母乳喂养热线电话及母乳喂养咨询门诊出诊时间，以便产妇遇到困难时咨询。⑧指导产妇在产褥期如有异常应及时到医院检查，如阴道出血超过月经量、心慌、气急、呼吸困难等。

（8）延续护理：建立随访登记本，定期进行电话随访。随访过程中，关注产妇心功能情况及母乳喂养情况，指导产妇保证充足的睡眠和休息，如有心脏不适及时去内科就诊。

三、妊娠合并急性脂肪肝

妊娠期急性脂肪肝（acute fatty liver of pregnancy，AFLP）是发生于妊娠后期的一种与线粒体脂肪酸氧化障碍有关的、以肝细胞大面积脂肪变性为主要特征的危重疾病，多见于初产妇和妊娠期高血压疾病产妇，发病率为 1/15000 ~ 1/10000。

【病因及发病机制】

多数人认为妊娠后体内性激素水平的变化与本病有直接关系。妊娠引起的激素变化，使脂肪酸代谢发生障碍，致游离脂肪酸堆积在肝细胞和肾、胰、脑等其他脏器。由于造成多脏器损害，近年来已有多例复发病例和其子代有遗传缺陷的报道，故有人提出可能是先天遗传性疾病。此外可能也与病毒感染、中毒、药物（如四环素）、营养不良、妊娠期高血压疾病等多因素对线粒体脂肪酸氧化的损害作用有关。

【临床表现】

起病初期仅有持续性恶心、呕吐、乏力、上腹痛或头痛，数天至 1 周出现黄疸且进行性加深，常无瘙痒。腹痛可局限于右上腹，也可呈弥散性。常伴有高血压、蛋白尿、水肿，少数人有一过性多尿和烦渴，如不分娩病情继续进展，出现凝血功能障碍（皮肤瘀点、瘀斑以及消化道、龈出血等）、低血糖、意识障碍、精神症状及肝性脑病、尿少、无尿和肾衰竭，常于短期内死亡。AFLP 时死产、死胎、早产及产后出血多见。少数患者还可出现胰腺炎和低蛋白血症。

【辅助检查】

1. 血常规　外周血白细胞计数升高，可达（15.0~30.0）×10^9/L，出现中毒颗粒，并见幼红细胞和嗜碱性点彩红细胞；血小板计数减少，外周血涂片可见肥大血小板。

2. 血清总胆红素　血清总胆红素中度或重度升高，以直接胆红素为主，一般不超过 200μmol/L；血转氨酶轻度或中度升高，ALT 不超过 300U/L，有酶-胆分离现象；血碱性磷酸酶明显升高；血清清蛋白偏低，β 脂蛋白升高。

3. 血糖　血糖可降至正常值的 1/3~1/2，是 AFLP 的一个显著特征；血氨升高，出现肝性脑病时可高达正常值的 10 倍。

4. 凝血功能　凝血酶原时间和部分凝血活酶时间延长，纤维蛋白原降低。

5. 血尿酸、肌酐和尿素氮　血尿酸、肌酐和尿素氮均升高。尤其是尿酸的增高程度与肾功能不成比例，有时高尿酸血症可在 AFLP 临床发作前就存在。

6. 尿蛋白及尿胆红素　尿蛋白阳性，尿胆红素阴性。尿胆红素阴性是较重要的诊断依据之一，但尿胆红素阳性不能排除 AFLP。

7. 影像学检查　B 超见肝区的弥漫性高密度区，回声强弱不均，呈雪花状，有典型的脂肪肝波形。CT 及 MRI 检查可显示肝内多余的脂肪，肝实质呈均匀一致的密度减低影。

8. 病理检查　病理肝组织学检查是唯一的确诊方法。当临床高度怀疑 AFLP 时，应及早在 DIC 发生前做穿刺活组织检查。典型病理变化为肝细胞弥漫性、微滴性脂肪变性，炎症、坏死不明显。本病开始时肝小叶周围肿胀的肝细胞充满细小的脂肪滴，细胞核仍位于细胞中央。以后病变累及门脉区的肝细胞组，肝小叶结构清晰，基本正常。病情进一步发展，肾脏、胰腺、脑等均有微囊样脂肪变性。HE 染色时，可见肝细胞脂肪变性形成独特的空泡，肝细胞呈气球样变，肝血窦内出现嗜酸小体。用特殊的脂肪油红 O 染色，细胞中脂肪小滴的阳性率更高。电镜观察可见肝细胞核位于中央，胞浆中充满大小不等的囊泡，可见脂肪滴，线粒体基质密度增高，并明显肿大。如患者康复，上述的病理变化可完全消失，肝脏无伤痕遗留。

【诊断】

1. 病史　无肝炎接触史，既往无肝病史。

2. 临床表现　妊娠晚期突然发生不明原因的恶心、呕吐、上腹痛、黄疸时需高度警惕 AFILP。

3. 实验室检查

（1）白细胞计数升高，≥15.0×10^9/L，有时可达 30×10^9/L。血小板计数减少 <100×10^9/L。外周血涂片可见肥大血小板、幼红细胞、嗜碱性点彩红细胞。

（2）血清转氨酶轻度或中度升高，一般不超过 300U/L，血清碱性磷酸酶明显升高，血清胆红素升高、但很少 >200μmol/L。

（3）血糖降低，血氨升高：持续性重度低血糖是 AFLP 的一个显著特征，常可降至正常值的 1/3～1/20 血氨在 AFILP 的早期就可升高，出现昏迷时则高达正常值的 10 倍。

（4）凝血酶原时间延长，部分凝血活酶时间延长，血浆抗凝血酶Ⅲ和纤维蛋白原减少。

（5）血尿酸、肌酐和尿素氮均升高，尤其是尿酸的增高程度与肾功能不成比例，有时高尿酸血症可在 AFILP 临床发作前即存在。

（6）尿蛋白阳性，尿胆红素阴性。尿胆红素阴性是较重要的诊断指标之一，但尿胆红素阳性不能排除 AFLP。

4. 病理肝组织学检查。

5. 影像诊断　影像诊断是 AFLP 的辅助诊断。B 超主要表现为肝区弥散的密度增高，呈雪花状，强弱不均。CT 检查示肝实质为均匀一致的密度减低影。

【治疗】

AFLP 尚无特效疗法，保守治疗风险极高，因此提高认识、早期诊断及治疗是关键，尽快终止妊娠，可以降低母婴死亡率。

1. 产科处理

（1）本病可迅速恶化，危及母儿生命，一经诊断，应立即终止妊娠。期待治疗不能缓解病情，而是呈进行性加重趋势，及时终止妊娠已使母儿存活率明显升高。

（2）终止妊娠的方式是经剖宫产还是经阴道，目前尚无一致意见。一般认为，宫颈条件差或胎位异常者，应多采用剖宫产，术中采取局麻或硬膜外麻醉，不用全麻以免加重肝损害。若胎死宫内，宫颈条件差，短期不能经阴道分娩的也应行剖宫产。剖宫产时如出现凝血机制障碍，出血不止经用宫缩剂等处理无效者，应行次全子宫切除。术后禁用镇静、痛剂。若条件许可，胎盘功能好，经阴道分娩的结果也较好。

（3）注意休息，不宜哺乳。

2. 支持疗法

（1）给予低脂肪、低蛋白、高糖饮食。纠正低血糖，注意电解质平衡，纠正代谢性酸中毒。

（2）每天给予维生素 K_1、维生素 C、ATP 及辅酶 A，静脉应用保肝及降血氨药物。

（3）酌情输血浆、纤维蛋白原、血小板及凝血酶原复合物等纠正凝血功能障碍，给予人体清蛋白以纠正低蛋白血症，降低脑水肿的发生。

3. 对症治疗

（1）早期短时间应用肾上腺皮质激素，如氢化可的松，以保护肾小管上皮。

（2）血浆置换是目前最常用的人工肝支持治疗方法。

（3）根据病情应用抗凝剂和 H_2 受体阻滞剂，维持胃液 pH > 5，防止应激性溃疡的发生。

（4）肾衰竭利尿无效者可行透析疗法、人工肾等治疗。使用对肝功能影响小的抗生素，如氨苄青霉素 6~8g/d，防治感染。

（5）发生 DIC 时应及早应用肝素。

经上述治疗，多数产妇病情改善，预后良好。损害的肝脏一般在产后 4 周能恢复，无慢性肝病后遗症。少数产妇虽经迅速终止妊娠及上述各种方法治疗，病情继续恶化的，可考虑肝脏移植。文献报道对不可逆肝功能衰竭者，肝移植确能提高生存率。

【护理评估】

1. 病史评估

（1）既往史：分娩的次数，初次生育的年龄、分娩方式、胎儿的大小；有无肝病史；妊娠期间肝功能情况；药物使用情况及有无过敏。

（2）现病史：了解此次妊娠经过，孕妇目前的临床症状、肝功能情况、是否应用某种药物。

（3）心理-社会状况：评估产妇对急性脂肪肝的认知程度、相关知识的掌握情况，对检查及治疗的配合情况；评估是否因担心母婴安全而产生焦虑、抑郁、恐惧的心理；评估社会及家庭支持系统是否建立完善等；了解急性脂肪肝对产妇生活的影响。

2. 身体评估

（1）症状与体征：妊娠晚期是否出现不明原因的恶心、呕吐、上腹痛等症状，是否出现黄疸而不伴皮肤瘙痒等症状。

（2）营养评估：询问孕妇饮食习惯与嗜好，饮食量和种类；测量体重。

（3）专科评估：测量宫高、腹围，观察胎心、胎动等情况。

（4）其他评估：评估自理能力或日常活动能力、有无压疮、跌倒/坠床高危因素；评估孕妇有无泌尿系感染、呼吸道感染、深静脉血栓等风险。

【护理措施】

1. 妊娠期

（1）一般护理：详见第四章第一节"产前一般护理常规"。

（2）病情观察

1）严密监测生命体征，持续心电监护，准确记录出入量，观察神志及瞳孔的变化以了解有无肝性脑病的先兆。

2）注意观察其有无口渴、喜冷饮、上腹痛等，以及尿色加深，巩膜、皮肤黄染等症状。

3）注意观察有无头晕、头痛、视物模糊等症状，警惕子痫的发生。

4）观察有无心慌、出冷汗等低血糖症状，随时监测血糖情况。

5）密切观察体重变化，体重骤增时及时通知医生。

6）警惕出血、肝肾综合征、胸腔积液、腹腔积液、脑水肿、感染及多脏器功能衰竭的发生，密切监测，做好抢救准备。

（3）用药护理

1）遵医嘱给予成分输血（红细胞、血小板、清蛋白等）。输血时严格执行输血查对制度，密切观察输血反应，及时做出相应处理。

2）遵医嘱给予保肝治疗，如维生素 C、氨基酸等。输注过程中注意控制输液速度，观察有无输液反应，若发生及时给予处理。

（4）专科指导

1）急性脂肪肝可导致胎儿在宫内窘迫或死亡，应预防胎死宫内。注意听胎心，监测频率每天不少于 10 次，白天每间隔 2 小时监听 1 次，夜间每 3 小时监听 1 次，每间隔 1 天进行胎心监测 1 次。

2）严密观察孕妇胎动情况，教会患者自数胎动的方法，发现异常及时报告医生。

3）遵医嘱及时进行 B 型超声检查，对出现异常情况的产妇及时终止妊娠。

（5）并发症护理观察

1）死胎：严密监测胎儿宫内情况，注意观察胎心、胎动情况。

2）早产：密切观察先兆早产征象，一经发现及时给予处理。

（6）心理护理：孕妇了解病情后会产生焦虑心理，并且担心胎儿的身体健康，会产生较严重的抑郁心理。护士要正确安慰孕妇，对孕妇进行有效的心理疏导，使其放松心情，配合治疗。如果情况许可，将孕妇放置单间内由家属陪同，以缓解焦虑、紧张的情绪。

（7）健康教育

1）饮食控制：以进食碳水化合物、高维生素、低蛋白的清淡易消化的饮食为主，禁食动物脂肪、骨髓、黄油、内脏等。葡萄糖除能供给热量、减少蛋白质分解外，还能促进氨合成谷氨酰胺，以降低血氨，防止肝性脑病的发生，所以可适当补充葡萄糖。出现腹腔积液者要限制钠盐和水的摄入。保持大便通畅，减少肠内有毒物质，可给予植物蛋白饮食，高维生素饮食，有利于氨的排除，且利于排便。

2）卧床休息：绝对卧床休息，保持病房安静，各种治疗、操作尽量集中执行，动作应轻柔、熟练，保证孕妇充分的休息。保持各种管道通畅，双下肢水肿者给予抬高双下肢。

3）卫生指导：保持床单位清洁干燥、平整，衣着宽松舒适，保持皮肤清洁卫生。定时翻身，改善受压部位的血液循环，特别是有水肿的产妇，应防止水肿部位受压而破损，引起压疮。黄疸者因胆盐沉积出现皮肤瘙痒时，可用温水擦浴并涂抹止痒药物，防止抓伤，引起感染。

2. 分娩期

（1）一般护理：详见第四章第一节"产前一般护理常规"中"剖宫产患者护理常规"。

（2）病情观察

1）持续吸氧，心电监护，注意产妇生命体征及神志改变。

2）加强电子胎心监护，如有异常情况及时通知医生。

3）注意产妇自觉症状，如有全身不适、右上腹疼痛，立即通知医生做好抢救准备。

（3）并发症观察：详见妊娠期专科指导。

（4）新生儿护理：详见第二章第一节"产科护理操作技术"中"新生儿护理常规"。

（5）健康教育：加强手术前心理护理，避免紧张。

3. 产褥期

（1）一般护理：详见第四章第一节"产科护理常规"中"剖宫产患者

护理常规"。

（2）病情观察

1）密切观察生命体征，发现异常及时处理。

2）术后加强尿管护理，保持会阴部清洁干燥，行会阴擦洗每日2次，预防尿路感染，保持管壁清洁无污迹，注意观察尿量及尿液的性质、有无感染迹象。

3）出血的观察：①产后2小时内每30分钟按摩1次宫底，观察宫缩情况及阴道出血的性质和量，2小时后每小时观察1次子宫收缩和阴道出血情况。用称重法计算出血量。②观察手术切口渗血、渗液情况。③观察皮肤黏膜有无淤血、瘀斑；观察采血部位和针眼处有无渗血，尽量选择静脉留置，以减少穿刺次数，做好静脉维护，注意穿刺处有无瘀斑。④密切观察有无血压下降、肠鸣音亢进等情况，如出现心悸、头晕、脉搏细速、面色苍白等，应警惕消化道出血。⑤人工肝支持治疗：严密监测生命体征、血氧饱和度，做好循环管路、人工肝支持系统运行参数、不良反应的观察。血浆置换时观察有无过敏反应、低血压、出血倾向，低钙、低钾血症。血液灌流时需警惕栓塞并发症、血小板减少的发生。治疗过程中做好血管通道的护理，防止导管脱出。

（3）专科指导：注意观察乳房情况，做好乳房护理，AFLP产妇不宜母乳喂养。视乳汁分泌程度口服炒麦芽或芒硝外敷回奶，避免使用有损肝脏的药物。

（4）并发症护理观察

1）肝性脑病：密切注意产妇的精神意识状态，重视产妇的主诉，注意与产妇的交流与沟通技巧，注意有无腹胀，如产妇出现精神萎靡、嗜睡或兴奋，血压偏低等，应警惕肝性脑病的发生。保持大便通畅，预防肝性脑病。

2）感染：遵医嘱早期禁食，后期给予低脂优质蛋白饮食，同时给予纤维蛋白原、人血清蛋白和抗生素，纠正贫血，改善凝血功能，预防感染。

3）肝肾综合征：准确记录24小时出入量，观察肾功能，血容量补足后若仍少尿，遵医嘱给予利尿剂，无效者提示可能发生急性肾衰竭，应尽早采取血液透析。

（5）健康教育

1）饮食：遵医嘱早期禁食，恢复期逐渐给予低脂肪、低蛋白、高维生素、高碳水化合物饮食，保证足够热量，逐渐增加饮食中蛋白质含量，且由植物蛋白向动物蛋白逐渐过渡。

2）运动：注意休息，适当活动。

3）出院指导：①宜进食清淡易消化富含营养的食物，食物中应有足够的蔬菜、水果及谷类，多喝汤类，少食多餐，以每日 4 ~ 5 餐为宜。②注意休息，避免劳累，产后不宜哺乳，保证充足睡眠。③定期随访肝功能。若再次妊娠，仍有一定的复发倾向，④合并有代谢性疾病、内分泌疾病、消化性疾病的应积极治疗原发病。⑤保持外阴清洁及个人卫生，勤换内衣裤，产后可进行沐浴、刷牙。⑥保持心情愉快，指导产妇心理调适，保持乐观，情绪稳定。⑦产后 42 天内禁止性生活，42 天后建议避孕，再次妊娠有再发生 AFLP 的可能。指导产妇选择适合的避孕方法，产后避孕不宜用避孕药；正常产后 3 个月，可以选择宫内节育器避孕。⑧指导产妇将孕期保健册交地段保健机构，产后 42 天产妇及婴儿应来医院进行产后复查。⑨指导产妇在产褥期如有异常应及时到医院检查。

◀ 第三节 异常妊娠妇女的护理 ▶

一、流产

妊娠不足 28 周、胎儿体重不足 1000g 而终止者称流产（abortion）。流产发生于妊娠 12 周前者称早期流产（early abortion），发生在妊娠 12 周至不足 28 周者称晚期流产（late abortion）。流产又分为自然流产和人工流产两大类。机械或药物等人为因素终止妊娠者称为人工流产（induced abortion），自然因素导致的流产称为自然流产（spontaneous abortion，miscarriage）。自然流产率占全部妊娠的 10% ~ 15%，其中 80% 以上为早期流产。

【病因及发病机制】

1. 胚胎因素　胚胎染色体异常是流产的主要原因。早期流产子代检查发现 50% ~ 60% 有染色体异常。夫妇任何一方有染色体异常均可能传至子代，导致流产。染色体异常包括数目异常和结构异常。

2. 母体因素

（1）全身性疾病：全身性感染时高热可促进子宫收缩引起流产，梅毒螺旋体、流感病毒、巨细胞病毒、支原体、衣原体、弓形虫、单纯疱疹病毒等感染可引起胎儿畸形而导致流产；孕妇患心力衰竭、严重贫血、高血压、慢性肾炎及严重营养不良等缺血缺氧性疾病亦可导致流产。

（2）内分泌异常：黄体功能不足可致早期流产。甲状腺功能低下、严重的糖尿病血糖未控制均可导致流产。

（3）免疫功能异常：与流产有关的免疫因素包括配偶的组织兼容性抗原（HLA）、胎儿抗原、血型抗原（ABO 及 Rh）及母体的自身免疫状态。父母的 HLA 位点相同频率高，使母体封闭抗体不足亦可导致反复流产。母儿血型不合、孕妇抗磷脂抗体产生过多、夫妇抗精子抗体的存在，均可使胚胎或胎儿受到排斥而发生流产。

（4）子宫异常：畸形子宫如子宫发育不良、单角子宫、双子宫、子宫纵隔、宫腔粘连以及黏膜下或肌壁间子宫肌瘤均可影响胚囊着床和发育而导致流产。宫颈重度裂伤、宫颈内口松弛、宫颈过短可能导致胎膜破裂而流产。

（5）创伤刺激：子宫创伤如手术、直接撞击、性交过度亦可导致流产；过度紧张、焦虑、恐惧、忧伤等精神创伤亦有引起流产的报道。

（6）不良习惯：过量吸烟、酗酒，吸食吗啡、海洛因等毒品均可导致流产。

【临床表现】

主要为停经后阴道流血和腹痛。

1. 停经 大部分自然流产产妇均有明显的停经史，结合早孕反应、子宫增大以及 B 型超声检查发现胚囊等表现可确诊妊娠。但是，妊娠早期流产导致的阴道流血很难与月经异常鉴别，常无明显的停经史。有报道提示，约50％流产是妇女未知受孕就发生受精卵死亡和流产。对这些产妇，要根据病史，血、尿 hCG 以及 B 型超声检查结果综合判断。

2. 阴道流血和腹痛 早期流产者常先有阴道流血，而后出现腹痛。由于胚胎或胎儿死亡，绒毛与蜕膜剥离，血窦开放，出现阴道流血；剥离的胚胎或胎儿及血液刺激子宫收缩，排出胚胎或胎儿，产生阵发性下腹疼痛；当胚胎或胎儿完全排出后，子宫收缩，血窦关闭，出血停止。晚期流产的临床过程与早产及足月产相似：经过阵发性子宫收缩，排出胎儿及胎盘，同时出现阴道流血。晚期流产时胎盘与子宫壁附着牢固，如胎盘粘连仅部分剥离，残留组织影响子宫收缩，血窦开放，可导致大量出血、休克，甚至死亡。胎盘残留过久，可形成胎盘息肉，引起反复出血、贫血及继发感染。

【临床分型】

1. 先兆流产（threatened abortion） 停经后出现少量阴道流血，常为暗红色或血性白带，流血后数小时至数日可出现轻微下腹痛或腰骶部胀痛；宫颈口未开，无妊娠物排出；子宫大小与停经时间相符。经休息及治疗，症状消失，可继续妊娠。如症状加重，则可能发展为难免流产。

2. 难免流产（inevitable abortion） 又称不可避免流产。在先兆流产的基础上，阴道流血增多，腹痛加剧，或出现胎膜破裂。检查见宫颈口已扩张，有时可见胚囊或胚胎组织堵塞于宫颈口内，子宫与停经时间相符或略小。B 型超声检查仅见胚囊，无胚胎（或胎儿），或无心管搏动亦属于此类型。

3. 不全流产（incomplete abortion） 难免流产继续发展，部分妊娠物排出宫腔，或胎儿排出后胎盘滞留宫腔或嵌顿于宫颈口，影响子宫收缩，导致大量出血，甚至休克。检查可见宫颈口已扩张，宫颈口有妊娠物堵塞及持续性血液流出，子宫小于停经时间。

4. 完全流产（complete abortion）　有流产的症状，妊娠物已全部排出，随后流血逐渐停止，腹痛逐渐消失。检查见宫颈口关闭，子宫接近正常大小。

此外，流产尚有三种特殊情况：

1. 稽留流产（missed abortion）　又称过期流产，指宫内胚胎或胎儿死亡后未及时排出者。典型表现是有正常的早孕过程，有先兆流产的症状或无任何症状；随着停经时间延长，子宫不再增大或反而缩小，子宫小于停经时间；宫颈口未开，质地不软。

2. 习惯性流产（habitual abortion）　指连续自然流产 3 次或 3 次以上者。近年有学者将连续两次流产者称为复发性自然流产（recurrent spontaneous abortion）。常见原因为胚胎染色体异常、免疫因素异常、甲状腺功能低下、子宫畸形或发育不良、宫腔粘连、宫颈内口松弛等。每次流产常发生在同一妊娠月份，其临床过程与一般流产相同。宫颈内口松弛者，常在妊娠中期无任何症状而发生宫颈口扩张，继而羊膜囊突向宫颈口，一旦胎膜破裂，胎儿迅即娩出。

3. 流产合并感染（septic abortion）　多见于阴道流血时间较长的流产产妇，也常发生在不全流产或不洁流产时。临床表现为下腹痛及阴道有恶臭分泌物，双合诊检查有宫颈摇摆痛。严重时引起盆腔腹膜炎、败血症及感染性休克，常为厌氧菌及需氧菌混合感染。

【辅助检查】

1. B 型超声检查　测定妊娠囊的大小、形态及胎儿心管搏动，并可辅助诊断流产类型。若妊娠囊形态异常，提示妊娠预后不良。宫腔和附件检查有助于稽留流产、不全流产及异位妊娠的鉴别诊断。

2. 妊娠试验　连续测定血 β - hCG 之动态变化，有助于妊娠的诊断及预后判断。妊娠 6 ~ 8 周时，血 β - hCG 以每日 66% 的速度增加，若血 β - hCG 每 48 小时增加不到 66%，则提示妊娠预后不良。

3. 其他检查　血常规检查判断出血程度，白细胞和血沉检查可判断有无感染存在。孕激素、HPL 的连续测定有益于判断妊娠预后。习惯性流产产妇可行妊娠物以及夫妇双方的染色体检查。

【治疗】

确诊流产后，应根据自然流产的不同类型进行相应的处理。

1. 先兆流产

（1）卧床休息，禁止性生活。

（2）减少刺激。

（3）必要时给予对胎儿危害小的镇静药物。

（4）黄体酮功能不足的产妇，每日肌内注射黄体酮治疗。

（5）注意及时进行 B 超检查，了解胚胎发育情况，避免盲目保胎。

2. 难免流产　一经确诊，应尽早使胚胎及胎盘组织完全排出，以防出血和感染。

3. 不全流产　一经确诊，应及时行刮宫术或钳刮术，以清除宫腔内残留组织。出血多有休克者，应同时输血、输液，出血时间长者，应给予抗生素预防感染。

4. 完全流产　如无感染征象，一般不需特殊处理。

5. 稽留流产　应及时促使胎儿和胎盘排除，以防稽留日久发生凝血功能障碍，导致弥散性血管内凝血造成严重出血。处理前应做凝血功能检查。

6. 习惯性流产　以预防为主，有习惯性流产史的妇女在受孕前应进行必要的检查，包括卵巢功能检查、夫妇双方染色体检查、血型鉴定、丈夫的精液检查，以及生殖道的详细检查。查出原因，若能治疗者，应于怀孕前治疗。

7. 流产感染　积极控制感染，待感染控制后，再行刮宫。

【护理评估】

1. 病史评估　停经、阴道流血和腹痛是流产孕妇的主要症状。应详细询问产妇停经史、早孕反应情况；还应了解既往有无流产史，在妊娠期间有无全身性疾病、生殖器官疾病、内分泌功能失调及有无接触有害物质等以判断发生流产原因。

2. 身心状况评估

（1）症状：评估阴道出血的量与持续时间；评估有无腹痛，腹痛的部位、性质及程度；了解阴道有无排液，阴道排液的色、量、气味，以及有无妊娠产物的排出。

（2）体征：全面评估孕妇的各项生命体征，判断流产类型，注意与贫血及感染相关的征象。孕妇可因失血过多出现休克或因出血时间过长、宫腔内有残留组织而发生感染。

（3）心理社会评估：孕妇因阴道出血而出现焦虑和恐惧心理，同时因担心胎儿的健康，可能会表现出伤心、郁闷、烦躁不安等情绪。尤其多年不孕或习惯性流产的孕妇，为能否继续妊娠而焦虑、悲伤。

【护理措施】

1. 一般护理

（1）卧床休息，禁止性生活。

（2）饮食以高热量、高蛋白、高维生素的清淡饮食为宜。多吃新鲜蔬菜、水果，保持大便通畅。

（3）先兆流产者，禁用肥皂水灌肠；行阴道检查操作时应轻柔，以减少刺激。

（4）做好各种生活护理。

2. 病情观察

（1）观察阴道排出物情况：观察阴道出血量及性质，观察有无不凝血现象，观察腹痛和子宫收缩情况，检查阴道有无流液或胚胎组织流出，如有胚胎组织，要仔细查看胎囊是否完整，必要时送病理检查。

（2）预防休克：测量体温、脉搏、呼吸、血压。观察意识和尿量，如有休克征象应立即建立静脉通道，做好输液、输血准备。

（3）预防感染：应监测患者的体温、血象，观察阴道流血及阴道分泌物的性质、颜色、气味等，严格执行无菌操作规程。保持会阴清洁，有阴道出血者，行会阴冲洗每日 2 次。必要时遵医嘱使用抗生素。

3. 用药护理

（1）用药目的：黄体酮为维持妊娠所必须的孕激素，能够抑制宫缩。

（2）用药方法：对于黄体功能不足的产妇遵医嘱给予黄体酮，10～20mg 每日或隔日肌内注射。

（3）用药注意事项：可有头晕、头痛、恶心、抑郁、乳房胀痛等。

4. 心理护理　为患者提供精神上的支持和心理疏导是非常重要的措施。产妇由于失去胎儿，会出现伤心、悲哀等情绪反应。护士应给予同情和理解，帮助产妇及家属接受现实，顺利度过悲伤期，以良好的心态面对下一次妊娠，并建议患者做相关的检查，尽可能查明流产的原因，以便在下次妊娠前或妊娠时及时采取处理措施。

5. 健康教育

（1）活动指导：早期流产后需休息 2 周，可做一些轻微活动，避免重体力劳动。

（2）病情观察指导：如出现腹痛剧烈，阴道出血多、时间长或阴道出血带有异味应及时就诊。

（3）饮食卫生指导：嘱产妇进食软、热、易消化、高蛋白质食品，注意补充维生素 B、维生素 E、维生素 C 等；保持外阴清洁，1 个月内禁止盆浴及性生活。

（4）心理支持：护士在给予患者同情和理解的同时，还应做好疾病知识的健康教育，与产妇家属共同讨论此次流产可能的原因，并向他们讲解流产的相关知识，为再次妊娠做好准备。

（5）出院指导

1）做好出院手续办理。

2）复诊指导：嘱产妇流产1个月后来院复查，如有异常情况，随时复诊。

3）有习惯性流产史的产妇，在下一次妊娠确诊后应卧床休息，加强营养，补充维生素，定期门诊检查孕激素水平。

二、异位妊娠

受精卵在子宫体腔以外着床称为异位妊娠（ectopic pregnancy），习惯称宫外孕（extrauterine pregnancy）。根据受精卵种植的部位不同，异位妊娠分为：输卵管妊娠、宫颈妊娠，卵巢妊娠、腹腔妊娠、阔韧带妊娠等，其中以输卵管妊娠最常见（占90%～95%）。输卵管妊娠（tubal pregnancy）多发生在壶腹部（占75%～80%），其次为峡部，伞部及间质部妊娠少见。

异位妊娠是妇产科常见的急腹症之一，发病率约为1%，并有逐年增加的趋势。由于其发病率高，并有导致孕产妇死亡的危险，一直被视为具有高度危险的妊娠早期并发症。

【病因及发病机制】

输卵管妊娠原因：输卵管炎症是主要原因，输卵管发育不良或功能异常、精神因素可引起输卵管痉挛和蠕动异常，干扰受精卵的运送，引起异位妊娠。放置宫内节育器与异位妊娠发生也有相关性。

【临床表现】

1. 症状

（1）停经：输卵管壶腹部及峡部妊娠一般停经6～8周，间质部妊娠停经时间较长。当月经延迟几日后出现阴道不规则流血时，常被误认为月经来潮。

（2）阴道流血：常表现为短暂停经后不规则阴道流血，量少，点滴状，色暗红或深褐色。部分患者阴道流血量较多，似月经量，约5%表现为大量阴道流血。阴道流血表明胚胎受损或已死亡，导致β-hCG水平下降，卵巢黄体分泌的激素难以维持蜕膜生长而发生剥离出血，并伴有蜕膜碎片或管型排出。当病灶去除后，阴道流血才逐渐停止。

（3）腹痛：95%以上输卵管妊娠患者以腹痛为主诉就诊。输卵管妊娠未破裂时，增大的胚囊使输卵管膨胀，导致输卵管痉挛及逆蠕动，患侧出现下腹隐痛或胀痛。输卵管妊娠破裂时，突感患侧下腹部撕裂样剧痛，疼痛为持续性或阵发性；血液积聚在直肠子宫陷凹而出现肛门坠胀感（里急后重）；出血多时可引起全腹疼痛、恶心呕吐；血液刺激横膈，出现肩胛部放射痛（称为Danforth征）。腹痛可出现于阴道流血前或后，也可与阴道流血同时发生。

（4）晕厥和休克：部分患者由于腹腔内急性出血及剧烈腹痛，入院时即处于休克状态，面色苍白、四肢厥冷、脉搏快而细弱、血压下降。休克程度取决于内出血速度及出血量，往往与阴道流血量不成比例。体温一般正常，休克时略低，腹腔内积血被吸收时略高，但通常不超过38℃。间质部妊娠一旦破裂，常因出血量多而发生严重休克。

2. 体征

（1）腹部体征：出血量不多时，患侧下腹明显压痛、反跳痛，轻度肌紧张；出血量较多时可见腹膨隆，全腹压痛及反跳痛，但压痛仍以输卵管妊娠处为甚，移动性浊音阳性。当输卵管妊娠流产或破裂形成较大血肿，或与子宫、附件、大网膜、肠管等粘连包裹形成大包块时，可在下腹部扪及有触痛、质实的块物。

（2）盆腔体征：妇科检查阴道可见少量血液，后穹隆饱满、触痛。宫颈举痛明显，有血液自宫腔流出，子宫略增大、变软，内出血多时子宫有漂浮感。子宫后方或患侧附件可扪及压痛性包块，边界多不清楚，其大小、质地、形状随病变差异而不同。包块过大时可将子宫推向对侧，如包块形成过久，机化变硬，边界可逐渐清楚。

【辅助检查】

1. B型超声检查 已成为诊断输卵管妊娠的主要方法之一。文献报道超声检查的准确率为77%～92%，随着彩色超声、三维超声及经阴道超声的应用，诊断准确率不断提高。

2. 妊娠试验测定 β-hCG为早期诊断异位妊娠的常用手段。β-hCG阴性，不能完全排除异位妊娠。妊娠β-hCG阳性时不能确定妊娠在宫内或宫外。疑难病例可用比较敏感的放射免疫法连续测定。

3. 腹腔穿刺 包括经阴道后穹隆穿刺和经腹壁穿刺，是一种简单、可靠的诊断方法。内出血时，血液积聚于直肠子宫陷凹，后穹隆穿刺可抽出陈旧性不凝血。若抽出血液较红，放置10分钟内凝固，表明误入血管。当有血肿形成或粘连时，抽不出血液也不能否定异位妊娠的存在。当出血多，移动性浊音阳性时，可直接经下腹壁一侧穿刺。

4. 腹腔镜检查 腹腔镜有创伤小、可在直视下检查并同时手术、术后恢复快的特点，适用于输卵管妊娠未流产或未破裂时的早期确诊及治疗。但出血量多或严重休克时不做腹腔镜检查。

【诊断】

输卵管妊娠流产或破裂后，多数有典型的临床表现。根据停经史、阴道流血、腹痛、休克等表现可以诊断。如临床表现不典型，则应密切监护病情变化，观察腹痛是否加剧、盆腔包块是否增大、血压及血红蛋白下降情况，从而做出诊断。以上辅助检查有助于明确诊断。

【治疗】

根据病情缓急，采取相应的处理。

1. 手术治疗 手术治疗为主。应在积极纠正休克的同时，进行手术抢救。近年来，腹腔镜技术的发展，也为异位妊娠的诊断和治疗开创了新的手段。

2. 药物治疗 用于治疗异位妊娠的药物主要是甲氨蝶呤（methotrexate，MTX）。MTX 是叶酸拮抗剂，可抑制四氢叶酸生成，从而干扰 DNA 合成，使滋养细胞分裂受阻，胚胎发育停止而死亡。MTX 杀胚迅速，疗效确切，不良反应小，也不增加此后妊娠的流产率和畸胎率，是治疗早期输卵管妊娠安全可靠的方法。

局部用药可采用在 B 型超声引导下穿刺，将 MTX 直接注入输卵管妊娠囊内。也可以在腹腔镜直视下穿刺输卵管妊娠囊，吸出部分囊液后，将药液注入其中。此外，中医采用活血化瘀、消症杀胚药物，有一定疗效。

【护理评估】

1. 心理评估 患者常因突发的疾病，特别是需要手术治疗而感到紧张和恐惧。患者也担心疾病对婚姻、性生活及生育的影响。

2. 身体评估

（1）一般情况：患者痛苦表情，休克患者可出现生命体征改变，如面色苍白、血压下降、脉搏细数、意识不清等。

（2）腹部检查：患者全腹可有压痛。严重者拒按，部分患者有反跳痛；叩诊发现移动性浊音阳性，结合临床休克体征，应怀疑腹腔内出血。听诊可闻及肠鸣音减弱。

（3）妇科检查：可见阴道与宫颈黏膜着色，质地变软，若盆腔有积血或积液，双合诊检查发现阴道后穹隆饱满、有触感，宫颈有举痛；一侧子宫附件可触及有触痛的肿块，肿块的大小、形状、质地和活动性因疾病而异。

【护理措施】

1. 一般护理

（1）卧床休息，取半卧位，增加舒适感，尽量减少突然改变体位和增加腹压的动作，如有咳嗽及时处理。观察并记录生命体征。

（2）饮食护理：非手术患者进食清淡易消化的高热量、高蛋白、丰富维生素的流质或半流质饮食，手术治疗的患者术前一日晚20：00 禁食，24：00禁水。

（3）对卧床的患者做好生活护理，保持皮肤、床单位清洁干燥。

（4）配血，必要时遵医嘱输血。

（5）防治休克：保证足够液体量，维持正常血压并纠正贫血状态；给予氧气吸入。

（6）遵医嘱给予抗感染治疗。保持会阴部清洁，给予会阴擦（冲）洗。

2. 病情观察

（1）非手术治疗者，密切观察一般情况、生命体征，并重视患者的主诉。

（2）观察阴道出血量并记录。

（3）密切观察患者是否有输卵管妊娠破裂的临床表现：

1）突感一侧下腹部撕裂样疼痛，疼痛为持续性或阵发性。

2）血液积聚在直肠子宫陷凹而出现肛门坠胀感（里急后重）。

3）出血多时可流向全腹而引起全腹疼痛，恶心呕吐。

4）血液刺激横膈，出现肩胛部放射痛。

5）部分患者可出现休克，患者面色苍白，四肢厥冷，脉搏快及细弱，血压下降，休克程度取决于内出血速度及出血量，而与阴道流血量不成比例。

（4）怀疑异位妊娠破裂时，立即通知医生并协助患者取平卧位，给予氧气吸入。观察呼吸、血压、脉搏、体温及患者的反应，并详细记录，同时注意保暖。建立静脉通道，迅速扩容。协助医师做好后穹隆穿刺、B型超声、尿妊娠试验等辅助检查，以明确诊断。按手术要求做好术前准备，如备皮、留置导尿、备血等。尽快护送患者入手术室。

3. 用药护理　非手术治疗患者需向患者及其家属介绍治疗计划，包括用药的目的及药物用法、不良反应等，帮助患者消除恐惧心理，同时配合医师行相关辅助检查，如血尿常规、肝肾功能、β-hCG、B超等。用于治疗异位妊娠的药物主要是甲氨蝶呤（methotrexate，MTX）。

（1）适应证

1）一般情况良好，无活动性腹腔内出血。

2）盆腔包块最大直径 <3cm。

3）血 β-hCG <2000U/L。

4）B型超声未见胚胎原始血管搏动。

5）肝、肾功能及血红细胞、白细胞、血小板计数正常。

6）无 MTX 禁忌证。

（2）治疗方案

1）单次给药：剂量为 $50mg/m^2$，肌内注射，可不加用四氢叶酸，成功率达87%以上。

2）分次给药：MTX0.4mg/kg，肌内注射，每日 1 次，共 5 次。给药期

间应测定血 β-hCG 及 B 型超声，严密监护。

（3）用药后随访

1）单次或分次用药后 2 周内，宜每隔 3 日复查血 β-hCG 及 B 型超声。

2）血 β-hCG 呈下降趋势并 3 次阴性，症状缓解或消失，包块缩小为有效。

3）若用药后第 7 日血 β-hCG 下降 15%～25%、B 型超声检查无变化，可考虑再次用药（方案同前）。此类患者约占 20%。

4）血 β-hCG 下降 <15%，症状不缓解或反而加重，或有内出血，应考虑手术治疗。

5）用药后 35 日，血 β-hCG 也可为低值（<15mIU/ml），也有用药后 109 日血 β-hCG 才降至正常者。故用药 2 周后应每周复查血 β-hCG，直至 β-hCG 值达正常范围。

（4）不良反应

1）腹痛：用药后最初 3 天出现轻微的下腹坠胀痛，可能和 MTX 使滋养细胞坏死、溶解，与输卵管管壁发生剥离，输卵管妊娠流产物流至腹腔刺激腹膜有关。如腹痛加剧须及时报告医师，并做好术前准备。

2）阴道流血：滋养层细胞死亡后，不能支持子宫蜕膜组织的生长而出现阴道流血，特点为阴道流血呈点滴状，量不多，色呈深褐色。只有腹痛而无阴道出血者多为胚胎继续存活，腹痛伴阴道出血或阴道排出蜕膜通常第 4 日出现点滴状阴道流血。

4. 心理护理　多数异位妊娠患者对此病无心理准备，担心在治疗过程中胚囊破裂，引起大出血，会危及生命，易出现焦虑、恐惧、紧张不安的心理，所以应耐心向患者解释病情及治疗计划，消除患者和家属的紧张和焦虑情绪，使患者对医护人员、对医院有信任感，积极配合治疗。鼓励家属多陪伴患者，做好隐私护理，增加患者的安全感。

5. 健康教育

（1）进食高蛋白、高热量、营养丰富的食物，以增强体质，有利于机体康复，多食蔬菜、水果，以保持大便通畅。

（2）保持外阴清洁，大小便后清洁外阴，防止感染。

（3）禁止性生活、盆浴 1 个月。药物保守治疗的患者需 6 个月后才能受孕，严格避孕。

（4）保持良好的卫生习惯，勤洗浴、勤换衣。性伴侣稳定。

（5）告知患者及家属，异位妊娠复发率为 10%，不孕率为 50%～60%，下次妊娠出现腹痛、阴道出血等情况应随时就医。

（6）给予心理指导，帮助患者和家属度过心理沮丧期。

（7）出院后定期到医院复查，监测 β-hCG。发生盆腔炎后须立即彻底治疗，以免延误病情。

三、早产

早产（preterm labor，PTL）是指妊娠满 28 周至不满 37 足周（196～258 日）间分娩者。早产分为自发性早产和治疗性早产两种，前者包括未足月分娩和未足月胎膜早破，后者为妊娠并发症或合并症而需要提前终止妊娠者。早产儿各器官发育不成熟，呼吸窘迫综合征、坏死性小肠炎、高胆红素血症、脑室内出血、动脉导管持续开放、视网膜病变、脑瘫等发病率增高。分娩孕周越小，出生体重越低，围生儿预后越差。早产占分娩总数的 5%～15%。近年，由于早产儿及低体重儿治疗学的进步，其生存率明显提高，伤残率下降，故国外不少学者提议，将早产定义的时间上限提前到妊娠 20 周。

【病因】

1. 宫内感染　常伴发胎膜早破、绒毛膜羊膜炎，30%～40% 的早产与此有关。

2. 下生殖道及泌尿道感染　如 B 族链球菌、沙眼衣原体、支原体引起的下生殖道感染、细菌性阴道病以及无症状性菌尿、急性肾盂肾炎等。

3. 妊娠并发症与合并症　如妊娠期高血压疾病、妊娠肝内胆汁淤积症、妊娠合并心脏病、慢性肾炎等，可因疾病本身或医源性因素提早终止妊娠导致早产。

4. 子宫膨胀过度或子宫畸形　如多胎妊娠、羊水过多、纵隔子宫、双角子宫等。

5. 胎盘因素　如前置胎盘、胎盘早剥等。

6. 宫颈内口松弛。

【临床表现】

早产的主要临床表现是子宫收缩，最初为不规律宫缩，并常伴有少许阴道流血或血性分泌物，以后可发展为规律宫缩，与足月产相似。胎膜早破的发生较足月产多。宫颈管先逐渐缩短、消退，然后扩张。早产分为两个阶段：先兆早产和早产临产。

【辅助检查】

1. 阴道后穹隆分泌物胎儿纤维连接蛋白（fFN）检测　预测早产发病风险，于妊娠 25～35 周之间检测。一般以 fFN＞50ng/ml 为阳性，提示早产风险增加；若 fFN 为阴性，则一周内不分娩的阴性预测值达 97%，2 周内不分娩的阴性预测值达 95%。fFN 的意义在于其阴性预测价值。

2. 阴道超声检查 宫颈长度 < 25mm，或宫颈内口漏斗形成伴有宫颈缩短。提示早产的风险大。

【诊断】

1. 早产临产 凡妊娠满 28～37 周，出现规律宫缩（指每 20 分钟 4 次或每 60 分钟内 8 次）同时宫颈管进行性缩短（宫颈缩短 ≥80%），伴有宫口扩张。

2. 先兆早产 凡妊娠满 28～37 周，孕妇虽有上述规律宫缩，但宫颈尚未扩张，而经阴道超声测量宫颈长度 ≤20mm。

【治疗】

1. 卧床休息 宫颈有改变时，需卧床休息；早产临产需绝对卧床休息。

2. 促胎肺成熟治疗 应用糖皮质激素促胎儿肺成熟。

3. 抑制宫缩治疗

（1）硫酸镁：高浓度的镁离子直接作用于子宫平滑肌细胞，拮抗钙离子对子宫收缩活性，有较好抑制子宫收缩的作用。

（2）钙离子通道阻断剂：是一类可选择性减少慢通道 Ca^{2+} 内流、干扰细胞内 Ca^{2+} 浓度、抑制子宫收缩的药物。常用药物为硝苯地平。

（3）β-肾上腺素能受体激动剂：刺激子宫及全身的肾上腺素能 β 受体，降低细胞内钙离子浓度，从而抑制子宫平滑肌的收缩。常用药物为利托君。

（4）非甾体类抗炎药：吲哚美辛，前列腺素合成酶抑制剂，有使 PG 水平下降、减少宫缩的作用。

4. 控制感染 对阴道分泌物进行细菌学检查，尤其是 B 族链球菌的检查。必要时给予抗生素预防感染。每日进行会阴擦洗，避免感染。

【护理评估】

1. 病史评估

（1）既往史：详细评估有无流产、早产史及药物过敏史，既往症状以及治疗情况。

（2）现病史：详细了解此次子宫收缩开始时间、病因、诱因及特点，当前的实验室检查结果。

（3）心理社会状况：评估孕妇对疾病知识的了解程度（治疗、护理、预防与预后等），合作程度、经济状况、心理状态（有无焦虑、恐惧、悲观等表现）。早产已不可避免时，孕妇常因不自觉地把一些相关的事情与早产联系起来而产生自责感；同时恐惧、焦虑、无助、猜疑也是早产孕妇常见的情绪反应。

2. 身体评估

（1）生命体征：有无发热，心率、血压、呼吸情况。

（2）临床症状：子宫收缩情况、阴道分泌物情况、阴道出血情况、宫颈扩张情况。

（3）管路评估：有无静脉通道、管路留置及维护情况，管路有无滑脱可能。

（4）营养评估：询问孕妇饮食习惯与嗜好、饮食量和种类，测量体重、体质指数。

（5）专科评估：宫高、腹围、胎心情况。

3. 其他 评估孕妇自理能力或日常活动能力，评估有无压疮、跌倒/坠床高危因素，评估孕妇有无泌尿系感染、呼吸道感染、深静脉血栓等风险。

【护理措施】

1. 一般护理

（1）休息与卧位：宫颈有改变时，需卧床休息；胎膜早破时应抬高臀部。

（2）饮食护理：根据医嘱进食高蛋白、高维生素、易消化食物为宜。鼓励进食粗纤维食物，防止便秘，从而防止过度用力排便造成早产。指导孕妇减少脂肪和盐的摄入，增加富含蛋白、维生素等食品。

（3）皮肤护理：保持皮肤清洁，穿宽松柔软衣物并保持床单位清洁，保持口腔、会阴及肛周清洁。绝对卧床患者，护士每班次均应进行皮肤交接，必要时可在局部使用减压贴进行皮肤保护。

（4）会阴护理

1）住院期间用0.5‰的碘伏溶液行会阴擦洗，每天2次，促进孕妇的舒适，防止生殖系统、泌尿系统的逆行感染。

2）出院后，每天用温开水冲洗会阴1次，大小便后要保持会阴清洁，1个月内禁止盆浴、性交。

（5）如早产已不可避免，做好分娩时药品、物品准备及新生儿复苏的准备。第二产程行会阴切开术。新生儿娩出后肌内注射维生素 K_1 预防颅内出血。

2. 病情观察

（1）认真观察临产征兆，有无阴道出血、腹痛症状。

（2）对于胎膜早破者，观察羊水性状、记录羊水量。

（3）对于早产临产者，密切观察产程进展，当宫缩达到每5~6分钟1次，持续20~30秒时需要做阴道检查。

（4）密切监测宫缩、胎心、胎动等情况。

（5）观察体温、脉搏、血压及呼吸变化，如有异常及时通知医生，观察有无感染征象。

（6）密切观察早产儿的生理状况，进行 Apgar 评分和身体外观评估。有需要者遵医嘱转儿科观察治疗。

3. 用药护理

（1）静脉注射硫酸镁常引起潮热、出汗、口干等症状，给予冲击量时，可引起恶心、呕吐、心慌、头晕，应减慢速度，同时保证用药过程中患者的膝腱反射必须存在、呼吸不少于 16 次/分、尿量每小时不少于 17ml 或 24 小时不少于 400ml。一旦出现毒性反应，立即静脉注射 10% 葡萄糖酸钙 10ml。

（2）给予硝苯地平并同时应用硫酸镁时，由于血压可能过低而影响母亲和胎儿，故应密切监测血压。

4. 专科指导　早产产妇由于母婴分离，产后乳房未得到及时、有效的吸吮，乳房肿胀发生率较高且泌乳时间后延。因此，在产妇住院期间应及时指导并协助产妇做好乳房护理，教会产妇正确的挤奶手法。详见第二章第一节"产科护理操作技术"中的"乳房护理"。产后每天坚持 3 小时挤奶 1 次，6 小时乳房护理 1 次，每次挤奶时间为 20～30 分钟。泌乳后，可将挤出的乳汁收集在已消毒的储奶袋内，并标注好产妇姓名和时间存放在冰箱中，适时送入新生儿监护病房交于护士喂养新生儿，以提高新生儿的免疫力，同时也可减轻产妇因乳汁淤积引起的乳胀，为出院后的母乳喂养打下良好的基础。

5. 心理护理

（1）向孕妇讲解预防早产的知识，介绍保胎成功的案例。帮助孕妇树立保胎成功的信心，缓解孕妇紧张及焦虑情绪。

（2）如果早产不可避免，护士应积极给予安慰，用健康、乐观的语言和心态去影响和开导孕妇，耐心解答孕妇疑问，尽量满足合理要求，同时争取丈夫、家人的配合，减轻孕妇的负疚感，以积极的心态接受治疗。也要避免为减轻孕妇的负疚感而给予过于乐观的保证。帮助孕妇及家属以良好的心态承担早产儿母亲的角色。

（3）营造良好的护理环境，避免外界因素刺激。产后合理安排床位，减少不良刺激。安排床位时尽可能避免和母婴同室产妇同处一室，有条件的情况下，可安排住单人房间，以免同室有婴儿哭声和产妇哺乳，引起产妇对自己孩子的担心和思念。可留一位家属陪伴，给予产妇家庭情感的支持，减轻产妇的焦虑程度。

6. 健康教育

（1）饮食指导：根据医嘱进食高蛋白、高维生素、易消化食物。鼓励进食粗纤维食物，摄入新鲜的水果蔬菜、增加膳食纤维，防止便秘。补充足够的钙、镁、锌。牛奶及奶制品含丰富而易吸收的钙质，是补钙的良好食物。

（2）休息与活动：作息规律，保证充足睡眠。出院后适当运动，避免压疮及下肢深静脉血栓。

（3）自我监测：教会孕妇自数胎动的方法，嘱其于每日三餐后，自数胎动1小时（正常情况每小时3次以上）。告知孕妇如出现腹痛、阴道出血、阴道流液等不适，应及时就诊。

（4）疾病相关知识宣教：为产妇讲解早产发生的原因，介绍早产儿常规治疗方法，讲解早产儿在喂养、护理、保暖等方面的方法和注意事项，使产妇正确认识和对待早产儿，有助于调整焦虑心态。

（5）早产儿护理指导：教会产妇喂养和护理早产儿的方法。如果母婴分离，教会产妇乳房护理及保持泌乳的方法。

7. 延续护理 产妇出院后电话随访，询问其病情变化，了解其心理状态，解答其健康咨询，满足合理需求。告知产妇产后6周内禁止性生活，携新生儿在产后42天到医院就医。

◀ 第四节 胎儿及其附属物异常妇女的护理 ▶

一、前置胎盘

前置胎盘（placenta previa）为胎盘附着部位异常的病变。妊娠时，胎盘正常附着于子宫体部的前壁、后壁或侧壁。孕28周后胎盘附着于子宫下段，甚至胎盘下缘达到或覆盖宫颈内口处，其位置低于胎儿先露部，称为前置胎盘。前置胎盘可致妊娠晚期大量出血而危及母儿生命，是妊娠期的严重并发症之一。

【病因及发病机制】

1. 子宫内膜损伤或病变 多次刮宫、多次分娩、产褥感染、子宫瘢痕等可损伤子宫内膜，或引起子宫内膜炎症、子宫萎缩性病变，造成再次受孕时子宫蜕膜血管形成不良、供血不足。为摄取足够营养，胎盘面积增大，伸展到子宫下段。前置胎盘产妇中85%～90%为经产妇。前次剖宫产手术瘢痕可妨碍胎盘于妊娠晚期时向上迁移，从而增加前置胎盘的发生。瘢痕子宫妊娠前置胎盘的发生率较无瘢痕子宫妊娠高5倍。

2. 胎盘异常 多胎妊娠时，胎盘面积较大而延伸至子宫下段，其前置胎盘的发生率较单胎妊娠高一倍。副胎盘亦可到达子宫下段或覆盖宫颈内口；

膜状胎盘大而薄，可扩展至子宫下段，均可发生前置胎盘。

3. 受精卵滋养层发育迟缓　受精卵到达宫腔时，滋养层尚未发育到能着床的阶段，继续下移，着床于子宫下段而形成前置胎盘。

【临床分类】

前置胎盘的分类可随妊娠的继续、产程的进展而发生变化。临产前的完全性前置胎盘可因临产后宫颈口扩张而变为部分性前置胎盘。故诊断时期不同，分类也不同，目前均以处理前最后一次检查来确定其分类。

1. 完全性前置胎盘（complete placenta previa）或称为中央性前置胎盘（central placenta previa），胎盘组织覆盖整个宫颈内口。

2. 部分性前置胎盘（partial placenta previa）　胎盘组织覆盖部分宫颈内口。

3. 边缘性前置胎盘（marginal placenta previa）　胎盘下缘附着于子宫下段，但未覆盖宫颈内口。胎盘下缘与宫颈内口的关系可随子宫下段的逐渐伸展、宫颈管的逐渐消失、宫颈口逐渐扩张而改变。

4. 胎盘低置　胎盘附着于子宫下段，边缘距宫颈内口的距离 < 20mm（国际上尚未统一，多数定义为距离 < 20mm），此距离对临床分娩方式的选择有指导意义。将胎盘边缘距宫颈内口的距离 < 20mm、而未达到宫颈内口时定义为边缘性前置胎盘。由于低置胎盘可导致临床上的胎位异常、产前产后出血，对母儿造成危害，临床应予以重视。

【临床表现】

前置胎盘临床表现的特点为妊娠晚期无痛性阴道流血，可伴有因出血多所致的症状。

1. 无痛性阴道流血　妊娠晚期或临产时，突发性、无诱因、无痛性阴道流血是前置胎盘的典型症状。妊娠晚期子宫峡部逐渐拉长形成子宫下段，而临产后的宫缩又使宫颈管消失成为软产道的一部分，但附着于子宫下段及宫颈内口的胎盘不能相应的伸展，与其附着处错位而发生剥离，致血窦破裂而出血。初次出血量一般不多，偶有初次即发生致命性大出血。随着子宫下段的逐渐拉长，可反复出血。前置胎盘出血时间、出血频率、出血量多少与前置胎盘类型有关。完全性前置胎盘初次出血时间较早，多发生在妊娠 28 周左右，出血频繁，出血量较多；边缘性前置胎盘初次出血时间较晚，往往发生在妊娠末期或临产后，出血量较少；部分性前置胎盘的初次出血时间及出血量介于以上两者之间。部分性及边缘性前置胎盘产妇胎膜破裂后，若胎先露部很快下降，压迫胎盘可使出血减少或停止。

2. 贫血　反复出血可致孕妇贫血，其程度与阴道流血量及流血持续时间成正比。有时，一次大量出血可致孕妇休克、胎儿窘迫甚至死亡，有时少量的、持续的阴道流血也可导致严重后果。

3. 胎位异常 常见胎头高浮，约1/3产妇出现胎位异常，其中以臀先露为多见。

【辅助检查】

1. B型超声检查 可清楚显示子宫壁、宫颈及胎盘的关系，为目前诊断前置胎盘最有效的方法，准确率在95%以上。超声诊断前置胎盘还要考虑孕龄。中期妊娠时胎盘约占据宫壁一半面积，邻近或覆盖宫颈内口的机会较多，故有半数胎盘位置较低。晚期妊娠后，子宫下段形成并向上扩展成宫腔的一部分，大部分原附着在子宫下段的胎盘可随之上移而成为正常位置胎盘。附着于子宫后壁的前置胎盘容易漏诊，可能因胎先露遮挡或腹部超声探测深度不够。经阴道彩色多普勒检查可以减少漏诊，而且安全、准确。

2. 磁共振检查（MRI） 可用于确诊前置胎盘，国内已逐渐开展应用。

3. 产后检查胎盘和胎膜 产后应仔细检查胎盘胎儿面边缘有无血管断裂，有无副胎盘。胎盘边缘见陈旧性紫黑色血块附着处即为胎盘前置部分；胎膜破口距胎盘边缘在7cm以内则为边缘性或部分性前置胎盘。

【诊断】

1. 病史 妊娠晚期或临产后突发无痛性阴道流血，应考虑前置胎盘；但也有许多前置胎盘无产前出血，通过超声检查才能获得诊断。注意询问有无多次刮宫或多次分娩史。

2. 体征 反复出血者可有贫血貌，严重时出现面色苍白、四肢发冷、脉搏细弱、血压下降等休克表现。

（1）腹部体征：子宫大小与停经月份相符，子宫无压痛，但可扪及阵发性宫缩，间歇期能完全放松。可有胎头高浮、臀先露或胎头跨耻征阳性。出血多时可出现胎心异常，甚至胎心消失；胎盘附着子宫前壁时可在耻骨联合上方闻及胎盘血流杂音。

（2）宫颈局部变化：一般不做阴道检查，如果反复阴道出血，怀疑宫颈阴道疾病，需明确诊断，则在备血、输液、输血或可立即手术的条件下进行阴道窥诊。严格消毒外阴后，用阴道窥器观察阴道壁有无静脉曲张、宫颈糜烂或息肉等病变引起的出血。一般不做阴道指检，以防附着于宫颈内口处的胎盘剥离而发生大出血。如发现宫颈口已经扩张，估计短时间可经阴道分娩者，可行阴道检查。

【治疗】

1. 期待疗法 适用于胎龄<34周，胎儿体重<2000g、胎儿存活、阴道流血量不多无需紧急分娩者。

（1）一般处理：取侧卧位，绝对卧床休息。密切观察阴道流血量；胎儿电子监护仪监测胎儿宫内情况；每日间断吸氧。

（2）药物治疗：必要时给予镇静剂、补充铁剂、广谱抗生素。若胎龄＜34周，注意应用促肺成熟药物。

2. 终止妊娠　对于入院时出血性休克者，或期待疗法中发生大出血或出血量虽少，但妊娠已近足月或已临产者，应采取积极措施选择最佳方式终止妊娠。其中剖宫产术能迅速结束分娩，既能提高胎儿存活率又能迅速减少或制止出血，是处理前置胎盘的主要手段。阴道分娩适用于边缘性前置胎盘、胎先露为头位、临产后产程进展顺利并估计能在短时间内结束分娩者。

【护理评估】

1. 病史评估

（1）询问产妇孕期一般情况，病因、诱因、临床表现及其特点。

（2）评估产妇目前的临床症状、实验室检查结果，用药种类、剂量及用法，有无明确药物过敏史。

2. 身心状况　产妇的一般情况与出血量的多少密切相关。大量出血时可出现面色苍白、脉搏细弱、血压下降等休克症状。产妇及其家属可因突然阴道出血而感到恐惧或焦虑，既担心孕妇的健康，又担心胎儿的安危，导致恐惧紧张、手足无措等情绪。

3. 产科检查　子宫软、无压痛、大小与妊娠周数相符，胎先露部高浮，胎心音可正常，也可因孕妇失血过多致胎心音异常或消失。前置胎盘位于子宫下段前壁时，可于耻骨联合上方听到胎盘血管杂音。临产后，宫缩为阵发性，间歇期子宫肌肉可以完全放松。

【护理措施】

1. 妊娠期

（1）一般护理

1）保持病室安静，指导孕妇注意个人卫生，勤换内衣裤。

2）休息：左侧卧位，绝对卧床休息，间断吸氧，每日2～3次，每次20～30分钟。减少腹部刺激，避免诱发宫缩的活动。

3）加强生活护理：协助完成日常生活，满足孕妇基本需求。

（2）病情观察

1）观察生命体征：观察体温、脉搏、血压及呼吸变化，如有异常及时通知医生。

2）观察阴道出血情况，严格记录出血量。禁止阴道检查、肛门检查和灌肠。在期待治疗过程中，常伴发早产。对于有早产风险的孕妇可酌情给予宫缩抑制剂，防止因宫缩引起的进一步出血，赢得促胎肺成熟的时间。在使用宫缩抑制剂的过程中，仍有阴道大量出血的风险，应做好随时剖宫产手术的准备。

3）阴道有活动出血或一次性出血多时，应做好应急抢救准备

4）观察宫缩情况及强度，听胎心或行胎心监护了解胎儿宫内情况。

5）观察有无休克征象，一旦发生失血性休克，立即取平卧或头低位，给予氧气吸入，同时注意保暖，建立静脉通道，完善化验、配血，遵医嘱给予静脉补液。积极做好术前准备及抢救新生儿准备。

6）观察有无感染征象，必要时遵医嘱给予抗生素预防感染。

（3）用药护理

1）镇静药的应用：常用苯巴比妥、地西泮，主要是对中枢产生抑制作用，起到镇静安胎的作用，注意头晕、乏力等用药反应，预防跌倒。

2）抑制宫缩药物的应用：常用硫酸镁、盐酸利托君等。主要是抑制子宫收缩，起到保胎的作用。其护理见本章本节"早产的药物护理"相应内容。

3）止血药的应用：常用维生素 K_1、酚磺乙胺等。

（4）专科指导

1）绝对卧床休息，血止后方可轻微活动。

2）禁止性生活、阴道检查及肛查；密切观察阴道出血量。

3）胎儿电子监护仪监护胎儿宫内情况，包括心率、胎动计数等。

（5）并发症的护理观察：主要是对贫血的护理，除口服补血药物、输血等措施外，需加强饮食指导，建议孕妇多食用高蛋白质以及含铁丰富的食物。

（6）心理护理：多与孕妇及家属交流，做好健康教育工作，增加孕妇的信任感、安全感。根据孕妇爱好，选择听轻音乐、看书、看电视等活动分散注意力，提供积极的心理支持。

（7）健康教育

1）向孕妇及家属解释前置胎盘发生的原因及诊疗护理措施，取得孕妇及家属的理解与支持。

2）饮食指导：进食高蛋白、高维生素、易消化食物。增加粗纤维食物，防止便秘。

3）环境指导：保持环境舒适，保持心情舒畅。

4）休息与活动指导：宜左侧卧位，保证休息。

5）自我监护指导：向孕妇讲解前置胎盘的出血特点，教会孕妇自数胎动的方法，告诉孕妇如出现阴道流血、胎动异常、规律宫缩、阴道流水等情况应立即告知医务人员。

6）告知孕妇，若妊娠期出血，无论出血多少均应及时就医，避免延误

病情。

2. 分娩期

（1）一般护理：阴道分娩者、剖宫产者的护理分别见第四章第一节"产科护理常规"中"自然分娩护理常规"、"剖宫产护理常规"。

（2）病情观察

1）观察终止妊娠指征：产妇反复发生多量出血甚至休克者，无论胎儿成熟与否，为了产妇安全应终止妊娠；胎龄达36周以上者；胎儿成熟度检查提示胎儿肺成熟者；胎龄在34~36周，出现胎儿窘迫征象，或胎儿电子监护发现胎心异常、胎肺未成熟者，经促胎肺成熟处理后。

2）观察剖宫产指征：完全性前置胎盘，持续大量阴道流血者及部分性和边缘性前置胎盘出血量较多，先露高浮，胎龄达36周以上，短时间内不能结束分娩，有胎心、胎位异常者应尽快行剖宫产结束分娩。

3）自然分娩人工破膜应在备血、开放静脉条件下进行。破膜后，胎头下降压迫胎盘前置部位而止血，并可促进子宫收缩加快产程。

4）不论剖宫产还是阴道分娩，均应备足充足血液，做好一切抢救产妇和新生儿的准备。胎儿窘迫、早产儿娩出时请儿科会诊。

5）密切观察阴道出血情况，积极抢救出血与休克。

6）早产者第二产程行会阴切开术，新生儿娩出后应肌内注射维生素K_1，预防颅内出血。

（3）用药护理：剖宫产者胎儿娩出后立即行子宫肌壁注射缩宫素。自然分娩者胎儿娩出后立即静脉注射缩宫素，预防产后出血。缩宫素不起效时，可选用前列腺类药物。

（4）专科指导：见第四章第一节"产科护理常规"中"自然分娩护理常规"。

（5）并发症的护理观察

1）产后出血：附着于前壁的胎盘行剖宫产时，若子宫切口无法避开胎盘，则出血明显增多。自然分娩胎儿娩出后，子宫下段肌组织菲薄，收缩力较差，附着于此处的胎盘不易完全剥离，且开放的血窦不易关闭，故常发生产后出血。其观察及护理详见第四章第五节"分娩期并发症妇女的护理"相关内容。

2）胎儿窘迫：前置胎盘出血量多可导致胎儿窘迫，甚至因缺氧而死亡。其观察及护理见第四章第五节"分娩期并发症妇女的护理"相关内容。

3）感染：胎儿娩出后尽早使用缩宫素，以促进子宫收缩预防产后出血。产妇回病房后，严密观察产妇生命体征、阴道出血情况。及时更换会阴垫，保持会阴部清洁干燥。

（6）心理护理：产程中鼓励家属陪产，减少产妇紧张焦虑的情绪。积极鼓励产妇面对现实，提前做好迎接新生儿的准备。

（7）健康教育

1）饮食指导：指导产妇在第一产程以碳水化合物性质的食物为主，因为它们在体内转化速度快，在胃中停留的时间比蛋白质和脂肪短，不会在宫缩紧张时引起产妇的不适、恶心或呕吐。食物应细软、清淡、易消化，如蛋糕、挂面、粥等。在第二产程，应进食高能量、易消化的食物，如牛奶、粥、巧克力等。如果产妇实在无法进食，也可以通过静脉输注葡萄糖、维生素来补充能量。

2）活动与休息：边缘性前置胎盘、阴道流血不多、无胎位异常的产妇可在产程中适当活动。

3. 产褥期

（1）一般护理：阴道分娩者、剖宫产者的护理分别见第四章第一节"产科护理常规"中"自然分娩护理常规"、"剖宫产护理常规"相关内容。

（2）病情观察

1）警惕胎盘植入：前置胎盘子宫下段蜕膜发育不良，胎盘绒毛膜穿透底蜕膜，侵入子宫肌层，易形成植入性胎盘。

2）产后及时观察阴道出血情况，备好抢救物品，积极抢救出血与休克。

3）严密观察产后生命体征，及时发现感染征象。前置胎盘剥离面接近宫颈外口，细菌易经阴道上行侵入胎盘剥离面，加之多数产妇因反复失血而致贫血，体质虚弱，容易发生产褥期感染。注意遵医嘱给予抗生素预防感染。

（3）用药指导：指导患者出院后遵医嘱服药，不擅自增减药量或停药，做好药物不良反应的自我监测，如有异常及时就医。

（4）专科指导

1）指导母乳喂养及新生儿抚触。详见第二章第一节"产科护理操作技术"中的"母乳喂养"和"新生儿抚触"相关内容。

2）早产儿护理指导：教会产妇喂养和护理早产儿的方法。如果母婴分离，教会产妇乳房护理及保持泌乳的方法。

（5）心理护理：如果早产不可避免，要帮助产妇以良好的心态承担起早产儿母亲的角色。

（6）健康教育

1）饮食指导：根据医嘱进食高蛋白、高维生素、易消化食物。多进食新鲜的水果、蔬菜，增加膳食纤维，防止便秘。注意补充足够的钙、镁、锌。贫血者多食含铁丰富的食物，如动物肝脏、绿叶蔬菜及豆类等。

2）休息与活动：生活作息规律，保证充足睡眠。适当运动，协助床上翻身，避免压疮及下肢深静脉血栓。

3）母乳喂养的患者，指导产妇做好母乳喂养，并做好新生儿常规护理指导。

4）出院指导：①做好出院手续办理，新生儿免疫接种、出生证明办理及产后复查随访相关事项的告知。②嘱产后42天内禁止性生活，42天后到门诊复查，做好产后避孕。指导产妇出院后注意休息，加强营养，纠正贫血，增强抵抗力。

二、胎盘早剥

妊娠20周后或分娩期，正常位置的胎盘于胎儿娩出前，全部或部分从子宫壁剥离，称为胎盘早剥（placental abruption），它是晚期妊娠严重的并发症之一。由于其起病急、发展快，处理不当可威胁母儿生命。国内报道发生率为0.5%～2.1%，围生儿死亡率为200‰～428‰；国外报道发生率1%～2%，围生儿死亡率约150‰。发生率的高低还与产后是否仔细检查有关，有些轻型胎盘早剥产妇症状不明显，易被忽略。

【病因及发病机制】

发病机制尚不完全清楚，但发生下列情况时胎盘早剥发病率增高。

1. 血管病变 胎盘早剥多发生于子痫前期、子痫、慢性高血压及慢性肾脏疾病的孕妇。这些疾病在引起全身血管痉挛及硬化时，子宫底蜕膜也可发生螺旋小动脉痉挛或硬化，引起远端毛细血管缺血坏死而破裂出血，血液流至底蜕膜层与胎盘之间，并形成血肿，导致胎盘从子宫壁剥离。

2. 机械因素 腹部外伤或直接被撞击、性交、行外倒转术等都可诱发胎盘早剥。羊水过多时突然破膜，羊水流出过快或双胎分娩时第一胎儿娩出过快，使宫内压骤减，子宫突然收缩而导致胎盘早剥。临产后胎儿下降，脐带过短也可使胎盘自子宫壁剥离。

3. 子宫静脉压升高 妊娠晚期或临产后，若孕妇长时间处于仰卧位，妊娠子宫可压迫下腔静脉使回心血量减少，血压下降（仰卧位低血压综合征），子宫静脉淤血使静脉压升高，导致蜕膜静脉床淤血或破裂而发生胎盘剥离。

4. 其他 高龄孕妇、经产妇易发生胎盘早剥；不良生活习惯如吸烟、酗酒及吸食可卡因等也是国外胎盘早剥发生率增高的原因；胎盘位于子宫肌瘤部位易发生胎盘早剥。

【病理及病理生理变化】

主要病理变化是底蜕膜出血，形成血肿，使该处胎盘自子宫壁剥离。

【临床表现】

胎盘早剥的病理为胎盘后出血，进而出现临床症状，随着剥离面增大，病情逐级加重，危及胎儿及孕妇生命。在临床上推荐使用胎盘早剥分级标准

（表4-5）作为对病情的判断与评估。

表4-5　胎盘早剥分级

分级	临床特征
0级	胎盘后有小凝血块，但无临床症状
Ⅰ级	阴道出血，可有子宫压痛和子宫强直性收缩；产妇无休克发生，无胎儿窘迫发生
Ⅱ级	可能有阴道出血；产妇无休克；有胎儿窘迫发生
Ⅲ级	可能有外出血；子宫强直性收缩明显，触诊呈板状；持续性腹痛，产妇发生失血性休克，胎儿死亡；30%的产妇有凝血功能指标异常

【辅助检查】

1. B型超声检查　可协助了解胎盘附着部位及胎盘早剥的程度，并可明确胎儿大小及存活情况。其超声声像图显示，胎盘与子宫壁间有边缘不清楚的液性暗区即为胎盘后血肿；血块机化时，暗区内可见光点反射；胎盘局部突向羊膜腔，表明血肿较大。有作者认为超声诊断胎盘早剥的敏感性仅15%左右，即使阴性也不能排除胎盘早剥，但可排除前置胎盘。

2. 实验室检查　了解贫血程度及凝血功能。可行血常规、尿常规及肝、肾功能等检查。重症产妇应做以下试验：①DIC筛选试验：包括血小板计数、血浆凝血酶原时间、血浆纤维蛋白原定量。②纤溶确诊试验：包括凝血酶时间、副凝试验和优球蛋白溶解时间。③情况紧急时，可行血小板计数，并用全血凝块试验监测凝血功能，可粗略估计血纤维蛋白原含量。

【诊断】

结合病史、临床症状及体征可作出临床诊断。轻型产妇临床表现不典型时，可结合B型超声检查判断。重型产妇出现典型临床表现时诊断较容易，关键应了解病情严重程度，了解有无肝、肾功能异常及凝血功能障碍，并与以下晚期妊娠出血性疾病进行鉴别。

1. 前置胎盘　往往为无痛性阴道流血，阴道流血量与贫血程度成正比，通过B型超声检查可以鉴别。

2. 先兆子宫破裂　应与重型胎盘早剥相鉴别。可有子宫瘢痕史，常发生在产程中，由于头盆不称、梗阻性难产等使产程延长或停滞。子宫先兆破裂时，产妇宫缩强烈，下腹疼痛拒按，胎心异常，可有少量阴道流血，腹部可见子宫病理性缩复环，伴血尿。

【治疗】

1. 纠正休克　迅速开放2条静脉通道，补充血容量，改善血液循环。

2. 及时终止妊娠 胎儿娩出前，胎盘剥离有可能继续加重，一旦确诊重型胎盘早剥应及时终止妊娠。

（1）阴道分娩：适用于尚未出血、估计短时间内能结束分娩者。

（2）剖宫产：适用于重度胎盘早剥，特别是初产妇，不能短时间内结束分娩者。剖宫产取出胎儿与胎盘后，立即静脉注射缩宫素，并按摩子宫，多数可以止血。如子宫不收缩，或有严重子宫胎盘卒中而无法控制出血时，应快速输入新鲜血、冰冻血浆及血小板。

【护理评估】

1. 病史评估 详细了解病史、症状、体征，收集与胎盘早剥相关的诱发因素，了解本次妊娠经过，尤其是阴道出血、腹痛情况。护士需结合有无妊娠期高血压疾病、原发性高血压病史、胎盘早剥史、慢性肾炎史、仰卧位低血压综合征史及外伤史等进行综合评估。

2. 身心状况评估

（1）评估孕妇出血时间、量、性质，是否有腹痛，评估胎心、胎动变化。

（2）胎盘早剥孕妇体内出血较多时，常表现为急性贫血和休克症状，仅有少量阴道出血或无出血，应重点评估生命体征和一般情况。

（3）评估孕妇心理状况：因阴道出血量多，腹痛加剧，孕妇及家属担心胎儿安危，常出现焦虑、紧张、烦躁等情绪。

3. 了解辅助检查情况 通过 B 型超声和胎心监测了解胎儿宫内情况，B 型超声可显示胎盘早剥的典型声像图，并可与前置胎盘相鉴别。如果实验室检查出现血小板降低，血浆凝血酶原时间延长，血浆纤维蛋白原减少则提示 DIC。

【护理措施】

1. 妊娠期

（1）一般护理：见第四章第一节"产前一般护理常规"。

（2）病情观察

1）纠正休克：①入院后立即吸氧，卧床休息，左侧卧位。②开放 2 条静脉通道，输液、输血。③留置尿管，密切观察并记录尿量，出现少尿时及时通知医生。④严密观察血压、脉搏、呼吸，做好重病记录。

2）观察阴道出血量、腹痛情况及伴随症状，重点注意宫底高度、子宫压痛、子宫壁的紧张度及在宫缩间歇期松弛与否。

3）监测胎儿宫内情况：持续胎心监护以判断胎儿宫内情况。对于有外伤史的产妇，疑有胎盘早剥时，应至少行 4 小时的胎心监护，以早期发现胎盘早剥。

（3）专科指导：加强产前检查，积极预防与治疗妊娠期高血压疾病。对合并高血压病、慢性肾炎等高危妊娠者应加强管理，加强围生期健康知识宣教，使孕妇认识到高危妊娠的危害性。妊娠晚期避免仰卧及腹部外伤。积极配合医护人员进行治疗和护理是预防胎盘早剥的关键。

（4）并发症的护理观察

1）胎儿宫内死亡：如胎盘早剥面积大、出血多，胎儿可因缺血、缺氧而死亡。应严密监测胎心率、胎动变化。

2）弥散性血管内凝血（DIC）：胎盘早剥是妊娠期发生凝血功能障碍最常见的原因。凝血功能障碍表现为皮下、黏膜或注射部位出血，阴道出血不凝或凝血块较软，有时有尿血、咯血及呕血等现象。一旦发生 DIC，病死率较高，应积极预防。

（5）心理护理：胎盘早剥患者多数起病急、发展快，对母婴危害大，产妇往往精神紧张，担心胎儿状况。首先要耐心解释病情，设法缓解产妇紧张焦虑的情绪，让其安心配合治疗和护理；其次一旦确诊胎盘早剥，医务人员抢救时须沉着镇定，与家属做好沟通，增强其战胜疾病的信心。

2. 分娩期

（1）一般护理

1）一经确诊为胎盘早剥，应及时终止妊娠。根据宫口开大情况，配合医生做好阴道分娩或立刻手术的准备。

2）阴道试产者、剖宫产者的护理分别见第四章第一节"产科护理常规"中"自然分娩护理常规"、"剖宫产护理常规"。

（2）病情观察

1）监测记录生命体征、胎心、胎动情况。

2）观察产程进展、宫缩、阴道出血量及伴随症状。

3）重点观察宫底高度的变化情况、子宫压痛程度、子宫壁的紧张度及在宫缩间歇期是否松弛等。

4）积极准备新生儿抢救器材，密切观察凝血功能，以防 DIC 发生。及时足量输入新鲜血，纠正血容量和补充凝血因子。

5）发现异常情况及时通知医生，行剖宫产术。

（3）并发症护理观察

1）产后出血：由于凝血功能障碍及子宫收缩乏力，胎盘早剥患者常发生产后出血。临床表现为胎盘娩出后阴道大量出血，血液常不凝固，检查时发现宫底不清，子宫轮廓不明显，产妇出现脸色苍白、表情淡漠、出冷汗、脉率增加、血压下降等出血性休克症状。分娩后应及时给予缩宫素，并配合按摩子宫，必要时遵医嘱做切除子宫的准备。

2）羊水栓塞：胎盘早期剥离时，剥离面的子宫血窦开放，若胎盘后的出血穿破羊膜，血液进入羊水，则羊水也可反流入开放的子宫血管进入母体循环，形成栓子，造成肺栓塞，从而引起肺动脉高压、呼吸循环衰竭、DIC、多脏器损伤等一系列羊水栓塞症状，多在胎儿娩出前发生。如果抢救不及时，可能危及患者的生命。

3）急性肾衰竭：大量出血使肾脏灌注严重受损，导致肾皮质或肾小管严重坏死，出现急性肾衰竭。胎盘早剥多伴发妊娠期高血压疾病、慢性高血压、慢性肾脏疾病等，其肾血管痉挛也影响肾血流量。临床表现为：①少尿（＜400ml/24h）或无尿（＜100ml/24h），多数产妇少尿期每天尿量为 50～100ml。②高血钾（＞7mmol/L），高血钾是少尿期引起产妇死亡原因之一。③氮质血症：由于少尿，肾脏不能将尿素氮及肌酐排出，致使血中尿素氮及肌酐等升高。④代谢性酸中毒：由于酸性代谢产物在体内蓄积并消耗碱储备，血 pH 值下降，导致细胞内酶活性抑制和改变，中间代谢产物增多而出现代谢性酸中毒。

（4）心理护理：提供心理支持，维护自尊。产时护士一定要在心理上给予安慰，在生活上给予照顾，指导产妇积极配合医生。

3. 产褥期

（1）一般护理：阴道分娩者、剖宫产者的护理分别见第四章第一节"产科护理常规"中"自然分娩护理常规"、"剖宫产护理常规"。

（2）病情观察

1）产后子宫收缩乏力及凝血功能障碍均可发生产后出血。严密观察产妇生命体征及阴道出血情况。产后未发生出血者，仍应加强生命体征观察，预防晚期产后出血。

2）注意伤口有无感染征象，遵医嘱使用抗生素。

3）正确记录出入量，发现少尿、无尿等，及时通知医生。

（3）用药护理：根据医嘱给予纤维蛋白原、肝素或抗纤溶等药物治疗，严密观察尿量。

（4）专科指导

1）指导母乳喂养及新生儿抚触，详见第二章第一节"产科护理操作技术"中的"母乳喂养"和"新生儿抚触"相关内容。

2）早产儿护理指导：教会产妇喂养和护理早产儿的方法。如果母婴分离，教会产妇乳房护理及保持泌乳的方法。

（5）并发症护理观察：若患者尿量 < 30ml/h，提示血容量不足，应及时补充血容量。若血容量已补足而尿量 < 17ml/h，可给予呋塞米 20～40mg 静脉推注，必要时可重复用药。若短期内尿量不增，且血清尿素氮、肌酐、血钾进行性升高，并且二氧化碳结合力下降，提示发生急性肾衰竭。

（6）心理护理：如胎盘早剥终止妊娠时产妇孕周不足月，早产不可避免时，要及时向产妇及家属解释病情，帮助产妇以良好的心态承担起早产儿母亲的角色。对于重度胎盘早剥，做子宫次全切除手术的产妇，要稳定产妇情绪，帮助产妇正确对待，接受现实，尽快解决产妇的心理障碍，使其顺利度过悲伤期。

（7）健康教育

1）饮食指导：产妇应进食富含蛋白质、维生素、微量元素的食物及新鲜蔬菜和水果，特别是含铁丰富的食物，如瘦肉、猪肝、大枣等，有利于纠正贫血，避免生冷、辛辣食物。

2）卫生指导：勤换会阴垫，保持外阴清洁，防止感染。42天内禁止盆浴及性生活。

3）用药指导：根据医嘱，定期定量服药，纠正贫血，增强抵抗力。

4）乳房护理指导：根据胎儿及产妇身体状况指导母乳喂养，保持乳汁通畅。如为死产者及时给予退乳措施。

5）出院指导：①做好出院手续办理、新生儿免疫接种、出生证明办理及产后复查随访相关事项的告知。②嘱产妇42天后来医院复查，如有阴道出血增多、腹部切口红肿等异常情况，随时复诊。③对有再次妊娠计划者做好预防教育，妊娠期高血压疾病孕妇或合并慢性高血压、肾病的孕妇，应增加产前检查次数，积极配合医生进行治疗。

三、胎膜早破

在临产前胎膜破裂，称为胎膜早破（premature rupture of membrane，PROM），妊娠满37周后的胎膜早破发生率为10%，妊娠不满37周的胎膜早破发生率为2.0%~3.5%。胎膜早破时孕周越小，围生儿预后越差。胎膜早破可引起早产、脐带脱垂及母儿感染。

【病因及发病机制】

导致胎膜早破的因素很多，常是多因素所致，常见因素有：

1. 生殖道病原微生物上行性感染　引起胎膜炎，使胎膜局部张力下降而破裂。

2. 羊膜腔压力增高　常见于双胎妊娠、羊水过多及妊娠晚期性交者。

3. 胎膜受力不均　头盆不称、胎位异常时胎先露与骨盆入口不能很好地衔接，前羊水囊所受压力不均，导致胎膜破裂。

4. 营养因素　缺乏维生素C、锌、铜，可使胎膜抗张力下降，易引起胎膜早破。

5. 宫颈内口松弛　常因手术创伤或先天性宫颈组织结构薄弱，使宫颈内口松弛，前羊水囊楔入，受力不均，加之此处胎膜接近阴道，缺乏宫颈黏液保护，易受病原微生物感染，导致胎膜早破。

6. 细胞因子 IL-6、IL-8、TNF-α 升高，可激活溶酶，破坏羊膜组织导致胎膜早破。

【临床表现】

90% 产妇突然感到较多液体从阴道流出，无腹痛等其他产兆。肛门检查上推胎儿先露部时，见液体从阴道流出，有时可见到流出液中有胎脂或被胎粪污染，呈黄绿色。如并发明显羊膜腔感染，则阴道流出液有臭味，并伴发热、母儿心率增快、子宫压痛等急性感染表现。隐匿性羊膜腔感染时，虽无明显发热，但常出现母儿心率增快。产妇在流液后，常很快出现宫缩及宫口扩张。

【辅助检查及诊断】

1. 阴道检查 将胎先露部上推时见到流液量增多，或见阴道后穹隆有羊水池，则可明确诊断。

2. 阴道液酸碱度检查 正常阴道液呈酸性，羊水 pH 值为 7.0~7.5。用 pH 试纸检查，若流出液 pH 值等于或大于 7.0 时视为阳性，胎膜早破可能性极大。

3. 阴道液涂片检查 有羊齿状结晶出现，则为羊水。

4. 羊膜镜检查 可以直视胎先露部，看不到前羊膜囊，即可确诊胎膜早破。

5. 羊膜腔感染检测 羊水细菌培养阳性，羊水涂片革兰氏染色检查出细菌，羊水白细胞 IL-6 测定 ≥7.9mg/ml 时，提示羊膜腔感染；血 C-反应蛋白 >8mg/L时，提示羊膜腔感染。

【对母儿影响】

1. 对母体影响

（1）感染：破膜后，阴道病原微生物上行性感染更容易、更迅速，且感染的程度和破膜时间有关。随着胎膜早破潜伏期（指破膜到产程开始的间隔时间）延长，羊水细菌培养阳性率增高，且原来无明显临床症状的隐匿性绒毛膜羊膜炎常变成显性。如破膜超过 24 小时，可使感染率增加 5~10 倍。除造成孕妇产前、产时感染外，胎膜早破还是产褥感染的常见原因。

（2）胎盘早剥：足月前胎膜早破可引起胎盘早剥，确切机制尚不清楚，可能与羊水减少有关。据报道最大羊水池深度 <1cm 时，胎盘早剥发生率为 12.3%；而最大池深度 >2cm 时，其发生率仅为 3.5%。

2. 对胎儿影响

（1）早产儿：30%~40% 的早产与胎膜早破有关。早产儿易发生新生儿呼吸窘迫综合征、新生儿颅内出血、坏死性小肠炎等并发症，围生儿死亡率增加。

（2）感染：胎膜早破并发绒毛膜羊膜炎时，常引起胎儿及新生儿感染，表现为肺炎、败血症、颅内感染。

（3）脐带脱垂或受压：胎先露未衔接者破膜后脐带脱垂的危险性增加；

因破膜继发性羊水减少，使脐带受压，亦可致胎儿窘迫。

（4）胎肺发育不良及胎儿受压综合征：妊娠 28 周前胎膜早破保守治疗的产妇中，新生儿尸解发现，肺/体重比值减小、肺泡数目减少。活体 X 线摄片可显示为小而充气良好的肺、钟形胸、横膈上抬到第 7 肋间。胎肺发育不良常引起气胸、持续肺高压，预后不良。破膜时孕龄越小，引发羊水过少越早，胎肺发育不良的发生率越高。如破膜潜伏期长于 4 周，羊水过少程度重，可出现明显胎儿宫内受压，胎儿出现铲形手、弓形腿、扁平鼻等。

【治疗】

1. 足月胎膜早破　观察 2 ~ 12 小时，如无明显宫缩，应予催产素促进宫缩。临产后观察体温、心率、宫缩及羊水流出量、性状及气味，必要时行 B 型超声检查了解羊水量，也可通过胎儿电子监护进行宫缩应激试验，了解胎儿宫内情况。若羊水减少，且 CST 显示频繁变异减速，应考虑羊膜腔输液。输液后如变异减速改善，产程进展顺利，则等待自然分娩，否则，行剖宫产术。若未临产，但发现有明显羊膜腔感染体征，应立即使用抗生素，并终止妊娠；如检查正常，破膜后 12 小时，给予抗生素预防感染。

2. 足月前胎膜早破　一方面要延长孕周，减少新生儿因不成熟而发生的疾病与死亡；另一方面随着破膜后时间延长，上行性感染不可避免或原有的感染加重，发生严重感染并发症的危险性增加，同样可造成母儿预后不良。目前足月前胎膜早破的处理原则是：若胎肺不成熟，无明显临床感染征象，无胎儿窘迫，则行期待治疗；若胎肺成熟或有明显临床感染征象，则应立即终止妊娠；对胎儿窘迫者，应针对宫内缺氧的原因，进行治疗。

（1）期待治疗：密切观察孕妇体温、心率、宫缩、白细胞计数、C-反应蛋白等变化，以便及早发现产妇的明显感染征象，及时治疗。避免不必要的肛门及阴道检查。

1）应用抗生素：足月前胎膜早破应用抗生素，能降低胎儿及新生儿肺炎、败血症及颅内出血的发生率；亦能大幅度减少绒毛膜羊膜炎及产后子宫内膜炎的发生。尤其对羊水细菌培养阳性或阴道分泌物培养 B 族链球菌阳性者，效果更好。B 族链球菌感染用青霉素；支原体或衣原体感染，选择红霉素或罗红霉素；如感染的微生物不明确，可选用 FDA 分类为 B 类的广谱抗生素。可间断给药，如开始给氨苄西林或头孢菌素类静脉滴注，48 小时后改为口服。若破膜后长时间不临产，且无明显临床感染征象，则停用抗生素，待进入产程时继续用药。

2）宫缩抑制剂应用：对无继续妊娠禁忌证的产妇，可考虑应用宫缩抑制剂预防早产。

3）纠正羊水过少：若孕周小，羊水明显减少者，可进行羊膜腔输液补充羊水,以帮助胎肺发育;若产程中出现明显脐带受压表现(CST 显示频繁变异减速),羊膜腔输液可缓解脐带受压。

4)应用肾上腺糖皮质激素促胎肺成熟:妊娠 35 周前的胎膜早破,应给予促胎肺成熟治疗,具体方法为:地塞米松 5mg 肌内注射,每 12 小时 1 次,共 4 次。

(2)终止妊娠:一旦胎肺成熟或发现明显临床感染征象,在抗感染同时,应立即终止妊娠。对胎位异常或宫颈不成熟,缩宫素引产不易成功者,应根据胎儿出生后存活的可能性,考虑剖宫产或更换引产方法。

【护理评估】

1. 病史 通过询问或查阅产前检查记录,了解诱发胎膜早破的原因,掌握胎膜破裂的确切时间,确定妊娠周数。

2. 身体状况 观察羊水的颜色、气味,评估体温,了解阴道有无脓性分泌物、是否伴有宫缩、是否有分娩发动的征象。

3. 心理评估 由于阴道流液突然发生,孕妇因担心影响胎儿及自身健康,甚至出现恐慌心理,协助有早产或剖宫产可能的孕妇做好心理准备,评估其对该种状况的应对能力。

4. 其他 评估产妇自理能力或日常活动能力,评估有无压疮、跌倒/坠床高危因素,评估产妇有无泌尿系感染、呼吸道感染、深静脉血栓等风险。

【护理措施】

1. 妊娠期

(1)一般护理

1)保持病室清洁、整齐、安静。

2)保持床单位清洁,及时更换被污染的床单、衣服。

3)胎先露部未衔接者应绝对卧床休息,抬高臀部,防止脐带脱垂。

4)根据产妇有无临产征兆送入待产室。

5)给予间断低流量吸氧,每天 2~3 次,每次 30 分钟。

(2)病情观察

1)破膜后立即听胎心,观察羊水的量、性状及气味,并记录。

2)破膜后立即行阴道检查,观察先露高低,宫口情况及有无脐带脱垂。

3)严密监测孕妇生命体征、血常规、C 反应蛋白,尽早发现感染征象。

4)尽量减少阴道检查次数,并保证无菌操作。

5)指导产妇自数胎动,必要时做胎心监护,发现异常及时通知医生。

6)在病情观察过程中,不管是否足月,一旦出现感染征象,均应及早终止妊娠,以防随着破膜时间延长而加重感染。

7)孕周已达 35 周者处理原则与足月胎膜早破相同。破膜 2~12 小时无规律宫缩者,应予以引产,有产科指征者考虑剖宫产。

8）孕周未达 35 周者：①卧床休息，监测感染指标同足月胎膜早破，定期听胎心，进行胎心监护，每周 1~2 次。做宫颈分泌物细菌培养。②预防性应用抗生素，降低宫内感染和新生儿感染率。③促胎肺成熟：应用糖皮质激素地塞米松 5mg 肌内注射，每 12 小时重复 1 次，共 4 次。④如有早产征象，可应用宫缩抑制剂。⑤一旦出现感染征象，应及时终止妊娠。

（3）用药护理

1）使用抗生素者注意观察用药不良反应。

2）使用地塞米松可能出现短时瘙痒和恶心感，可不予处理。

（4）并发症的护理观察

1）感染：破膜时间超过 12 小时者，遵医嘱给予抗生素预防感染。嘱孕妇勤换会阴垫，保持会阴清洁干燥，并行会阴擦洗，每日 2 次，预防感染。

2）胎儿窘迫：严密观察胎心率及胎动情况，必要时给予氧气吸入，预防胎儿窘迫。

3）脐带脱垂：嘱产妇取左侧卧位或平卧位，垫高臀部，以防脐带脱垂。一旦发现脐带脱垂，胎心尚存者，或胎心虽有变异但未完全消失者，应在数分钟内结束分娩。根据具体情况按医嘱及时采用胎头吸引术或产钳术，甚至采取剖宫产术终止妊娠。

（5）心理护理

1）鼓励、安慰产妇。若为早产儿，向产妇介绍早产儿成功的案例，提供有关促进早产儿生长发育的知识，增强其信心。

2）实施心理干预，消除产妇的不良心理因素。尽量多与产妇交流，教会产妇保持心情舒畅的方法，如听轻松舒缓的音乐等。

（6）健康教育

1）疾病知识指导：向孕妇讲解预防感染的重要性。

2）自我监测指导：教会孕妇自我监测胎动和宫缩的方法，如发现胎动异常、规律宫缩要及时通知医务人员。

3）饮食指导：嘱进食清淡、易消化、富含营养的饮食。准备行剖宫产者应禁食、禁饮 4~6 小时。

4）疾病预防：使孕妇及家属认识到妊娠期卫生保健的重要性，主动定期接受产前指导，提高预防意识。告知孕妇，妊娠后期应避免性交，避免负重等，以防诱发胎膜早破。宫颈内口松弛者，需卧床休息，并于孕 14~16 周行宫颈环扎术，进行病因性治疗。

2. 分娩期

（1）一般护理：阴道试产者、剖宫产者的护理分别见第四章第一节"产科护理常规"中"自然分娩护理常规"、"剖宫产护理常规"相关内容。

（2）病情观察

1）产程中每4小时测体温、脉搏、呼吸1次。

2）查血常规，每日1次。

3）密切观察胎心变化，防止胎儿宫内窘迫发生。

4）观察羊水量及性状，注意是否混有胎粪。

5）早产者，做好新生儿复苏准备。

（3）专科指导：见第四章第一节"产科护理常规"中"自然分娩护理常规"。

（4）心理护理：帮助产妇分析目前状况，告知产妇产程进展，及时提供胎儿宫内信息，以减轻孕妇焦虑、紧张情绪。积极鼓励其面对现实，提前做好迎接新生儿的准备。

（5）健康教育

1）饮食指导：指导产妇在第一产程以碳水化合物性质的食物为主，因为它们在体内转化速度快，在胃中停留的时间比蛋白质和脂肪短，不会在宫缩紧张时引起产妇恶心、呕吐。食物应细软、清淡、易消化，如蛋糕、挂面、粥等。在第二产程，应进食高能量、易消化的食物，如牛奶、粥、巧克力等。如果产妇实在无法进食，可以通过静脉输注葡萄糖、维生素来补充能量。

2）产程中休息活动相结合，合理安排。

3）保持外阴清洁，放置吸水性好的消毒会阴垫，勤更换。

4）产程中注意排空膀胱，避免影响胎先露下降。

3. 产褥期

（1）一般护理：阴道分娩者、剖宫产者的护理分别见第四章第一节"产科护理常规"中"自然分娩护理常规"、"剖宫产护理常规"。

（2）病情观察

1）产后及时观察阴道出血情况，备好抢救物品，积极抢救出血与休克。

2）密切观察生命体征情况，如果体温异常，应及时报告医生。

（3）专科指导

1）指导母乳喂养及新生儿抚触：详见第二章第一节"产科护理操作技术"中的"母乳喂养"和"新生儿抚触"相关内容。

2）早产儿护理指导：教会产妇喂养和护理早产儿的方法。如果母婴分离，教会产妇乳房护理及保持泌乳的方法，指导使用吸奶器，将奶送到儿科病房。

（4）健康教育

1）饮食指导：根据医嘱进食高蛋白、高维生素、易消化食物。多进食新鲜的水果、蔬菜，增加膳食纤维，防止便秘。补充足够的钙、镁、锌。

2）休息与活动：生活作息规律，保证充足睡眠。适当运动，必要时卧床休息，卧床期间要行床上翻身活动，避免压疮及下肢深静脉血栓的发生。

3）指导产妇母乳喂养和新生儿护理技巧。

4）指导产妇在产褥期如有异常应及时到医院检查，如阴道出血超过月经量。

5）产后加强抗感染，防治宫内感染，产褥期禁止盆浴、性生活。

6）出院指导：①做好出院手续办理、新生儿免疫接种、出生证明办理及产后复查随访相关事项的告知。②嘱产后42天内禁止性生活，42天后到门诊复查，做好产后避孕。

四、羊水过多

妊娠期间羊水量超过2000ml者称羊水过多（polyhydramnios）。发生率为0.5%～1%。如羊水量增加缓慢，称慢性羊水过多；若羊水在数日内迅速增加，称为急性羊水过多。

【病因及发病机制】

1. 胎儿畸形　羊水过多的孕妇中，约25%合并胎儿畸形，以神经管缺陷性疾病和上消化道畸形最常见。无脑儿及显性脊柱裂胎儿，脑脊膜暴露，脉络膜组织增生，使其渗出增加，加上胎儿中枢性吞咽障碍、抗利尿激素缺乏，使羊水形成过多；胎儿食管、十二指肠闭锁可使胎儿出现吞咽羊水障碍，导致羊水过多；18-三体、21-三体、13-三体胎儿亦可出现吞咽羊水障碍，引起羊水过多。

2. 多胎妊娠　多胎妊娠并发羊水过多者是单胎妊娠者的10倍，以单绒毛膜双胎居多。单卵单绒毛膜双羊膜囊双胎时，两个胎盘动静脉吻合，易并发双胎输血综合征，受血儿循环血量多，胎儿尿量增加，引起羊水过多。

3. 妊娠合并症　妊娠期糖尿病或糖尿病合并妊娠，母体高血糖致胎儿血糖增高，产生渗透性利尿使胎儿尿液增多排入羊水中。母儿血型不合、胎儿免疫性水肿、胎盘绒毛水肿影响液体交换，以及妊娠期高血压疾病、重度贫血，均可引起羊水过多。

4. 胎盘、脐带病变　巨大胎盘、脐带帆状附着可导致羊水过多。当胎盘绒毛血管瘤直径>1cm时，15%～30%可合并有羊水过多。

5. 特发性羊水过多　原因不明，约有30%羊水过多者无胎儿及胎盘异常，无妊娠合并症。

【临床表现】

1. 急性羊水过多　较少见，多在妊娠20～24周发病。

（1）症状：羊水骤然增多，数日内子宫明显增大，产生一系列压迫症状。产妇感腹部胀痛、腰酸、行动不便、表情痛苦，因横膈抬高引起呼吸困难，不能平卧，甚至发绀。

（2）体征：检查可见腹部高度膨隆，皮肤张力大、变薄，腹壁静脉扩张、可伴外阴部静脉曲张及水肿；子宫明显大于妊娠月份，胎位检查不清，胎心音遥远或听不清。

2. 慢性羊水过多　较多见，常发生在妊娠晚期。

（1）症状：羊水在数周内缓慢增多，症状较缓和，孕妇多能适应，仅感腹部增大较快，常在产前检查时才被发现。

（2）体征：检查见子宫张力大、子宫大小超过停经月份，液体震颤感明显，胎位尚可查清或不清，胎心音较遥远或听不清。

【辅助检查】

1. B 型超声检查　为羊水过多的主要辅助检查方法。目前，临床广泛应用的有两种标准：一种是测量羊水最大暗区垂直深度（amniotic fluid volume，AFV），>7cm 即可考虑为羊水过多，有学者认为 >8cm 才能诊断为羊水过多。另一种是计算羊水指数（amniotic fluid index，AFI），以脐横线与腹白线为标志线，将腹部分为四个象限，各象限羊水最大暗区垂直深度之和为羊水指数。国内资料 >18cm 为羊水过多。

2. 其他

（1）羊水甲胎蛋白测定（AFP）：开放性神经管缺损时，羊水中 AFP 明显增高，超过同期正常妊娠平均值加 3 个标准差以上。

（2）孕妇血糖检查：尤其慢性羊水过多者，应排除糖尿病。必要时行葡萄糖耐量试验，排除妊娠期糖尿病。

（3）孕妇血型检查：如胎儿水肿者应检查孕妇 Rh、ABO 血型，排除母儿血型不合性溶血引起的胎儿水肿。

（4）胎儿染色体检查：羊水细胞培养或采集胎儿血培养做染色体核型分析，或应用染色体探针对羊水或胎儿血间期细胞核直接原位杂交，了解染色体数目、结构异常。

【治疗】

主要根据胎儿有无畸形及孕周、孕妇压迫症状的严重程度而定。

1. 羊水过多合并胎儿畸形　一旦确诊胎儿畸形、染色体异常，应及时终止妊娠，通常采用人工破膜引产。

2. 羊水过多合并正常胎儿　对孕周不足 37 周，胎肺不成熟者，应尽可能延长孕周。

【护理评估】

1. 病史评估

（1）既往史：了解有无先天畸形家族史及生育史，了解分娩的次数，初次生育的年龄、分娩方式、胎儿的大小；了解有无不明原因的死胎、死产、胎儿畸形等分娩史。

（2）现病史：了解此次妊娠经过，孕妇目前的临床症状，有无压迫症状，本次是否做过产前诊断，有无妊娠期合并症。询问孕妇是否在数天内子宫急剧增大。

（3）心理-社会状况：评估产妇对羊水过多的认知程度，相关知识的掌握情况，对检查及治疗的配合情况；评估产妇是否因担心母婴安全而产生焦虑、抑郁、恐惧的心理；评估产妇社会及家庭支持系统是否建立完善等；了解羊水过多对产妇生活的影响。

2. 身体评估

（1）症状和体征：评估有无发热，评估心率、血压、呼吸情况，有无压迫症状，有无腹部胀痛、腰酸、行动不便等症状。

（2）营养评估：询问孕妇饮食习惯与嗜好，饮食量和种类；测量体重。

（3）专科评估：测量孕妇宫高、腹围、体重，评估是否大于实际孕周，了解孕妇有无因羊水过多引发的不适症状，如呼吸困难、腹痛、食欲不佳等。评估目前胎心、胎动等情况。

（4）风险评估：评估自理能力或日常活动能力（日常活动能力评定表ADL）、有无压疮、跌倒/坠床高危因素；评估孕妇有无泌尿系感染、呼吸道感染、深静脉血栓等风险。

【护理措施】

1. 妊娠期

（1）一般护理：按第四章第一节"产科护理常规"中"产前一般护理常规"相关内容进行护理。

（2）病情观察

1）观察孕妇的生命体征，定期测量宫高、腹围、体重，判断病情进展，并及时发现并发症。

2）观察胎心、胎动及宫缩，及早发现胎儿窘迫和早产征兆。

（3）专科护理

1）指导孕妇每天早、中、晚自测胎动3次，做好记录。将3次自测胎动次数总和乘以4，即得12小时胎动次数，如12小时胎动次数在30次以上，说明胎儿在宫内情况良好；如12小时胎动数在10次以下，提示胎儿子宫内缺氧。

2）给予低流量吸氧，每日2次，每次30分钟。

3）密切注意胎动、胎心及临产征兆，每日听胎心4次。

（4）并发症的护理观察

1）妊娠期高血压疾病：密切观察生命体征，尤其是血压变化，注意患者主诉，有无头痛、头晕、视物模糊等不适症状。

2）胎儿畸形、胎位异常：行B型超声波检查。

（5）心理护理：实施心理干预，消除产妇的不良心理因素。教会产妇保持心情舒畅的方法，如听轻松舒缓的音乐。尽量多与产妇交流，给予心理支持、鼓励，使其积极配合治疗。

（6）健康教育

1）饮食控制：摄取低钠饮食，增加蛋白质的摄入量。多吃粗纤维食物，保持大便通畅。

2）运动指导：注意卧床休息，减少乳头及腹部刺激，避免诱发宫缩导致早产。

3）卫生指导：保持床单位清洁干燥、平整，衣着宽松舒适，保持皮肤及会阴部清洁。加强翻身，改善受压部位的血液循环，特别是有水肿的产妇，要防止水肿部位受压而破损，引起压疮。

2. 分娩期

（1）一般护理：阴道试产者、剖宫产者的护理见第四章第一节"产科护理常规"中"自然分娩护理常规"、"剖宫产护理常规"。

（2）病情观察

1）人工破膜后立即听胎心，注意羊水量及形状，之后每半小时听胎心1次，发现异常及时通知医生。

2）人工破膜时应严密观察胎心及宫缩，及时发现胎盘早剥和脐带脱垂征象。

3）观察膀胱情况，及时排空膀胱，避免尿潴留影响胎先露下降。

4）按时测量并记录宫缩、胎心、羊水性状、宫口扩张及胎先露下降情况。

5）分娩后2小时内监测产妇意识状态、血压、脉搏、呼吸、体温、阴道出血（颜色、性状、量）及子宫收缩情况，如发现异常及时通知医生。

（3）专科指导：导乐陪产。

（4）并发症护理观察

1）脐带脱垂：破膜后注意观察羊水量、性状，注意观察生命体征，避免脐带脱垂。

2）宫缩乏力：破膜后密切观察子宫收缩情况，如宫缩乏力，可遵医嘱给予低浓度缩宫素静脉滴注增强宫缩，促进产程进展。

（5）新生儿护理：详见第四章第一节"产科护理常规"中"新生儿护理常规"。

（6）健康教育

1）饮食：分娩期应以摄入富含糖分、蛋白质、维生素，易消化的食物为主。

2）指导产妇用力，与助产士积极配合，顺利分娩。

3. 产褥期

（1）一般护理：阴道试产者、剖宫产者见第四章第一节"产科护理常规"中"自然分娩护理常规"、"剖宫产护理常规"。

（2）病情观察

1）产妇：①严密观察子宫收缩和阴道出血情况，预防产后出血。②观察生命体征。③观察膀胱充盈情况，督促产妇及时排尿，避免过度充盈的膀胱影响子宫收缩，引起产后出血。

2）新生儿：观察新生儿的体重变化、进食情况、二便情况及黄疸情况。

（3）专科指导：指导产妇行母乳喂养、新生儿抚触、乳房按摩，详见第二章第一节"产科护理操作技术"。

（4）并发症的护理观察

1）产褥期感染：用0.5‰的碘伏溶液会阴擦洗，每天2次；剖宫产者注意观察手术切口是否发生感染，保持伤口干燥清洁；留置尿管者需及时拔掉导尿管；密切观察是否有发热、头晕等症状，必要时遵医嘱查血常规，应用抗生素治疗。

2）产后出血：①观察生命体征，并做好记录。②尿量的观察。尿量的多少能反映肾脏毛细血管的灌流量，也是内脏血流灌流量的重要指征。③密切观察阴道流血情况，观察子宫高度、子宫硬度。

3）乳腺炎：观察乳房局部有无红肿热痛的炎性表现、局部皮肤有无破溃、腋窝淋巴结有无肿大。

（5）健康教育

1）饮食：产后进食富含蛋白质、维生素、膳食纤维的易消化吸收饮食。

2）运动：指导产妇行产后康复运动，应循序渐进。

3）专科指导：指导母乳喂养及新生儿护理。

4）卫生指导：产后应注意卫生，避免感染。

5）出院指导：①讲解出院手续办理流程，告知新生儿免疫接种、出生证明及产后复查的相关事项。②嘱产妇产后坚持母乳喂养，并告知母乳喂养热线，遇到问题时，及时拨打母乳喂养热线，寻求帮助。③产后42~60天至门诊复查。④适当活动，注意循序渐进。⑤注意个人卫生，勤洗手、勤更衣，保持会阴清洁。⑥每日开窗通风，保证室内空气流通。

五、羊水过少

妊娠晚期羊水量少于300ml者称为羊水过少（oligohydramnios）。发生率为 0.4%～4%。羊水过少对围生儿预后有明显的不良影响，羊水量少于 50ml 时，胎儿窘迫的发生率达 50% 以上，围生儿病死率高达 88%，应引起高度重视。

【病因及发病机制】

主要与羊水产生减少或吸收、外渗增加有关。部分羊水过少原因不明。

1. 胎儿畸形 以胎儿泌尿系统畸形为主，先天性肾缺如或尿路梗阻，因胎儿无尿液生成或生成的尿液不能排入羊膜腔致妊娠中期后出现严重羊水过少。染色体异常、法洛四联症、甲状腺功能减退症、小头畸形等也可以引起羊水过少。

2. 胎盘功能不良 如过期妊娠、胎儿宫内生长受限、妊娠期高血压疾病等。由于胎盘功能不良，胎儿宫内慢性缺氧，血液重新分布，导致肾血管收缩，胎儿尿生成减少，致羊水过少。

3. 胎膜早破 羊水外漏速度大于产生速度，常出现继发性羊水过少。

4. 母体因素 如孕妇脱水、血容量不足，血浆渗透压增高等，可使胎儿血浆渗透压相应增高，胎盘吸收羊水增加，同时胎儿肾小管重吸收水分增加，尿生成减少。此外孕妇应用某些药物（如吲哚美辛、利尿剂等）亦可引起羊水过少。

5. 其他 某些不明原因的羊水过少与羊膜通透性改变，以及炎症、宫内感染有关。

【临床表现】

羊水过少的临床表现多不典型。孕妇于胎动时感觉腹痛，胎盘功能不良者常有胎动减少。宫高、腹围较小，尤以胎儿宫内生长受限者明显，有子宫紧裹胎儿感。子宫敏感，轻微刺激易引发宫缩。临产后阵痛明显，且宫缩多不协调。阴道检查时发现前羊水囊不明显，胎膜与胎儿先露部紧贴。人工破水时发现羊水极少。

【辅助检查】

1. B 型超声检查 是羊水过少的主要辅助诊断方法。妊娠晚期最大羊水暗区垂直深度≤2cm，≤1cm 为严重羊水过少；羊水指数≤5cm，可诊断为羊水过少；羊水指数 <8cm 为可疑羊水过少。B 型超声还可以判断胎儿有无畸形，羊水与胎儿交界情况等。

2. 羊水直接测量 破膜后，直接测量羊水，总羊水量 <300ml，可诊断为羊水过少。本方法的缺点是不能早期发现。

3. 胎心电子监护仪检查 羊水过少的主要威胁是脐带及胎盘受压，使胎儿储备力减低，NST 呈无反应型，一旦子宫收缩脐带受压加重，则出现胎心变异减速和晚期减速。

4. 胎儿染色体检查 需排除胎儿染色体异常时可做羊水细胞培养，或采集胎儿脐带血细胞培养，做染色体核型分析，用荧光定量 PCR 法快速诊断。

【治疗】

1. 终止妊娠 对确诊胎儿畸形，或胎儿已成熟、胎盘功能严重不良者，应立即终止妊娠。而妊娠足月合并严重胎盘功能不良或胎儿窘迫估计短时间内不能经阴道分娩者，应行剖宫产术。对胎儿储备力尚好、宫颈成熟者，可在密切监护下破膜后行缩宫素引产。产程中应连续监测胎心变化，观察羊水性状。

2. 期待治疗 若胎肺不成熟，无明显胎儿畸形者，可行羊膜腔输液补充羊水，尽量延长孕周。

【护理评估】

1. 病史评估

（1）既往史：询问孕妇病史、月经史、用药史，了解有无妊娠合并症、有无先天性畸形家族史等。

（2）现病史：了解本次妊娠经过及孕妇目前的临床症状，测量孕妇宫高、腹围、体重，了解孕妇子宫的敏感度，以及胎动情况。

（3）心理-社会状况评估：评估孕妇及家属对疾病的认知情况，对羊水过少相关知识的掌握情况，对检查及治疗的配合情况；了解孕妇及家属是否因担心胎儿有畸形感到焦虑不安。

2. 身体评估

（1）症状与体征：心率、血压及呼吸评估，了解有无腹部紧张等不适。

（2）营养评估：询问孕妇饮食习惯及嗜好、饮食量及种类，测量体重及体质指数。

（3）专科评估：测量宫高、腹围、胎心等情况。

（4）其他评估：评估自理能力或日常活动能力（日常活动能力评定表 ADL），了解有无压疮、跌倒/坠床高危因素；评估孕妇有无泌尿系感染、呼吸道感染、深静脉血栓等风险。

【护理措施】

1. 妊娠期

（1）一般护理：按第四章第一节"产前一般护理常规"进行护理。

（2）病情观察：观察孕妇的生命体征，定期测量宫高、腹围、体重，判断病情进展，并及时发现并发症；观察胎心、胎动及宫缩，及早发现胎儿窘迫和早产征兆。

（3）专科护理

1）指导孕妇每天早、中、晚自测胎动 3 次，做好记录。将 3 次自测胎动次数总和乘以 4，即得 12 小时胎动次数。如 12 小时胎动次数在 30 次以上，说明胎儿在宫内情况良好；如 12 小时胎动数在 10 次以下，提示胎儿子宫内缺氧。

2）给予低流量吸氧，每日 2 次，每次 30 分钟。

3）密切注意胎动、胎心及临床征兆，每日听胎心 4 次。

4）定期行胎心监护，监测胎儿在宫腔内的情况。

5）指导孕妇每日适当多饮水，取左侧卧位休息。

（4）并发症护理观察

1）胎儿窘迫：密切观察胎心及胎动情况，定期行胎心监护，及时发现胎儿异常情况。

2）胎儿畸形：通过 B 型超声波检查，观察有无先天性肾缺如等畸形。

3）胎儿生长受限：监测孕妇宫高、腹围及体重增长情况，结合 B 型超声波检查，及时发现有无胎儿生长受限。

（5）心理护理：实施心理干预，消除产妇的不良心理因素；鼓励孕妇多听轻松舒缓的音乐，保持心情舒畅；尽量多与孕妇交流，给予心理支持、鼓励，使其积极配合治疗。

（6）健康教育

1）饮食控制：以清淡、高蛋白、高维生素、高糖类饮食为宜；多吃粗纤维食物，防止便秘。

2）运动指导：适当活动，指导孕妇多以左侧卧位休息，改善胎盘血液供应。

3）卫生指导：保持床单位清洁干燥、平整，衣着宽松舒适，保持皮肤及会阴部清洁卫生。加强翻身，改善受压部位的血液循环，特别是有水肿的产妇，需防止水肿部位受压而破损，引起压疮。

2. 分娩期

（1）一般护理：阴道试产者、剖宫产者见第四章第一节"产科护理常规"中"自然分娩护理常规"、"剖宫产护理常规"。

（2）病情观察

1）密切观察产妇一般情况，并重视孕妇的主诉。嘱孕妇如出现阴道流血、腹痛及时通知医务人员。

2）观察孕妇的生命体征，定期测量宫高、腹围和体重，判断产程进展。

3）破膜后，观察羊水性状、气味，严格记录羊水量。

（3）专科指导：详见第四章第一节"产科护理常规"中"导乐陪产"相关内容。

（4）并发症的护理观察

1）胎儿窘迫：产程中定时监测胎心，定时行胎心监护，破膜后观察羊水性状，有无黄染，及时发现胎儿窘迫。

2）新生儿窒息：胎儿娩出前，及时做好新生儿窒息复苏的抢救准备。

（5）健康教育

1）饮食：产程中体力消耗较大，摄入量较少，因此应以摄入富含糖分、蛋白质、维生素、易消化的食物为主。

2）指导产妇用力，与助产士积极配合，顺利分娩。

3. 产褥期

（1）一般护理：阴道试产者、剖宫产者见第四章第一节"产科护理常规"中"自然分娩护理常规"、"剖宫产护理常规"。

（2）病情观察

1）产妇：①分娩后2小时内监测产妇意识状态、血压、脉搏、呼吸、体温、阴道出血（颜色、性状、量）及子宫收缩情况，如发现异常及时通知医生。②观察膀胱充盈情况，督促产妇及时排尿，避免过度充盈的膀胱影响子宫收缩，引起产后出血。

2）新生儿：观察新生儿的进食、二便、黄疸情况，观察新生儿的体重变化

（3）专科指导：指导产妇行母乳喂养、新生儿抚触、乳房按摩，详见第二章第一节"产科护理操作技术"。

（4）并发症的护理观察

1）产褥期感染：住院期间用0.5‰的碘伏溶液会阴擦洗，每天2次；剖宫产者注意观察手术切口是否发生感染，保持伤口干燥清洁；留置尿管者及时拔掉导尿管；密切观察产妇是否有发热、头晕等症状，必要时遵医嘱查血常规应用抗生素治疗。

2）产后出血：①生命体征的观察，并做好记录。②尿量的观察。尿量的多少能反应肾脏毛细血管的灌流量，也是内脏血流灌流量的重要标志。③密切观察阴道流血情况，观察子宫高度、子宫硬度。

3）乳腺炎：观察乳房局部有无红、肿、热、痛的炎性表现，局部皮肤有无破溃，腋窝淋巴结有无肿大。

（5）健康教育

1）饮食：产后宜进食富含蛋白质、维生素、膳食纤维的易于消化、吸收的饮食。

2）运动：指导产后康复运动，嘱循序渐进。

3）专科指导：指导母乳喂养及新生儿护理。

4）卫生指导：产后应注意卫生，避免感染。

5）出院指导：①讲解出院手续办理流程，告知新生儿免疫接种、出生证明及产后复查的相关事项。②嘱产后坚持母乳喂养，并告知母乳喂养热

线，遇到问题时，及时拨打母乳喂养热线，寻求帮助。③产后 42～60 天至门诊复查。④适当活动，循序渐进。⑤注意个人卫生，勤洗手、勤更衣，保持会阴清洁。⑥每日开窗通风，保证室内空气流通。

◀ 第五节　分娩期并发症妇女的护理 ▶

一、产后出血

产后出血（postpartum hemorrhage，PPH）是指胎儿娩出后 24 小时内阴道分娩者出血量≥500ml、剖宫产分娩者出血量≥1000ml；严重产后出血是指分娩后出血量超过 1000ml。产后出血是分娩期的严重合并症，是目前我国引起孕产妇死亡的首位原因。

【病因及发病机制】

主要原因有子宫收缩乏力、胎盘因素、软产道裂伤及凝血功能障碍。

1. 子宫收缩乏力　是产后出血最常见的原因。胎儿娩出后，子宫平滑肌的收缩和缩复对肌束间的血管起到有效的压迫作用，因此任何影响子宫肌收缩和缩复功能的因素均可引起子宫收缩乏力性出血。常见因素有：

（1）全身因素：产妇精神过度紧张，对分娩恐惧；体质虚弱或合并全身性疾病等。

（2）产科因素：产程延长使体力消耗过多；前置胎盘、胎盘早剥、妊娠期高血压疾病、宫腔感染等，可使子宫肌水肿或渗血，影响收缩。

（3）子宫因素：子宫肌纤维过分伸展（如多胎妊娠、羊水过多、巨大儿）；子宫肌壁损伤（剖宫产史、肌瘤剔除术后、产次过多等）；子宫病变（子宫肌瘤、子宫畸形、子宫肌纤维变性等）。

（4）药物因素：过多使用镇静剂、麻醉剂或子宫收缩抑制剂。

2. 胎盘因素

（1）胎盘滞留：胎盘多在胎儿娩出后 15 分钟内娩出，若 30 分钟后胎盘仍不排出，将导致出血。常见原因有：膀胱充盈、胎盘嵌顿、胎盘剥离不全。

（2）胎盘植入：指胎盘绒毛在其附着部位与子宫肌层紧密连接。胎盘植入常见原因有：

1）子宫内膜损伤，如多次人工流产、宫腔内感染等。

2）胎盘附着部位异常，如附着于子宫下段、宫颈或子宫角部，因此处内膜菲薄，使得绒毛易侵入宫壁肌层。

3）子宫手术史，如剖宫产术、子宫肌瘤剔除术、子宫整形后。

4）经产妇子宫内膜损伤及发生炎症的机会较多，易引起蜕膜发育不良而发生植入。

（3）胎盘部分残留：指部分胎盘小叶、副胎盘或部分胎膜残留于宫腔，影响子宫收缩而出血。

3. 软产道裂伤 软产道裂伤后未及时发现，可导致产后出血。常见于阴道助产、巨大胎儿分娩、急产、软产道静脉曲张、外阴水肿、软产道组织弹性差而产力过强等情况。

4. 凝血功能障碍 任何原发或继发的凝血功能异常，均能造成产后出血。原发血小板减少、再生障碍性贫血、肝脏疾病等，因凝血功能障碍可引起手术创伤处及子宫剥离面出血。胎盘早剥、死胎、羊水栓塞、重度子痫前期等产科并发症，可引起弥散性血管内凝血（DIC），从而导致子宫大量出血。

【临床表现】

1. 症状 产后出血者面色苍白、出冷汗，口渴、心慌、头晕，尤其是子宫出血潴留于宫腔及阴道内时，产妇表现为怕冷、寒战、打哈欠、懒言或表情淡漠、呼吸急促甚至烦躁不安、昏迷。软产道损伤造成阴道壁血肿的产妇会有尿频或肛门坠胀感，且有排尿疼痛。

2. 体征 血压下降，脉搏细数。子宫收缩乏力所致出血者，胎盘娩出后阴道流血较多，子宫轮廓不清，触不到宫底，按摩后子宫收缩变硬，停止按摩又变软，按摩子宫时阴道有大量出血。胎儿娩出后数分钟出现阴道流血，色暗红，应考虑胎盘因素。血液积存或胎盘已剥离而滞留于子宫腔内者，宫底可升高，按摩子宫、挤压子宫底部刺激宫缩可促使胎盘和淤血排出。胎儿娩出后阴道持续流血，且血液不凝，应考虑凝血功能障碍。胎儿娩出后立即发生阴道流血，色鲜红，应考虑软产道裂伤。软产道裂伤或凝血功能障碍所致的出血，腹部检查宫缩较好，轮廓较清晰。

【辅助检查】

1. 实验室检查 检查产妇血常规、出凝血时间、凝血酶原时间、纤维蛋白原测定等结果。

2. 测量生命体征与中心静脉压 观察血压下降情况，若改变体位时收缩压下降 >10mmHg，脉率增加 >20 次/分，提示血容量丢失 20%～25%；呼吸短促，脉细数，体温开始可低于正常，随后也可增高，通过观察体温变化识别感染征象。中心静脉压测定结果低于 $2cmH_2O$ 提示右心房充盈压力不足，即静脉回流不足，血容量不足。

3. B 型超声检查 可见宫腔内残留血块。

【治疗】

产后出血的处理原则为针对原因，迅速止血；补充血容量，纠正休克；防治感染。产后出血的抢救程序图见图 4-1，流程表见表 4-6。

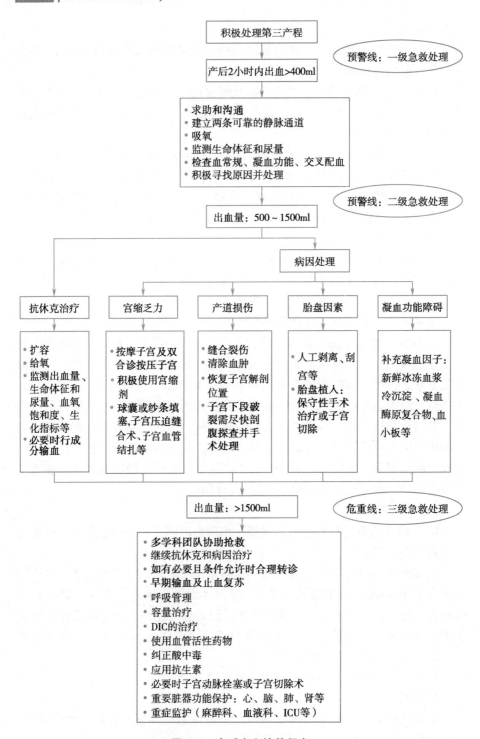

图 4-1　产后出血抢救程序

表 4-6　产后出血抢救（Tips）流程表

寻找出血原因（注意出血原因常为几种原因的叠加）	1. 准确评估出血量 2. 评估宫缩情况 3. 检查胎盘完整性，必要时搔刮宫腔 4. 检查软产道：检查阴道壁及后穹隆，如有裂伤快速缝合，必要时充分暴露，并以卵圆钳查宫颈 1 周 5. 了解凝血功能
补充血容量	1. 先晶体、后胶体（3∶1） 2. 尽早输血：先红细胞、后血浆（3∶1），依血小板结果配 PLT 3. 适时复查血常规及凝血情况，决定是否继续输血 4. 浓缩红细胞 2U（400ml）升高 10g/L 血红蛋白 浓缩血小板 1U（2000 分）升高 $50×10^9$/L 血小板 新鲜冰冻血浆 200ml 升高 0.1g/L 纤维蛋白原 纤维蛋白原 2～4g 升高约 1g/L 纤维蛋白原
促进子宫收缩的方法	1. 有效按摩子宫 2. 常用宫缩药物（依据出血情况，采取不同组合）： 缩宫素（≤60U/d） 卡贝缩宫素（100μg，iv，≤100μg/d） 欣母沛（250μg，im，≤8 支/日，间隔 30 分钟以上） 卡孕栓（1mg，经舌下或直肠给药，≤3mg/d） 米索（200～600μg，舌下给药，≤600μg/d） 注意药物禁忌证和不良反应
产后出血手术止血措施（及时转入手术室）	阴道分娩： 1. 宫腔水囊、宫腔填塞 2. 子宫动脉栓塞 3. 适时转入手术室行开腹手术 剖宫产术： 1. 双侧子宫动脉结扎 2. B-Lynch 缝合等 3. 子宫动脉栓塞 4. 必要时子宫切除

【护理评估】

1. 病史评估　评估有无与产后出血有关的疾病史，如孕前是否患有出血性疾病、重症肝炎、子宫肌壁损伤史、人工流产及产后出血史、妊娠期高血压疾病、妊娠期糖尿病、前置胎盘、胎盘植入、羊水过多、多胎妊娠；了解分娩期是否过度使用镇静剂、抑制宫缩药物；是否有产程延长、产妇衰竭、软产道损伤等。

2. 产后出血量评估　评估产后出血量，评估由于产后出血所导致症状和体征的严重程度。但需要注意的是估测阴道出血量往往低于实际出血量。

（1）称重法：将分娩后所用敷料称重减去分娩前敷料重量，为失血量（1ml 血液为 1.05g）。

（2）容积法：临床上用专用的产后接血容器，可准确测量出血量。

（3）面积法：将血液浸湿的面积按 10cm×10cm 为 10ml 的方法计算。

（4）休克指数法：休克指数 = 心率/收缩压（mmHg）（表4-7）。

（5）血红蛋白水平测定：血红蛋白每下降 10g/L，出血量为 400 ~ 500ml。产后出血早期，由于血液浓缩，血红蛋白值常不能准确反映实际出血量。

（6）重症产后出血：出血速度 > 150ml/min；3 小时内出血量超过总血容量的 50%；24 小时内出血量超过全身总血容量。

表 4-7　休克指数与估计出血量

休克指数	估计出血量（ml）	占总血容量的百分比（%）
< 0.9	< 500	< 20
1.0	1000	20
1.5	1500	30
2.0	≥ 2500	≥ 50

3. 身心状况评估　一般情况下，出血的开始阶段产妇有代偿功能，无出血征象，一旦出现失代偿状况则很快进入休克，同时易发生感染。孕妇出血在 20% 以内，生命体征往往没有改变；只有当出血达到血容量的 20% ~ 30% 以上时，才会开始出现窘迫的表现，且往往是脉搏先增快，而血压可能尚在正常范围，很易被忽视，但实际上此时已相当危险。当产妇全身状况较差或合并有内科疾病时，即使出血量不多，也可能发生休克。一旦发生产后出血，产妇会表现出惊慌、恐惧，担心自己的生命安危，把全部希望寄托于医护人员身上，但由于出血过多与精神过度紧张，有些产妇会很快进入休克昏迷状态。

【护理措施】

1. 一般护理　同第二章第一节"产科一般护理常规"。

2. 预防产后出血　加强围生期保健，严密观察产程，预防产后出血。

（1）妊娠期

1）加强孕期保健，定期产前检查，注意识别高危妊娠，及时治疗高危妊娠或早孕时终止妊娠。

2）对高危妊娠者如妊娠期高血压疾病、肝炎、贫血、血液病、多胎妊娠、羊水过多等孕妇应提前入院，做好分娩及预防产后出血的准备。

（2）分娩期

1）第一产程：密切观察产程进展，防止产程延长，保证产妇休息与营养补充，合理使用镇静剂，避免产妇衰竭状态。

2）第二产程：严格执行无菌技术，指导产妇正确使用腹压，注意保护会阴，严格掌握会阴侧切指征和时机，胎头、胎肩缓慢娩出，避免软产道损伤。胎肩娩出后立即肌内注射或静脉滴注缩宫素；头位胎儿前肩娩出后、胎位异常胎儿全身娩出后、多胎妊娠最后 1 个胎儿娩出后，给予缩宫素 10U 加入 500ml 液体中以 100～150ml/h 静脉滴注或缩宫素 10U 肌内注射，以加强子宫收缩，减少出血。

3）第三产程：避免过早挤压子宫或牵拉脐带，正确协助胎盘娩出及测量出血量，仔细检查胎盘、胎膜是否完整，胎盘娩出后认真检查软产道有无裂伤，若裂伤及时缝合。

（3）产褥期

1）有高危因素者产后 4 小时是发生产后出血的高危时段，80% 的产后出血发生在这一阶段。应密切观察产妇的血压、脉搏、宫底高度、宫缩和阴道出血量、膀胱充盈情况，尤其对小量持续出血不可忽视；观察会阴伤口，询问有无自觉症状，注意阴道血肿的发生。

2）督促产妇及时排空膀胱，以免影响子宫收缩导致产后出血。

3）鼓励并协助产妇尽早哺乳，哺乳可刺激子宫收缩，减少阴道出血。

4）对可能发生产后出血的高危产妇，注意保持静脉通道，充分做好输血和急救的准备。

5）为产妇提供安静的环境，注意保暖。

6）密切观察产妇生命体征变化，严格会阴护理，必要时遵医嘱应用抗生素预防感染。

7）严格记录出血量，注意阴道出血有无凝血块及残留物，留 24 小时会阴垫。

8）部分产妇分娩 24 小时后，于产褥期内发生子宫大量出血者，称为晚期产后出血。多在产后 1～2 周内发生，也可推迟至 6～8 周甚至于 10 周发生，应予以高度警惕，注意加强活动，以免导致严重后果。

3. 专科护理 密切配合医生积极找出原因，针对原因进行相应的处理。

（1）因产后子宫收缩乏力所致的大出血，可以通过使用宫缩剂、按摩子宫、宫腔内填塞纱布条或结扎血管等方法达到止血目的。

1）按摩子宫：助产者一手在腹部按摩宫底（拇指在前，其余四指在后），均匀而有节律地按摩子宫，同时压迫宫底，将宫内积血压出（图4-2）。如果无效，可行腹部-阴道双手按摩子宫法，即一手握拳置于阴道前穹隆顶住子宫前壁，另一手在腹部按压子宫体后壁使宫体前屈，双手相对紧压子宫并做节律性按摩，不仅可以刺激子宫收缩，还可以压迫子宫内血窦，减少出血（图4-3）。按压时间以子宫恢复正常收缩为止，按摩时注意无菌。

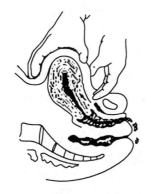 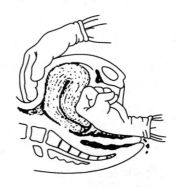

图4-2　腹壁双手按摩子宫　　　　图4-3　腹部-阴道双手按摩子宫法

2）应用宫缩剂：①缩宫素：为预防和治疗产后出血的一线药物，缩宫素10U 肌内注射或子宫肌层或子宫颈注射，以后10～20U 加入500ml 晶体液中静脉滴注。②卡贝缩宫素：100μg 单剂静脉推注。③卡前列素氨丁三醇：250μg 深部肌内注射或子宫肌层注射，必要时可重复使用，总量不超过2000μg。④米索前列醇：200～600μg 顿服或舌下给药。⑤卡前列甲酯栓：1mg 经阴道或直肠给药。

3）艾条灸神阙穴：艾条灸神阙穴对子宫有刺激作用，可引起子宫收缩，治疗产后宫缩乏力。与缩宫剂配合使用能更有效地增强子宫收缩，减少产后出血。具体方法是：点燃艾条一端，放入单孔艾条箱中对准产妇神阙穴（脐部），艾条距皮肤2～4cm，肚脐上放少许食用盐起到隔热作用，以产妇感到微烫而不灼痛为度。使用此方法时注意观察产妇皮肤，防止烫伤。

4）宫腔纱布填塞法：适用于子宫全部松弛无力，经按摩及宫缩剂等处理仍无效者。24 小时取出纱条，取出纱条前使用宫缩剂，并遵医嘱给予抗生素预防感染。由于宫腔内填塞纱条可增加感染机会，故只有在缺乏输血条件、病情危急时才考虑使用。

5）经以上积极处理仍出血不止者，可行手术治疗。如子宫动脉栓塞、子宫压缩缝合术（适用于剖宫产），严重者可行子宫切除术。充分做好术前准备，严密监测产妇生命体征及神志变化，警惕休克征兆出现。

（2）胎盘因素导致的大出血：协助医生及时将胎盘取出，检查胎盘、胎膜是否完整，必要时做好刮宫准备。若剥离困难疑有胎盘植入者，应及时做好子宫切除的术前准备。

（3）软产道损伤导致的出血：按解剖层次逐层缝合裂伤处直至彻底止血。软产道血肿应切开血肿、清除积血、彻底止血，同时注意补充血容量。

（4）凝血功能障碍所致出血：明确诊断后尽快输新鲜全血、血小板、纤维蛋白原或凝血酶原复合物、凝血因子。若已发生 DIC，则按 DIC 处理。

（5）如发生产后出血，应迅速开放两条静脉通道，做好输液、输血前的准备工作。对于失血过多尚未有休克征象者，应及早补充血容量。对失血多已发生休克者以补充同等血容量为原则。

4. 用药护理

（1）缩宫素：相对安全，但大剂量应用时可引起高血压、水中毒和心血管系统不良反应；快速静脉注射未稀释的缩宫素，可导致低血压、心动过速和（或）心律失常，应禁忌使用；因缩宫素有受体饱和现象，无限制加大用量反而效果不佳，并出现不良反应，故 24 小时总量应控制在 60U 内。

（2）卡前列素氨丁三醇：哮喘、心脏病和青光眼患者禁用，高血压患者应慎用，常见的不良反应有暂时性的呕吐、腹泻等。

（3）米索：不良反应较大，恶心、呕吐、腹泻、寒战和体温升高较常见；高血压、活动性心、肝、肾疾病及肾上腺皮质功能不全者慎用，青光眼、哮喘及过敏体质者禁用。

5. 心理护理　大量失血后，产妇抵抗力低下、体质虚弱、活动无耐力、生活自理有困难，医护人员应主动给予产妇关心与关爱，使其增加安全感。教会产妇一些放松方法，鼓励产妇说出内心感受。根据产妇具体情况，有效纠正贫血，逐步增加活动量，以促进身体的康复过程。

6. 健康教育

（1）饮食指导：宜进食清淡、易消化、富含营养的食物，少食多餐，每日 4~5 餐为宜；由于产后失血过多，应多进食富含铁剂的食物，如瘦肉、动物肝脏、菠菜等；饮食内应有足够的蔬菜、水果及谷类，多喝汤类，防止便秘。

（2）活动指导：产后 2 小时后即可下床轻微活动；产后第 2 天可在室内随意走动，并根据产妇的情况开始做产褥期保健操直至产后 6 周；与新生儿同步睡眠，劳逸结合。

（3）用药指导：使用抗生素时注意观察过敏反应、不良反应，注意有无哺乳禁忌。如需补充口服铁剂时，宜在饭后服用，注意勿与茶水、中和胃酸药、富含钙和磷酸盐的食物同服，以免降低药效；可与维生素 C 同服，促进铁剂吸收。

（4）出院指导：指导产妇将孕期保健册交地段保健机构；产后 42 天产妇及婴儿应来医院进行复查，以了解产妇恢复情况，及时发现问题，调整产后指导方案，使产妇尽快恢复健康，并给予计划生育指导；告知产妇自我保健技巧，产褥期应禁止盆浴和性生活。继续观察子宫复旧及恶露情况；告知产妇母乳喂养热线电话、母乳喂养咨询门诊时间，以便产妇遇到困难时咨询。

7. 延续护理

（1）告知产妇母乳喂养热线电话及母乳喂养咨询门诊时间，以便产妇遇到困难时咨询。

（2）产妇出院 3~7 天对其进行电话随访，了解产妇子宫复旧及恶露情况，解决产妇提出的实际问题，并给予母乳喂养及预防晚期产后出血指导。

（3）告知母乳喂养咨询门诊时间，指导产褥期遇到母乳喂养问题的产妇去门诊接受面对面的咨询和指导。

（4）定期对所支持社区人员进行培训，积极促进社区卫生服务组织的建立，并将出院的妈妈转给这些组织。

二、羊水栓塞

羊水栓塞（amniotic fluid embolism，AFE）是指在分娩过程中，羊水突然进入母体血液循环后引起的急性肺栓塞、过敏性休克、弥散性血管内凝血、肾衰竭等一系列病理改变的严重分娩并发症。是造成孕产妇死亡的重要原因之一，发生在足月分娩者的死亡率可高达60%以上，也可发生在中期引产者，但极少造成产妇死亡。近年研究认为，羊水栓塞主要是过敏反应，建议命名为妊娠过敏反应综合征。

【病因及发病机制】

目前羊水栓塞的病因还不是十分清楚，一般认为羊水栓塞是由于被胎粪污染的羊水的有形物质（胎儿毳毛、角化上皮、胎脂、胎粪）进入母体循环所引起。主要与下列因素有关：

1. 羊膜腔内压力增高（子宫收缩过强）临产后，特别是第二产程子宫收缩时，羊膜腔内压力升高可达 100~175mmHg，明显超过静脉压，羊水有可能被挤入破损的微血管而进入母体血液循环。

2. 血窦开放 分娩过程中各种原因引起的宫颈或宫体损伤可使羊水通过损伤的血管进入母体血液循环。

3. 胎膜破裂　大部分羊水栓塞发生在胎膜破裂以后，羊水可从子宫蜕膜或宫颈管破损的小血管进入母体血液循环中。剖宫产或羊膜腔穿刺时，羊水可从手术切口或穿刺处进入母体血液循环。

综上所述，高龄初产、经产妇，自发或人为导致的子宫收缩过强、急产、胎膜早破、前置胎盘、子宫破裂、剖宫产等均可诱发羊水栓塞。

【临床表现】

羊水栓塞发病特点是起病急骤、来势凶险。多发生在分娩过程中，尤其是胎儿娩出前后的短时间内。在极短时间内可因心肺功能衰竭、休克而致产妇死亡。典型的临床表现可分三个渐进阶段：

1. 心肺功能衰竭和休克　在分娩过程中，尤其是刚破膜不久，产妇突然发生寒战、呛咳、气急、烦躁不安、恶心等前驱症状，随后出现发绀、呼吸困难、心率加快、抽搐、昏迷、血压下降，短时间内出现休克状态。有的产妇突然惊叫一声或打一个哈欠或抽搐后血压迅即下降甚至消失，并在几分钟内死亡。

2. 出血　产妇度过心肺功能衰竭和休克阶段后，则进入凝血功能障碍阶段，表现为大量阴道流血为主的全身出血倾向，血液不凝固。如切口及针眼大量渗血、全身皮肤黏膜出血、消化道大出血、呕血、便血及血尿等。

3. 急性肾衰竭　产妇出现尿少、无尿和尿毒症征象。一旦肾实质受损，可致肾衰竭甚至死亡。

羊水栓塞临床表现的三个阶段基本上按顺序出现，但有时亦可不全出现或出现不典型症状。

【辅助检查】

1. 血涂片找羊水中有形物质　抽取下腔静脉血，镜检见到羊水有形成分即可支持诊断。

2. 胸部 X 线检查　双肺出现弥散性点片状浸润影，并向肺门周围融合，伴有轻度肺不张和右心扩大。

3. 心功能检查　心电图、彩色多普勒超声检查提示右心房、右心室扩大，而左心室缩小，ST 段下降。

4. 与 DIC 有关的实验室检查示凝血功能障碍。

5. 尸检　可见肺水肿、肺泡出血，主要脏器如肺、胃、心、脑等血管及组织中或心内血液离心后镜检找到羊水有形成分。

【治疗】

羊水栓塞一旦确诊，应立即抢救产妇。主要原则为纠正呼吸循环功能衰竭和改善低氧血症；抗过敏和抗休克；防治 DIC 和肾衰竭；预防感染。具体见图 4-4，表 4-8。

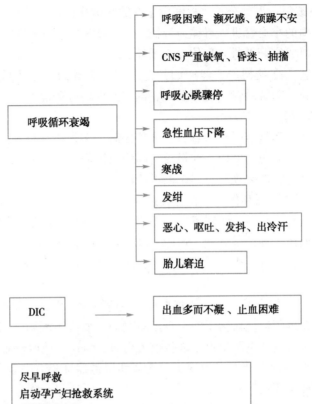

图4-4 羊水栓塞抢救程序

表4-8 羊水栓塞抢救措施

生命支持	在麻醉科协助下维持血压、抢救通路,必要时心肺复苏 胸外按压（详见心肺复苏）
加压给氧	面罩给氧,氧流量5~10L/分 必要时无创呼吸机、气管插管 请麻醉科协助
开放静脉 配血 完善化验	≥2条,必要时静脉切开 留取化验:血常规、PT、APTT、FIB、配血、血气分析 选择时机留取腔静脉或心腔血,以明确诊断
留置尿管	监测尿量,记录出入量

续表

抗过敏	1. 地塞米松：20mg，iv，可重复一次（起效慢作用时间长）或 2. 氢化可的松：200～300mg＋5% 葡萄糖注射液 100ml 静脉点滴（起效更快，短效）
缓解肺动脉高压 解除支气管痉挛	1. 首选盐酸罂粟碱，30～90mg，iv；100～200mg＋5% 葡萄糖溶液 100ml 静脉维持，每日用量＜300mg 2. 氨茶碱 250mg＋5% 葡萄糖溶液 100ml 静脉滴注 3. 阿托品 1～2mg，iv（心率大于 120 次/分者慎用）
抗休克	1. 开放中心静脉，监测 CVP 2. 扩容：新鲜血浆或血浆、低分子右旋糖酐、羟乙基淀粉 130/0.4 氯化钠注射液（最大 30ml/kg）、琥珀酰明胶注射液（无限量）等（＜1000ml，滴速 20～40ml/min） 3. 升压药：扩容基础上评估血压后使用 肾上腺素 0.5～1mg iv，可重复 多巴胺 180mg＋生理盐水至 50ml，4ml/h 起静脉泵注，根据血压调整。酌情使用苯肾上腺素或去甲肾上腺素，配合升压并减慢心率
防治 DIC	1. 补充凝血因子：新鲜血、血小板、纤维蛋白原每次 2～4g、凝血酶原复合物（如有新鲜血浆可不再补充） 2. 尽早使用肝素：12.5～25mg＋生理盐水 250ml 快速静脉滴注，肝素 50mg＋5% 葡萄糖溶液 500ml 静脉维持 3. 抗纤溶剂：纤溶亢进时，肝素化基础上使用 6-氨基己酸 5g＋5% 葡萄糖溶液 500ml 静脉滴注，每天＜30g 建议在血液科指导下使用
其他	1. 纠正酸中毒：5% 碳酸氢钠 125～250ml 静脉滴注 2. 抗生素预防感染 3. 持续心电监护 4. 防治产后出血：慎用宫缩剂，必要时果断切除子宫 5. 防治肾衰竭等多器官衰竭：多科室联合抢救，注意出入量
控制心衰	1. 毛花苷丙 0.2～0.4mg，iv 2. 呋塞米 20mg（充分扩容后） 3. 注意出入量
产科处理	如发生于第一产程——剖宫产术，围死亡期剖宫产——抢救胎儿 第二产程——及时助产
手术止血	1. 及时转入手术室抢救 2. 平稳后转入 ICU

【护理评估】

1. 病史评估　评估产妇是否有诱发羊水栓塞的诱因，如胎膜早破、前置胎盘或胎盘早剥、宫缩过强或强直性宫缩、羊膜穿刺史等。

2. 身心状况评估　评估产妇是否突然出现烦躁不安、呛咳、呼吸困难、发绀、面色苍白、四肢厥冷、吐泡沫痰、心率加快，并迅速出现循环衰竭，进入休克及昏迷状态；评估是否有全身黏膜出血，消化道、阴道出血，且不凝，切口渗血不止等难以控制的出血倾向，评估有无少尿、无尿等肾衰竭表现。

【护理措施】

1. 一般护理　同第二章第一节"产科一般护理常规"。

2. 病情观察

（1）严密监测产程进展、宫缩强度与胎儿情况。

（2）观察阴道出血量，血凝情况，如出血不止者，应做好子宫切除的术前准备。

（3）严密监测产妇的生命体征变化，定时测量并记录。

（4）留置尿管，观察尿液的颜色、量和性质，同时做好出入量记录。中期妊娠钳刮术中或羊膜穿刺时发生者应立即停止手术，及时进行抢救。发生羊水栓塞时如正在滴注缩宫素应立即停止。

3. 羊水栓塞的预防

（1）加强产前检查，注意诱发因素，及时发现前置胎盘等并发症。

（2）严密观察产程进展，严格掌握缩宫素使用指征，防止子宫收缩过强、急产的发生。

（3）正确掌握破膜时间，人工破膜应在宫缩的间歇期，在胎死宫内和强烈宫缩时，应延迟破膜。人工破膜时不宜兼行胎膜剥离。剥离胎膜时，颈管内口或子宫下段由于分离胎膜而损伤血管，当破膜后羊水直接与受损小静脉接触，在宫缩增强情况下易使羊水进入母体血液循环。

（4）中期引产者，羊膜穿刺次数不应超过 3 次，钳刮时应先刺破胎膜，使羊水流出后再钳夹胎块，严防子宫或产道裂伤。

4. 羊水栓塞的处理

（1）保持呼吸道通畅：取半卧位，面罩加压给氧，必要时行气管插管或气管切开，保证供氧，减轻肺水肿症状，改善心、脑缺氧。

（2）立即建立两条以上的静脉通道，保证液体和药物及时输入。

（3）建立危重护理记录，详细、及时、准确记录病情变化及治疗转归。

（4）遵医嘱准确给药，及时输注新鲜血、血浆或纤维蛋白原等，并准确记录。

（5）严密观察尿量，遵医嘱及时准确留取各种血尿标本，当护士接到《临床检验危急值报告》时，应立即通知医生。

5. 用药护理

（1）纠正肺动脉高压

1）阿托品：1～2mg 加在 5% 或 10% 葡萄糖溶液 10ml 中，每 15～30 分钟静脉注射 1 次，直至患者面部潮红或症状好转为止。这类药物可阻断迷走神经反射引起的肺血管痉挛及支气管痉挛，促进气体交换，解除迷走神经对心脏的抑制，使心率加快，改善循环，增加回心血量、兴奋呼吸中枢。若心率＞120 次/分者慎用。

2）盐酸罂粟碱：首次用量 30～90mg/d，加在 5% 或 10% 葡萄糖溶液 250～500ml 中静脉滴注，此药直接作用于平滑肌，解除肌张力，血管痉挛时作用更为明显。对冠状动脉、肺动脉、脑血管均有扩张作用。与阿托品同时应用，可阻断迷走神经反射、扩张肺动脉，为解除肺动脉高压的首选药物。

（2）抗过敏，抗休克

1）地塞米松：遵医嘱立即静脉注射 20mg，再用 20mg 加入 5% 葡萄糖溶液中继续静脉滴注维持，也可用氢化可的松 200～300mg 加在 5% 或 10% 葡萄糖溶液中静脉点滴；根据病情可重复使用，肾皮质激素可解除痉挛，改进及稳定溶酶体，不但可保护细胞也可用于抗过敏反应。

2）右旋糖酐：补充血容量，每天不超过 1000ml，补充新鲜的血液和血浆，如血压仍不回升，可用多巴胺 10～20mg 加于葡萄糖注射液中静脉滴注，根据血压情况调整输液速度。

3）5% 碳酸氢钠：产妇在缺氧情况下必然有酸中毒，常用 5% 碳酸氢钠 200～300ml 静脉点滴，纠正酸中毒，有利于纠正休克与电解质紊乱。使用碳酸氢钠和多巴胺时，严防药液外渗，以免引起皮下组织坏死。

（3）纠正心衰，消除肺水肿。常用毛花苷丙 0.2～0.4mg，加在 5% 葡萄糖溶液 20ml 中静脉推注，或加入输液小壶内滴注，以利于加强心肌收缩。必要时 1～2 小时后可重复使用，一般于 6 小时后再重复 1 次以达到饱和量。使用时注意监测心率，勿与排钾利尿药、胰岛素、皮质激素同时应用，以防洋地黄中毒。

（4）肝素抗纤溶药物的应用及凝血因子的补充：羊水栓塞 10 分钟内，DIC 高凝阶段应用肝素效果佳；在 DIC 纤溶亢进期可给予抗纤溶药物、凝血因子合并应用，防止大出血。

6. 心理护理 对于神志清醒的产妇，医护人员应当给予鼓励，使其增强信心，相信自己的病情会得到控制。对于家属的焦虑、恐惧的情绪表示理解和安慰，适当的时候允许家属陪伴，向家属介绍产妇病情的严重性，让产妇得到家庭支持，以取得配合。

7. 健康教育

（1）饮食护理：一旦发生羊水栓塞应立即禁食、禁水。产褥期增加营养，应多摄入高蛋白、高热量、少刺激性饮食。

（2）运动与休息：指导产妇产后康复锻炼和盆底功能锻炼。指导产妇与宝宝同步睡眠，保证休息。

（3）待病情平稳后，指导产妇母乳喂养和新生儿护理的方法，不宜哺乳者指导回奶和人工喂养。

（4）告知新生儿预防接种的注意事项，如未及时接种交代好补种疫苗的时间、地点等相关事宜。

（5）待产妇病情稳定后与其共同制订康复计划，针对产妇的具体情况提供健康教育指导和出院指导，门诊复查产后恢复情况。

三、胎儿窘迫

胎儿窘迫（fetal distress）是指胎儿在子宫内因急性或慢性缺氧危及其健康和生命的综合征。急性胎儿窘迫多发生在分娩期，慢性胎儿窘迫多发生在妊娠晚期，但在临产后常表现为急性胎儿窘迫。

【病因及发病机制】

母体血液含氧量不足、母胎间血氧运输或交换障碍及胎儿自身因素异常均可导致胎儿窘迫。

1. 胎儿急性缺氧　因子宫胎盘血液循环障碍、气体交换受阻或脐带血液循环障碍所致。常见因素有：

（1）前置胎盘出血、胎盘早剥。

（2）缩宫素使用不当，可造成子宫收缩过强、过频及不协调，使宫内压长时间超过母血进入绒毛间隙的平均动脉压，而致绒毛间隙中血氧含量降低。

（3）脐带异常，如脐带绕颈、脐带脱垂、真结、扭转等。

（4）母体严重血液循环障碍导致胎盘灌注急剧减少，如各种原因所致的休克。

2. 胎儿慢性缺氧

（1）母体血氧含量不足，如妊娠合并先天性心脏病或伴心功能不全、较大面积肺部感染、慢性肺功能不全、哮喘反复发作及重度贫血等。

（2）子宫胎盘血管异常，如患妊娠期高血压疾病，妊娠合并慢性肾炎、糖尿病等严重并发症时，胎盘血管可发生痉挛、硬化、狭窄，导致绒毛间隙血流灌注不足。

（3）胎儿运输及利用氧能力降低，如胎儿患有严重心血管畸形、呼吸系统疾病、母儿血型不合等。

【临床表现】

主要临床表现为：胎心率异常或胎心监护异常、羊水粪染、胎动减少或消失。

1. 急性胎儿窘迫 多发生在分娩期。常因脐带脱垂、前置胎盘、胎盘早剥、产程延长或宫缩过强及不协调等引起。

（1）胎心率异常：正常胎心基线为 110～160bpm。缺氧早期，胎儿代偿期，胎心率＞160bpm；缺氧严重时，胎儿失代偿，胎心率＜110bpm，胎儿电子监护可出现基线变异缺失、晚期减速、变异减速；胎心率＜100bpm，伴频繁晚期减速提示胎儿缺氧严重，随时可发生胎死宫内。

（2）羊水胎粪污染：羊水呈绿色、浑浊、稠厚、量少。

（3）胎动异常：缺氧初期胎动频繁，继而减少至消失。

（4）酸中毒：取胎儿头皮血进行血氧分析，pH＜7.2，PO_2＜10mmHg 及 PCO_2＞60mmHg，可诊断为胎儿酸中毒。

2. 慢性胎儿窘迫 常发生在妊娠晚期，多因妊娠期高血压疾病、慢性肾炎、糖尿病、严重贫血、妊娠期肝内胆汁淤积症及过期妊娠等所致。

（1）胎动减少或消失：胎动＜10 次/12 小时为胎动减少，是胎儿缺氧的重要表现。

（2）胎儿电子监护异常：NST 表现为无反应型；OCT 可见变异减少或缺失、频繁变异减速或晚期减速。

（3）胎儿生物物理评分低：≤4 分提示胎儿窘迫，6 分为胎儿可疑缺氧。

（4）胎儿生长受限：持续慢性胎儿缺氧，使胎儿宫内生长受限，各器官体积减小，胎儿体重低。表现为宫高、腹围低于同期妊娠 10 个百分点，B型超声测得双顶径、股骨长、头围、腹围等径线小于相同胎龄胎儿平均值 2 个标准差。

（5）胎盘功能低下。

（6）羊水胎粪污染：羊膜镜检查见羊水浑浊呈浅绿色至棕黄色。

【辅助检查】

1. 胎盘功能检查 出现胎儿窘迫的孕妇一般 24 小时尿 E3 值骤减 30%～40%，或于妊娠末期连续多次测定在 10mg/24h 以下。

2. 胎心监护 胎动时胎心率加速不明显，基线变异幅度＜5bpm，出现晚期减速、变异减速。

3. 胎儿头皮血血气分析 pH 值＜7.2。

4. 多普勒超声 脐动脉血流异常。

【治疗】

1. 急性胎儿窘迫 应采取果断措施，紧急处理。

（1）积极寻找原因并予以治疗：如仰卧位低血压综合征者，应立即让孕妇取左侧卧位；若孕妇有严重摄入不足，水电解质紊乱或酸中毒时，应予以纠正；若缩宫素使用不当致宫缩过强者，应立即停用缩宫素，必要时使用抑制宫缩的药物。

（2）吸氧：左侧卧位，给予面罩或鼻导管持续给氧，每分钟流量 10L，能明显提高母血含氧量，使胎儿血氧分压升高。

（3）尽快终止妊娠：根据产程进展，决定分娩方式，做好新生儿抢救准备。

2. 慢性胎儿窘迫　根据妊娠合并症或并发症特点及其严重程度，结合孕周、胎儿成熟度及胎儿窘迫的严重程度综合判断，拟定处理方案。

（1）一般处理：取左侧卧位，定时低流量吸氧，每日 2～3 次，每次 30 分钟，积极治疗妊娠合并症及并发症。

（2）终止妊娠：妊娠近足月者胎动减少应加强胎心监护，如果 OCT 出现变异平直、晚期减速、重度变异减速，或胎儿生物物理评分 <4 分时，均应行剖宫产术终止妊娠。

（3）期待疗法：孕周小、估计胎儿娩出后存活可能性小，尽量保守治疗，以期延长胎龄，同时促胎肺成熟，争取胎儿成熟后终止妊娠。

【护理评估】

1. 病史评估　了解孕妇的年龄、孕周、生育史、内科合并症等；了解此次妊娠经过，是否伴有妊娠期高血压疾病、胎膜早破、前置胎盘等；了解分娩经过，是否存在产程延长、缩宫素使用不当；评估胎儿有无畸形及胎盘功能情况。

2. 身心状况

（1）胎动评估：胎儿窘迫时，孕妇自感胎动增加或停止。早期可表现为胎动过频，如缺氧未纠正则胎动转弱且次数减少，继而消失。

（2）羊水胎粪污染评估：Ⅰ度污染羊水呈浅绿色，Ⅱ度污染羊水呈黄绿色、浑浊，Ⅲ度污染羊水呈棕黄色、稠厚。

（3）心理评估：评估孕产妇是否对威胁到胎儿生命产生焦虑，无助、恐惧等心理变化。

【护理措施】

1. 妊娠期

（1）一般护理

1）合理膳食：指导孕妇进食高热量、高蛋白、高维生素，含铁、钙、纤维素的饮食，多吃新鲜水果和蔬菜，避免孕妇因严重摄入不足，水电解质紊乱或酸中毒造成胎儿窘迫。若孕妇有严重摄入不足，水电解质紊乱或酸中毒，应遵医嘱予以纠正。

2）指导孕妇合理休息，保证充足的睡眠。

3）指导孕妇正确的体位：卧床休息时，避免长时间仰卧位，长期取仰卧体位会造成子宫压迫下腔静脉，影响血液回流，导致胎儿缺血、缺氧。

4）指导孕妇自数胎动的方法，定时吸氧。

（2）病情观察：严密监测胎心变化，遵医嘱定时监测胎心或进行胎心监护，注意胎心变化型态。

（3）专科指导

1）指导孕妇自数胎动的方法：妊娠28周后，每日固定时间（如三餐后）监测胎动1小时，每日3次，3次相加乘以4为12小时的胎动数。≥30次/12小时为正常，20～30次/12小时为警戒值，<20次/12小时为异常。如每日计数3次有困难者也可以计数1小时，如>3次/小时也属正常。

2）教会产妇远程胎心外监护仪的使用方法。

（4）心理护理：当孕妇出现胎儿窘迫时，可能会表现为焦虑、烦躁的情绪，护士应耐心为其做思想工作，使孕妇情绪稳定，有利于胎盘血液循环的改善。帮助孕妇分析目前的现状，让其做出正确的抉择，如遇胎儿不测，帮助孕妇度过心理危机期。

（5）健康教育

1）指导高危孕妇定期接受产前检查。

2）向孕妇及家属讲解胎儿窘迫的病因及临床表现，教会孕妇自数胎动的方法，发现异常及时就诊。

3）向孕妇讲解吸氧及改变体位对改善胎儿缺氧状态的重要性，请孕妇积极配合。对提出的疑虑给予适当解释。指导孕妇心理调适，保持乐观，情绪稳定。

2. 分娩期

（1）一般护理

1）密切监测胎心变化，如出现晚期减速等应立即让产妇取左侧卧位，给予氧气吸入，并立即通知医生。

2）因缩宫素使用不当造成的胎儿窘迫，应遵医嘱立即停用缩宫素，必要时可使用抑制宫缩的药物。

3）遵医嘱可协助医生行人工破膜术，严密监测胎心变化及羊水性状。

4）为需要手术者做好术前准备，如果宫口开全、胎先露已经达坐骨棘水平面以下3cm者，应尽快行产钳助产娩出胎儿。

5）通知儿科医生到场，做好新生儿抢救和复苏准备。

（2）病情观察

1）严密监测胎心变化，一般每15分钟听1次胎心或进行胎心监护，注意胎心变化型态。

2）严密监测羊水的性质及量。

3）胎儿娩出后，观察新生儿是否存在缺氧状况，并配合医生进行抢救。

4）胎盘娩出后，仔细检查胎盘、脐带是否异常。

（3）专科指导：同第四章第一节"产科护理常规"中的"自然分娩护理常规"。

（4）心理护理

1）向产妇夫妇提供相关信息，包括医疗措施的目的、操作过程、预期结果及产妇需要做的配合，将真实情况告知产妇夫妇，帮助他们面对现实，减轻焦虑。必要时陪伴他们，对他们的疑虑给予适当的解释。

2）耐心听取产妇关于疼痛的诉说，表达对其疼痛的同情及理解。

（5）健康教育：同第四章第一节"产科护理常规"中的"自然分娩护理常规"。

3. 产褥期

（1）心理护理

1）对于新生儿转儿科继续治疗的产妇为其讲解儿科探视制度及母乳的留存方法，耐心倾听产妇的需求，并尽量满足。

2）对于胎儿不幸死亡的产妇及家属，为其合理安排房间，尽量安排远离其他新生儿的房间，陪伴她们或安排家属陪伴她们，避免她们独处，鼓励诉说悲伤、哭泣，发泄抑郁的情绪，陪伴在旁提供支持和关怀，帮助她们使用适合自己的压力应对技巧和方法。

（2）健康教育

1）对于胎儿不幸死亡的产妇应告知回奶的方法：回奶时避免刺激乳房，如挤奶等；如感觉乳房胀痛不适，可少量挤出一点乳汁，不要排空（如全部排空会产生更多的乳汁），经过一段时间，乳汁分泌会越来越少，最后完全停止。

2）指导服用回奶药：甲磺酸溴隐亭 2.5mg，每日 3 次，有恶心、头晕、疲倦、腹痛、呕吐等不良反应。

（3）延续护理：产后 3～7 天对产妇进行电话随访，如婴儿在身边者，指导产妇母乳喂养，关注婴儿生长发育情况，如果胎儿不幸死亡者，关注产妇心理恢复情况，指导回奶方法。其他产褥期护理详见第四章第一节"产科护理常规"中"自然分娩护理常规"或"剖宫产护理常规"。

◀ 第六节 妊娠特有疾病妇女的护理 ▶

一、妊娠期高血压疾病

妊娠期高血压疾病（hypertensivedisorders in pregnancy）包括妊娠期高血压、子痫前期、子痫、慢性高血压并发子痫前期以及妊娠合并慢性高血压，其中妊娠高血压、子痫前期、子痫是妊娠期特有疾病。本病多发生于妊娠 20

周以后，以高血压、蛋白尿为主要特征，可伴全身多器官功能损害或功能衰竭；严重者可出现抽搐、昏迷、甚至死亡。该病严重威胁母婴健康，是导致孕产妇和围生儿发病率和死亡的主要原因之一。我国妊娠期高血压疾病发病率为 9.4% ~ 10.4%，国外报道为 7% ~ 12%。

【病因及发病机制】

1. 高危因素

（1）寒冷或气温变化过大，特别是气压升高时。

（2）精神过度紧张或外界刺激使中枢神经系统功能紊乱。

（3）初产妇、年轻孕产妇（年龄 ≤ 20 岁）或高龄孕产妇（年龄 ≥ 40 岁）者。

（4）有慢性高血压、慢性肾炎、糖尿病、抗磷脂抗体综合征等。

（5）营养不良，如贫血、低蛋白血症或低社会经济状况；肥胖或 BMI > 35kg/m^2。

（6）羊水过多、多胎妊娠、糖尿病巨大儿或葡萄胎。

（7）家族中有高血压或妊娠期高血压疾病病史。

2. 病因学说

（1）母体免疫系统失衡：胚胎是一种半同种异体移植物，妊娠成功有赖于胎儿、母体间的免疫平衡。如果平衡一旦失调，可导致机体发生排斥反应。

（2）胎盘形成不良：主要为绒毛滋养细胞侵蚀不良。

（3）氧化应激：胎盘缺血、缺氧后释放的炎性因子等可导致氧化应激和血管内皮细胞受损。

（4）营养缺乏：据流行病学调查，妊娠期高血压疾病的发生可能于钙缺乏有关。

（5）其他因素：如胰岛素抵抗、遗传等因素。

3. 发病机制　全身小动脉痉挛为本病的基本病理变化。血管通透性增高，体液和蛋白质渗漏，表现为血压升高、蛋白尿、水肿和血液浓缩等，严重时脑、心、肝、肾及胎盘均受损，导致抽搐、昏迷、脑水肿、脑出血、心肾功能衰竭、肺水肿、肝坏死、胎盘绒毛退行性变、出血和梗死、胎盘剥离和凝血功能障碍。

【临床表现】

高血压、水肿、蛋白尿为妊娠期高血压疾病的三大临床表现，详见表 4-9。

【辅助检查】

1. 眼底检查　病情严重时，眼底小动脉痉挛（反映妊娠期高血压疾病严重程度的重要指标）动静脉比例由正常的 2:3 变为 1:2，甚至 1:4。

表4-9 妊娠高血压疾病的分类

分类	临床表现
妊娠期高血压 （gestational hypertension）	BP≥140/90mmHg，妊娠期出现，并于产后12周内恢复正常；蛋白尿（－）；产妇可伴有上腹不适或血小板减少。产后方可确诊
子痫前期（preeclampsia）	妊娠20周后出现，BP≥140/90mmHg，且蛋白尿≥300mg/24h或（＋）。可伴有上腹部不适、头痛、视物模糊等症状
子痫（eclampsia）	子痫前期孕产妇抽搐，且不能用其他原因解释
慢性高血压病并发子痫前期 （superimposed preeclampsia on chronic hypertension）	高血压妇女于妊娠20周以前无蛋白尿，若孕20周后出现蛋白尿≥300mg/24h；或妊娠20周前突然出现蛋白尿增加、血压进一步升高、或血小板减少（＜100×10^9/L）
妊娠合并慢性高血压病 （chronic hypertension in pregnancy）	在妊娠前或妊娠20周前检查发现血压升高，但妊娠期无明显加重；或妊娠20周后首次诊断高血压并持续到产后12周以后

2. 肝肾功能测定 肝细胞功能受损可致 ALT、AST 升高。产妇可出现清蛋白缺乏为主的低蛋白血症，清/球蛋白比值倒置。肾功能受损时，血清肌酐、尿素氮、尿酸升高，肌酐升高与病情严重程度相平行。

3. 血液检查 测定血红蛋白、血细胞比容、血浆黏度、全血黏度；重症产妇测定血小板计数、凝血时间等。

4. 尿液检查 24小时尿蛋白量是否≥500mg 或两次随机尿液测定尿蛋白浓度为 0.1g/L，可定性阳性，其准确率达92％。

5. B型超声检查及胎心监护。

【诊断】

根据病史、临床表现、及辅助检查即可做出诊断，应注意有无并发症及凝血功能障碍。

1. 病史 有本病高危因素及上述临床表现，特别注意有无头痛、视力改变、上腹不适等。

2. 高血压 同一手臂至少测量2次，收缩压≥140mmHg 和（或）舒张压≥90mmHg 定义为高血压。若血压较基础血压升高 30/15mmHg，但低于140/90mmHg 时，不作为诊断依据，但须严密观察。对首次发现血压升高者，应间隔4小时或以上复测血压。对严重高血压患者［收缩压≥160mmHg和（或）舒张压≥110mmHg］，为观察病情指导治疗，应密切观察血压。

为确保测量准确性，应选择型号合适的袖带（袖带长度应该是上臂围的1.5倍）。

3. 尿蛋白　高危孕妇每次产检均应检测尿蛋白。尿蛋白检查应选中段尿。对可疑子痫前期孕妇应测 24 小时尿蛋白定量。尿蛋白≥0.3g/24h 或随机尿蛋白≥3.0g/L 或尿蛋白定性≥（＋）定义为蛋白尿。避免阴道分泌物或羊水污染尿液。注意，当泌尿系统感染、严重贫血、心力衰竭和难产时，可导致蛋白尿。

【治疗】

解痉、降压、镇静，合理扩容及利尿，适时终止妊娠。

【护理评估】

1. 病史评估

（1）既往史：评估有无高血压家族病史，有无慢性高血压、慢性肾炎、抗磷脂综合征、营养不良、糖尿病，有无患本疾病的高危因素；了解分娩的次数，初次生育的年龄、分娩方式、胎儿的大小及妊娠期间的血压情况。

（2）现病史：了解产妇年龄，此次妊娠血压情况以及相关检查情况。

2. 身体评估

（1）症状与体征

1）注意产妇的自觉症状，有无头痛、视力改变、上腹不适。①脑部：头痛、眼花、耳鸣、疲倦、意识改变在严重子痫前期中常见，预示着子痫性抽搐。②视力：视物模糊、复视、暗点失明。③胃肠道：恶心、呕吐、上腹部或右上腹疼痛、吐血，这些是重度子痫前期的症状。④肾脏：少尿、无尿、血尿是重度子痫前期的症状。

2）监测有无高血压，持续血压升高到收缩压≥140mmHg 或舒张压≥90mmHg。

3）水肿：局限于膝以下为（＋），延及大腿为（＋＋），延及外阴及腹壁为（＋＋＋），全身水肿或伴有腹腔积液为（＋＋＋＋）。同时应注意体重异常增加，若孕妇体重每周突然增加0.5kg 以上，或每月增加2.7kg 以上，表明有隐性水肿存在。

（2）专科评估：测量宫高、腹围、胎心、胎动等情况。依据 NYHA 分级方案和 AHA 的客观指标评估方法确定孕妇的心功能。

（3）其他：评估产妇自理能力或日常活动能力，评估有无压疮、跌倒/坠床高危因素。

3. 心理社会状况　评估产妇是否焦虑或抑郁以及家庭经济承受能力，从而提供相应的心理支持。

【护理措施】

1. 妊娠期

（1）一般护理

1）孕妇应安置于单人暗室，保持室内空气流通，避免一切外来的声、光刺激，绝对安静。一切治疗与护理操作尽量轻柔，集中执行，避免干扰患者。

2）子痫时，协助医生控制抽搐；专人护理，防止受伤。保持呼吸通畅，备好开口器、压舌板、舌钳、吸引器、吸痰管、氧气等急救物品。加用床挡，以防产妇从床上跌落。若有义齿应取出，并于上下磨牙间放置一缠纱布的压舌板，以防咬伤唇、舌。在产妇昏迷或未完全清醒时，禁止给予一切饮食和口服药，防止误入呼吸道而致吸入性肺炎。

3）其他见第四章第一节"产前一般护理常规"。

（2）病情观察

1）遵医嘱定时监测血压及体重，记录 24 小时出入量。

2）监测胎儿发育情况，定时胎心监护和听胎心。

3）子痫的观察：①密切观察产妇面色、生命体征变化、尿量、尿色，准确记录出入量。记录用药种类、用量、不良反应及用药效果，控制输液滴速和输液量；控制水的摄入量，避免饮水不当出现心衰等问题。②重视孕妇有无头痛、头晕、视物模糊等自觉症状。③子痫发作者往往在抽搐时临产，应严密观察，及时发现产兆，并做好母子抢救准备。

（3）用药护理

1）妊娠期高血压常用药物、不良反应及注意事项详见表 4-10。

表 4-10　妊娠期高血压疾病治疗常用药物

分类	药物	不良反应	备注
降压药	甲基多巴	外周水肿、焦虑、嗜睡、口干、低血压、肝损害，对胎儿无严重不良影响	NHBP 推荐首选用药，但在我国实际应用较少
	拉贝洛尔	持续的胎儿心动过缓、低血压、新生儿低血糖	妊娠期高血压疾病优先考虑选用，哮喘和心衰产妇禁用
	硝苯地平	心悸、头痛、低血压、抑制分娩	与硫酸镁有协同作用
	氢氯噻嗪	胎儿畸形、电解质紊乱、血容量不足	

分类	药物	不良反应	备注
	硝普钠	代谢产物（氰化物）对胎儿有毒作用	见光易变质；禁止用于妊娠期
止痉药	硫酸镁	镁中毒	子痫治疗一线药物，预防子痫发作的预防用药
镇静药	苯妥英钠	可致胎儿呼吸抑制，分娩前 6 小时慎用	除非存在硫酸镁应用禁忌或硫酸镁治疗效果不佳，否则不推荐使用于子痫的预防或治疗
	地西泮	1 小时内用药超过 30mg 可能发生呼吸抑制，24 小时总量不超过 100mg	除非存在硫酸镁应用禁忌或硫酸镁治疗效果不佳，否则不推荐使用于子痫的预防或治疗

2）硫酸镁的用药护理：硫酸镁是目前治疗妊娠期高血压疾病的首选解痉药物。硫酸镁的治疗浓度和中毒浓度相近，因此在进行硫酸镁治疗时应严密观察其毒性作用，并认真控制硫酸镁的入量。①毒性反应：主要是中毒现象，首先表现为膝反射减弱或消失，随着血镁浓度的增加，可出现全身肌张力减退及呼吸抑制，严重者心跳可突然停止。②注意事项：在应用硫酸镁的过程中应严格控制输液滴数，定期检查膝腱反射是否减弱或消失，呼吸不得少于 16 次/分，尿量不得少于 25ml/h 或 24 小时不少于 600ml，一旦出现中毒反应，立即静脉推注 10% 葡萄糖酸钙液 10ml，宜在 3 分钟以上推完，必要时可每小时重复 1 次，直至呼吸、排尿和神经抑制恢复正常，但 24 小时内不超过 8 次。

（4）并发症的护理观察

1）胎儿窘迫及胎盘早剥：密切观察血压、胎心、缺氧等自觉症状，以防胎儿窘迫发生。

2）胎盘早剥：密切观察胎心、胎动、腹痛及阴道出血情况，防止胎盘早剥发生。

（5）心理护理：实施心理干预消除产妇的不良心理因素；教会孕妇保持心情舒畅的方法，如可听些轻松舒缓的音乐，或进行放松肌肉训练；尽量多与孕妇交流，语气和缓，消除孕妇紧张心理；若发生子痫先兆，向孕妇及家属解释适时终止妊娠的必要性。

（6）健康教育

1）饮食：①进食高蛋白、高热量、高维生素及富含钙、铁等矿物质饮食，有水肿者应限制钠盐的摄入。②尽量减少食用加工食品，如香肠、罐头类、腊肉，成品的鸡、鸭等。

2）休息与活动：①保证充足的睡眠，每天保证在 8~9 小时，有利于降低肌肉的兴奋性。

②保持环境安静，避免探视，以减少各种刺激。

3）出院指导：做好出院手续办理流程的告知；加强孕妇及家属对妊娠期高血压疾病相关知识的认识；嘱保持个人卫生，养成正确的饮食、运动习惯，掌握自我监测的方法，预防并发症的发生；②定期产前检查，保证孕期安全，如有不适随时到医院就诊。

2. 分娩期

（1）一般护理：阴道试产者、剖宫产者见第四章第一节"产科护理常规"中"自然分娩护理常规"、"剖宫产护理常规"。

（2）病情观察

1）定时测量生命体征，注意血压变化及产妇自觉症状，如有头晕、头痛、眼花、视物模糊、恶心、呕吐、耳鸣、胸闷等症状，及时通知医生。

2）监测胎心、宫缩及产程进展。

（3）用药护理

1）硫酸镁：应用硫酸镁静脉滴注时，应严格控制滴速，并密切观察呼吸及膝腱反射，防止硫酸镁中毒。硫酸镁肌内注射时应选择深部肌肉进行。

2）扩容药：应用扩容治疗时，应在心、肺、肾功能良好的情况下应用。

（4）专科指导

1）尽量缩短第二产程，避免产妇用力。可行会阴侧切或产钳助产术。

2）导乐陪产，详见第四章第一节"产科护理常规"中相关内容。

（5）并发症护理观察

1）产后出血：在胎儿前肩娩出后立即静脉给予宫缩剂，及时娩出胎盘并按摩宫底。注意自觉症状与血压变化。

2）产后突发循环衰竭：由于长时间限制钠入量及利尿剂的应用，造成血容量不足，产后突然腹压下降，回心血量减少，易造成产后突然出现面色苍白、极度乏力、血压下降和脉搏细弱等。因此要密切观察产妇生命体征、临床表现。

（6）心理护理

1）实施心理干预，消除产妇不良的心理因素，尽量避免焦虑、恐惧、紧张等不良情绪，使其保持良好的心态，以促进产程顺利。

2）若需要剖宫产终止妊娠者，应讲解术前准备及术后的注意事项，帮助其减轻焦虑、紧张情绪。

（7）健康教育

1）饮食：产程中产妇消耗体力较大，鼓励产妇进食，注意补充水分，为分娩提供能量支持。

2）休息与活动：保持病室安静，避免声、光刺激；取左侧卧位，减少活动。

3. 产褥期

（1）一般护理：阴道分娩者、剖宫产者见第四章第一节"产科护理常规"中"自然分娩护理常规"、"剖宫产护理常规"。

（2）病情观察

1）继续监测血压，产后48小时内至少每4小时观察1次血压。严格记录24小时出入量。

2）严密观察子宫复旧及阴道出血情况，准确记录阴道出血量。如有异常及时通知医生。

（3）用药护理

1）硫酸镁：产后24～48小时内仍是子痫高发期，故产后48小时内仍应继续硫酸镁的治疗。

2）镇静药物：在使用镇静药物时，避免下床，必要时遵医嘱保留尿管，家人不要离其身边，以防产妇受伤。

3）口服降压药：根据产妇的血压情况给予降压药。

4）硝普钠：使用5%葡萄糖注射液250～500ml加硝普钠25mg静脉滴注，不可加入其他药物，现用现配；硝普钠见光易变质，故滴注瓶和管路应避光；根据血压，应用静脉输液泵调节滴数，从每小时2～4滴开始，调到血压维持在理想范围；用药期间每10～15分钟监测血压、心率，以免发生严重不良反应。

（4）专科指导：指导母乳喂养及新生儿抚触，做好乳房护理，相关内容详见第二章第一节"产科护理操作技术"。

（5）并发症护理观察

1）产后出血：使用硫酸镁的产妇，易发生子宫收缩乏力，恶露较常人多，因此应严密观察子宫复旧情况，必要时遵医嘱使用缩宫素，严防产后出血。

2）急性肺水肿、心力衰竭：全身小动脉痉挛、血液黏稠度增加使左心负荷加重，最终导致左心衰，继而引起急性肺充血、渗出。因此应严密监测生命体征及血氧饱和度，重视产妇的主诉及自觉症状，注意输液速度不宜过快。

（6）心理护理

1）告诉产妇精神紧张、情绪激动、焦虑不安等不良心理状态不利于产后恢复，鼓励产妇积极配合治疗。

2）为产妇尽量安置单人房间，光线稍暗，避免声光刺激，鼓励家属参与到产妇的产后护理中，给予产妇家庭支持。

（7）健康教育

1）饮食：给予充足的蛋白质、热量，丰富的维生素及富含铁、钙、锌的食物，如奶、蛋，水产品等；合理搭配，营养全面，避免食用单一食物；多吃水果蔬菜，特别是绿叶蔬菜，保持大便通畅；忌食生冷及辛辣刺激性食物；除全身水肿应限制外，钠盐以每天摄入 6g 左右为宜。与此同时注意控制体重。

2）休息与活动：避免多人探视，为产妇创造安静舒适的环境，保证充足的睡眠。根据产妇病情及体力状况鼓励其下床活动，活动应循序渐进。

3）用药指导：根据医嘱按时用药。讲解镇静、解痉、降压等药物的作用及不良反应，如有异常反应及时处理。

4）出院指导：①定时进行产后门诊复查，注意血压及尿蛋白变化。②保证充分的休息和愉快的心情。③保持良好的卫生习惯，勤换内衣内裤及会阴垫。④产后 42 天内禁止盆浴和性生活，42 天来医院复查。⑤如果新生儿死亡者，帮助产妇和家属理解妊娠期高血压疾病的危害，做好心理护理。并嘱血压正常后 1~2 年再怀孕。而且叮嘱下次怀孕应早期来妇产科门诊检查。

（8）延续护理：建立随访登记本，定期进行电话随访。随访过程中，关注产妇血压情况及母乳喂养情况，指导产妇正确服用降压药，保证充足的睡眠和休息，如有头痛、头晕等不适及时就诊。

二、HELLP 综合征

HELLP 综合征（hemolysis，elevated serum level of liver enzymes，and low platelets syndrome，HELLP syndrome）是以溶血（hemolysis，H）、肝细胞酶升高（elevated liver enzymes，EL）和血小板减少（low platelets，LP）为主要临床表现的综合征，是妊娠期高血压疾病的严重并发症，常危及母儿生命。约70%的 HELLP 综合征发生在妊娠期，30% 发生在产后，自产后数小时至产后 6 天均有可能发生，大多数在产后 48 小时内出现。可分为完全性和部分性。据报道重度妊娠期高血压疾病产妇 HELLP 综合征的发病率国内为 2.7%，国外为 4%~16%。多产、年龄 >25 岁和既往不良妊娠史为高危因素。

【病因及发病机制】

本病的主要病理改变与妊娠期高血压疾病相同，如血管痉挛、血管内皮损伤、血小板聚集与消耗、纤维蛋白沉积和终末器官缺血等，但发展为 HELLP 综合征的启动机制尚不清楚。

HELLP 综合征的发生可能与自身免疫机制有关。研究表明该病患者血中补体被激活，过敏毒素、C3a、C5a 及终末 C5b-9 补体复合物水平升高，可刺激巨噬细胞、白细胞及血小板合成血管活性物质，使血管痉挛性收缩，内皮细胞损伤引起血小板聚集、消耗，导致血小板减少、溶血及肝细胞酶升高。

【临床表现】

1. 出现右上腹或上腹部疼痛、恶心、呕吐、全身不适等非特异性症状，少数有轻度黄疸，查体可发现右上腹或上腹部肌紧张、体重明显增加、水肿。

2. 有严重凝血功能障碍，可出现血尿、消化道出血。

3. 多数产妇有重度妊娠期高血压疾病的基本特征。

【辅助检查】

1. 溶血检查　血管内溶血外周血涂片中见棘细胞、裂细胞、球形细胞、多染性细胞、红细胞碎片及头盔形红细胞。血红蛋白 60～90g/L，血清总胆红素≥20.5μmol/L，以间接胆红素为主，血清结合珠蛋白<250mg/L。

2. 肝细胞酶测定　一般采用的是转氨酶检查，包括测定丙氨酸氨基转移酶（ALT）、天门冬氨酸氨基转移酶（AST）和乳酸脱氢酶（LDH）。ALT≥40U/L 或 AST≥70U/L，LDH 水平升高。

3. 血小板计数　血小板计数<100×10^9/L。据密西西比三级分类系统（Mississippi triple class system）将 HELLP 综合征依照血小板计数分为三级。Ⅰ级 HELLP 综合征指血小板计数≤50×10^9/L；Ⅱ级为 100×10^9/L>血小板计数>50×10^9/L；Ⅲ级为 150×10^9/L>血小板计数>100×10^9/L。

【诊断】

本病表现多为非特异性症状，确诊主要依靠实验室检查。目前认为血小板计数和肝酶水平与该病的严重程度关系密切。国外有研究将 AST>2000U/L 及 LDH>3000U/L 称为暴发型（fulminant type），其死亡率接近 100%。

【治疗】

治疗原则是早诊断，早治疗，及时终止妊娠，降低母儿病死率。包括原发疾病及 HELLP 综合征的处理。

1. 积极治疗妊娠期高血压疾病　解痉、镇静、降压、合理扩容，必要时利尿。

2. HELLP 综合征的处理

（1）控制病情、预防及控制出血

1）应用肾上腺皮质激素：肾上腺皮质激素可使血小板计数、乳酸脱氢酶、肝功能等各项指数得到改善，使尿量增加、平均动脉压下降，并可促进胎儿肺成熟。常用地塞米松。妊娠期每 12 小时静脉滴注地塞米松 10mg，产后应继续应用 3 次，以免出现血小板再次降低、肝功能恶化、少尿等危险。

2）输注血小板：血小板 $<50\times10^9/L$ 且血小板数量迅速下降或存在凝血功能障碍时应考虑备血及血小板；$<20\times10^9/L$ 或剖宫产时或有出血时，应输注浓缩血小板、新鲜冻干血浆。但预防性输注血小板并不能预防产后出血发生。

3）血浆置换疗法：用新鲜冷冻血浆置换患者血浆，可减少毒素、免疫复合物、血小板聚集抑制因子的危害，同时可降低血液黏稠度、补充血浆因子等。对改善 HELLP 综合征临床症状及降低围生期病死率极有效，但对纠正暴发型 HELLP 综合征无效。

（2）产科处理

1）适时终止妊娠：①孕周≥32 周或胎肺已成熟、胎儿窘迫、先兆肝破裂及病情趋向恶化者应立即终止妊娠。②病情稳定、孕周<32 周、胎肺不成熟及胎儿情况良好者可考虑对症处理，延长孕周，通常在期待治疗 4 日内终止妊娠。

2）分娩方式：HELLP 综合征不是剖宫产指征，分娩方式依产科因素而定。

3）麻醉选择：血小板减少有局部出血危险，故阴部阻滞麻醉和硬膜外麻醉禁用，阴道分娩宜采用局部浸润麻醉，剖宫产宜采用局部浸润麻醉或全身麻醉。

【护理评估】

1. 病史评估及心理评估　同妊娠期高血压疾病病史评估。

2. 身体评估

（1）症状与体征

1）当产妇主诉头痛、头晕时可能提示血压过高；主诉右上腹疼痛、颈肩部呈放射性疼痛、胸闷、恶心、呕吐时，可能提示因血小板减少引起的肝破裂或肝包膜下出血，应引起足够的重视。

2）评估心率、血压、呼吸情况。

3）评估尿液的性质和量。

4）了解血常规、血小板、肝转氨酶检查结果。

5）评估患者的皮肤黏膜情况及水肿程度。

（2）专科评估：测量宫高、腹围，监测胎心、胎动。

（3）其他：评估产妇自理能力或日常活动能力（日常活动能力评定表 ADL），评估有无压疮、跌倒/坠床高危因素。

【护理措施】

1. 一般护理　按妊娠期高血压疾病护理。

2. 病情观察

（1）出血

1）观察辅助检查的变化，尤其是血小板的变化，HELLP 综合征的产妇在产后 1～2 天的血小板往往会降至最低。

2）患者皮肤黏膜出现瘀点、瘀斑时，应注意皮肤清洁，剪短指甲，避免搔抓，忌用酒精和热水擦洗；养成良好的卫生习惯，注意不要抠鼻孔；刷牙时姿势要正确，不要用硬毛刷用力刷，饭前饭后漱口，防止口唇干燥。

3）产后应密切观察阴道出血情况，其他部位皮肤黏膜有无出血；注意有无血尿。

4）输血时要严格核对，输注过程中要密切观察有无输血反应。

5）注意产妇有无头痛等不适，防止颅内出血。

（2）溶血和肝酶升高：卧床休息，减少氧耗，减轻肝脏负荷，增加肝脏血流量，有利于肝细胞恢复。

3. 用药护理　肾上腺皮质激素的使用。

（1）作用：可使血小板计数、肝酶、肝功能等各项参数得到改善，使尿量增加，平均动脉压下降，并可促进胎儿肺成熟。

（2）不良反应：较大剂量易引起糖尿病、消化道溃疡，对下丘脑-垂体-肾上腺轴抑制作用较强。并发感染为主要的不良反应。

4. 专科指导　指导母乳喂养及新生儿抚触，做好乳房护理。相关内容详见第二章第一节"产科护理操作技术"。

5. 并发症的护理观察

（1）DIC：密切观察病情变化，及时进行必要的血、尿化验及特殊检查，发现异常及时请示医师。

（2）产褥期感染：注意体温变化；必要时遵医嘱应用抗生素；保持外阴清洁、干燥，勤换护理垫，每日 2 次会阴擦洗。防止产褥期感染。

6. 心理护理　HELLP 综合征发病急、病情重，家属由于对疾病不了解常常表现出焦虑、无助、紧张不安，此时医护人员应详细向其讲解疾病的相关知识、产妇的病情、检查结果、治疗进展以及疾病的发展与转归，并讲明积极治疗的重要性，消除家属顾虑，使其积极配合治疗。在护理的过程中要做到冷静娴熟、有条不紊，关心体贴产妇，消除产妇的紧张情绪，使其树立战胜疾病的信心。

7. 健康教育

（1）饮食：给予高蛋白、高维生素、高热量的低盐饮食。若产妇出现恶心、呕吐、食欲缺乏，应鼓励患者少食多餐。必要时给予产妇静脉营养。水肿产妇要限制盐的摄入。

（2）休息与活动：妊娠期以卧床休息为主，可如厕，尽量减少活动，防止自发性出血。产褥期不宜过早地活动。卧床时注意下肢被动运动，预防血栓的发生。

（3）疾病相关知识宣教：告知产妇及家属如出现头痛、眼花、胸闷、气急、恶心、呕吐、右上腹或上腹部疼痛等症状，应及时与医护人员联系。

（4）出院指导

1）指导产妇出院后定期门诊复查血压，肝、肾功能。

2）饮食和睡眠指导：指导孕妇保持良好情绪及足够的休息，选择富含蛋白质、维生素及微量元素的食物，如豆类、新鲜蔬菜等，预防便秘的发生。

3）皮肤护理指导：剪短指甲，防止擦伤、抓伤、碰伤，保持皮肤清洁。

4）会阴护理指导：每日清洗会阴，保持会阴部清洁，预防感染。

5）血压监测指导：产后 6 周血压仍未恢复正常者应于产后 12 周再次复查血压，排除慢性高血压。

6）采取有效地避孕措施。告知产妇再次妊娠的不良结局，再次妊娠发生先兆子痫、子痫的危险性为 42% ~43%，出现 HELLP 综合征 19% ~27%，发生早产的风险为 61%，还有胎儿宫内生长受限（FGR）、胎盘早剥和死胎等。若再次怀孕应定期产前检查，早期诊断，早期治疗。

8. 延续护理 建立随访登记本，定期进行电话随访。随访过程中，关注产妇血压、皮肤、阴道出血情况，血常规、肝功能、尿常规等相关检查结果，指导产妇保证充足的睡眠和休息，如有头痛、头晕等不适及时就诊。

三、母胎血型不合

母胎血型不合溶血性疾病是一种与血型有关的同种免疫性疾病，发生在胎儿期和新生儿早期，是引起新生儿溶血性疾病的重要原因。胎儿主要表现为溶血性贫血、心衰、水肿等。人类红细胞血型有 26 种，但能引起母胎血型不合溶血性疾病的血型以 Rh 血型和 ABO 血型最为常见。

【病因及发病机制】

胎儿从父亲和母亲各接受一半基因成分，胎儿红细胞可能携带来自父体的抗原，表现为胎儿的血型不同于母体。当胎儿的红细胞进入母体血液循环后，诱导母体的免疫系统产生抗体，抗体通过胎盘进入胎儿血液循环系统，结合胎儿红细胞，使胎儿红细胞被破坏，导致胎儿和新生儿溶血性疾病（haemolytic disease of the fetus and newborn，HDF）。

【疾病分类】

1. Rh 血型不合溶血 Rh 血型抗原是由第 1 对染色体上 3 对紧密连锁的等位基因决定的，共有 6 种抗原，即 C 和 c，D 和 d，E 和 e。由于 D 抗原最早被发现，抗原性最强，故临床上凡是 D 抗原阳性者称为 Rh 阳性，无 D 抗原者称为 Rh 阴性。Rh 阴性率在不同人群和种族中存在差别。美国白人约15%，黑人约5%；我国汉族则为0.34%，有些少数民族（如塔塔尔族、乌兹别克族等）在5%以上。Rh 血型抗原的抗原性决定了溶血病的严重程度，以 D 抗原的抗原性最强，其次为 E 抗原，再次为 C、c 和 e 抗原；d 抗原的抗原性最弱，目前尚无抗 d 抗体发现。另外，尚有两种抗原同时作用，产生两种抗体，共同导致围生儿溶血。由于机体初次被抗原致敏的时间较长，产生的抗体以 IgM 为主；且自然界中极少存在 Rh 抗原，因此 Rh 血型不合溶血病很少在第一胎产生。但约有1%的 Rh 溶血发生在第一胎，可能的原因有：①孕妇在妊娠前曾输注 Rh 血型不合的血液或血制品。②当孕妇在胎儿期，接触过 Rh 血型不合之母亲的血液，在胎儿或新生儿时期就已经致敏。

2. ABO 血型不合　ABO 血型不合是我国新生儿溶血病的主要原因，占96%左右。理论上，只要胎儿存在母体没有的抗原，就可能产生胎儿或新生儿溶血。但实际上，母体为 O 型者占 ABO 新生儿溶血病的95%以上。ABO 血型不合导致溶血往往在第一胎即可发生，因为 O 型血孕妇在妊娠前就有机会接触 ABO 血型的抗原。ABO 血型抗原接触的来源主要有：①肠道寄生菌中有血型抗原。②某些免疫疫苗含有 ABO 血型的抗原，如伤寒疫苗、破伤风疫苗或白喉疫苗等。③自然界中的植物或动物有 ABO 血型抗原存在。因此，在第一胎出现 ABO 血型不合时，就有可能产生 IgG 抗体，发生胎儿或新生儿溶血。

【临床表现】

1. Rh 血型不合溶血　往往起病早、病情重、病程长，可表现为贫血、水肿、心衰、新生儿晚期贫血、溶血性黄疸和核黄疸等，严重者甚至发生死胎或新生儿死亡。

（1）贫血：由于母体产生大量抗胎儿红细胞的 IgG 抗体，IgG 抗体进入胎儿体内，破坏大量胎儿红细胞，使胎儿贫血，严重者胎儿血红蛋白少于80g/L。

（2）心衰：严重贫血使心脏负荷增加，易发生心衰。

（3）水肿：严重贫血使肝脏因缺氧而损伤，出现低蛋白血症，结合贫血、心衰等因素，导致胎儿水肿，表现为胎儿全身水肿、胸腔积液、腹腔积液等。

（4）黄疸：在新生儿时期，由于溶血产生的大量胆红素不能及时从肝脏排出，新生儿黄疸加重。与 ABO 血型不合比较，Rh 血型不合性溶血出现黄疸时间早，程度深，最早在出生后12小时内出现，多数在24小时内出现。由于胆红素以未结合胆红素为主，易发生核黄疸。

（5）"晚期贫血"：新生儿期贫血可能继续加重，称为"晚期贫血"。

2. ABO 血型不合　虽然 ABO 血型不合的发生率很高，但真正发生溶血的病例不多，即使发生溶血，症状较轻，表现为轻、中度的贫血和黄疸，极少发生核黄疸和水肿。

【辅助检查】

1. 妊娠期

（1）夫妇血型检查：有不良分娩史的妇女在再次妊娠前需要进行血型检查。无高危因素的孕妇在初次产科检查时也要进行血型检查；若孕妇血型为 O 型或 Rh 阴性，需要进行配偶的血型检查。一些患者虽然 ABO 或 Rh 血型系统夫妇相配，但临床症状高度怀疑胎儿或新生儿溶血可能，或者孕妇血液中发现不规则抗体，需要进行 Rh 全套和特殊血型检查。

（2）血型抗体测定：在 ABO 血型不合中，如果免疫抗 A 抗体或免疫抗 B 抗体滴度达到 1:64，可疑胎儿溶血；如果抗体滴度达到 1:512 则高度怀疑胎儿溶血。孕妇抗 A 或抗 B 滴度的高低并非都与胎儿溶血程度成正比，需要结合其他检测方法综合判断。Rh 血型不合中，抗 D 抗体滴度自 1:2 开始即有意义，抗 D 滴度达到 1:16，胎儿溶血情况加重。Rh 母儿血型不合与 ABO 血型不合不同，抗体滴度与胎儿溶血程度成正比。血型抗体检测一般在孕前和初诊时各检查 1 次，以后每隔 2~4 周复查。但临床上可根据血型不合类型、孕周以及母亲孕产史等具体情况调节检测的时间间隔。

（3）羊水 AOD450（光密度）的测定：正常羊水呈无色透明，或混有少许乳白色胎脂；当胎儿溶血后羊水变黄，且溶血程度愈重，羊水胆红素愈高，羊水愈黄。

（4）B 型超声检查：在 B 超下监测胎儿、胎盘情况，检查胎儿胸腔、腹腔有无积液，有无肝大、脾大，有无水肿。

（5）胎心监护：妊娠 32 周起进行 NST 检查。当胎心监护中显示正弦波形，提示胎儿出现严重贫血及缺氧情况，需及时处理。

（6）胎儿脐带血管穿刺：在 B 超监护下，取胎儿脐部血液，检查胎儿血型、血红蛋白、胆红素，监测溶血程度。

2. 新生儿期 新生儿娩出后，通过脐带血检查血型、Rh 因子、胆红素、直接 Coomb 试验。此外，进行脐血的血清游离抗体测定和红细胞释放抗体试验。出生后通过检测新生儿外周血的血红蛋白、血细胞比容、网织及有核红细胞计数等了解溶血和贫血的程度。同时随访胆红素，如果 48 小时内间接胆红素达到 340μmol/L（20mg/dl）有换血指征。

【诊断】

母胎血型不合溶血病在妊娠期往往无明显的临床表现，少数患者可表现为羊水过多。临床需要根据以往的病史、血型检测、血清血检查以及 B 型超声等形态学检查得到临床诊断，最终确诊需要新生儿期的检查。

1. 妊娠期病史 母亲过去有分娩过黄疸或水肿新生儿史，母亲有流产、早产、胎死宫内史，母亲曾接受过输血。这些妇女在准备妊娠前均应进行有关夫妇血型和血型抗体的检查，以便确定有无母儿血型不合。

2. **新生儿期临床表现** 溶血症的胎儿生后表现皮肤苍白，迅速变黄，容易发生窒息，心率快，呼吸急促，继之发绀、心力衰竭，全身皮肤水肿，肝大、脾大，腹腔积液。如果胎儿未发生水肿，生后表现皮肤苍白，迅速出现黄疸，多数在 24～48 小时内达高峰。

【治疗】

1. **妊娠期和分娩期处理**

（1）一般治疗：为提高胎儿的抵抗力，于妊娠早、中、晚期各进行 10 日的综合治疗。包括 25% 葡萄糖液 40ml、维生素 C 500mg 每日静脉注射各 1 次；维生素 E100mg 每日 1 次；同时还可补充铁剂、叶酸、其他维生素等；口服苯巴比妥 10～30mg，每日 3 次，以加强肝细胞葡萄糖醛酸转换酶的活性，提高胆红素的结合能力，减少新生儿核黄疸的发生率；必要时，可以应用肾上腺糖皮质激素抑制孕妇的免疫反应，减少抗体的产生。

（2）中医、中药治疗：茵陈蒿汤有抑制抗体的作用。

（3）孕妇血浆置换：Rh 血型不合的孕妇，在妊娠中期（24～26 周），抗体滴度高，但胎儿水肿尚未出现时，可进行血浆置换术。300ml 血浆可降低一个级别的抗体滴定度，每周需要 10～15L 血浆。此法比直接胎儿宫内输血或新生儿换血安全，但需要的血量较多，花费大。

（4）宫内输血：具有一定风险。Rh 母儿血型不合时，输入 Rh 阴性 O 型血，胎儿腹腔内输血输入浓缩红细胞，输血量 =（胎龄 – 20）× 10ml。胎儿宫内输血有两条途径，即胎儿腹腔内输血和脐静脉输血。目前多采用 B 型超声引导下行脐静脉穿刺，不仅可以取血进行胎儿血型、血红蛋白等方面的检查。同时，静脉内输注 Rh 阴性 O 型浓缩红细胞。该方法操作需要一定的技术，但疗效明确，可延长胎儿宫内存活的时间。

（5）终止妊娠时间和方式：妊娠越接近预产期，抗体产生得越多，对胎儿的危害也越大。根据过去分娩史、血型不合类型、抗体滴度、胎儿溶血症的严重程度、胎儿的成熟度以及胎儿胎盘功能状态综合分析。轻度患者原则上不超过预产期，无其他剖宫产指征者可以行阴道分娩，产程中注意严密监测胎心；重度患者一般经保守治疗维持妊娠达 32～33 周，可行剖宫产终止妊娠，在分娩前测定羊水中 L/S 比值，了解胎肺成熟度，胎肺不成熟者可给予地塞米松促胎肺成熟。

2. **新生儿观察和治疗** 观察新生儿贫血、黄疸进展，是否有心力衰竭。如果脐带血胆红素 <68μmol/L（4mg/dl），胆红素增长速度 <855μmol（L·h）（每小时 0.5mg/dl），间接胆红素 <342μmol/L（20mg/dl），可以行保守治疗。

新生儿保守治疗方法有：光疗及选择性给予清蛋白、激素、保肝药、苯巴比妥、γ球蛋白治疗。

【护理评估】

1. 病史评估

（1）既往史：了解是否曾有过输血史或不明原因的流产史、早产史，死胎、死产史或分娩过黄疸或水肿的新生儿史，或新生儿出生后很快死亡，或于出生后 24～36 小时内出现胆红素脑病者。若有上述病史，应怀疑有母胎血型不合，并应做进一步检查。

（2）现病史：评估夫妇二人的血型，了解相关检查、诊断情况。

2. 身体评估

（1）症状与体征：胎儿有无贫血、水肿、心衰等，有无新生儿晚期贫血、溶血性黄疸和核黄疸等异常。

（2）专科评估：测量宫高、腹围，评估胎心、胎动等情况。

（3）其他：评估产妇自理能力或日常活动能力，评估有无压疮、跌倒/坠床高危因素。

3. 心理社会状况　评估产妇对母儿血型不合及对疾病拟采取的治疗方法的认知情况，了解产妇家庭经济承受能力，以提供相应的心理支持。

【护理措施】

1. 妊娠期及分娩期

（1）一般护理

1）妊娠期：凡有流产、死胎、新生儿黄疸史的产妇均要做 ABO 血型检查及 Rh 系统检查，以早期诊断母儿血型不合。确诊后及早配血，备血。其他护理见第四章第一节"产前一般护理常规"。

2）分娩期：做好新生儿抢救准备。新生儿娩出后，立即在距脐轮约10cm 处夹住脐带，自胎盘端收集脐血，查血型、血红蛋白、网织红细胞计数、有核红细胞计数、胆红素及 Coomb 试验。脐带应保留，以备必要时换血之用。阴道试产者、剖宫产者的其他护理见第四章第一节"产前一般护理常规"中"自然分娩护理常规"、"剖宫产护理常规"。

（2）病情观察

1）严密观察胎心、胎动变化。进入产程后还需密切观察产程进展。

2）密切观察病情，定期进行血清抗体效价检查、羊水情况检查、B 型超声检查、胎心监护等。

（3）用药护理

1）口服药：口服维生素 E 和苯巴比妥钠时应注意观察恶心、呕吐等药物不良反应。

2）血液制品：①严格执行输血查对制度：配血合格后，由医护人员到血库取血；取血与发血的双方必须共同查对孕产妇姓名、性别、病历号、科室、床号、血型、血袋号、血的种类、血量、条形编码、血液有效期及配血试验结果，以及保存血的外观等，并观察血液有无凝血块或溶血、血袋有无破损、是否有细菌污染迹象等，查对无误时，双方共同签字后方可发出；输血前由两名医护人员再次核对交叉配血报告单及血袋标签各项内容，检查血袋有无破损渗漏，血液颜色是否正常，准确无误后方可输血；输血时由两名医护人员带输血申请单、输血治疗单共同到孕产妇床旁又一次核对患者姓名、性别、年龄、病历号、科室、床号、血型等，确认与配血报告相符后，用符合标准的输血器进行输血；输血完毕后应密闭保留血袋24小时，以备必要时核查。②输血不良反应：一般输血不良反应包括发热反应和一般过敏反应；严重输血不良反应包括血型不符导致的急性溶血性输血反应以及过敏性休克或喉头水肿而导致窒息。输血过程中要严密观察受血者有无输血不良反应，如出现异常立即停止输血，保留余血，启动输血反应应急预案，按预案流程处理，确保受血者安全。

（4）专科指导：导乐陪产，详见第四章第一节"产前一般护理常规"相关内容。

（5）并发症的护理观察：通过血型检查和抗体效价测定，怀疑母儿血型不合者，应教育孕妇坚持系统治疗，阻止母体循环中的大量抗体进入胎儿体内，增加胎儿抵抗力，避免严重黄疸的发生。

（6）心理护理：讲解母婴血型不合的原因及后果，让孕妇及家属清楚医护人员治疗和护理的流程和目的，并予以患者心理疏导，消除患者紧张心理，使患者积极配合治疗。

（7）健康教育

1）饮食：以高蛋白、高维生素、易消化食物为宜；注意补充维生素C，多吃水果蔬菜；多吃含维生素E高的食物，如全谷类、干豆类、坚果种子类，植物油、绿色蔬菜以及肉、蛋、奶等，以增加胎盘对氧和葡萄糖的利用；忌食甲鱼、人参、桂圆、薏米等易引起宫缩和流产的食物。

2）休息与活动：保证环境安静舒适，避免影响患者情绪及休息。保胎期间在无宫缩的前提下可适当活动，但勿疲劳，勿从事重体力劳动，勿进行增加腹压的动作和锻炼；若可疑宫缩或近预产期时，应绝对卧床休息。

3）出院指导：做好出院手续办理流程的告知；加强产妇及家属对母胎血型不合的特点、严重性、危险性的认识；养成正确的饮食、运动、卫生习惯，掌握自我监测的方法，预防并发症的发生；加强产前检查，保证孕期安全，如有不适随时到医院进行就诊。

2. 产褥期

（1）一般护理：阴道分娩者、剖宫产者的护理见第四章第一节"产前一般护理常规"中"自然分娩护理常规"、"剖宫产护理常规"。

（2）病情观察：Rh母儿血型不合的新生儿因有宫内溶血，多在出生后1~2天内出现黄疸，重者生后数小时即可出现，并伴有水肿、贫血、肝大、脾大。因此，应严密观察黄疸出现的时间和患儿的一般情况，如有异常及时通知医生。

（3）用药护理：新生儿血胆红素在68μmol/L以下者可以进行药物治疗。

1）血液制品：可输注清蛋白（1g/kg），或血浆（25ml/次，1~2次/天）。输注时严格执行查对制度，严密观察不良反应。

2）酶诱导剂：可应用苯巴比妥5~8mg/（kg·d），或尼可刹米100mg/（kg·d）。使用时，严密观察患儿皮肤情况及精神状态，严格遵医嘱用药。

3）肾上腺皮质激素：可应用泼尼松1~2mg/（kg·d），或氢化可的松6~8mg/（kg·d）。使用时，观察患儿的精神症状及过敏反应。

（4）专科指导：指导母乳喂养及新生儿抚触，做好乳房护理。相关内容详见第二章第一节"产科护理操作技术"。

（5）并发症护理观察：加强新生儿喂养，适当补充水分，观察黄疸出现的时间、变化及贫血程度，预防核黄疸。

（6）心理护理：协助产妇消除不良因素影响；如母婴分离产妇，帮助其了解新生儿在儿科的一般状况，缓解产妇紧张、焦虑情绪。

（7）健康教育

1）饮食：产妇应注意饮食营养，新生儿有水肿时，乳母应减少盐的摄入；新生儿应以母乳喂养为宜。

2）休息与活动：病室要保持安静，温、湿度适宜，保证新生儿充足的睡眠和良好的休息；产妇尽量保证休息时间与新生儿同步，适当下床活动，以促进身体的恢复。

3）出院指导：①产妇应合理休息，加强营养，以促进身体康复；新生儿以母乳喂养为宜。②保持会阴部清洁卫生，勤更换内衣、内裤，防止感染。③保持环境清洁卫生，温、湿度适宜，避免各种不良刺激，防止呼吸道、消化道感染。④注意观察新生儿有无异常，如眼球运动障碍、听力障碍、智力低下等异常情况。若出现异常，及早到医院诊治。⑤告知产妇，孩子在以后生活中，如接受别人的供血，应提前向医护人员说明情况，以免引起严重的不良后果。

（8）延续护理：建立随访登记本，定期进行电话随访。随访过程中，关注婴儿喂养情况及黄疸情况，指导黄疸预防及消退方法。若出生2周后黄疸未消退者及时去儿科门诊就医。

第五章　妇科常见疾病护理

◀ 第一节　妇科护理常规 ▶

一、妇科手术护理常规

【术前护理常规】

（一）护理评估

1. 基本情况评估　评估患者的入院方式、年龄、健康状况、文化程度及婚姻状况。

2. 病史评估　评估患者的既往史、过敏史、家族史，有无特殊嗜好，营养代谢状况（食欲、近3个月体重变化）、排泄型态及睡眠型态、有无留置管路（留置针、中心静脉导管、胃管、尿管等），有无输液、吸氧、心电监护等治疗。

3. 风险评估　评估患者的日常活动能力，有无发生压疮、跌倒、坠床的风险及其程度。

4. 心理社会评估

（1）评估患者的精神状态、沟通能力、感认知能力（意识、视力、听力、疼痛）及有无宗教信仰。

（2）评估患者的社会支持系统、经济状况、性格特征等。

（二）护理措施

1. 一般护理

（1）基础护理

1）测量生命体征，为患者佩戴腕带，根据病历首页正确填写姓名、年龄、病历号、护理单元、床号等信息，通知主管医生。

2）向患者详细介绍病室环境、规章制度、安全防范制度等。安置好床位，介绍病室内设施的使用。

3）危重和急诊患者入院后，应立即通知主管医生，并备好急救药品、物品，做好抢救准备。

4）根据各项风险评估结果，告知患者防范措施。

5）保持病室整洁、舒适、安全，保持适宜的温度和湿度，定时开窗通风。

6）患者入院 3 天内，每日测量体温、脉搏、呼吸 2 次。体温≥37.3℃的患者，每日测量体温、脉搏、呼吸 4 次，连续测 3 天正常后改为每日 2 次。

7）每日记录大便次数，3 日无大便者遵医嘱给予缓泻剂。

8）每周测体重 1 次。

9）做好晨、晚间护理，保持床单位整洁。协助患者做好个人卫生，督促患者定期洗澡、洗发、剪指甲。入院时未做卫生处理者，应在入院后 24 小时内协助完成。

10）按患者护理级别要求定时巡视病房，细致观察患者病情变化及治疗反应等。

11）做好生活护理，提供必要帮助。

（2）配合术前检查：协助患者做好血尿常规、肝肾功能、感染疾病筛查、出凝血时间、血型、B 型超声检查、心电图、X 线检查等各项检查。

（3）术前准备

1）皮肤准备：以顺毛、短刮的方式进行手术区备皮，其范围上自剑突下，下至两大腿上 1/3，两侧至腋中线，包括外阴部。备皮完毕用温水洗净、拭干。最新观点指出，尽可能使用无创性备皮刀备皮，备皮时间尽量安排在临手术时，以免因备皮过程产生新创面而增加感染机会。

2）肠道准备：术前 1 日口服复方聚乙二醇电解质散或使用其他泻药，术前 1 日晚 20：00 开始禁食，手术日晨 0：00 开始禁水，下午手术的患者及时遵医嘱补液。

3）阴道准备：术前 1 日及术晨行阴道擦（冲）洗，同时遵医嘱行阴道上药。无同房史者不能做此操作。

4）配血准备：根据手术情况配血，良性肿瘤手术一般配血 200～400ml，恶性肿瘤手术根据患者情况一般配血 800～2000ml。

5）遵医嘱做药敏试验。

6）术前 1 日起测 4 次体温，体温≥37.5℃及时请示医生。

7）术前 1 日嘱患者洗澡、剪指甲。

8）术前晚可遵医嘱给予口服镇静剂。

9）告知患者病号服贴身穿，上衣反穿，扣子系在后面，并为患者取下发卡、义齿、首饰及贵重物品交给家属保管。体内有固定的钢钉或钢板及有特殊疾病需携带药品，要告知医生及手术室护士。

10）留置尿管：术前常规留置导尿管，在尿管和尿袋上注明名称和留置日期。并保持导尿管通畅，以避免术中伤及膀胱、术后尿潴留等并发症。

11）消瘦的患者或预计手术困难、手术时间≥4小时的患者，预防性地使用水胶体敷料或透明贴膜以减小骨隆突处的压力，预防术中压疮的发生。

12）手术室接患者时，病房护士在床旁核对好患者的病历、所带药品、手术所需物品后，将患者带至手术室平车前，再与手术室人员核对患者的信息、病历、所带药品及术中所需物品，交接无误后患者方可被接去手术室。核对时需由患者自行说出名字并核对腕带信息。

2. 病情观察

（1）观察患者生命体征变化，如出现生命体征异常应及时通知医生。

（2）严密观察患者病情变化，发现异常阴道流血、剧烈腹痛等，应及时通知医生，并做好护理记录及书面交班。

（3）密切观察危重和急诊患者病情变化和治疗反应，必要时及时通知医生，做好床旁交接班。

3. 用药护理　手术前30分钟预防性应用抗生素，用药前询问患者是否有药物过敏史、是否已做皮试，给药期间观察患者有无药物不良反应。

4. 专科指导　指导患者练习术后起床的方法：协助患者靠近床缘侧身屈膝卧位，嘱患者用上肢撑住床板，支撑起上身，同时双腿顺势下移，即可坐起。起床过程避免腹部用力，减少对伤口的压力。护士在旁侧协助患者，避免坠床。

5. 化验及检查护理指导

（1）B型超声检查：经阴道或直肠彩超者，检查前告知患者排空膀胱，无同房史的患者避免经阴道彩超检查。经腹部彩超者，检查前告知患者多饮水，充盈膀胱。

（2）心电图：检查时告知患者放松心情。避免检查前进行剧烈活动。

（3）X线检查：检查前告知患者将金属饰物摘下，着无装饰的衣服进行检查。

6. 心理护理　实施心理干预，消除患者的不良心理因素，缓解患者对于手术产生的紧张、恐惧心理。

7. 健康教育

（1）饮食：告知患者术前应进食高维生素、高蛋白、易消化饮食。如患者伴有合并症时，根据病情指导其进食特殊饮食。需肠道准备的患者，术前3天给予少渣饮食。

（2）活动：适当活动，注意休息，保持轻松愉快的心情。

（3）用药指导：向患者做好住院期间用药的宣教。

（4）疾病相关知识：向患者讲解所患疾病的健康教育知识。介绍手术过程、方法和术后恢复情况。

（5）做好各项检查及特殊检查的注意事项宣教。

【术后护理常规】

（一）护理评估

1. 手术情况评估　评估患者的手术方式、麻醉方式、患者意识恢复情况及术中情况等。

2. 风险评估　评估患者的日常活动能力，有无发生压疮、跌倒、坠床的风险及程度。

3. 心理社会评估

（1）评估患者对手术的感受及对手术预期接受程度。

（2）评估患者的家庭状态、经济状况、社会支持等。

（二）护理措施

1. 一般护理

（1）准备好病床及全麻术后监护、急救等用物。

（2）床旁交接：与手术室人员核对腕带信息后交接患者血压、脉搏、呼吸、意识、皮肤、管路、伤口及出血等情况并签字。

（3）病室环境：为患者提供良好的生活环境，保持室内清洁卫生、安静舒适、通风良好、空气清新，注意风口勿直接吹向患者。保持适宜的温度和湿度，室温以 22~24℃ 为宜，相对湿度以 55%~60% 为宜。严格控制陪住人数和探视人数，做好手卫生的指导，预防交叉感染。

（4）术后卧位：根据麻醉方式的不同，应采取不同的卧位。

1）全麻患者清醒前，应去枕平卧，头偏向一侧，防止患者呕吐发生误吸导致窒息，注意加床挡防止坠床。

2）联合麻醉患者去枕平卧 6~8 小时后置枕。

3）硬膜外麻醉患者去枕平卧 4~6 小时后置枕。

（5）管路护理

1）吸氧管：依照吸氧操作流程为患者吸氧，调整好松紧度，过紧会对面颊造成压迫，过松会造成吸氧管脱落。

2）静脉输液管路：术后床旁交接患者时，要求护士从输液器顶端开始手触检查输液管有无破损、漏液，有无气泡；三通接头有无破损、漏液，是否通畅，开关正确；镇痛泵是否开启，与输液器三通接头连接是否牢固；患者留置针是否通畅，有无外渗，固定是否牢固。检查完毕，合理放置输液管路，勿压折，勿拖拽，并加强巡视。

3）尿管护理：①做好尿管标识。②合理固定尿管的位置，勿压折、拖拽，保持尿管的通畅。③下床活动时，将尿管固定于耻骨联合下，防止逆行感染。④留置尿管期间，遵医嘱给予患者0.5‰碘伏溶液会阴擦洗，每日2次，注意隐私保护。⑤拔除留置尿管后，嘱患者排3次尿后测膀胱残余尿量，若残余尿多于100ml，应通知医生，予以处理。

4）引流管：根据病情需要部分患者在术中会留置引流管，其目的是及时消除腹腔内的积液、减少毒素吸收，有利于腹腔内感染的控制，促进伤口愈合。对其护理，主要是做好引流管标识，合理固定引流管，勿压折、拖拽，保持引流管的通畅。

2. 病情观察

（1）术后每小时观察1次血压、脉搏、呼吸并记录，共3次。

（2）密切观察有无憋气、胸闷等症状，遵医嘱吸氧4～6小时，吸氧期间随时观察和询问患者有无不适。

（3）观察腹部伤口有无渗血，是否疼痛，必要时可遵医嘱使用镇痛药物。

（4）观察阴道流血情况，注意出血量、颜色及性质，必要时保留会阴垫并记录阴道出血量。

（5）观察患者尿管是否通畅，尿液的颜色、性质、量。

（6）如有皮下或腹腔引流管，观察引流管是否通畅，引出液体的颜色、性质、量，密切观察引流管处伤口渗血、渗液情况，并记录。

3. 专科指导　肩痛的处理

腹腔是与外界不相通的潜在腔隙，行腹腔镜手术时必须利用气体使腹腔膨胀起来，使腹壁和内脏器官分离，形成足够的手术空间，才能在内镜下进行诊断和治疗性的手术操作。目前，临床上多利用二氧化碳形成人工气腹，但手术后腹腔内残留的二氧化碳气体刺激横膈神经可引起放射性疼痛，常于腹腔镜手术后4～6小时、随着麻醉作用的消失，即可出现不同程度的肩部反射痛，多在术后3天内缓解，个别可延长至10天左右。对于没有或轻微术后肩痛的患者，给予常规术后吸氧，鼓励患者早期床上翻身活动、尽早下床活动，以促进残留二氧化碳气体排出，促进机体恢复；对于有症状但不影响自主活动的患者，协助患者进行腹腔镜术后肩痛处理方法的练习，活动过程中注意观察患者的一般情况和生命体征，活动要适度、循序渐进；对于肩痛症状明显且严重影响自主活动，或出现呼吸困难的患者，首先应立即通知医生，排除其他疾病，遵医嘱即刻给予氧气吸入，缓解呼吸困难的症状，协助患者摆放舒适的体位，待疼痛或呼吸困难症状稍缓解后，再协助患者进行活动训练。

（1）吸氧：患者安返病房后即开始常规吸入 100% 纯氧，2～3L/min，吸氧 6 小时，也可适当延长吸氧时间，减少二氧化碳的吸收。

（2）早期活动

1）第一阶段（术后 6 小时内）：待患者麻醉清醒，生命体征平稳后，可进行颈肩部按摩、上肢活动（包括握拳、曲肘、抬臂、旋肩）、胸部运动（包括深呼吸、扩胸运动）及下肢运动（包括膝关节曲伸、抬腿、髋关节外展）等活动，每次每个动作做 10～15 次，每天 4 次。

2）第二阶段（术后 6～12 小时）：继续第一阶段内容，但要求有量上的增加，同时进行床上全身运动，包括双手支撑床上坐立、自主侧身等运动。

3）第三阶段（术后 12～24 小时）：进行床旁坐立，即双腿着地双手支撑坐于床沿；协助下床活动，包括协助坐于椅上、扶床行走、扶持室内行走。

4）第四阶段（术后 24～48 小时）：室内及室外自行行走，由被动活动变为主动活动。进食、穿衣、洗漱、如厕等日常生活自行完成。尽量选择患者精神好且不影响治疗检查的时间活动，活动量视个体差异而定。

（3）膝胸卧位：患者生命体征平稳状态下，协助其先俯卧，枕头放于胸前，头、胸尽量贴于床上及枕头，双膝跪立，抬高臀部与膝部成 90°，第 1 次时间 5～10 分钟，以后根据患者身体情况及忍受程度逐渐延长，至疼痛症状消失为止。

（4）呼吸训练：患者采取去枕平卧位进行呼吸训练，其要点如下：①主动、缓慢用鼻深吸气，使横膈尽量下沉，最大限度扩张胸腔、使腹部隆起后停顿 1～2 秒钟。②开始呼气，嘴唇缩成吹笛状，气体经缩窄的嘴唇尽量缓慢呼出。③吸气和呼气时间比为 1:2，呼吸频率控制在 7～8 次/分，每次 15 分钟左右，以充分扩张肺部，增强膈肌运动的幅度，增加潮气量。一般下床活动后或卧位改变后，疼痛可复现，继续进行呼吸训练，至活动后疼痛完全消失。

4. 并发症护理观察

（1）疼痛：术后患者伤口都有不同程度的疼痛，麻醉消失后最为严重，2～3 天逐渐缓解，护士应注意了解患者疼痛的程度、性质、持续时间，同时指导患者缓解疼痛的方法。

1）嘱患者在翻身、深呼吸或咳嗽时向切口方向按压。

2）妥善固定引流管，避免因牵拉引起疼痛。

3）教会患者使用镇痛泵，并观察使用效果。

4）必要时遵医嘱给予镇疼药物。

（2）腹胀：术后腹胀多因术中肠管受到激惹使肠蠕动减弱所致。患者术中呻吟、抽泣、憋气等可咽入大量不易被肠黏膜吸收的气体，也会加重腹胀。通常术后48小时恢复正常肠蠕动，一经排气，腹胀即可缓解。如果术后48小时肠蠕动仍未恢复正常，应排除麻痹性肠梗阻、机械性肠梗阻的可能。刺激肠蠕动、缓解腹胀的措施很多，例如采用生理盐水低位灌肠、热敷下腹部等。在肠蠕动已恢复但仍不能排气时，可针刺足三里或行肛管排气。术后早期下床活动可促进胃肠蠕动，减轻腹胀。如因炎症或缺钾引起，则分别给予抗感染或补钾治疗。

（3）泌尿系感染：老年患者、长期卧床者，以及有尿路感染史的患者都容易发生泌尿系感染。发生膀胱感染的重要原因之一是尿潴留，再加上留置尿管时，尽管注意无菌操作技术也难免发生逆行性感染。多数患者是因不习惯卧床排尿而致尿潴留，术后留置尿管的机械性刺激，或因麻醉性镇痛剂的使用降低了膀胱膨胀感也是尿潴留的主要原因。预防尿潴留的发生，主要是鼓励患者定期坐位排尿。若术后出现尿频、尿痛、并有高热等症状，应遵医嘱做尿常规或尿培养，确定是否有泌尿系感染并给予相应处理，同时及时夹闭留置尿管、嘱患者在夹闭留置尿管2小时内自行排尿，注意记录尿量及时间。

（4）伤口血肿、感染、裂开：多数伤口是清洁、封闭创口，能迅速愈合，甚少形成感染。如创口出血过多，或切口压痛明显、肿胀、检查有波动感，应考虑为切口血肿。血肿极易感染，常为伤口感染的重要原因。若遇到异常情况，及时报告医生。少数患者，尤其年老体弱或过度肥胖者，可出现伤口裂开的严重并发症。此时，患者自觉切口部位疼痛，有渗液从伤口流出，更有甚者腹部敷料下可见大网膜、肠管脱出。一旦发生，及时报告医生，在通知医生的同时，立即用无菌巾覆盖包扎，送手术室协助缝合处理。

5. 心理护理 由于手术引起的不适，会引起患者情绪的波动及烦躁，护士应主动关心并倾听患者的不适和需求，帮助患者解决困难，疏导不良情绪。

6. 健康教育

（1）饮食

1）根据麻醉方式不同，患者术后饮水时间不同。全身麻醉患者术后清醒，无恶心、呕吐等不适，即可饮温白开水；联合麻醉或硬膜外麻醉患者术后6~8小时后无不适，可饮温白开水。

2）手术当日禁食，术后1日根据患者排气情况可改饮食。未排气前禁食含糖、含奶、豆类饮料和食物，以免增加肠道积气，导致腹胀或引起肠梗阻，可给予米汤、蛋汤等流质饮食；患者自行肛门排气后，逐步过渡到普食，给予患者高营养、高蛋白、高维生素易消化的饮食，以加强营养，有利于早日恢复。

（2）活动

1）术后卧床期间，协助患者每2小时翻身活动1次，有利于促进循环和呼吸功能，尤其是下肢的活动，可有效预防下肢静脉血栓的发生。

2）术后1日，鼓励并协助患者适当下床活动，以促进腹腔残留气体的吸收及预防盆腔粘连的发生。

3）首次下床活动时，需对患者进行跌倒评估。患者因平卧时间过长，坐起时，偶有发生头晕、面色苍白、四肢湿冷等体位性低血压的症状。护士应指导并协助患者下床"三步起"，具体步骤为：①将病床摇起或妥善衬垫枕头，在床上坐约3分钟。②将下肢垂在床旁，协助患者在床边坐约3分钟。③嘱患者慢慢站立于床旁、扶稳，活动双下肢约3分钟，再缓慢移步。下床活动时注意观察，防止虚脱、跌倒。

（3）出院指导

1）告知患者办理出院手续的流程。

2）告知出院后注意事项、复查时间、病理查询电话等相关事宜。

二、化疗患者的护理

【化疗前护理】

（一）护理评估

1. 基本情况评估　评估患者的入院方式、年龄、文化程度及婚姻状况。

2. 病史评估　评估患者的既往用药史，尤其是化疗史及药物过敏史。询问患者是否有造血系统、肝脏、消化系统及肾脏疾病史，了解疾病的病程及治疗经过。评估患者的肿瘤疾病史、发病时间、治疗方法及效果，了解总体和本次治疗的化疗方案，目前的病情状况。

3. 身心评估

（1）评估患者的一般情况，如意识状态、发育、营养、面容与表情等。

（2）评估患者的日常生活规律，如饮食状态、嗜好、睡眠型态及自理程度。

（3）评估原发肿瘤的症状和体征，观察皮肤、黏膜、淋巴结有无异常。

（4）评估每日进食情况，本次化疗的不良反应，以便给患者提供相应的护理。

（5）评估患者对化疗不良反应是否有恐惧心理，对疾病的预后、化疗效果是否产生焦虑、悲观情绪。

（6）评估患者对治疗疾病的信心。

4. 实验室检查评估　评估患者血常规、尿常规、肝肾功能等，了解化疗药对个体的毒性反应，化疗前如有异常则暂缓治疗。密切观察血常规的变化趋势，为用药提供依据。如果用药前白细胞低于 4.0×10^9/L，血小板低于 75×10^9/L 则不能用药。

5. 营养评估　评估患者对摄入足够营养的认知水平，目前的营养状况及摄入营养物的习惯。

6. 疼痛评估 恶性肿瘤在其发展的过程中产生的疼痛称为癌痛，是造成癌症晚期患者痛苦的主要原因之一，严重影响患者的生活质量。评估患者疼痛部位、性质、程度、持续时间、诱因、缓解方式等，疼痛程度采用数字评分法进行评估。采取相应的护理措施，使癌症患者尽量达到无痛或使疼痛减轻。

7. 疲乏评估 癌性疲乏是与癌症治疗有关的高发生率事件之一，癌性疲乏是一种痛苦的、持续的、主观的乏力感或疲惫感，与活动不成比例，与癌症或癌症治疗相关，并伴有功能障碍。评估患者的疲乏程度，为患者采取相应的护理，减轻其疲乏程度，提高生活质量。

8. 心理社会评估

（1）评估患者是否因为治疗而产生经济负担。

（2）评估患者的家庭状态、社会支持等。

（二）护理措施

1. 一般护理

（1）测量生命体征及身高、空腹体重，为患者佩戴腕带，根据病历首页正确填写姓名、年龄、病历号、护理单元、床号等信息，通知主管医生。

（2）向患者详细介绍病室环境、病房人员、规章制度、安全防范制度、病房饮食等。安置好床位，介绍病室内设施的使用。

（3）保持病室整洁、舒适、安全，保持适宜的温度和湿度，定时开窗通风。

（4）患者入院3天内，每日测量体温、脉搏、呼吸2次。

（5）每日记录大便次数，3日无大便者遵医嘱给予缓泻剂。

（6）每周测体重1次。

（7）做好晨、晚间护理，保持床单位整洁。协助患者做好个人卫生，定期洗澡、洗发、剪指甲。入院时未做卫生处理者，应在入院后24小时内协助完成。

（8）按患者护理级别要求定时巡视病房，细致观察患者病情变化及治疗反应等。

（9）做好生活护理，提供必要帮助。

2. 病情观察

（1）观察体温，判断是否感染。

（2）观察有无齿龈出血、鼻出血、皮下淤血或阴道活动性出血等倾向。

（3）观察有无腹痛、恶心、腹泻等肝脏损害的症状和体征。如有腹痛、腹泻，要严密观察腹泻次数及性状并正确收集大便标本。

（4）观察有无尿频、尿急、血尿等膀胱炎症状。

（5）观察有无皮疹等皮肤反应。

（6）观察有无肢体麻木、肌肉软弱、偏瘫等神经系统症状。如发现上述症状，及时通知医生。

3. 用药护理　化疗时需根据患者体重正确计算和调整药量，若用药剂量过大，可发生中毒反应，过小则影响疗效。一般在每个疗程的用药前及用药中各测 1 次体重，且在早上空腹、排空大小便后进行。

4. 专科指导　合理使用静脉血管并注意保护。化疗应首选中心静脉，如 PICC 管路或输液港。若患者拒绝留置中心静脉导管，要签署《拒绝置管知情同意书》（表5-1）。外周静脉输液时注意穿刺点有无红肿、疼痛，静脉留置针确定有回血，方可输注化疗药。

表5-1　拒绝置入中心静脉导管知情同意书

患者姓名：性别：年龄：科室：病历号：治疗原因：
置管原因： 　　根据《输液治疗护理实践指南与实施细则》，需输入发泡剂及强烈刺激药物、pH 值 ≥5 或 ≤9 的液体、渗透压大于 600mOsm/L 的液体者，行胃肠外营养者、外周静脉条件差或经反复外周静脉化疗导致外周静脉受损者，输入化疗药物输液疗程 >1 周者应使用中心静脉导管。根据患者目前情况及疾病需要，医生确定患者应进行 PICC 置管或静脉输液港植入
拒绝置管风险： 1. 无法完成正常输液治疗。 2. 刺激性药物损伤外周静脉，造成静脉内膜损伤、静脉炎及不可逆的静脉损伤。 3. 刺激性药物渗漏至血管外，造成组织坏死甚至功能障碍。 4. 反复穿刺、穿刺失败风险。
患者或家属意见： 　　现患者本人（或家属）自主拒绝进行 PICC 或输液港治疗，由此可能发生的医疗风险和不良后果，医生（护士）已详细解释并告知，本人充分理解，愿意承担上述医疗风险和不良后果，以后对此不提出异议
患者签字： 如患者无法签署，请其授权的委托人或法定监护人签名： 与患者关系： 参与沟通人签字： 　　　　　　　　　　　　　　　　　　日期：　　　年　　月　　日

5. 心理护理 护士要认真倾听患者诉说恐惧、不适及疼痛，并关心体贴患者，以取得患者信任。为患者讲解化疗的必要性，鼓励患者克服化疗不良反应，让患者能够坦然地接受化疗，帮助患者度过因脱发等造成的心理危险期。

6. 健康教育 在化疗前要了解患者所采用的化疗方案，针对该方案所用的药物讲解其作用和常见不良反应，让患者做好心理准备。

【化疗中护理】

（一）护理评估

1. 实验室检查评估 用药过程中监测药物毒性反应，如白细胞低于 $3.0 \times 10^9/L$，遵医嘱调整药物。

2. 其他护理评估 同本节中化疗前护理评估。

（二）护理措施

1. 一般护理

（1）保持病室整洁、舒适、安全，保持适宜的温度和湿度，定时开窗通风。

（2）做好晨、晚间护理，保持床单位整洁。协助患者做好个人卫生，定期洗澡、洗发、剪指甲。

（3）按患者护理级别要求定时巡视病房，细致观察患者病情变化及治疗反应等。

（4）做好生活护理，提供必要帮助。

2. 病情观察 同本节中"化疗前一般护理"相关内容。

3. 用药护理

（1）正确使用药物：根据医嘱严格"三查八对"，正确溶解和稀释药物，并做到现用现配，常温下药物配好后一般1小时内必须使用。如果联合用药应根据药物的性质排出先后顺序，注意药物之间的配伍禁忌。更生霉素、顺铂等药物使用时需要避光。

（2）一旦怀疑或发现药物外渗应重新穿刺，若为局部刺激性强的药物，应立即停止滴入，并给予局部冷敷，同时用生理盐水或普鲁卡因局部封闭，以降低穿刺部位拔针后的残留浓度，起到保护血管的作用。

（3）用药过程中要按医嘱调节滴速，以减少对静脉的刺激。

（4）注意观察患者的化疗反应，发现异常时及时通知医生对症处理。

4. 心理护理 认真倾听患者诉说恐惧、不适及疼痛。为患者讲解化疗的必要性，鼓励患者克服化疗不良反应，让患者能够坦然地接受化疗，帮助患者度过因脱发等造成的心理危险期。

5. 健康教育

（1）饮食：鼓励患者在化疗期间多进食高蛋白、高热量、高维生素、易消化的软食，避免刺激性食物，克服呕吐等胃肠道反应，尽量增加营养的摄入，以增加机体的抵抗力。指导患者化疗期间多饮水，以增加药物毒素的排泄，减少药物的肾毒性，减轻口腔及消化道黏膜的刺激。

（2）休息与活动：告知患者注意休息，保证充足睡眠，减少体能消耗。

【化疗后护理】

（一）护理评估

1. 实验室检查评估　用药后 1 周继续监测各项化验指标，如有异常及时处理。

2. 其他护理评估　同本节中的"化疗前护理评估"相关内容。

（二）护理措施

1. 一般护理

（1）保持病室整洁、舒适、安全，保持适宜的温度和湿度，定时开窗通风。

（2）每日记录大便次数，3 日无大便者遵医嘱给予缓泻剂。

（3）做好晨、晚间护理，保持床单位整洁。协助患者做好个人卫生，定期洗澡、洗发、剪指甲。

（4）按患者护理级别要求定时巡视病房，细致观察患者病情变化及治疗反应等。

（5）做好生活护理，提供必要帮助。

2. 病情观察

（1）观察患者对药物的耐受程度，呕吐剧烈时应遵医嘱进行化验检查，以及时纠正水、电解质平衡紊乱。

（2）注意倾听患者的主诉，警惕药物的迟发型过敏反应。

（3）其他同本节中"化疗前一般护理"相关内容。

3. 健康教育

（1）用药指导：向患者及家属讲解化疗药的毒副作用及不良反应，告知其化疗时和化疗后 2 周内是化疗反应较重的阶段，让患者及家属做好充分的心理准备。

（2）活动指导：告知患者化疗结束后的 7～10 天是机体抵抗力最低下的时候，应该注意避免感染，尽量少去人员密集的公共场所，家属尽量减少探望，加强室内通风。一旦发生高热时应及早就诊。

（3）形象指导：大多数药物都会引起脱发，告知患者应在出院后就将头发剪短或剃掉并准备合适的假发，以减少脱发的过程对患者心理的打击和脱发后形象的改变对患者的影响。

（4）出院指导

1）化疗结束后的 1 周检查血常规，3 周检查血常规、尿常规、肝肾功能、胸片、心电图及肿瘤标记物，以了解患者对化疗药物的敏感程度和化疗的效果。

2）告知患者当白细胞低时要根据结果遵医嘱进行升白治疗或通过饮食及时纠正，并加强自我保护，以避免影响下一个化疗疗程。当白细胞低于 $3.0 \times 10^9/L$ 时及时就诊；低于 $1.0 \times 10^9/L$ 时，入院治疗。

3）告知患者要遵医嘱按时按量服用出院带药。

（5）延续护理：做好患者的随访工作，积极协调患者的化疗时间，保证疗程的顺利进行。告知患者妇科肿瘤携手俱乐部微信平台，让他们互助互动，传播温暖与正能量。

三、化疗药毒副反应患者的护理

1. 静脉局部毒副反应

（1）化疗前应识别是发疱性还是非发疱性药物，并进行正确配液，避免药物浓度过高。

（2）预计可能使用复合输液时，应考虑使用中心静脉；如果患者拒绝使用中心静脉，可以使用静脉留置针，加强输液观察，并在护理记录中说明。绝对禁止应用钢针进行穿刺。

（3）输液部位的选择：应避开手臂和肘窝及施行过广泛切除性外科手术的肢体末端。可选择前臂近端（未手术）及覆盖有大量皮下组织的部位。若上述部位血管条件不佳，可选择手背上较直的、弹性好的易于穿刺的血管。

（4）化疗给药必须由经验丰富的护士执行或指导。输液过程中应加强观察，出现任何输液不畅的迹象均需立即停止输液，并尽快给予稀释溶液，避免局部组织与药物长时间接触，以及药物浓缩造成损伤。

（5）注射化疗药物前，应双人检查是否有回血、穿刺点周围及沿静脉走行的皮肤有无红肿及外渗，如果发现外渗，应立即停止给药，另外选择注射部位重新穿刺，但应避免使用同一静脉远端。如果同时使用多种药物，应先输入非发疱性药物，如果两种均为发疱性药物，应先输稀释量少的，在输入下一种药物之前先输生理盐水作为间隔。

（6）注射化疗药物后，应用生理盐水或5%葡萄糖注射液充分冲洗管道和针头后再拔出。

（7）在输液前应向患者解释药物渗出的临床表现，如出现局部隆起、疼痛或输液不畅时，及时呼叫护士。遇到局部刺激性较强的药物，如氮芥、长春新碱、放线菌素D等外渗时，须立即停止滴入并给予局部冷敷，同时用生理盐水或普鲁卡因局部封闭，再用金黄散外敷，以防止局部组织坏死、减轻疼痛和肿胀。

2. 胃肠道毒副反应

（1）医护人员应向患者做解释，减轻其顾虑，为其提供心理支持。

（2）及时准确给予止吐药，必要时可以使用镇静药物辅助治疗。

（3）保持病房干净，整洁，无异味，减少不良刺激。

（4）患者发生呕吐时给予协助，递容器、漱口水等，帮助取舒适体位，保持床单位清洁。

（5）严格记录出入量，以评估脱水情况，必要时遵医嘱检查电解质并补液。

（6）化疗期间应根据患者口味，给予清淡、易消化饮食，少食多餐，鼓励进食。

（7）不能进食者，可酌情给予肠内、外营养支持。

3. 骨髓抑制

（1）在治疗过程中给予必要的支持治疗，如高蛋白、高热量、高维生素饮食及药膳等。

（2）化疗后1周、3周查血常规，以了解骨髓抑制情况。

（3）遵医嘱应用升血药物，并观察疗效。

（4）必要时可以多次输新鲜血或成分血。

（5）白细胞特别是粒细胞下降时，感染概率增加，建议患者住层流病房、单间病房并加强病房消毒，减少探视，严密监测体温，必要时遵医嘱预防性给予抗生素和重组人粒细胞刺激因子注射液升白治疗。

（6）血小板降低时注意预防出血，嘱患者少活动、慢活动、避免磕碰、勿进食过热食物、质硬的食物。注意密切观察出血症状，如果患者出现头痛、恶心症状应考虑颅内出血的可能，并及时协助医生处理。必要时遵医嘱给予注射用重组人白细胞介素或输注血小板。协助患者做好生活护理。

（7）血液系统肿瘤患者、尤其是血小板异常的患者避免服用阿司匹林等乙酰水杨酸类药物，注意监测出凝血时间。

（8）出现贫血，患者会自觉疲乏，应多休息，必要时可给予吸氧。

4. 黏膜炎

（1）注意口腔卫生，保持口腔清洁和湿润，每日饭前、饭后用生理盐水漱口，睡前及晨起时用软毛牙刷仔细清洁口腔，动作要轻柔，避免口腔黏膜机械性损伤。

（2）若有真菌感染应给予抗真菌治疗，同时给予5%碳酸氢钠溶液漱口。

（3）若疑有厌氧菌感染可以用1%过氧化氢漱口。

（4）若已发生溃疡可用锡类散或养阴生肌散涂于患处。

（5）口唇可用凡士林膏涂抹，减轻干裂及疼痛。

（6）注意观察体温变化，以便早期发现感染征兆，早期治疗。

5．消化道反应

（1）便秘、食欲缺乏等可对症治疗。便秘可给予麻仁润肠丸、乳果糖口服液等缓泻剂治疗，食欲缺乏者给予孕酮类药物促进食欲。平时多进食水果、蔬菜以及易消化的清淡饮食，以保持大便通畅。

（2）持续性腹泻者，应密切观察并记录其大便次数、性状，及时做大便常规检查，监测电解质，给予止泻、补液治疗，以减少脱水、热量摄取不足等并发症的发生。

（3）若出现腹胀或肠鸣音减弱，疑有肠梗阻发生者可做腹部平片协助诊断，如确有肠梗阻应禁食并及时行胃肠减压。

6．肝脏毒性

（1）化疗后进行肝功能检查，如异常应谨慎使用化疗药物，必要时先进行保肝治疗再化疗。

（2）观察病情，注意观察患者有无不适，如肝区胀痛、黄疸，发现异常及时通知医生。

（3）遵医嘱给予保肝药物。

（4）嘱患者清淡饮食，适当增加蛋白质和维生素的摄入量。

（5）做好心理护理，减轻焦虑，并嘱患者注意休息。

7．神经系统毒性

（1）联合用药时应注意有无毒性相加作用，各药物剂量不宜过大。

（2）密切观察毒性反应，定期做神经系统检查，一旦出现毒性反应，立即停药或换药，并遵医嘱给予营养神经的药物。

（3）有的药物易引起体位性低血压，故用药过程中应多卧床休息，活动时应动作缓慢，如厕时最好有人陪同，以免发生意外。

（4）如患者肢体活动或感觉障碍，应避免接触过热、尖锐物质，以免烫伤、扎伤，适当给予针灸、按摩、被动活动、温水浸泡等，以加快康复过程。

（5）做好日常护理工作，为患者创造一个安全的居住环境，减少磕碰；同时给予心理支持，增强患者战胜疾病的信心。

8．心脏毒性

（1）化疗前应先了解患者有无心脏病史及心脏基本情况。

（2）限制蒽环类药物蓄积量，必要时查血药浓度。

（3）改变给药方法、延长静脉点滴时间可减少心脏毒性。另外，使用与阿霉素结构相似的米托蒽醌，可以减少心脏毒性。

（4）遵医嘱给予保护心脏的药物，如果糖二磷酸钠等。

（5）严密观察病情变化，重视患者的主诉，监测心率、心律变化，使用紫杉醇类药物时需给予心电监护。

（6）化疗前应常规做心电图检查，发现异常时及时通知医生。

9. 泌尿系统毒性

（1）化疗前必须进行肾功能检查。

（2）化疗前和化疗期间嘱患者多饮水，使尿量维持在每日 2000～3000ml。

（3）使用顺铂时需要水化，并注意保持电解质平衡。

（4）丝裂霉素给药时应避免或尽量减少输血，以减少微血管病、溶血性贫血的发生。

（5）大量甲氨蝶呤可导致急性肾功能不全，解决方法是水化和碱化尿液。

（6）异环磷酰胺可发生多种肾功能指标异常，应给予充分水化、碱化尿液，并嘱患者大量饮水，增加排尿次数以减轻肾毒性。使用美司钠可解除膀胱毒性。

（7）对于尿酸性肾病，除每日给予大量液体增加尿量外，还可口服碱性药物，应注意饮食中控制高嘌呤食物，如肉汤、动物内脏、花生、瓜子，多食新鲜水果、蔬菜。

（8）观察尿液性状，准确记录出入量。如出现任何不适，应及时报告。

四、计划生育护理常规

【早孕人工流产术、清宫术、宫内节育器取出术护理常规】

（一）术前护理

1. 护理评估

（1）基本情况评估：评估患者的入院方式、年龄、健康状况、文化程度及婚姻状况。

（2）病史评估：评估患者的既往史、过敏史、家族史，有无特殊嗜好。对于进行人工流产术的患者需询问婚育史，有无剖宫史、多次流产史，有无规律性生活，是否伴月经过多、痛经等。

（3）风险评估：评估患者的日常活动能力，有无发生压疮、跌倒、坠床的风险及程度。

（4）心理社会评估

1）评估患者的精神状态、沟通能力，感、认知能力（意识、视力、听力、疼痛）及有无宗教信仰。

2）评估患者对采取计划生育措施是否存在思想顾虑。如采用避孕药物可能担心月经异常或增加肿瘤的发生率等，尚未生育的患者，会担心药物避孕影响以后的正常生育。

3）评估患者的社会支持系统、经济状况、性格特征等。

2. 护理措施

（1）一般护理

1）基础护理：①测量生命体征，为患者佩戴腕带，根据病历首页正确填写姓名、年龄、病历号、护理单元、床号等信息，通知其主管医生。②向患者详细介绍病室环境、病房人员、规章制度、安全防范制度等。安置好床位，介绍病室内设施的使用。③根据各项风险评估结果，告知患者防范风险措施。④保持病室整洁、舒适、安全，保持适宜的温度和湿度，定时开窗通风。

2）配合术前检查：协助患者做好血、尿常规，肝、肾功能，感染疾病筛查、出凝血时间、血型、B型超声检查、心电图、X线检查等各项检查。

3）术前准备：①向患者讲解手术的目的、方法、注意事项等，消除患者顾虑。②术前8小时开始禁食、术前4小时开始禁水，若下午手术注意及时遵医嘱补液。③术晨更换衣服，为患者取下发卡、义齿、首饰及贵重物品交家属保管。体内有固定的钢钉或钢板，有因特殊疾病需携带的药物等情况，要告知医生及手术室护士。④术前排空膀胱等待手术室的人员进行交接。

（2）病情观察：观察有无发热、上呼吸道感染症状，发现症状及时通知医生。

（3）用药护理：手术前30分钟预防性应用抗生素及软化宫颈药物，用药前询问患者是否有药物过敏史及禁忌，给药期间观察患者有无药物不良反应。

（4）化验及检查护理指导

1）B型超声检查：经阴道或直肠彩超，检查前告知患者排空膀胱。

2）心电图：检查时告知患者放松心情。

3）X线检查：检查前告知患者将金属饰物摘下，脱去内衣，着无装饰的衣服进行检查。

（5）心理护理：实施心理干预，消除患者不良心理因素，缓解患者对于手术产生的紧张、恐惧心理。对于头胎停育患者护士应了解其各种心理问题，并表示理解，给予心理疏导和支持，为患者提供正确的个性化健康指导，消除其顾虑，指导患者采取相应有效的计划生育措施。

（6）健康教育

1）对于有要求放置宫内节育器的患者向其讲述宫内节育器的作用机制，放置宫内节育器的适应证、禁忌证。①适应证：育龄妇女、要求放置者。②禁忌证：妊娠或可疑妊娠、生殖道急性炎症、人工流产出血多、怀疑有妊娠组织物残留或感染、子宫收缩不良有出血或潜在感染可能、生殖器官肿瘤、生殖器官畸形（中隔子宫、双子宫等）、宫颈内口过松、重度陈旧性宫颈裂伤或子宫脱垂、严重的全身疾病、宫腔小于 5.5cm 或大于 9cm 及近 3 个月内有月经失调、阴道不规则出血者。

2）用药指导：向患者做好住院期间用药的宣教。

3）疾病相关知识：向患者讲解所患疾病的健康教育知识。介绍手术过程、方法和术后恢复情况。

4）为患者做好各项检查及特殊检查的注意事项宣教。

（二）术后护理

1. 护理评估

（1）手术情况评估：评估患者意识恢复情况及术中情况等。

（2）风险评估：评估患者的日常活动能力，有无发生压疮、跌倒、坠床的风险及程度。

（3）心理社会评估

1）评估患者对手术的感受及对手术预期接受程度。

2）评估患者的家庭状态、经济状况、社会支持等。

2. 护理措施

（1）一般护理

1）床旁交接：与手术室人员核对腕带信息后交接患者血压、脉搏、呼吸、意识、皮肤、管路、伤口及出血情况等并签字。

2）预防感染：遵医嘱应用抗生素。

（2）病情观察

1）观察患者生命体征，患者有不适症状及时通知医生进行处理。

2）观察腹痛及阴道出血情况。

（3）并发症护理观察

1）人工流产综合反应：是指在术中或手术即将结束时，部分受术者出现心动过缓、心律不齐、血压下降、面色苍白、头晕、胸闷、大汗，甚至出现晕厥和抽搐等迷走神经兴奋症状。因此，术前应做好受术者的心理护理，帮助其缓解紧张焦虑的情绪。

2）子宫穿孔：是手术流产严重并发症，但发生率低。多见于哺乳期子宫、瘢痕子宫、子宫过度倾屈或畸形者。子宫穿孔后，若患者情况稳定，确认胚胎组织尚未吸净，可在 B 型超声或腹腔镜监护下完成手术；尚未进行吸宫操作，可以等待观察 1 周后再清除妊娠产物；难以排除腹腔内出血或脏器损伤时，应立即剖腹探查，修补损伤的脏器。

3）吸宫不全：指手术流产后宫腔内有部分妊娠产物残留，是手术流产常见并发症，与术者技术不熟练或子宫位置异常有关。术后阴道流血超过 10

天，血量过多，或流血停止后再现多量流血，均应考虑为吸宫不全，B型超声检查有助于诊断。若无明显感染征象，应行刮宫术，刮出物送病理检查，术后应用抗生素。若同时伴有感染，应在控制感染后再行刮宫术，术后继续抗感染治疗。

4）漏吸：已确诊为宫内妊娠，但术时未能吸出胚胎或胎盘绒毛。与孕周过小、子宫畸形、子宫过度屈曲以及术者技术不熟练等有关。应复查子宫位置、大小及形状，并重新探查宫腔，再行吸宫术。若仍未见胚胎组织，将吸出组织送病理检查，并排除宫外孕可能。

5）术中出血：多发生在妊娠月份较大、吸管过小时，妊娠产物不能迅速排出而影响子宫收缩所致。可在扩张宫颈管后注射缩宫素，并尽快钳取或吸出妊娠产物。

6）术后感染：多因吸宫不全、术后过早性交、敷料和器械消毒不严格以及术中无菌观念不强所致。主要表现为发热、下腹痛、白带浑浊和不规则阴道流血。妇科检查时子宫或附件区有压痛。若发生，嘱患者取半卧位休息，给予全身支持疗法，应用广谱抗生素；宫腔内有妊娠产物残留者，应按感染性流产处理。

7）羊水栓塞：偶发于钳刮术。在宫颈损伤和胎盘剥离使血窦开放时，应用缩宫素使羊水进入母体血液循环，从而发生羊水栓塞。

（4）心理护理：由于手术引起的不适，会引起患者情绪的波动及烦躁，护士应主动关心患者，并注意倾听、疏导，帮助患者解决困难。

（5）健康教育

1）饮食：待麻醉清醒后即可进食，尽量不食辛辣、刺激性食物。

2）活动：待麻醉完全清醒后即可下床活动，手术当日以卧床休息为主。首次下床活动时，需对患者进行跌倒评估。

3）对早孕需要人工流产的患者进行流产后的关爱宣教：①告知人工流产的危害及手术风险：6个月内重复进行人工流产的患者，术后容易发生宫腔粘连甚至不孕不育；人工流产次数越多，宫腔粘连、盆腔感染、子宫内膜异位症的发生率越高、越严重；有剖宫产史的妇女，人工流产也属高危流产，手术时容易造成穿孔，如果是瘢痕妊娠，人工流产时可能会发生大出血、子宫切除，甚至危及生命。②指导患者建立高效避孕观念：同患者分析本次意外妊娠的原因，告知低效避孕的方法易导致避孕失败，如避孕套避孕、安全期避孕、体外射精和紧急避孕药。提倡应用高效避孕的方法，如宫内节育器、复方短效口服避孕药。③向患者介绍各种避孕方法的优缺点及适合自己的避孕方法。

4）用药指导：目前国内常用的几乎都是女用避孕药，主要为人工合成的甾体激素避孕药，由雌激素和孕激素配伍组成。①短效口服避孕药：以孕激素为主，辅以雌激素构成的复方避孕药。根据整个周期中雌、孕激素的剂量和比例变化而分为单相片、双相片和三相片3种，但在我国仅有单相片和三相片。整个周期中雌、孕激素的剂量固定为单相片。三相片中的第一相（第1~6片）共6片，含低剂量雌激素与孕激素；第二相（第7~11片）共5片，雌激素与孕激素剂量均增加；第三相（第12~21片）共10片，孕激素剂量再增加，雌激素减至第一相水平。与单相片相比较，三相片配方合理，炔雌醇剂量与单相片基本相同，但左炔诺孕酮剂量减少30%~40%，突破性出血和闭经发生率显著低于单相片，出现恶心、呕吐等不良反应的也少。选用三相片者逐年增多。单相片的用法及注意事项：自月经周期第5天起，每晚1片，连续22天不间断。若漏服必须于次晨补服。一般于停药后2~3天出现撤药性出血，类似月经来潮，于月经第5天，开始下一个周期用药。若停药7天尚无阴道出血，于当晚或第2天开始第2周期服药。若服用两个周期仍无月经来潮，则应停药，考虑更换避孕药物种类或就医诊治。三相片的用法及注意事项：于月经周期第3天开始服药，每天1片，先服黄色片6片，再服白色片5片，最后服棕色片10片，连服21天不间断。若停药7天尚无撤药性出血，于第2天开始服用下一个周期三相片。②速效避孕药（探亲避孕药）：包括非孕激素制剂、孕激素制剂和雌孕激素复合制剂。常用的探亲避孕药除C53号抗孕药（含双炔失碳酯）外，均为后两种制剂。探亲避孕药不受月经周期时间的限制，在任何一天开始服用均能发挥避孕作用，避孕有效率达98%以上。其避孕原理是改变子宫内膜形态和功能，并能够使宫颈黏液变黏稠，不利于精子穿透和受精卵着床。孕激素制剂和雌孕激素复合制剂的用法：在探亲前一天或当天中午服用1片，以后每晚服1片，连续服用10~14天。若已服14天而探亲期未满，可改服短效口服避孕药至探亲结束。C53号抗孕药用法：在第一次性交后即刻服1片，次日早晨加服1片，以后每次性交后即服1片。

5）出院指导：①告知患者办理出院手续的流程。②告知出院后注意事项、复查时间、病理查询电话等相关事宜。

【中期妊娠终止护理常规】

妊娠13~28周期间，用人工方法终止妊娠称为中期妊娠终止。妊娠13~14周期间常用钳刮术；引产术常用于15~24周妊娠者，常用利凡诺引产和米非司酮加米索前列醇引产术。

（一）术前护理

1. 护理评估

（1）基本情况评估：评估孕妇的入院方式、年龄、健康状况、文化程度及婚姻状况。

（2）病史评估：了解孕妇月经周期，询问家族史并收集与发病有关的高危因素。

（3）风险评估：评估孕妇的日常活动能力，有无发生压疮、跌倒、坠床的风险及其程度。

（4）心理社会评估：评估孕妇的精神状态、沟通能力、感知及认知能力（意识、视力、听力、疼痛）及有无宗教信仰。

2.护理措施

（1）一般护理

1）基础护理：①测量生命体征，为孕妇佩戴腕带，根据病历首页正确填写姓名、年龄、病历号、护理单元、床号等信息，通知主管医生。②安置好床位，向孕妇详细介绍病室环境、病房人员、规章制度、安全防范制度及病室内设施的使用。③根据各项风险评估结果，告知孕妇防范措施。④保持病室整洁、舒适、安全，保持适宜的温度和湿度，定时开窗通风。⑤孕妇入院 3 天内，每日测量体温、脉搏、呼吸 2 次。体温≥37.3℃的孕妇，每日测量体温、脉搏、呼吸 4 次，连续测 3 天正常后改为每日 2 次。高热者按高热护理常规。⑥每日记录大便次数，3 日无大便者遵医嘱给予缓泻剂。⑦每周测体重 1 次。⑧做好晨、晚间护理，保持床单位整洁。协助孕妇做好个人卫生，定期洗澡、洗发、剪指甲。入院时未做卫生处理者，应在入院后 24 小时内协助完成。⑨按护理级别要求定时巡视病房，细致观察病情变化。⑩做好生活护理，提供必要帮助。

2）配合术前检查：协助孕妇做好血、尿常规、肝、肾功能，感染疾病筛查、出凝血时间、血型、B 型超声检查、心电图、X 线检查等各项检查。

3）手术前准备：①向孕妇讲解手术的目的、方法、注意事项等，消除患者顾虑。②术前遵医嘱做好手术区备皮。③做好药物过敏试验，严格掌握适应证及禁忌证。④术前 3 天禁止性生活。

（2）病情观察：观察有无发热、上呼吸道感染症状等。

（3）用药护理：用药前询问孕妇是否有药物过敏史及禁忌，给药期间观察孕妇有无用药不良反应。

（4）心理护理：消除孕妇的不良心理因素，缓解其紧张、恐惧心理。

（二）术后护理

1.护理评估

（1）风险评估：评估孕妇的日常活动能力，有无发生压疮、跌倒、坠床的风险及程度。

（2）心理社会评估：评估孕妇对手术的感受。

2. 护理措施

（1）一般护理

1）床旁交接：与手术室人员核对腕带信息后按时测量产妇生命体征。

2）病室环境：为产妇提供良好的生活环境，室内清洁卫生、安静舒适、空气清新，注意风口勿直接吹向孕妇。保持适宜的温度和湿度，室温以22～24℃为宜，相对湿度以55%～60%为宜。严格控制陪住人数和探视人数，做好手卫生的指导，预防交叉感染。

（2）病情观察

1）用药后定时测量产妇生命体征，严格观察并记录宫缩、胎心、胎动消失的时间及阴道流血等情况，有规律宫缩时观察产程的进展情况。

2）根据产程进展的情况做阴道检查，且必须在无菌条件下进行。

3）详细记录流产时间，检查胎盘胎膜排出是否完整，胎儿性别、身长、胎儿外观是否有畸形及阴道出血情况。

4）流产后每小时监测血压1次，共2次，同时注意观察子宫收缩及阴道出血情况。

5）全身反应：观察体温变化，一般不超过38℃，胎儿排出后很快下降。

（3）并发症护理观察

1）产后出血：80%受术者有阴道出血，量不超过100ml，极少数可超过400ml。

2）产道损伤：受术者可有不同程度的软产道损伤。

3）胎盘胎膜残留：发生率极低，但为避免组织残留，多主张胎盘排出后即行刮宫术。

4）感染：发生率不高，但严重者可致死亡，需严密观察产妇生命体征变化。

（4）心理护理：对不同原因需采用中期引产终止妊娠者，应为其提供表达内心顾虑、恐惧、孤独等情感的机会，给予同情、宽慰、鼓励和帮助，减轻患者的无助感，使患者积极配合，获得最佳效果。

（5）健康教育

1）饮食：产后康复期注意加强营养。

2）活动：引产期间，孕妇应尽量卧床休息，以防止突然破水。产后康复期，注意休息。

3）用药指导：口服米非司酮引产的患者应嘱患者服药前2小时及服药后2小时禁食、禁饮，防止因药物作用引起呕吐。

4）指导产妇正确用腹压，接生者正确、及时保护会阴，避免会阴及产道裂伤。

5）产后即刻采取回奶措施，术后 6 周内禁止性生活及盆浴，为产妇提供避孕措施的指导。

6）告知患者办理出院手续的流程。

7）给药 5 天后仍未临产者即为引产失败，通知医生及家属，协商再次给药或改用其他方法。

8）出院后做好患者的随访工作。

◀ 第二节　女性生殖系统炎症患者的护理 ▶

一、非特异性外阴炎

【病因及发病机制】

非特异性外阴炎（non-specific vulvitis）主要指外阴部的皮肤与黏膜的炎症。外阴与尿道、肛门邻近，经常受到经血、阴道分泌物、尿液、粪便的刺激，若不注意皮肤清洁易引起外阴炎；其次糖尿病患者糖尿的刺激、粪瘘患者粪便的刺激以及尿瘘患者尿液的长期浸渍等可引起非特异性外阴炎；此外，穿紧身化纤内裤导致局部通透性差、潮湿以及经期使用卫生巾的刺激，均可引起非特异性外阴炎。

【临床表现】

主要表现是外阴皮肤瘙痒、疼痛、烧灼感，于活动、性交、排尿及排便时加重。检查可见局部充血、肿胀、糜烂，常有抓痕，严重者形成溃疡或湿疹。慢性炎症可使皮肤增厚、粗糙、皲裂，甚至发生苔癣样变。

【辅助检查】

1. 一般检验项目　因粪便、糖尿等的刺激可引发外阴炎。因此，通过尿糖、大便常规等一般检验诊断项目的检查，可以了解或排除引起外阴炎的某些原因。

2. 特殊检验项目

（1）阴道分泌物显微镜检查：包括阴道清洁度检查、阴道分泌物涂片检查病原体。

（2）阴道分泌物细菌培养：包括细菌的分离培养及鉴定、病原菌药物敏感性试验。

【诊断】

根据病史及临床表现，诊断不难。有条件时应检查阴道分泌物，了解是否因滴虫、念珠菌、淋菌、衣原体、支原体、细菌等感染引起；对中老年患者应查尿糖，以除外糖尿病伴发的外阴炎；对年轻患者及幼儿应检查肛周有否蛲虫卵，以排除蛲虫引起的外阴部不适。

【治疗】

1. 病因治疗　积极寻找病因，针对不同感染选用敏感药物；若发现糖尿病应积极治疗糖尿病；由尿瘘、粪瘘引起的外阴炎，应及时行修补；由阴道炎、宫颈炎引起者则应对其治疗。

2. 局部治疗

（1）急性期应卧床休息，避免性生活。可用 0.1% 聚维酮碘液或 1∶5000 高锰酸钾液坐浴，每日 2 次，每次 15~30 分钟，也可选用其他具有抗菌消炎作用的药物外用。

（2）有外阴溃疡或黏膜破损可予硼酸粉坐浴、VE 霜等促进黏膜愈合。

3. 物理治疗　可行微波、红外线等局部物理治疗。

【护理评估】

1. 病史评估　评估患者本次发病的诱因，有无合并症状，目前的治疗及用药；评估既往病史、家族史、过敏史、手术史、输血史，有无糖尿病或粪瘘、尿瘘；了解患者有无烟酒嗜好、性格特征等。

2. 身体评估　评估患者意识状态、神志与精神状况、生命体征、营养及饮食情况、BMI、排泄型态、睡眠型态、强迫体位、外阴皮肤情况，有无皮疹、破溃等。

3. 风险评估　患者入院 2 小时内进行各项风险评估，包括患者压疮危险因素评估、患者跌倒/坠床危险因素评估、日常生活能力评定。

4. 心理-社会评估　了解患者的文化程度、工作性质、患者家庭状况以及家属对患者的理解和支持情况。

5. 评估患者的个人卫生、生活习惯、对疾病认知以及自我保健知识掌握程度。

【护理措施】

1. 一般护理

（1）皮肤护理：外阴皮肤出现皮疹破溃的患者，密切观察皮损大小、严重程度及消退情况，保持皮肤清洁，床单位平整。告知患者内裤应柔软洁净，需每日更换，污染的内裤单独清洗，避免交叉、重复感染。

（2）饮食：禁酒；优化膳食结构，避免进食油腻、辛辣刺激性食物。

（3）生活护理：如患者因局部皮肤破溃活动受到限制时，协助患者大小便，将呼叫器置于患者易触及处，并采取预防跌倒、坠床护理措施；保持会阴部清洁，遵医嘱给予会阴擦洗、冲洗、烤灯等；及时更换清洁病号服、床单位及中单等。

2. 病情观察

（1）皮肤：关注患者主诉；密切观察外阴皮肤有无皮疹、破溃、局部充血、肿胀（包括皮损大小，严重程度及消退情况）。

（2）分泌物：观察患者外阴皮损及阴道分泌物的性质、气味、量，警惕异常情况预防感染。

3. 应用高锰酸钾的护理

（1）药理作用：本品为强氧化剂，对各种细菌、真菌等病原体有杀灭作用。

（2）用法：取高锰酸钾加温水配成 1：5000 约 40℃ 溶液，肉眼观为淡玫瑰红色进行坐浴，每次坐浴 15～30 分钟，每天 2 次。

（3）适应证：用于急性皮炎或急性湿疹，特别是伴继发感染时的湿敷及清洗小面积溃疡。

（4）禁忌证：月经期禁用、禁口服。

（5）注意事项

1）本品仅供外用，因其腐蚀口腔和消化道，出现口内烧灼感、上腹痛、恶心、呕吐、口咽肿胀等。

2）本品水溶液易变质，故应临用前用温水配制，并立即使用。

3）配制时不可用手直接接触本品，以免被腐蚀或染色，切勿将本品误入眼中。

4）应严格在医生指导下使用，长期使用高锰酸钾，会引起阴道菌群紊乱。如浓度过高会刺激皮肤及黏膜。

5）用药部位如有灼烧感、红肿等情况，应停药，并将局部药物洗净，必要时向医生咨询。

6）不可与碘化物、有机物接触或并用。尤其是晶体，否则易发生爆炸。

（6）不良反应：高浓度反复多次使用可引起腐蚀性灼伤。

4. 心理护理　倾听患者主诉，耐心解答患者的疑问，消除患者顾虑，使其积极配合治疗。许多患有非特异性外阴炎的患者普遍觉得羞于启齿，患者在医生为其检查、治疗等过程中易产生复杂的心理反应。为了尽快使患者适应陌生的环境，护士应有针对性地实施有效的心理护理。对患者的尊重与关爱是建立良好医患关系的关键，护士应给予患者安全感和信任感，在态度上应该和蔼可亲。通过身心护理使患者得到人性化的服务，提高医疗和护理服务的质量。

5. 健康教育

（1）饮食

1）禁烟酒。

2）优化膳食结构，避免进食辛辣刺激性食物（辣椒、姜、葱、蒜等）。应多食新鲜蔬菜和水果，以保持大便通畅。

3）多饮水，防止合并泌尿系感染。

（2）休息与活动：急性期应卧床休息。养成劳逸结合的生活习惯。避免骑自行车等骑跨类运动，减少摩擦。

（3）高锰酸钾坐浴指导：注意配制的浓度不宜过高，以免灼伤皮肤，每次坐浴 15～30 分钟，每天 2 次。坐浴时要使会阴部浸没于溶液中，月经期禁止坐浴。

（4）出院指导：指导患者注意个人卫生，勤换内裤，保持外阴清洁干燥。局部严禁搔抓，勿用刺激性药物或肥皂擦洗。做好经期、孕期、分娩期及产褥期卫生，不穿化纤类及过紧内裤。

（5）感染防控：外阴破溃者要预防继发感染，使用柔软无菌会阴垫，减少摩擦和混合感染的机会。外阴溃疡或烧灼感时，建议硼酸粉坐浴、VE 霜外用。

二、前庭大腺炎

【病因及发病机制】

前庭大腺位于两侧大阴唇下 1/3 深部，腺管开口于处女膜与小阴唇之间。因解剖部位的特点，在性交、分娩等情况外阴部受到污染时，病原体容易侵入前庭大腺而引起前庭大腺炎。以育龄妇女多见，幼女及绝经后妇女少见。主要病原体为内源性病原体及性传播疾病的病原体，前者如葡萄球菌、大肠埃希菌、链球菌、肠球菌；后者主要为淋病奈瑟菌及沙眼衣原体。急性炎症发作时，病原体首先侵犯腺管，腺管呈急性化脓性炎症，腺管开口往往因肿胀或渗出物聚集而阻塞，使脓液不能外流而形成脓肿，即前庭大腺脓肿（abscess of bartholin gland）。

【临床表现】

炎症多为一侧。初起时局部肿胀、疼痛、灼热感，行走不便，有时会致大小便困难。检查见局部皮肤红肿、发热、压痛明显，患侧前庭大腺开口处有时可见白色小点。当脓肿形成时，疼痛加剧，脓肿呈鸡蛋大小肿块，局部可触及波动感。当脓肿增大时，表面皮肤发红、变薄，脓肿可自行破溃。部分患者出现发热等全身症状。

【辅助检查】

1. 触诊　前庭大腺炎首先侵犯腺管，局部有红、肿、热、痛表现，腺管口往往因肿胀或渗出物聚集发生阻塞，使脓液不能外流而形成脓肿，局部可有波动感。腹股沟淋巴结可触及肿大。

2. 实验室检查

（1）检查血常规。

（2）细菌培养：培养取材应尽可能靠近脓肿壁，必要时可切取少许脓肿壁坏死组织送培养，也可进行药敏试验。

（3）分泌物涂片检查：在前庭大腺开口处及尿道口尿道旁腺各取分泌物做涂片，查病原菌。

【诊断】

根据病史及局部外观与指诊，一般不难诊断。应注意尿道口及尿道旁腺有无异常。

【治疗】

1. 急性炎症发作时，需卧床休息，局部保持清洁。可取前庭大腺开口处分泌物做细菌培养，确定病原体，根据病原体选用口服或肌内注射抗生素。

2. 脓肿形成后需行切开引流及造口术，并放置引流条。外阴用 0.5% 碘伏棉球擦洗，每日 2 次。伤口愈合后改用 1：5000 高锰酸钾坐浴，每日 2 次。

【护理评估】

1. 病史评估　评估患者本次发病的诱因，有无流产、分娩、外阴阴道手术后感染史，有无局部肿胀、疼痛、灼热感，了解疼痛的性质、部位及局部皮肤情况，了解目前的治疗及用药；评估既往病史、家族史、过敏史、手术史、输血史。

2. 身体评估　评估患者的意识状态、神志、精神状况、生命体征，营养及饮食情况、BMI、排泄型态、睡眠型态；了解有无大小便困难、是否采取强迫体位、有无行走不便、有无发热等全身症状。

3. 风险评估　患者入院 2 小时内进行各项风险评估，包括患者压疮危险因素评估、患者跌倒/坠床危险因素评估、日常生活能力评定。

4. 心理-社会评估　了解患者的文化程度、工作性质、患者家庭状况以及家属对患者的理解和支持情况。

5. 评估患者的个人卫生习惯、生活习惯、性格特征，有无烟酒嗜好，对疾病认知以及自我保健知识掌握程度等。

【护理措施】

1. 一般护理

（1）皮肤护理：保持皮肤清洁、床单位平整，内裤柔软洁净、每日更换，污染内裤单独清洗。

（2）饮食：禁酒，忌辛辣食物。

（3）休息与活动：急性期嘱患者卧床休息，活动时减少局部摩擦。

（4）生活护理：如患者因局部肿胀、疼痛、烧灼感而导致行动不便时，协助患者大小便，并将呼叫器置于患者易触及处；脓肿切开引流及造口术后，遵医嘱擦洗或协助患者坐浴；实施预防跌倒、坠床护理措施；及时更换清洁病号服、床单位及中单等。

2. 病情观察

（1）皮肤：关注患者主诉，密切观察外阴部局部充血、肿胀或破溃情况（包括脓肿严重程度及消退情况）。

（2）行脓肿切开引流及造口术后，观察引流液的性质、气味及引流量，警惕感染加重。

（3）注意观察有无发热等全身症状。

3. 用药护理

（1）遵医嘱给予抗生素及镇痛剂。

（2）脓肿切开引流及造口术后，外阴用 0.5% 碘伏棉球擦洗，每日 2 次。伤口愈合后改用 1：5000 高锰酸钾坐浴，每次坐浴 15～30 分钟，每日 2 次。

4. 坐浴指导 实施坐浴时先将坐浴盆刷洗干净，并做到专人专用。盆内放入清洁的热水约八分满，温度 41～43℃，注意不要过烫，以免烫伤。坐浴前清洁外阴及肛周，坐浴时将伤口完全浸入药液中，每次坐浴 15～30 分钟，中间可以加入热水以维持水温，每日坐浴 1～2 次。

5. 心理护理 许多患有前庭大腺炎的患者普遍觉得羞于启齿，患者在医生为其检查、治疗等过程中易发生复杂的心理反应。倾听患者主诉，耐心解答患者的疑问，消除患者顾虑，使其积极配合治疗。尽快使患者适应陌生的环境，护士应有针对性地实施有效的心理护理。

6. 健康教育

（1）饮食：禁烟、酒，避免进食辛辣刺激性食物。应多食新鲜蔬菜和水果，以保持大便通畅；多饮水，防止合并泌尿系感染。

（2）休息与活动：急性期卧床休息；非急性期也要劳逸结合，避免骑自行车等骑跨类运动，以减少局部摩擦。

（3）用药指导：严格遵照医嘱用药，坚持每天坐浴直至痊愈，避免病情反复或产生耐药。

（4）卫生指导：指导患者注意个人卫生，勤换内裤，不穿化纤类及过紧内裤，保持外阴清洁干燥。局部严禁搔抓，勿用刺激性药物或肥皂擦洗。

（5）感染防控：局部严禁搔抓，勿用刺激性药物或肥皂擦洗，指导患者注意经期、孕期、分娩期及产褥期卫生，勤换内裤，保持外阴清洁干燥，预防继发感染。

三、滴虫性阴道炎

【病因及发病机制】

滴虫性阴道炎（trichomonal vaginitis）由阴道毛滴虫引起的阴道炎症。传播途径包括经性交直接传播及经使用公共浴池、浴盆、浴巾、游泳池、坐式便器、污染的器械及敷料等间接传播。

【临床表现】

潜伏期4~28天。典型症状是稀薄的泡沫状白带增多及外阴瘙痒。若合并其他细菌感染，分泌物则呈脓性，可有臭味。

【辅助检查】

1. 悬滴法 玻璃片上加1滴生理盐水，取阴道后穹隆处分泌物少许，滴入玻璃片上的盐水中混匀，即刻在低倍显微镜下找滴虫。

2. 涂片染色法 将分泌物涂在玻璃片上，待自然干燥后，用不同染液染色，不仅能看到滴虫，还能看到并存的细菌、念珠菌和癌细胞，借以排除其他病因。

3. 培养法 阴道分泌物涂片可见大量白细胞而未能从镜下检出滴虫者，可采用培养法。

【诊断】

从阴道分泌物中，采用悬滴法找到滴虫，诊断即可成立。近来开始运用荧光标记单克隆抗体检测、酶联免疫吸附法和多克隆抗体乳胶凝集法诊断，敏感度为76%~95%。

【治疗】

1. 全身用药 初次治疗推荐甲硝唑2g，单次口服；或替硝唑2g，单次口服；或甲硝唑400mg，每日2次，连服7日。孕早期及哺乳期妇女慎用。

2. 局部用药 将甲硝唑阴道泡腾片200mg塞入阴道，每晚1次，7天为一疗程。

3. 性伴侣的治疗 滴虫性阴道炎主要由性行为传播，性伴侣应同时进行治疗，治疗期间禁止性交。

【护理评估】

1. 病史评估 评估患者本次发病的诱因，有无高危因素（不洁性生活史；与他人共用浴池、浴盆、浴巾等），有无合并症状如尿频、尿痛等，目前的治疗及用药；评估既往病史、家族史、过敏史、手术史、输血史。

2. 身体评估 评估患者的意识状态、神志与精神状况、生命体征、营养及饮食情况、BMI、排泄型态、睡眠型态；评估有无大小便困难，是否采取强迫体位，外阴皮肤情况，有无因抓挠造成的皮损及破溃等。

3. 风险评估　患者入院 2 小时内进行各项风险评估，包括患者压疮危险因素评估、患者跌倒/坠床危险因素评估、日常生活能力评定。

4. 心理-社会评估　了解患者的文化程度、工作性质、患者家庭状况以及家属对患者的理解和支持情况。

5. 评估患者的卫生习惯、生活习惯、性格特征，有无烟酒嗜好，了解其对疾病认知以及自我保健知识掌握程度等。

【护理措施】

1. 一般护理

（1）皮肤护理：避免搔抓，保持皮肤清洁、床单位平整，内裤柔软洁净、每日更换，污染的内裤单独清洗。

（2）饮食：禁酒，忌辛辣食物。

（3）休息与活动：劳逸结合，避免过度劳累。

（4）生活护理：阴道上药前后，协助患者摆放舒适体位，注意保护患者隐私。阴道上药后嘱患者短暂卧床，将呼叫器置于患者手边可触及处。及时更换清洁病号服、床单位及中单等。

2. 病情观察

（1）皮肤、黏膜：关注患者主诉，如瘙痒、灼热感有无加重，观察外阴皮肤情况，观察阴道黏膜充血、散在红色点状皮损情况。

（2）分泌物：观察阴道后穹隆分泌物性状、颜色、量、气味。

（3）其他症状：观察有无尿频、尿痛、血尿等泌尿系感染症状。

3. 专科指导　指导患者自我护理，注意个人卫生，勤换内裤，保持外阴清洁干燥，尽量避免搔抓外阴部，避免性生活。内裤、坐浴及洗涤用物应煮沸 5 ~ 10 分钟以消灭病原体，避免交叉感染、重复感染。教育患者养成良好的卫生习惯，避免无保护性交，减少疾病的发生。

4. 甲硝唑的用药护理

（1）药理作用：本品为硝基咪唑衍生物，可抑制阿米巴原虫的氧化还原反应，使原虫氮链发生断裂。本品有强大的杀灭滴虫的作用，其机制未明。甲硝唑对厌氧微生物有杀灭作用，它在人体中还原时生成的代谢物也具有抗厌氧菌作用，抑制细菌的脱氧核糖核酸的合成，从而干扰细菌的生长、繁殖，最终致细菌死亡。

（2）用法

1）全身用药：初次治疗推荐甲硝唑 2g，单次口服；或替硝唑 2g，单次口服；或甲硝唑 400mg，每日 2 次，连服 7 日。孕早期及哺乳期妇女慎用。

2）局部用药：将甲硝唑阴道片 200mg 塞入阴道，每晚 1 次，7 天为一疗程。

（3）适应证：用于治疗肠道和肠外阿米巴病（如阿米巴肝脓肿、胸膜阿米巴病等）。还可用于治疗阴道滴虫病、小袋虫病和皮肤利什曼病、麦地那龙线虫感染等。目前还广泛用于厌氧菌感染的治疗。

（4）禁忌证：对本品过敏者禁用；有活动性中枢神经系统疾患和血液病者禁用。

（5）不良反应：以消化道反应最为常见，包括恶心、呕吐、食欲缺乏、腹部绞痛，一般不影响治疗；神经系统症状有头痛、眩晕，偶有感觉异常、肢体麻木、共济失调、多发性神经炎等，大剂量可致抽搐。少数病例发生荨麻疹、皮肤潮红、瘙痒、膀胱炎、排尿困难、口中有金属味及白细胞减少等，均属可逆性，停药后自行恢复。

（6）注意事项

1）对诊断的干扰：本品的代谢产物可使尿液呈深红色。

2）原有肝脏疾病患者剂量应减少。出现运动失调或其他中枢神经系统症状时应停药。重复一个疗程之前，应做白细胞计数检查。厌氧菌感染合并肾衰竭者，给药间隔时间应由 8 小时延长至 12 小时。

3）本品可抑制酒精代谢，用药期间应戒酒，饮酒后可能出现腹痛、呕吐、头痛等症状。

5. 心理护理　大多滴虫性阴道炎患者有较大的心理负担，担心疾病治不好，影响夫妻关系，应热情接待每一位患者，通过亲切的交谈告诉患者滴虫阴道炎是可以治愈的，但一定要在医生指导下进行治疗，治疗必须规范且持之以恒，必须夫妻同治。

6. 健康教育

（1）饮食

1）忌食：忌辛辣食品，避免加重症状。忌进补。忌海鲜食物，以免使外阴瘙痒加重，不利于炎症的消退。忌甜、腻食物：油腻食物如猪油、奶油、牛油等，高糖食物如巧克力、甜点心等，这些食物有助湿增热的作用，会增加白带的分泌量，并影响治疗效果。

2）宜食：宜食清淡食物，多饮水，多食蔬菜，多食用含维生素 B 丰富的食物，如小麦、高粱、芡实、蜂蜜、豆腐、鸡肉、韭菜、牛奶等。

3）忌烟、酒：烟草中的尼古丁可使动脉血与氧的结合力减弱。

（2）休息活动：劳逸结合，避免过度劳累。

（3）用药指导

1）口服药：指导患者及配偶同时进行治疗；告知患者服用甲硝唑期间及停药 24 小时内、服用替硝唑期间及停药 72 小时内禁止饮酒；妊娠期是否用甲硝唑治疗目前尚有争议，用药前应取得患者知情同意。

2）外用药：指导阴道用药的患者采取下蹲位将药片送入阴道后穹隆部。

（4）疾病相关知识宣教：指导患者配合检查，讲解滴虫的特性，提高滴虫检出率。告知患者治愈的标准及随访要求：每次月经干净后复查，连续三次滴虫检查阴性者为治愈。告知患者妊娠期滴虫性阴道炎可导致胎膜早破、早产及低出生体重儿，应及时治疗。

四、盆腔炎性疾病

盆腔炎性疾病（Pelvic inflammatory disease，PID）是指女性上生殖道及其周围组织的一组感染性疾病，主要包括子宫内膜炎（endometritis）、输卵管炎（salpingitis）、输卵管卵巢脓肿（tubo-ovarian abscess，TOA）、盆腔腹膜炎（peritonitis）。炎症可局限于一个部位，也可同时累及几个部位，最常见的是输卵管炎。PID 大多发生在性活跃期、有月经的妇女，初潮前、绝经后或未婚者很少发生 PID。若发生 PID 也往往是邻近器官炎症的扩散。

【病因及发病机制】

1. 急性盆腔炎　产后或流产后感染、宫腔内手术操作后感染、性生活不洁或过频、经期卫生不良、邻近器官炎症蔓延等。

2. 慢性盆腔炎　常为急性盆腔炎未经彻底治疗，或患者体质较差病程迁延所致，但亦可无急性盆腔炎病史。

【临床表现】

1. 急性盆腔炎

（1）症状：下腹痛伴发热，严重者可出现高热、寒战。

（2）体征：患者体温升高，心率加快，下腹有压痛、反跳痛，宫颈充血有举痛，双侧附件压痛明显，呈急性病容。

2. 慢性盆腔炎

（1）症状：全身症状多不明显，有时出现低热、乏力。有些患者可有神经衰弱症状，如精神不振、周身不适、失眠等。局部组织主要是下腹部坠痛、腰骶部酸痛，且在月经前后加重；月经量增多，可伴有不孕。

（2）体征：子宫及双侧附件有轻度压痛，子宫一侧或双侧有增厚。

【辅助检查】

实验室检查　B 型超声检查；X 线检查；分泌物涂片检查；心电图等。

【诊断】

1. 急性盆腔炎　有急性感染病史；下腹隐痛、肌肉紧张，有压痛、反跳痛，阴道出现大量脓性分泌物，伴心率加快、低热，病情严重时可有高热、头痛、寒战、食欲缺乏，大量的黄色白带、有味，小腹胀痛，压痛，腰部酸痛等；有腹膜炎时出现恶心、呕吐、腹胀、腹泻等；有脓肿形成时，可有下腹包块及局部压迫刺激症状，包块位于前方可有排尿困难、尿频、尿痛等，包块位于后方可致腹泻。

2. 慢性盆腔炎　全身症状为有时低热、易疲劳，部分患者由于病程长而出现神经衰弱症状，如失眠、精神不振、周身不适等，下腹部坠胀、疼痛及腰骶部酸痛，常在劳累、性交后、月经前后加剧。由于慢性炎症而导致盆腔淤血，月经往往过多，卵巢功能损害时会出现月经失调，输卵管粘连会导致不孕症。

【治疗】

于 PID 发作 48 小时内开始联合应用广谱抗生素，一次性彻底治愈。

1. 门诊治疗　若患者一般状况好，症状轻，能耐受口服抗生素，并有随访条件，可在门诊给予口服或肌内注射抗生素治疗。

2. 住院治疗　若患者一般情况差，病情严重，伴有发热、恶心、呕吐；或伴有盆腔腹膜炎、输卵管卵巢囊肿；或经门诊治疗无效；或不能耐受口服抗生素；或诊断不清者均应住院给予抗生素药物治疗为主的综合治疗。

3. 中药治疗　主要为活血化瘀、清热解毒药物，例如：银翘解毒汤、安宫牛黄丸或紫血丹等。

4. 其他治疗　合并盆腔脓性包块，且抗生素治疗无效者，可行超声引导下包块穿刺引流术。

【护理评估】

1. 病史评估　评估患者本次发病的诱因，有无急性感染病史，有无发热，有无尿频、尿痛、腹泻等；评估病程长短，月经情况，有无不孕等情况；了解目前的治疗及用药；评估既往病史、家族史、过敏史、手术史、输血史等。

2. 身体评估　评估意识状态、神志、精神状况、生命体征、营养及饮食情况、BMI、排泄型态、睡眠型态，有无大小便困难，是否采取强迫体位。

3. 风险评估　患者入院 2 小时内进行各项风险评估，包括患者压疮危险因素评估、患者跌倒/坠床危险因素评估、日常生活能力评定。

4. 心理社会评估　了解患者的文化程度、工作性质、患者家庭状况以及家属对患者的理解和支持情况。评估个人卫生、生活习惯，有无烟酒嗜好，对疾病认知以及自我保健知识掌握程度。

【护理措施】

1. 一般护理

（1）皮肤、黏膜护理：高热患者，皮肤长期处于潮湿状态，全身抵抗力也下降，易发生压疮、感染，应及时更换潮湿的衣裤、床单，保持床单位平整，定时翻身；高热患者的唾液分泌减少，口腔黏膜干燥，口腔内食物残渣易发酵，细菌易生长繁殖，应嘱患者多饮水，多漱口，必要时给予口腔护理；行冰袋降温时，选择合理部位（如腋下、额头，腹股沟等），禁忌用于枕后、耳廓、心前区、腹部、足底等处，并定时更换冷敷部位，避免冻伤，酒精擦浴浓度不宜过高，以25%～35%为宜，注意酒精过敏者禁用，避免对皮肤造成损伤。盆腔炎症患者有时会伴阴道大量脓性分泌物，长期刺激外阴皮肤会出现皮疹、破溃，应密切观察会阴部皮肤情况，告知患者保持清洁，每日更换内裤，污染的内裤单独清洗，避免交叉、重复感染。

（2）饮食：高热期间应选择高营养易消化的流食，如豆浆、藕粉、果泥、菜汤等；体温下降或病情好转时，可进食半流食或普食，如面条、粥，配以高蛋白、高热量、高维生素易消化的菜肴，如精瘦肉、豆制品、蛋黄及各种新鲜蔬菜等。

（3）生活护理：保持室内清洁舒适、通风良好，合理降低室温，有利于降低患者体温；高热、大汗时注意保暖；必要时遵医嘱给予口腔护理，预防口腔疾病；长期高热者，机体处于高代谢状态，食欲不佳，活动耐力下降，更应加强生活护理，如协助患者起床如厕等；将呼叫器置于患者手边，实施预防跌倒、坠床护理措施；保持会阴部清洁，遵医嘱给予会阴擦（冲）洗，及时更换清洁、干燥的病号服、床单位及中单等。

2. 病情观察

（1）生命体征：密切观察体温的变化，有预见性地给予护理干预，体温过高时给予物理降温；监测患者的出入量，预防脱水。

（2）疼痛：观察患者疼痛的性质、程度，及早发现病情变化给予积极处理。

（3）皮肤、黏膜：观察口腔黏膜情况，预防口腔炎症；观察高危部位皮肤情况，预防压疮。

（4）并发症：警惕因长期高热导致严重脱水、高热惊厥甚至循环衰竭、酸中毒等情况的发生；预防感染控制不佳造成的全身感染，如菌血症、败血症等。

3. 用药护理

（1）头霉素类或头孢菌素类药物：头霉素类，如头孢西丁钠2g，静脉滴注，每6小时1次；或头孢替坦二钠2g，静脉滴注，每12小时1次。常加用多西环素 100mg，每 12 小时 1 次，静脉或口服。头孢菌素类，如头孢呋辛钠、头孢唑肟钠、头孢曲松钠，头孢噻肟纳也可选用。临床症状改善至少24 小时后转为口服药物治疗，多西环素 100mg，每 12 小时 1 次，连用 14日。对不能耐受多西环素者，可用阿奇霉素替代，每次 500mg，每日 1 次，连用 3 日。对输卵管卵巢脓肿的患者，可加用克林霉素或甲硝唑，从而更有效地对抗厌氧菌。

（2）克林霉素与氨基糖苷类药物联合方案：克林霉素 900mg，每 8 小时1 次，静脉滴注；庆大霉素先给予负荷量（2mg/kg），然后给予维持量（1.5mg/kg），每 8 小时 1 次，静脉滴注。临床症状、体征改善后继续静脉应用 24~48 小时，克林霉素改为口服，每次 450mg，每日 4 次，连用 14 日；或多西环素 100mg，口服，每 12 小时 1 次，连服 14 日。

4. 专科指导　预防炎症扩散，禁止阴道冲洗，尽量避免阴道检查。严格执行无菌操作，防止医源性感染。

5. 心理护理　盆腔炎患者一般病程较长，患者心理较为复杂，多有焦虑，应做好心理疏导，减轻患者心理压力。注意倾听患者主诉，耐心解答患者疑问，消除患者顾虑，有针对性地实施有效的心理护理，使其积极配合治疗。患者多会担心发生盆腔炎性疾病后遗症，影响家庭生活和夫妻感情，护士应获取患者的信任，告知患者疾病及预防知识，使患者树立治疗疾病的信心，保持乐观情绪。

6. 健康教育

（1）饮食：健康合理的饮食调理有利于患者免疫力以及体质的增强。患者应加强营养，多饮水，避免进食生冷、辛辣等刺激性食物，定时定量进食。发热时选择高营养易消化的流食，如豆浆、藕粉、果泥、菜汤等，体温下降或病情好转时，可进半流食或普食，如面条、粥，配以高蛋白、高热量、高维生素易消化的菜肴，如精瘦肉、豆制品、蛋黄及各种新鲜蔬菜等。

（2）休息活动：急性期采取半卧位卧床休息使感染局限。得到控制后应加强锻炼，增加机体抵抗力，预防慢性盆腔炎急性发作。

（3）用药指导：指导患者连续彻底用药，及时治疗盆腔炎性疾病，防止后遗症发生。

（4）宣讲疾病相关知识

1）讲解盆腔炎发病原因及预防复发的相关知识。

2）急性期应避免性生活及阴道操作；指导患者保持外阴清洁、养成良好的经期及性生活卫生习惯。

3）对沙眼衣原体感染高危妇女进行筛查和治疗可减少盆腔炎性疾病的发病率。虽然细菌性阴道炎与盆腔炎性疾病相关，但检测和治疗细菌性阴道炎能否降低盆腔炎性疾病发病率，至今尚不清楚。

4）及时治疗下生殖道感染。

◀ 第三节　女性生殖器肿瘤患者的护理 ▶

一、子宫肌瘤

子宫肌瘤（uterine myoma）是指发生于子宫肌层的平滑肌瘤，是女性生殖器官中最常见的良性肿瘤。根据肌瘤与子宫壁的关系，通常可分为浆膜下肌瘤、肌壁间肌瘤、黏膜下肌瘤。多见于 30 ~ 50 岁妇女，其中 20% ~50% 是有症状的，对生活有直接影响。据尸检统计，30 岁以上妇女约 20% 有子宫肌瘤。

【病因及发病机制】

目前为止，确切的发病因素尚不清楚，一般认为其发生和生长可能与女性性激素的长期刺激有关。分子生物学研究结果提示，子宫肌瘤是由单克隆平滑肌细胞增生而成，多发性子宫肌瘤是由不同克隆细胞形成。

【分类】

1. 按肌瘤生长部位分为宫体肌瘤（90%）和宫颈肌瘤（10%）。

2. 按肌瘤与子宫肌壁的关系分为 3 类：肌壁间肌瘤（60% ~70%）；浆膜下肌瘤（20% 左右）；黏膜下肌瘤（10% ~15%）。子宫肌瘤常为多个，各种类型的肌瘤可发生在同一子宫，称多发性子宫肌瘤。

【临床表现】

同为子宫肌瘤这一疾病，每个人可能出现不同的临床表现，大多数患者无明显症状，常见表现如下：

1. 月经改变　多见于大的肌壁间肌瘤及黏膜下肌瘤患者，肌瘤使宫腔增大，子宫内膜面积增加，并影响子宫收缩，导致经量增多、经期延长。肌瘤可挤压附近的静脉，导致子宫内膜静脉丛充血、扩张，也引起月经过多。黏膜下肌瘤伴坏死感染时，患者可出现不规则阴道出血或排血样脓性液。长期阴道出血可导致不同程度的贫血，患者可出现头晕、乏力等症状。

2. 下腹部包块　初起时腹部不可触及肿块，当肌瘤逐渐增大，致使子宫超过 3 个月妊娠大小时，可从腹部扣及。当黏膜下肌瘤增长过大脱出阴道外时，患者可因外阴脱出肿物来就医。

3. 白带增多　子宫黏膜下肌瘤出现感染可有大量脓样白带，如有溃烂、坏死、出血时可有脓血性、有恶臭的液体从阴道流出；肌壁间肌瘤可使宫腔面积增大，内膜腺体分泌增多，并伴有盆腔充血致使白带增多。

4. 压迫症状　不同位置的肌瘤可能压迫邻近的器官，患者可出现尿频、尿急、排尿困难、尿潴留、便秘等症状。

5. 其他　患者可出现不同程度的下腹坠胀、腰酸背痛、经期加重等症状。肌瘤可能影响精子进入宫腔，可引起患者不孕或流产。浆膜下肌瘤蒂扭转患者可出现急性腹痛。

【辅助检查】

1. B 型超声检查　可发现子宫、附件及盆腔脏器的病变。

2. MRI　可用于检查盆腔肿块数目、部位、性质（良、恶性）。

3. 微生态　检查患者阴道菌群是否平衡，是否存在阴道炎症。

4. HPV　检查患者是否存在人类乳头状瘤病毒感染。

【诊断】

1. 妇科检查　是诊断子宫肌瘤的基本方法，绝大多数子宫肌瘤可以借此得到正确诊断。

2. 诊断性刮宫　是妇科最常见的简便易行的辅助诊断方法。

3. B 型超声检查　对盆腔肿块的鉴别大有帮助。

4. 腹腔镜检查　作为辅助的诊断方法，日益受到重视。

5. 宫腔镜检查。

6. 子宫输卵管造影　是一个古老的检查方法，可以显示宫腔有无变形、占位性病变，同时可显示输卵管是否畅通。

【治疗】

治疗应根据患者症状、年龄、生育要求及肌瘤的部位、大小、数目等因素全面考虑，选择适当的治疗方法。包括手术治疗和保守治疗。

1. 保守治疗

（1）随访观察：子宫肌瘤小、无明显症状者，一般不需治疗，特别是近绝经期妇女，可定期（每 3~6 个月）随访复查 1 次，若子宫肌瘤明显增大或出现症状时可考虑进一步治疗。

（2）药物治疗：子宫肌瘤小于 2 个月妊娠子宫大小，症状轻或全身情况不适宜手术者，在排除子宫内膜癌的情况下，可给予药物对症治疗。如雄激素，可对抗雌激素，使子宫内膜萎缩，作用于子宫平滑肌，增强收缩，减少出血；促性腺激素释放激素类似物通过抑制 FSH 和 LH 的分泌作用，降低雌激素水平，达到治疗目的；也可用抗雌激素制剂他莫昔芬治疗月经明显增多者。

2. 手术治疗

（1）适应证

1）月经过多致继发性贫血，经药物治疗无效。

2）严重腹痛、性交痛或慢性腹痛、有蒂肌瘤扭转引起的急性腹痛。

3）有膀胱、直肠压迫症状。

4）能确定肌瘤是不孕或反复流产的唯一原因者。

5）肌瘤生长较快，怀疑有恶变者。

6）特殊部位肌瘤，如宫颈肌瘤、阔韧带肌瘤。

（2）手术途径：可经腹、经阴道或宫腔镜及腹腔镜下手术。

（3）手术方式：

1）肌瘤切除术：适用于年轻希望保留生育功能的患者。多开腹或腹腔镜下切除，黏膜下肌瘤部分可经阴道或宫腔镜摘除。

2）子宫切除术：肌瘤大，个数多，症状明显，不要求保留生育功能，或怀疑有恶变者，可行全子宫切除术。必要时可于术中行冷冻切片组织学检查。术前应行宫颈细胞学检查，排除宫颈恶性病变；术中依具体情况决定是否保留双侧附件。

3）其他：目前新兴的微创治疗手段如子宫动脉栓塞术、射频消融技术、高强度聚焦超声等，各有优缺点，其疗效还有待进一步证实。

【护理评估】

1. 病史评估

（1）询问患者月经史、生育史，是否有不孕、流产史。

（2）详细询问有无经期延长、月经量增多，白带异常。

（3）询问患者有无使用雌激素史，及所用雌激素药物名称、剂量、用法，用药后有何身体变化。

（4）询问有无肌瘤压迫伴随症状。

（5）排除因内分泌失调、妊娠、生殖器官恶性肿瘤所致的异常子宫出血。

2. 症状评估

（1）评估患者营养状况，长期出血者有无贫血、乏力、心悸等症状。

（2）评估可触及下腹部包块大小。

（3）评估患者白带增多情况，有无异味。

（4）评估患者有无因子宫肌瘤压迫出现排尿异常症状、排便异常症状以及其他子宫压迫性症状（下腹坠胀、腰背酸痛等）。

3. 风险评估　患者入院2小时内进行各项风险评估，包括患者压疮危险因素评估、患者跌倒/坠床危险因素评估、日常生活能力评定、入院护理评估。

4. 心理状态评估　评估患者有无焦虑、抑郁情绪及对疾病的认知程度等。

【护理措施】

1. 术前护理

（1）一般护理

1）按妇科手术护理常规进行护理（见第五章第一节"妇科护理常规"）。

2）开腹手术的患者，术前为患者准备沙袋、腹带。

（2）病情观察

1）密切观察阴道流血情况：记录阴道流血量，严密观察阴道流血的颜色、性质，警惕失血性休克的发生。

2）腹痛患者应注意观察患者腹痛的部位、程度、性质、缓解方式。

3）观察阴道分泌物的颜色、性质、量及气味，是否伴有瘙痒。

4）观察患者排尿、排便情况，警惕尿潴留、便秘的发生。

（3）用药护理

1）补血治疗用药：①琥珀酸亚铁片：用于缺铁性贫血的预防和治疗，口服，每日3次，每次1片。建议同时口服维生素C片，以促进吸收。②生血丸：用于失血血亏，放化疗后全血细胞减少及再生障碍性贫血，口服，每日3次，每次5g。③蔗糖铁注射液：用于正在补充促红细胞生成素的长期血液透析患者缺铁性贫血的治疗。

2）止血治疗用药：①云南白药：用于女性月经量多，出血不止，口服，每日3次，每次2粒。②血凝酶（立止血）：用于需减少流血或止血的各种医疗情况，每次1~2U静脉输入或小壶给药。

3）便秘治疗用药：①乳果糖口服溶液：用于缓解慢性便秘，每日30ml，每次10ml，随3餐口服。②开塞露：用于成人及小儿体弱便秘者，每次10ml，缓慢插入肛门，然后将药液挤入直肠内。

4）手术前30分钟预防性应用抗生素，用药前询问患者是否有药物过敏史，给药期间注意观察患者有无药物不良反应。

（4）专科指导：若阴道流血量较多，应嘱患者卧床休息，尽量避免因体位突然改变而发生直立性低血压；帮助患者更换卫生巾及床单上铺垫的一次性检查单，保持会阴部清洁，避免逆行感染；大量阴道出血患者会出现精神紧张，应安慰患者，解除患者思想顾虑；严重贫血患者，应注意保护患者安全，防止跌倒的发生。

（5）化验及检查护理指导

1）B型超声检查：经阴道或直肠彩超，检查前告知患者排空膀胱；无同房史的患者避免行经阴道彩超检查。经腹部彩超，检查前告知患者多饮水，充盈膀胱。

2）心电图：检查时告知患者放松心情。避免检查前进行剧烈活动。

3）X线检查：检查前告知患者将金属饰物摘下、脱去内衣，着无装饰的衣服进行检查。

（6）心理护理：使患者了解手术方式、治疗效果以及有可能产生的不适和疼痛，努力消除患者的顾虑，帮助其树立信心，以最佳状态接受治疗。对于子宫肌瘤导致不孕或流产的患者，应对其讲解疾病的相关知识，进行有针对性的心理护理。

（7）健康教育

1）饮食：根据患者病情，指导患者饮食。告知患者术前应进食高维生素、高蛋白、易消化饮食。如患者伴有合并症时，根据病情指导特殊饮食。需肠道准备的患者，术前3天给予少渣饮食。

2）用药指导：①嘱患者口服补血药（琥珀酸亚铁片）时不能与浓茶同服，且在饭后或进餐时服用，以减轻胃部刺激。告知患者口服补血药物时，可引起便秘、排黑粪，以避免紧张情绪。②外用开塞露者，指导其缓慢插入肛门，以免损伤肛门及直肠。

3）宣讲疾病相关知识：①向患者讲解所患疾病的健康教育知识，介绍子宫肌瘤的分类及临床表现。②帮助患者了解手术、麻醉相关知识，利用图片资料、宣教手册、录像等形式介绍手术过程、方法和术后恢复情况。

4）向患者详细讲解术前检查的目的及注意事项，协助完成各项辅助检查。

2. 术后护理

（1）一般护理：按妇科手术护理常规（见第五章第一节"妇科护理常规"）。

（2）病情观察

1）严密心电监护，观察血压、脉搏、呼吸及伤口渗血情况。

2）观察阴道流血的颜色、性质、量，发现异常及时通知医生。

（3）并发症的护理观察

1）腹胀：为妇科腹部手术术后常见的并发症之一。评估患者腹胀的程度、持续时间、伴随症状、腹胀的原因，评估排便、排气情况。根据病情鼓励患者进行活动，以缓解腹胀。必要时可采取协助患者取舒适体位行肛管排气、补充电解质等方法来减轻腹胀。遵医嘱用药或给予相应治疗措施时，注意观察疗效和不良反应。

2）感染：①泌尿系感染：保留尿管期间，观察尿量、尿色等情况，观察患者有无尿频、尿急等症状。嘱患者多饮水，预防泌尿系感染的发生。②伤口感染：观察患者伤口有无红肿、愈合不良等，如有渗血、渗液等情况应及时通知医生予以处理。③全身感染：术后 2 ~ 3 天，由于组织的分解产物及局部渗液、渗血吸收后，术后患者的体温可略升高，一般不超过38.5℃，不需要特殊处理，体温可自行恢复正常。如患者体温持续升高，则应及时通知医生给予处理。

（4）心理护理：手术后及时了解患者的心理变化，进行针对性的个性化的心理护理。对于子宫切除患者，向患者讲解子宫切除术后相关知识，帮助患者顺利度过更年期。

（5）健康教育

1）饮食：饮食上无特别禁忌，但刺激性及易产气食物应尽量少吃，多摄取含蛋白质、维生素及铁质的食物，如鱼汤、葡萄、樱桃、蔬菜等。便秘易使阴道残端缝合处破裂出血，故应多吃蔬菜水果，以保持大便通畅。

2）活动：鼓励患者早期活动，有利于增加肺活量、减少肺部并发症，改善血液循环、促进伤口愈合、预防深静脉血栓，预防肠粘连、缓解腹胀，减少尿潴留的发生。若患者贫血较重，活动时应有陪伴，以预防跌倒的发生。

3）疾病相关知识：①子宫肌瘤剔除术后、有迫切生育愿望的年轻患者，需告知要根据手术范围、手术方式，遵医嘱合理、科学选择备孕时间。②全子宫切除患者，需向其讲解子宫并非女性唯一的性器官，子宫切除术后患者不会失去女性特征，不会影响夫妻生活。③向患者讲解顺利度过更年期的方法。可以采用雌激素替代疗法，缓解激素水平下降造成的不适症状；规律生活，保持合理的作息时间，避免劳累；培养多方面兴趣，保持积极向上、乐观的心。

4）出院指导：①术后 1 ~ 2 个月恢复期注意调养，避免重体力劳动。②注意经期卫生，每日要清洗会阴部 1 ~ 2 次，并勤换会阴垫及纯棉内裤。③术后 1 ~ 2 个月禁止性生活，禁止盆浴，可根据术后复查情况遵医嘱恢复性生活。④调整心态，保持积极乐观的心态，提高机体抵抗力，促进恢复健康。

二、卵巢肿瘤

卵巢肿瘤（ovarian tumor）是女性生殖器官常见的肿瘤，在各个年龄均可发病。卵巢上皮性肿瘤好发于 50 ~ 60 岁的妇女。良性肿瘤者早期通常无明显症状，多在查体时偶然发现。近几年，卵巢恶性肿瘤的发病率呈上升趋势，且由于早期缺乏特异性症状，病变不易发现，一旦出现症状多属于晚期，所以首诊时晚期患者占 70%。卵巢恶性肿瘤疗效不佳，5 年生存率为30% ~ 40%，其死亡率居妇科恶性肿瘤之首，严重威胁妇女生命和健康。

【病因及发病机制】

卵巢上皮性肿瘤病因尚不明确，有学者提出持续排卵的假说。目前研究认为 5% ~ 10% 的卵巢上皮癌有家族史或遗传史。

【组织学分类】

卵巢肿瘤分类方法很多，最常用的是世界卫生组织（WHO）的卵巢肿瘤组织学分类（2003 年制订）。

1. 上皮性肿瘤（epithelial tumor）　占原发性卵巢肿瘤的 50% ~ 70%，其恶性类型占卵巢恶性肿瘤的 85% ~ 90%。来源于卵巢表面的生发上皮，而生发上皮来自原始的体腔上皮，具有分化为各种苗勒上皮的潜能。若向输卵管上皮分化，形成浆液性肿瘤；向宫颈黏膜分化，形成黏液性肿瘤；向子宫内膜分化，形成子宫内膜样肿瘤。

2. 生殖细胞肿瘤（germcell tumor）　占卵巢肿瘤的 20% ~ 40%。生殖细胞来源于生殖腺以外的内胚叶组织，在其发生、移行及发育过程中，均可发生变异，形成肿瘤。生殖细胞有发生多种组织的功能。未分化者为无性细胞瘤，胚胎多能者为胚胎癌，向胚胎结构分化为畸胎瘤，向胚外结构分化为内胚窦瘤、绒毛膜癌。

3. 性索间质肿瘤（sexcord- stromal tumor）　约占卵巢肿瘤的 5%。性索间质来源于原始体腔的间叶组织，可向男女两性分化。性索向上皮分化形成颗粒细胞瘤或支持细胞瘤；向间质分化形成卵泡膜细胞瘤或间质细胞瘤。此类肿瘤常有内分泌功能，故又称功能性卵巢肿瘤。

4. 转移性肿瘤（metastatic tumor）　占卵巢肿瘤的 5% ~ 10%，其原发部位多为胃肠道、乳腺及生殖器官。

【临床表现】

1. 卵巢良性肿瘤　早期肿瘤较小，患者多无明显症状，常在妇科检查时偶然被发现，多为囊性，表面光滑，与子宫无粘连。当肿瘤增至中等大小时，常感腹胀，腹部可扪及肿块、边界清楚。若肿瘤长大充满盆腔时，可出现压迫症状，如尿频、便秘、气急、心悸等。

2. 卵巢恶性肿瘤　早期多无明显症状。晚期主要症状为腹胀、腹部肿块及腹腔积液。症状的轻重取决于肿瘤的大小、位置、侵犯邻近器官的程度、肿瘤的组织学类型、有无并发症等。肿瘤若向周围组织浸润或压迫神经，可引起腹痛、腰痛或下肢疼痛；若压迫盆腔静脉，可出现下肢水肿；若为功能性肿瘤，产生相应的雌激素或雄激素过度症状。晚期可表现消瘦、严重贫血等恶病质征象。

3. 并发症

（1）蒂扭转：是常见的妇科急腹症。好发于瘤蒂长、中等大小、活动度良好、重心偏于一侧的肿瘤（如畸胎瘤）。约10%卵巢肿瘤并发蒂扭转。常发生于患者突然改变体位时，或妊娠期、产褥期由于子宫大小、位置改变亦易发生蒂扭转。患者典型症状是突然发生一侧下腹剧痛，常伴恶心、呕吐甚至休克，系腹膜牵引绞窄引起。妇科检查可扪及张力较大的肿物，常伴有压痛、以瘤蒂部最明显。有时不全扭转可自然复位，腹痛随之缓解。蒂扭转一经确诊，应尽快手术治疗。

（2）破裂：约3%卵巢肿瘤发生破裂，破裂有自发性和外伤性两种。自发性破裂常因肿瘤生长过速、穿破囊壁所致；外伤性破裂常因腹部受重击、分娩、性交、妇科检查及穿刺等引起。其症状轻重由破裂口大小、流入腹腔囊液的性质和量决定。小囊肿或单纯浆液性囊腺瘤破裂时，患者仅感轻度腹痛；大囊肿或成熟畸胎瘤破裂后，常导致剧烈腹痛，伴恶心、呕吐，有时可导致腹腔内出血、腹膜炎及休克。妇科检查可发现腹部压痛、腹肌紧张，可有腹腔积液征，原有肿块摸不到或仅扪及小而张力低的肿块。疑有肿瘤破裂应立即剖腹探查。

（3）感染：较少见，可表现为发热、腹痛、肿块，腹部压痛、反跳痛，腹肌紧张及白细胞计数升高等。治疗应先应用抗生素抗感染，后行手术切除肿瘤。若短期内感染不能控制，宜即刻手术。

（4）恶变：卵巢良性肿瘤可发生恶变，恶变早期无症状，不易被发现。若发现肿瘤生长迅速，尤其呈双侧性，应疑恶变。故确诊为卵巢肿瘤者应尽早手术。

4. 卵巢恶性肿瘤临床分期　现多采用 FIGO 2014 年手术-病理分期（表5-2），用以估计预后和比较疗效。

表5-2　卵巢癌手术-病理分期（FIGO，2014）

Ⅰ期	肿瘤局限于卵巢
Ⅰ A	肿瘤局限于一侧卵巢（未累及包膜），卵巢表面没有肿瘤；腹腔积液或腹腔冲洗液中没有恶性细胞
Ⅰ B	肿瘤局限于双侧卵巢（未累及包膜），卵巢表面没有肿瘤；腹腔积液或腹腔冲洗液中没有恶性细胞
Ⅰ C	肿瘤局限于一侧或双侧卵巢，有如下情况之一
Ⅰ C1	（1）术中手术导致肿瘤破裂
Ⅰ C2	（2）术前肿瘤包膜破裂，或者卵巢表面出现肿瘤
Ⅰ C3	（3）腹腔积液或腹腔冲洗液中出现恶性细胞
Ⅱ期	肿瘤累及一侧或双侧卵巢，伴盆腔蔓延（在骨盆缘以下）
Ⅱ A	肿瘤蔓延至和（或）种植于子宫和（或）输卵管

续表

Ⅱ B	肿瘤蔓延至盆腔的其他腹膜内组织
Ⅲ期	肿瘤累及一侧或双侧卵巢，伴有细胞学或组织学确认的盆腔外腹膜播散和（或）转移至腹膜后淋巴结
Ⅲ A	转移至腹膜后淋巴结，伴有或不伴有骨盆外腹膜的微小转移
Ⅲ A1	仅有腹膜后淋巴结阳性（细胞学或组织学确认）
Ⅲ A1（i）	转移灶最大直径≤10mm（注意是肿瘤直径而非淋巴结直径）
Ⅲ A1（ii）	转移灶最大直径＞10mm
Ⅲ A2	骨盆外（骨盆缘之上）累及腹膜的微小转移，伴有或不伴有腹膜后淋巴结阳性
Ⅲ B	骨盆缘外累及腹膜的大块转移，最大直径≤2cm，伴有或不伴有腹膜后淋巴结阳性
Ⅲ C	骨盆缘外累及腹膜的大块转移，最大直径＞2cm，伴有或不伴有腹膜后淋巴结阳性（注1）
Ⅳ期	腹腔之外的远处转移
	Ⅳ A：胸腔积液细胞学阳性
	Ⅳ B：转移至腹腔外器官，包括腹股沟淋巴结和腹腔外淋巴结（注2）

注1：包括肿瘤蔓延至肝脏和脾脏包膜，但不包括脏器实质的受累。

注2：脏器实质转移属于Ⅳ B 期。

5. 良性肿瘤与恶性肿瘤的鉴别（表5-3）

表5-3 卵巢良性肿瘤与恶性肿瘤鉴别

鉴别内容	良性肿瘤	恶性肿瘤
病史	病程长，生长缓慢	病程短，迅速增大
包块部位及性质	单侧居多，囊性，光滑，活动	双侧居多，实性或囊实性，不规则，固定，后穹隆实性结节或包块
腹腔积液		常有，可能查到恶性细胞
一般情况	良好	可有消瘦、恶病质
B 型超声	为液性暗区，边界清晰，可有间隔光带	液性暗区内有杂乱光团、光点，界限不清
CA125（＞50岁）	＜35U/ml	＞35U/ml

【辅助检查】

1. 盆腔彩超　可了解肿瘤的部位、大小、形态，提示肿瘤为囊性或实性，鉴别卵巢肿瘤、腹腔积液和结核性包裹性积液。

2. 肿瘤标志物

（1）血清 CA125：是目前被认为对卵巢上皮性肿瘤较为敏感的肿瘤标志物，阳性率达 80%～90%，但特异性不高，其他妇科疾病或恶性肿瘤也可以引起升高。所以 CA125 水平升高还必须结合临床综合分析。

（2）血清 AFP：对卵黄囊瘤有特异性诊断价值。

（3）血清 hCG：对非妊娠性卵巢绒癌有特异性。

（4）性激素。

（5）血清 HE4：目前推荐与 CA125 联合应用来判断盆腔肿块的良、恶性。

3. 腹腔镜检查　可直接观察肿块外观和盆腔、腹腔及横膈等部位。

4. 细胞学检查　抽取腹腔积液或腹腔冲洗液和胸腔积液，行细胞学检查。

【治疗】

1. 良性　密切随访或手术治疗。

2. 恶性　以手术为主，辅以化疗、放疗。医生应根据患者年龄、生育要求、肿瘤分期及全身状况综合分析。

3. 手术目的

（1）明确诊断。

（2）切除肿瘤。

（3）对恶性肿瘤进行手术-病理分期。术中不能明确诊断者，应将切下的卵巢肿瘤送快速冷冻组织病理学检查，进行确诊。手术可通过腹腔镜和（或）剖腹方式，卵巢良性肿瘤常采用腹腔镜手术，恶性肿瘤多使用剖腹手术。术后根据卵巢肿瘤的性质、组织学类型、手术-病理分期等因素来决定是否进行辅助治疗。

【护理评估】

1. 风险评估　评估患者的日常活动能力，有无发生压疮、跌倒、坠床的风险及其程度。

2. 身体评估　评估患者的年龄、健康状态、意识状态、神志与精神状况、生命体征、营养及饮食情况、BMI、排泄型态、睡眠型态，评估是否采取强迫体位、有无行走不便。有盆腔包块者应重视肿块的生长速度、性质、伴随症状等，评估肿块的部位、活动度、边界是否清楚。

3. 病史评估　询问家族史并收集与发病有关的高危因素；了解患者是否

疼痛，包括疼痛的性质、部位；了解目前的治疗及用药；评估既往病史、家族史、过敏史、手术史、输血史。根据患者年龄、病程长短及局部体征初步判断是否为卵巢肿瘤，有无并发症。

4. 心理-社会评估 了解患者的文化程度、工作性质、家庭状况以及家属对患者的理解和支持情况。评估患者的心理适应情况、社会支持系统、经济状况、性格特征、文化背景等。

5. 疼痛评估 评估疼痛部位、性质、程度、持续时间、诱因、缓解方式等，疼痛程度采用数字评分法进行评估。

6. 评估患者的个人卫生、生活习惯，对疾病认知以及自我保健知识的掌握程度，了解患者有无烟酒嗜好。

【护理措施】

（一）术前护理

1. 一般护理 按妇科手术护理常规（见第五章第一节"妇科护理常规"）进行护理。

2. 病情观察

（1）包块：观察生长的部位、性质、活动度、边界是否清楚，是否伴随如尿频、尿潴留、便秘、肠梗阻等。

（2）疼痛：卵巢恶性肿瘤患者早期多无自觉症状，不易察觉，后期肿瘤浸润周围组织或压迫神经症状明显。密切观察疼痛部位、性质、程度、持续时间、诱因、缓解方式等。

（3）监测空腹体重及腹围，观察有无腹腔积液。

（4）观察患者有无呼吸困难或心悸等症状。

（5）关注营养消耗、食欲等，恶性肿瘤患者关注有无恶病质等征象。

3. 用药护理 术前预防性应用抗生素可明显降低手术部位感染率，常用注射用盐酸头孢替安。

（1）药理作用：本品的抗菌作用机制是阻碍细菌细胞壁的合成。本品对革兰氏阴性菌有较强的抗菌活性，是因为它对细菌细胞外膜有良好的通透性和对β-内酰胺酶比较稳定，以及对青霉素结合蛋白1B和3亲和性高，从而增强了对细胞壁粘肽交叉联结的抑制作用所致。

（2）用法：术前30分钟预防性应用，将1g本品用生理盐水溶解后静脉滴注，30分钟到1小时内滴注完毕。

（3）适应证：适用于治疗敏感菌所致的肺炎、支气管炎、胆道感染、腹膜炎、尿路感染以及手术后或外伤引起的感染和败血症等。

（4）禁忌证：既往对本品有休克史者、对本品或对头孢类抗生素有过敏史者。

（5）不良反应

1）休克：偶有发生休克症状，因而给药后应注意观察，若发生感觉不适、口内感觉异常、喘鸣、眩晕、排便感、耳鸣、出汗等症状，应停止给药。

2）过敏性反应：若出现皮疹、荨麻疹、红斑、瘙痒、发热、淋巴结肿大、关节痛等过敏性反应时应停止给药并做适当处置。

3）肾脏：偶尔出现急性肾衰竭等严重肾功能障碍，因而应定期检查、充分观察，出现异常情况时，应中止给药，并做适当处置。

4）血液：有时出现红细胞减少，粒细胞减少，嗜酸性粒细胞增高，血小板减少，偶尔出现溶血性贫血。

5）肝脏：少数患者可出现一过性丙氨酸氨基转移酶升高和碱性磷酸酶升高。

6）消化系统：恶心、呕吐、腹泻、食欲缺乏、腹痛等症状。

7）呼吸系统：偶尔发生发热、咳嗽、呼吸困难、胸部 X 线片异常。

8）中枢神经系统：对肾衰竭患者大剂量给药时有时可出现痉挛等神经症状。

9）菌群交替现象：偶有出现口腔炎、念珠菌症。

10）维生素缺乏症：偶有出现维生素 K 缺乏症（低凝血酶原血症、出血倾向等），维生素 B 族缺乏症（舌炎、口腔炎、食欲缺乏、神经炎等）。

11）其他：偶有引起头晕、头痛、倦怠感、麻木感等。

（6）注意事项

1）对青霉素类抗生素有过敏史者、孕妇及哺乳期妇女、本人或父母兄弟有易引起支气管哮喘、皮疹、荨麻疹等变态反应性疾病体质者及严重肾功能障碍者应慎用；高龄者、全身状态不佳者因可能出现维生素 K 缺乏症，应用时要充分进行观察。

2）为了避免大剂量静脉给药时偶尔引起的血管痛、血栓性静脉炎，应充分做好注射液的配制、注射部位的观察、注射方法的熟练等，并尽量减慢注射速度，现用现配。

4. 腹腔化疗的护理　腹腔化疗主要用于卵巢癌扩散至盆、腹腔内，合并腹腔积液，腹膜面及横膈下常有广泛转移者。腹腔用药直接接触肿瘤，加强了药物对肿瘤的作用，其疗效与药物浓度呈正相关。腹腔化疗能有效防止晚期卵巢癌复发转移，缩小肿瘤病灶。通过对腹腔化疗密切观察及化疗前后的精心护理，减轻了化疗药物对正常组织的损害，提高了患者对化疗的耐受性，有效预防了并发症的发生。同时正确引导患者树立战胜疾病的信心，可有效提高治疗效果。

（1）腹腔化疗前：讲解腹腔化疗的目的和方法。嘱咐患者尽量排空膀胱以免穿刺时误伤膀胱。清洁腹部皮肤，测量腹围、空腹体重、身高，以准确计算化疗药物的剂量。若有腹腔积液的患者应先缓慢放出腹腔积液，一次放出量最多不能超过1000ml，以免腹压突然降低发生虚脱。进行腹腔灌注前应将液体温度加温至与患者体温相近，以减少腹部刺激。

（2）腹腔化疗中：严密观察患者有无出现腹痛、腹胀及其他胃肠道不良反应，监测患者血压、呼吸、脉搏等。及时更换输液，防止空气注入腹腔，影响化疗药物的输入。严密观察穿刺部位是否有红、肿、胀、痛等，若有液体外渗应及时更换敷料，以防化疗药物外渗，引起局部皮肤坏死。

（3）腹腔化疗后：注药后协助患者变换体位，从平卧头低位→平卧头高位→左侧卧位→右侧卧位→俯卧位，各种体位均需保持15分钟，以使药物在腹腔内均匀分布，便于吸收和提高疗效。操作后，按压穿刺点5～10分钟，以免液体流出、皮下出血。

（4）不良反应

1）腹痛、腹胀：因腹腔内一次性灌注大量液体，易出现腹胀、腹痛等症状。当患者诉腹胀时，应向患者解释原因，解除患者顾虑，转移患者注意力。高浓度化疗药物的持续浸泡可刺激腹膜和肠管，引起痉挛性腹痛，如灌注速度过快则可加重腹痛症状，故在控制灌注速度的同时可在灌注液中加入利多卡因、地塞米松等药物以减轻刺激症状。若患者腹痛明显，应密切监测生命体征，在遵医嘱给予镇痛药物的同时，向患者解释腹痛原因，安慰患者，消除其恐惧心理。

2）药物外渗：化疗前先用生理盐水连接输液通道，确定药物无外渗时，再输注化疗药。输注过程中观察有无渗漏现象，严密观察穿刺部位是否有红、肿、胀、痛等，随时询问患者是否有疼痛感。怀疑有渗漏时应立即停止输注化疗药。

3）感染：进行操作时应严格遵守无菌原则。穿刺部位要保持清洁，如发生渗血、渗液，应及时通知医生处理。

4）肠粘连：化疗药物输注后，嘱患者多翻身活动，抬高臀部，使药物充分弥散，一方面促进药物的均匀分布和吸收，另一方面也可减少肠粘连的发生。

5. 并发症的护理观察

（1）便秘、尿潴留：巨大肿块出现局部压迫致排尿、排便不畅时，应予以导尿，使用缓泻剂软化粪便。

（2）蒂扭转：患者突然发生一侧下腹剧痛、可伴有恶心、呕吐甚至出现休克。

1）协助患者取舒适体位，以减轻疼痛，减少疲劳感和体力消耗。患者呕吐时协助患者坐起或侧卧，头偏向一侧，以免误吸。

2）观察患者腹痛及呕吐情况，记录呕吐次数，观察疼痛的性质、程度、缓解方式及呕吐物的性质、量、颜色和气味等。

3）观察患者有无脱水征象，如出现软弱无力、口渴，皮肤黏膜干燥、弹性减低，尿量减少、烦躁、神志不清等症状及时通知医生，遵医嘱补充水分和电解质。

4）急性疼痛未明确诊断时，不可随意使用镇痛药物，以免掩盖病情。

5）观察患者有无休克征象，记录尿量、生命体征。

（3）肿瘤破裂：患者突然出现急性腹痛，有肿瘤破裂的可能。大囊肿破裂时常伴有恶心、呕吐，易导致腹腔内出血、腹膜炎及休克。若患者腹痛缓解后又突然加剧，同时出现烦躁、面色苍白、肢端温度下降、呼吸及脉搏增快，血压不稳或下降等表现，血常规检查示红细胞计数、血红蛋白和血细胞比容等降低，常提示腹腔内有活动性出血，应立即通知医生。

（4）感染：患者出现发热、腹痛，腹部压痛、反跳痛、肌紧张等，提示感染的可能。应协助患者取半坐卧位，以减少炎症扩散，密切观察生命体征变化，遵医嘱给予抗生素治疗，加强巡视。

（5）腹腔积液

1）协助患者取舒适体位，大量腹腔积液时可取半卧位，使膈肌下降，有利于呼吸。

2）每日监测患者腹围、空腹体重。

3）遵医嘱给予低盐饮食，补充蛋白质。

4）遵医嘱使用利尿剂，准确记录出入量。

5）腹腔穿刺前排空膀胱，以免穿刺时损伤膀胱。

6）腹腔穿刺引流时注意要点：①协助医生操作，注意保持无菌，以防止腹腔感染。②操作过程中如患者自感头晕、恶心、心悸、呼吸困难，应及时告知医护人员，以便及时处理。③注意观察并记录积液的颜色、性质、量。④放液速度不宜过快，每小时不应超过1000ml，一次放腹腔积液量不超过4000ml，以免引起蛋白质急性大量丢失及电解质紊乱。⑤若出现休克征象，立即停止放腹腔积液。⑥大量放腹腔积液后需束以腹带，以防腹压骤降，内脏血管扩张而引起休克。⑦放腹腔积液前后均应测量腹围、生命体征，检查腹部体征，以观察病情变化。

（6）心理护理：护士应积极主动与患者沟通，了解患者的心理状态，消除患者的焦虑、恐惧等不良情绪反应。列举身边愈后良好的病例来鼓励患者，使其树立战胜疾病的信心，积极配合治疗。

（二）术后护理

1. 一般护理　按妇科手术护理常规（见第五章第一节"妇科护理常规"）进行护理。

2. 病情观察

（1）观察阴道流血的颜色、性质、量。

（2）观察伤口渗血的情况。

（3）恶性肿瘤患者，应观察其出入量情况及生命体征。

3. 用药护理

（1）注射用奈达铂

1）药理作用：奈达铂为顺铂类似物。进入细胞后，甘醇酸酯配基上的醇性氧与铂之间的键断裂，水与铂结合，导致离子型物质（活性物质或水合物）的形成，断裂的甘醇酸酯配基变得不稳定并被释放，产生多种离子型物质并与 DNA 结合，并抑制 DNA 复制，从而产生抗肿瘤活性。

2）用法：现用现配，用生理盐水溶解后，再稀释至 500ml，静脉滴注，滴注时间不应少于 1 小时，滴完后需继续点滴输液 1000ml 以上。推荐剂量为每次给药 $80 \sim 100 mg/m^2$，每疗程给药 1 次，间隔 $3 \sim 4$ 周后方可进行下一疗程。

3）适应证：主要用于头颈部癌、小细胞癌、非小细胞肺癌、食管癌、卵巢癌等实体瘤。

4）禁忌证：有明显骨髓抑制及严重肝、肾功能不全者；对其他铂制剂及右旋糖酐过敏者；孕妇、可能妊娠及有严重并发症的患者。

5）注意事项：①听力损害，骨髓、肝、肾功能不良，合并感染，水痘患者及老年人慎用。②本品有较强的骨髓抑制作用，并可能引起肝、肾功能异常。应用本品过程中应定期检查血液常规，肝、肾功能，并密切注意患者的全身情况，若发现异常应停药，并适当处置。对骨髓功能低下、肾功能不全及应用过顺铂者，应适当减少初次给药剂量；本品长期给药时，毒副反应有增加的趋势，并有可能引起延迟性不良反应，应密切观察。③注意出血倾向及感染性疾病的发生或加重。④本品主要由肾脏排泄，应用本品过程中须确保充分的尿量以减少尿液中药物对肾小管的毒性损伤。必要时适当输液，使用甘露醇、呋塞米等利尿剂。饮水困难或伴有恶心、呕吐、食欲缺乏、腹泻等患者应特别注意。⑤对恶心、呕吐、食欲缺乏等消化道不良反应应注意观察，并进行适当的处理。⑥合用其他抗恶性肿瘤药物（氮芥类、代谢拮抗类、生物碱、抗生素等）及放疗可能使骨髓抑制加重。⑦育龄患者应考虑本品对性腺的影响。⑧本品只能静脉滴注，应避免漏于血管外。⑨本品配制时，不可与其他抗肿瘤药混合滴注，也不宜使用氨基酸溶液、pH 值≤5 的酸性液体（如电解质补液、5%葡萄糖溶液或葡萄糖氯化钠溶液等）。⑩本品忌与含铝器皿接触。在存放及滴注时应避免直接日光照射。

（2）紫杉醇

1）目的：抑制细胞分裂和增生，发挥抗肿瘤作用。

2）注意事项：①治疗前，应先采用地塞米松、苯海拉明及 H_2 受体拮抗剂治疗。②轻微症状如面色潮红、皮肤反应、心率略快、血压稍降可不必停药，可将滴速减慢。但如出现严重反应如血压低、血管神经性水肿、呼吸困难、全身荨麻疹，应遵医嘱停药并给以适当处理。有严重过敏的患者下次不宜再次应用紫杉醇治疗。

3）不良反应：①过敏反应：多数为Ⅰ型变态反应，表现为支气管痉挛性呼吸困难、荨麻疹和低血压。几乎所有的反应发生在用药后最初的 10 分钟。②骨髓抑制：贫血较常见。③神经毒性：表现为轻度麻木和感觉异常。④胃肠道反应：恶心、呕吐、腹泻和黏膜炎。

（3）吉西他滨

1）目的：破坏细胞复制。

2）注意事项：可引起轻度困倦，患者在用药期间应禁止驾驶和操纵机器；滴注药物时间的延长和增加用药频率可增大药物的毒性，需密切观察。

3）不良反应：①骨髓抑制：可出现贫血、白细胞计数降低和血小板减少。②胃肠道反应：出现恶心、呕吐、腹泻等。③肾脏损害：出现轻度蛋白尿和血尿。④过敏：出现皮疹、瘙痒、支气管痉挛症状。

4. 化验及检查护理指导　CA125 是监测卵巢癌的一项特异性较强的指标，对卵巢癌的诊断、监测、术后观察和预后判断都有较好的实用性。正常值一般 <35U/ml，其升高幅度与肿瘤的发展程度相关。其数值对手术或治疗后肿瘤复发的监测有重要意义，复发者 CA125 的阳性率甚至高于原发瘤，持续升高的血清 CA125 常意味着呈恶性病变或治疗无效，而测定值明显下降则预示治疗显效。

5. 并发症护理观察　高龄、手术时间长、癌症患者术后遵医嘱指导并帮助患者穿着抗血栓弹力袜以促进下肢静脉血液的回流，预防血栓的发生，注意保持弹力袜平整。术后使用气压式循环驱动泵按摩下肢，以避免因术后活动少而发生血栓的危险。

6. 心理护理　晚期卵巢癌患者对自己的病情很容易产生悲观、绝望心理，这种心理对治疗和康复很不利，故必须引起高度重视。及时把握患者的心理活动，抓住时机有针对性地对患者进行心理疏导，尽量消除患者的悲观情绪，以减轻患者的心理压力，保持乐观情绪，树立战胜疾病的信心。对于性格内向的患者可以与家属取得一致，善意的隐瞒病情，手术后尽可能地利用家人的关心和医护人员的耐心疏导逐渐让患者接受事实并配合治疗。卵巢癌患者普遍思想负担重、顾虑多，容易产生恐惧心理，对治疗丧失信心，表现为情绪低落。这时需要安慰患者，与患者建立融洽的护患关系，给患者讲解腹腔化疗的优点及重要性，使患者了解化疗的目的，简单说明操作步骤及可能出现的不良反应，使患者有充分的心理准备，使之能积极有效地配合治疗。

7. 健康教育

（1）饮食：进食高蛋白（牛奶、鸡蛋、瘦肉等）、富含维生素 A（动物肝脏、蛋类、鱼肝油等）的食物，避免高胆固醇饮食。

（2）休息与活动：术后鼓励患者早期活动，有利于增加肺活量、减少肺部并发症、改善血液循环、促进伤口愈合、预防深静脉血栓、预防肠粘连、减少尿潴留的发生。开腹手术患者活动时应注意保护伤口，避免过度活动影响伤口愈合。恢复期应劳逸结合，避免重体力劳动。

（3）疾病相关知识宣教

1）普查：30 岁以上妇女每年应行妇科检查，高危人群每半年检查 1 次，必要时进行 B 型超声检查和 CA125 等肿瘤标记物检测。

2）高危人群：乳腺癌和胃肠癌患者治疗后应严密随访，定期妇科检查，确定有无卵巢转移。

3）随访：卵巢非赘生性肿瘤直径 <5cm，应定期（3～6 个月）接受复查。卵巢恶性肿瘤易复发，应长期随访与监测。在治疗后第 1 年，每 3 个月随访 1 次；第 2 年后每 4～6 个月 1 次；第 5 年后每年随访 1 次。随访内容包括症状、体征、全身情况、盆腔检查及 B 型超声检查。根据组织学类型，进行血清 CA125、AFP、hCG 等肿瘤标志物测定。

（4）出院指导

1）手术患者：遵医嘱坚持治疗，按时复查。注意饮食合理搭配，少食辛辣、盐腌、油炸食物，多吃蔬菜水果。劳逸结合，避免重体力劳动。保持会阴清洁，勤换内裤。卵巢肿瘤患者术后不宜马上进行性生活，通常应等到身体完全恢复、阴道残端愈合良好，复查时根据医嘱确定恢复性生活的时间。

2）化疗患者：注意口腔卫生，使用软毛刷清洁口腔。化疗前及化疗期间应多饮水，尿量维持在每日 2000ml 以上。预防便秘，保持大便通畅。出院期间如出现腹痛、腹泻、阴道出血、异常分泌物及发热、乏力应立即就医。告知患者化疗引起的脱发不必担心，停药后会自行恢复，化疗结束后恶心、呕吐及胃部不适大概要持续 1 周左右。嘱患者加强营养，少食多餐，进食一些清淡、易消化的食物。化疗后 2～3 天复查血常规及肝、肾功能等，4

周后复查血常规、尿常规、肝肾功能、肿瘤标志物、心电图、酌情做胸片检查，结果合格后，根据预约时间再次入院进行化疗。如有不适随时就诊。

8. 延续护理

（1）化疗结束后督促患者定期在门诊进行复查，及时发现有无复发迹象。

（2）建立定期随访登记本，电话或门诊随访患者的情况，做好肿瘤标志物、B 型超声检查、妇科检查及影像学检查的记录。

（3）定期开展"妇科肿瘤健康教育"活动，与患者进行交流、沟通，拉近医患距离。告知患者肿瘤俱乐部微信平台，患者遇到问题可随时咨询。定期开展肿瘤知识讲座，讲解妇科肿瘤疾病相关知识，提高患者对疾病的认识，增强患者战胜疾病的信心。

三、宫颈癌

宫颈癌（cervical cancer）是女性生殖器官最常见的恶性肿瘤，也是最容易预防和早期发现的肿瘤。我国每年新增宫颈癌病例约 13.5 万，占全球发病数量的 1/3。原位癌的高发年龄为 30～35 岁，浸润癌为 50～55 岁。据美国国家综合癌症网络 2015 年（National Comprehensive Cancer Network，NCCN）指出，宫颈癌是世界范围内女性最常见的第四大肿瘤。在全球范围内，每年有超过 27 万人死于宫颈癌，其中高达 85% 的死亡病例发生在发展中国家，在这些地区宫颈癌是女性肿瘤致死的首要原因。近 40 年由于宫颈细胞学筛查的普遍应用，使宫颈癌和癌前病变得以早期发现和治疗，宫颈癌的发病率和死亡率已有明显下降。但是，近年来宫颈癌发病有年轻化的趋势，严重威胁妇女的生命健康。

【病因及发病机制】

目前认为人乳头瘤病毒感染，特别是高危型的持续性感染，是引起子宫颈癌前病变和宫颈癌的基本原因。其他相关因素有：

1. 性行为及婚育史 性行为过早、早孕、早产、性行为不洁、多个性伴侣、多产等。

2. 不注意个人卫生，特别是月经期、分娩期及产褥期卫生不良。

3. 吸烟。

4. 口服避孕药。

5. 免疫过度 移植术后。

6. 生殖道肿瘤史。

7. 社会经济状况低下及不良工作环境。

【临床表现】

早期宫颈癌常无症状和明显体征，随着病情发展后期可出现。

1. 症状

（1）阴道流血：出血量多少根据病灶大小、侵及间质内血管情况不同而变化。早期多为接触性出血，后期则为不规则阴道流血，晚期如侵蚀大血管可引起大出血导致出血性休克。年轻患者也可表现为经期延长，经量增多；老年患者常主诉绝经后不规则阴道流血。

（2）阴道排液：多发生在阴道流血之后，患者可出现白色或血性、稀薄如水样或米泔样阴道排液，或伴有腥臭味。晚期继发感染时可出现大量脓性或米汤样恶臭白带。

（3）疼痛：一般出现在晚期患者，多表现为严重持续性腰骶部或坐骨神经痛。表示宫颈旁已有明显浸润。

（4）晚期症状：根据癌灶累及的不同范围出现不同的继发性症状。如尿频、尿急、便秘、下肢肿痛等。癌肿压迫或累及输尿管时，可引起输尿管梗阻、肾盂积水及尿毒症；晚期可有贫血、恶病质等全身衰竭症状。

2. 体征 微小浸润癌可无明显病灶，子宫颈光滑或呈糜烂样改变。随病情发展，可出现不同体征。外生型宫颈癌可见息肉状、菜花状赘生物，常伴感染，质脆易出血；内生型表现为宫颈肥大、质硬、宫颈管肥大；宫颈组织受累时，双合诊、三合诊检查可扪及宫颈旁组织增厚、结节状、质硬或形成冰冻骨盆状。

3. 临床分期 采用国际妇产科联盟（FIGO）2009 年的分期标准（表5-4）。

表5-4 子宫颈癌临床分期（FIGO，2009）

Ⅰ期	肿瘤局限于子宫颈
ⅠA	肉眼未见癌灶，仅在显微镜下可见浸润癌
ⅠA1	间质浸润深度≤3mm，宽度≤7mm
ⅠA2	间质浸润深度 3～5mm；宽度≤7mm
ⅠB	肉眼可见癌灶局限于宫颈，或镜下病变超过ⅠA2 期
ⅠB1	肉眼可见癌灶，最大直径≤4cm
ⅠB2	肉眼可见癌灶，最大直径>4cm
Ⅱ期	癌灶超出宫颈，但未达盆壁。癌累及阴道，但未达阴道下1/3
ⅡA	无宫旁浸润
ⅡA1	肉眼可见病灶最大直径≤4cm
ⅡA2	肉眼可见病灶最大直径>4cm
ⅡB	有宫旁浸润

续表

Ⅲ期	癌肿扩展至盆壁和/或累及阴道下 1/3，导致肾积水或无功能肾
ⅢA	癌肿累及阴道下 1/3，未达盆壁
ⅢB	癌肿已达盆壁，或有肾积水或无功能肾
Ⅳ期	
ⅣA	癌肿超出真骨盆，或癌浸润膀胱黏膜或直肠黏膜
ⅣB	远处脏器转移

【辅助检查】

1. HPV 分型检查及 TCT　HPV 主要检查患者是否存在人类乳头状瘤病毒感染，高危型 HPV 与宫颈癌发病有关，低危型 HPV 与生殖道良性病变有关。TCT 是用于宫颈癌筛查的主要方法，是目前国际领先的一种宫颈细胞学检查技术，同时还能发现部分癌前病变，微生物感染如真菌、滴虫、病毒、衣原体等。

2. 阴道镜检查　凡宫颈刮片细胞学检查Ⅲ级或以上者，应在阴道镜检查下，选择有病变部位进行宫颈活组织检查，以提高诊断正确率。

3. 宫颈和宫颈管活体组织检查　是确诊宫颈癌前病变和宫颈癌的最可靠且不可缺少的方法。选择宫颈鳞柱状细胞交界部 3、6、9 和 12 点处 4 点活体组织送检。

【治疗】

宫颈癌的治疗应根据患者年龄、全身情况、临床分期等，综合考虑制订适合的治疗方案。主要治疗方法为手术、放疗及化疗，也可根据实际情况配合应用。

1. 手术治疗　主要用于ⅠA～ⅡA 的早期患者，主要优点是年轻患者可保留卵巢及阴道功能。可根据病情不同选择不同的手术方式，如全子宫切除术、广泛子宫切除术及盆腔淋巴结清扫术等，对要求保留生育功能的年轻患者，ⅠA1 期可行宫颈锥形切除术。

2. 放射治疗　适用于ⅠB2 期和ⅡA2 期和ⅡB 期以上的患者。对于局部病灶较大者，可先放疗，癌灶缩小后再手术。手术治疗后如有盆腔淋巴结转移、宫旁转移或阴道有残留癌灶者，可术后放疗消灭残存癌灶减少复发。包括腔内照射及体外照射，腔内照射用以控制局部原发病灶，体外照射则用以治疗宫颈旁及盆腔淋巴结转移灶。放疗期间给予铂类化疗进行增敏治疗。

3. 化学药物治疗　适用于晚期或复发转移的患者。近年来，术前或放疗前的新辅助化疗逐渐受到重视。新辅助化疗是指对宫颈癌患者先行数个疗程化疗后再行手术治疗或放疗，以期提高疗效。手术前化疗可使肿瘤缩小，便于抓紧时机进行手术，以达到清除病灶，减少复发，保留功能的目的。采用静脉或动脉介入治疗均可，有研究表明，动脉介入化疗能使化疗药物聚集于靶器官，可长时间、高浓度作用于癌组织，且不良反应小。

【护理评估】

1. 病史评估　评估婚育史、性生活史，特别是与高危男子有性接触的病史；评估有无未治的慢性宫颈炎、遗传等诱发因素；了解既往妇科检查、宫颈细胞学检查结果及处理经过。

2. 身心状况评估　评估患者及家属对疾病的认知程度，对检查及治疗的配合情况。评估患者自觉症状，是否有阴道流血、阴道排液等症状。评估患者是否出现震惊、恐惧、否认、愤怒、妥协、忧郁等心理反应。评估患者患病前后的应激反应，面对压力时的解决方法，处理问题过程中遇到的困难等。

3. 专科评估　评估有无接触性阴道流血、不规则阴道流血、阴道排液、腰骶部疼痛、尿频及肛门坠胀等症状，年轻患者是否有月经期及经量异常，老年患者是否有绝经后不规则阴道流血。

4. 营养评估　评估患者对摄入足够营养的认知水平、目前的营养状况及摄入营养物的习惯。

5. 疼痛评估　评估患者疼痛部位、性质、程度、持续时间、诱因、缓解方式等，疼痛程度采用数字评分法进行评估。

6. 社会状况评估　评估患者的宗教信仰、价值观、工作状况、生活方式、家庭状况、经济状况等。评估家属对本病及其治疗方法、预后是否了解及焦虑程度。

【护理措施】

（一）术前护理

1. 一般护理

（1）按妇科手术护理常规进行护理，具体见第五章第一节"妇科护理常规"。

（2）开腹手术的患者，术前为患者准备沙袋、腹带。

2. 病情观察

（1）观察阴道流血：宫颈癌早期多为接触性出血，后期则为不规则阴道流血。责任护士应对有阴道流血的患者进行阴道出血的颜色、性状、量进行评估。对于出血量多或出血时间延长的患者，要注意观察有无贫血。

收集患者使用过的护理垫，称重后减去干净护理垫的重量，根据公式算出阴道出血量。血的密度为 1.05 ~ 1.06，阴道出血量 =（使用过的护理垫总重量－干净护理垫重量）×使用个数÷1.05。

（2）观察阴道排液：阴道排液多发生在阴道流血之后，患者可出现白色或血性、稀薄如水样或米泔样阴道排液，或伴有腥臭味。责任护士要评估患者阴道排液的颜色、气味、性状、量。

3. 专科指导 随着新辅助化疗的不断发展，手术前进行化疗虽然不能根治宫颈癌，但可以缩小或控制肿瘤，能够争取手术机会。目前，动脉灌注治疗应用广泛，可以通过动脉灌注将药物聚集于靶器官，使其临床效果达到最佳。

（1）动脉介入化疗前：①为患者讲解化疗的作用、不良反应等相关知识。②讲解动脉灌注的方法和作用。③术前1日备皮，上下范围是脐部至大腿上1/3，两侧至腋中线，以腹股沟处最为重要。④术前4小时禁食、禁水。⑤术前测空腹体重、身高，以准确计算化疗药物的剂量。⑥由于患者术后制动，应指导患者练习床上排尿、排便。

（2）动脉介入化疗后：①动脉介入手术后不能自行排尿，遵医嘱给予导尿。②子宫动脉栓塞术后需注意双下肢皮肤温度、色泽及足背动脉搏动是否一致。③用沙袋压迫穿刺点6小时，密切观察穿刺点有无渗血及皮下淤血或大出血，如有渗血、血肿或大出血立即通知医生给予处理。④穿刺侧肢体制动8小时，卧床休息24小时。⑤协助患者床上翻身，预防压疮。⑥术后若疼痛遵医嘱给予镇痛药，并评估药物的镇痛效果及观察药物不良反应。⑦严密观察阴道流血量和伤口出血量。⑧患者首次下床时应在身边陪伴，预防跌倒。⑨术后观察体温变化，如出现体温升高，遵医嘱给予抗感染治疗。⑩讲解化疗药的不良反应及应对措施，并遵医嘱给药以减轻药物的毒副反应。

4. 心理护理 护士通过耐心细致的观察，及时与患者进行沟通，使患者消除焦虑、恐惧等不良情绪反应，并积极配合治疗。向患者及家属讲解疾病的治疗及手术注意事项等，以减轻患者心理压力，增强患者治愈疾病的信心。

5. 健康教育

（1）饮食：纠正患者不良饮食习惯，兼顾患者的嗜好，必要时与营养师进行沟通，制订多样化食谱满足患者的需求。对于宫颈癌有阴道流血者，可进食高蛋白质、高热量、高维生素、易消化、含铁丰富的饮食，如鸡蛋、瘦肉、猪血、大枣等。

（2）卫生指导：指导患者保持床单位清洁，注意室内空气流通。指导患者自我护理，注意个人卫生，勤换会阴垫，每天冲洗会阴2次，便后及时冲洗外阴并更换会阴垫，保持外阴部清洁干燥，避免感染。

（3）疾病相关知识：癌症患者的身心不适会对其配偶造成直接影响，使性生活质量明显下降，但是影响癌症患者生活质量的重要因素之一是社会家庭的支持，因此要向患者及家属讲解疾病相关知识，解除家属顾虑，纠正其错误的认知。

（二）术后护理

1. 一般护理　按妇科手术护理常规，见第五章第一节"妇科护理常规"。

2. 病情观察

（1）严密心电监护，观察血压、脉搏、呼吸及伤口渗血情况。

（2）子宫全切术后的患者阴道残端有伤口，应注意观察阴道分泌物的性质、颜色、量，以便判断阴道残端伤口的愈合情况。

3. 用药护理

（1）补血药

1）蔗糖铁注射液：①目的：纠正缺铁性贫血。②方法：遵医嘱静脉输液。③注意事项：谨防静脉外渗。如果遇到静脉外渗，涂抹黏多糖软膏或油膏，禁止按摩以避免铁的进一步扩散。④不良反应：金属味、头痛、恶心、呕吐、腹泻、低血压、痉挛、胸痛、嗜睡、呼吸困难、咳嗽、瘙痒等。

2）琥珀酸亚铁：①目的：缺铁性贫血的预防及治疗。②方法：0.1～0.2g，口服，每日3次。③注意事项：与维生素C同服，可增加本品吸收；与磷酸盐、四环素类及鞣酸等同服，可妨碍铁的吸收。勿与浓茶同服，宜饭后服用，可减轻胃肠道局部刺激。④不良反应：胃肠道不良反应，如恶心、呕吐、上腹疼痛、便秘等。

（2）化疗药：宫颈癌的化疗常见一线抗癌药物有顺铂、卡铂、紫杉醇、吉西他滨等。

1）顺铂：①目的：作用类似烷化剂，干扰DNA复制，或与核蛋白及胞浆蛋白结合。②用法：由静脉、动脉或腔内给药，通常采用静脉滴注方式给药。剂量视化疗效果和个人反应而定。③注意事项：给药前后必须进行水化治疗；为减轻毒副作用，用药期间多饮水；用药前应用各类止吐药；同时备用肾上腺素、皮质激素、抗组织胺药，以便急救时使用。④不良反应：骨髓抑制，主要表现为白细胞减少；胃肠道反应，食欲缺乏、恶心、呕吐、腹泻等，停药后可消失；肾脏毒性，单次中、大剂量用药后，偶会出现轻微、可逆的肾功能障碍，可出现微量血尿；神经毒性，一些患者表现的头晕、耳鸣、耳聋、高频听力丧失，少数人表现为球后神经炎、感觉异常，味觉丧失；过敏反应，出现颜面水肿、气喘、心动过速、低血压、非特异性丘疹类麻疹。

2）紫杉醇：①目的：抑制细胞分裂和增生，发挥抗肿瘤作用。②方法：静脉滴注。剂量视化疗效果和个人反应而定。③注意事项：治疗前，应先采用地塞米松、苯海拉明及 H_2 受体拮抗剂治疗。出现轻微症状如面色潮红、皮肤反应、心率略快、血压稍降可不必停药，滴速减慢即可。但如出现严重反应如血压低、血管神经性水肿、呼吸困难、全身荨麻疹，应停药给予适当处理。有严重过敏的患者下次不宜再次应用紫杉醇治疗。④不良反应：变态反应，多数为Ⅰ型变态反应，表现为支气管痉挛性呼吸困难、荨麻疹和低血压，几乎所有的反应发生在用药后最初的 10 分钟；骨髓抑制，贫血较常见；神经毒性，表现为轻度麻木和感觉异常；胃肠道反应，恶心、呕吐、腹泻和黏膜炎。

3）卡铂：①目的：干扰 DNA 合成，而产生细胞毒作用。②注意事项：鼓励患者多饮水，排尿量保持在每日 2000ml 左右；溶解后，应在 8 小时内用完，并避光；应避免与铝化物接触，也不宜与其他药物混合滴注；用药前及用药期内应定期检查血象、肝肾功能等。③不良反应：骨髓抑制，长期大剂量给药时，血小板、血红蛋白、白细胞减少，可于停药后 3 ~ 4 周恢复；胃肠道反应，食欲缺乏、恶心、呕吐；神经毒性，指或趾麻木或麻刺感，有蓄积作用；耳毒性首先发生高频率的听觉丧失，耳鸣偶见；过敏反应（皮疹或瘙痒，偶见喘鸣），发生于使用后几分钟之内。

4. 专科指导

（1）尿管护理：①宫颈癌根治术后遵医嘱保留尿管 2 周，并观察尿的颜色、性质和量及患者尿道口的情况。②保留尿管期间每天会阴擦洗 2 次，每周更换抗反流引流袋。保持尿管通畅并使尿袋低于尿道口水平，防止逆行感染。③拔除尿管时应动作轻柔，避免损伤尿道黏膜，停留置尿管后鼓励患者多饮水、多排尿，3 次正常排尿后测膀胱内残余尿量，低于 100ml 者为合格，高于 100ml 或患者不能自主排尿的情况下需遵医嘱重新留置尿管。

（2）性生活指导：术后性生活要根据疾病恢复情况而定，在医生指导下逐渐恢复。在恢复性生活初期，有的患者会感觉疼痛，或因阴道上皮抵抗力下降，易发生损伤和感染，出现阴道分泌物增多、阴道流血等，出现类似情况应及时就医，以便得到治疗和指导。

通过有效医治手段可提高宫颈癌患者术后性生活质量。手术后、药物治疗或放疗后患者可能出现阴道分泌物减少、性交痛等症状，必要时为患者提供相关咨询服务，可指导患者如何使用阴道扩张器、润滑剂，以促进性生活舒适度，注意保护患者隐私。年轻患者在行宫颈癌根治术的同时也可行阴道延长术；卵巢功能丧失者可以采用激素替代疗法等。

5. 并发症的护理观察

（1）尿潴留：术后尿潴留在《Smith's General Urology》和《吴阶平泌尿外科学》被定义为膀胱充满尿液而不能排出。对于尿潴留患者，护士必须全面评估患者的排尿功能，采取适当的护理措施，促进排尿功能的恢复，预防泌尿系感染。

1）发生潴留原因：①手术因素：手术中根治性切除宫旁和阴道旁组织，不可避免地损伤支配膀胱和尿道的交感神经和副交感神经，导致膀胱逼尿肌功能减弱，排尿困难；切除子宫、阴道上段时，造成膀胱后壁大面积剥离面，膀胱失去原有支撑，使膀胱位置后移，致尿液排泄不畅。②长时间留置尿管：宫颈癌患者术后一般要留置尿管2周，长期留置尿管可致尿道括约肌充血、水肿、痉挛，增加膀胱逼尿肌阻力。③心理因素：术后长时间留置尿管及反复测残余尿量造成的痛苦和思想负担。

2）护理措施：①饮水训练：嘱患者适量饮水，锻炼自主排尿。日间给予饮水，每小时100~150ml，每日摄入量1500~2000ml，对于心、肾功能不全的患者不宜进行饮水训练。入睡前应限制饮水，以减少夜间尿量。②盆底肌肉训练：视患者实际情况取坐位或卧位，试做排尿或排便动作，先慢慢收紧肛门，再收紧阴道、尿道，使盆底肌上提，大腿和腹部肌肉保持放松，每次收缩不少于3秒，放松时间10秒，连续10次，每日5~10次，训练过程中，注意观察患者的情况。③诱导排尿：停留置尿管后的患者，能离床者则协助其到洗手间坐在马桶上，打开水龙头听流水声，利用条件反射缓和排尿抑制，使患者产生尿意，切忌用力按压膀胱区，以免造成膀胱破裂；给患者饮热饮料，并用温热的毛巾外敷膀胱区，利用热力使松弛的腹肌收缩、腹压升高而促进排尿；用温水冲洗会阴部，边冲洗边轻轻按摩膀胱的膨隆处，以缓解尿道括约肌痉挛，增强膀胱逼尿肌功能，尽量使患者自行排尿；为患者提供一个不受他人影响的排尿环境；使用开塞露塞肛，在排大便的同时伴随排尿。在诱导的过程中，随时关注患者的感受及症状，如出现面色苍白、出冷汗、眩晕等不适时，应立即处理。

（2）淋巴囊肿：对于宫颈癌术后患者，责任护士密切观察患者一般状况及主诉，如患者主诉下肢肿胀，应注意有无发生淋巴囊肿可能性。

处理方法：①外阴水肿者可用硫酸镁湿敷。②盆腔积液引流不畅形成囊肿时，可使用芒硝外敷。③囊肿较大，患者出现右下腹不适、同侧下肢水肿及腰腿疼痛、体温升高时，应通知医生进行穿刺引流，以预防继发性感染及深静脉血栓、脓肿等。

6. 心理护理　指导患者正确认识疾病，保证营养摄入，鼓励患者逐步恢复自理能力，动员家庭成员关心和爱护患者，让患者体会到家庭温暖，使其增强战胜疾病的信心，最终回归社会。

7. 健康教育

（1）饮食：根据患者的不同情况，指导和鼓励患者进食，以保证营养的摄入，增强抵抗力。

（2）活动：指导卧床患者进行床上肢体活动，以预防长期卧床并发症的发生。告知患者应尽早下床活动，并注意渐进性增加活动量，有利于增加肺活量、减少肺部并发症、改善血液循环、促进伤口愈合、预防深静脉血栓、促进肠蠕动恢复、预防肠粘连、减少尿潴留发生。

（3）疾病相关知识宣教：①积极宣传与宫颈癌发病相关的高危因素，开展性卫生教育。积极治疗宫颈炎、宫颈上皮内瘤变，阻断宫颈癌的发生。②已婚妇女应定期行防癌普查，做到早检查、早诊断、早治疗。30岁以上妇女到妇科门诊就诊时，应常规接受宫颈刮片检查，一般妇女每1~2年普查1次，有异常者应及时处理。

（4）出院指导：①指导患者定期复查，复查内容包括肿瘤标志物、TCT、HPV、磁共振等检查。治疗后2年内应每3~4个月复查1次；3~5年内6个月复查1次；第6年开始每年复查1次。②让患者了解肿瘤随访的目的和重要性，并积极配合随访，留下真实的通讯地址和联系方式。③鼓励患者适当参加社交活动，调整心理状态，保持乐观态度，提高生活质量。④性生活的恢复需要依术后复查结果而定。

8. 延续护理

（1）电话访视：出院1周内进行电话访视，访视内容包括出院后遇到的一些问题，向患者耐心讲解所遇问题的解决方法，及时反馈。

（2）随访：提醒患者复诊，对患者提出的疑虑与问题，及时提供有针对性的帮助。

（3）微信平台：告知患者妇科肿瘤携手俱乐部微信平台，随时与患者联系，同时发布健康宣教相关内容，传播温暖与正能量。

四、子宫内膜癌

子宫内膜癌（endometrial carcinoma）是指子宫体内膜发生的癌变，以腺癌为主，又称宫体癌。子宫内膜癌是女性生殖器官常见的三大恶性肿瘤之一。多见于老年妇女，在欧盟国家每年有81500例妇女患病，内膜癌中位发病年龄是63岁，其中90%以上的患者都超过50岁。近年来发病率有上升的趋势，发病年龄也趋于年轻化。

【病因及发病机制】

子宫内膜癌的确切病因尚不清楚。未婚、未育、少育、肥胖、高血压、糖尿病、绝经延迟及其他心血管疾病患者发生子宫内膜癌的比例增加。目前认为子宫内膜癌与遗传因素有关。子宫内膜癌可能有两种发病机制：一种是雌激素依赖型，可能与持续的雌激素刺激且无孕激素拮抗下发生子宫内膜增生症、甚至癌变有关；另一种是雌激素非依赖型肿瘤，其发病不是因为雌激素对子宫内膜的刺激，而与其他因素有关，可发生于萎缩的子宫内膜，这类子宫内膜癌的病理形态属少见类型，多见于老年体瘦妇女，肿瘤恶性程度高，分化差，雌孕激素受体多呈阴性，预后不良。

【临床表现】

1. 症状

（1）阴道流血：主要表现为绝经后的不规则阴道流血。绝经后出血是最典型的症状，量一般不多；未绝经的患者常表现为经量增多、经期延长或月经紊乱。

（2）阴道排液：部分患者阴道可出现浆液性或血性分泌物，晚期合并感染时可出现恶臭脓性白带。

（3）疼痛：晚期因癌组织扩散侵犯周围组织压迫神经，可出现下腹及腰骶疼痛，并向下肢及足部放射。

2. 体征　早期患者妇科检查可无异常发现。晚期可有子宫明显增大，合并宫腔积脓时可有明显压痛，宫颈管内偶有癌组织脱出，触之易出血。癌灶浸润周围组织时，子宫固定或在宫旁扪及不规则结节状物。

3. 临床分期　子宫内膜癌的分期现采用国际妇产科联盟（FIGO）2009年制订的手术-病理分期（表5-5）

表5-5　子宫内膜癌手术-病理分期（FIGO，2009）

Ⅰ期	肿瘤局限于子宫体
ⅠA	肿瘤局限于子宫内膜或肿瘤浸润＜1/2肌层
ⅠB	肿瘤浸润≥1/2肌层
Ⅱ期	肿瘤累及宫颈间质，无宫体外蔓延
Ⅲ期	肿瘤局部和（或）区域播散
ⅢA	肿瘤累及子宫浆膜和（或）附件
ⅢB	阴道和（或）宫旁受累
ⅢC	盆腔和（或）腹主动脉旁淋巴结转移
ⅢC1	盆腔淋巴结阳性
ⅢC2	腹主动脉旁淋巴结阳性
Ⅳ期	肿瘤侵及膀胱和（或）直肠黏膜，和（或）远处转移
ⅣA	肿瘤侵及膀胱和（或）直肠黏膜
ⅣB	远处转移，包括腹腔内转移和（或）腹股沟淋巴结转移

【辅助检查】

1. 影像学检查　经阴道 B 型超声检查可了解子宫大小、宫腔形状、宫腔内有无赘生物、子宫内膜厚度、肌层有无浸润及深度等，为临床诊断及处理提供参考。还可行盆腔磁共振，以了解癌灶侵犯的深度，指导手术范围。

2. 分段诊刮术　是早期诊断最常用、最有价值的方法。分段诊刮的优点是能获得子宫内膜的组织标本进行病理诊断，病理检查结果是确诊子宫内膜癌的依据，同时还能鉴别子宫内膜癌和宫颈管腺癌，也可明确子宫内膜癌是否累及宫颈管，为制订治疗方案提供依据。

3. 细胞学涂片　包括阴道脱落细胞学检查（阳性率低）、宫腔细胞学涂片（阳性率增高）。常用于子宫内膜癌的筛查，但不能作为诊断依据。

4. 宫腔镜检查　可直接观察宫腔内有无病灶存在、了解病灶的生长情况，也可借此取病灶活组织进行病理检查。

【治疗】

根据患者病情、年龄以及全身情况综合考虑，选择手术、放射或药物治疗。治疗原则以手术为主，按需选择放疗、化疗和激素等综合治疗。

1. 手术治疗 是子宫内膜癌患者首选的治疗方法，其目的是切除病灶，并进行手术-病理分期。可根据病情选择不同的手术方式，如 I 期子宫内膜癌的基本术式是筋膜外子宫全切除术及双侧附件切除术；II 期子宫内膜癌可选择广泛性子宫切除及双侧附件切除、盆腔淋巴结切除术和选择性腹主动脉旁淋巴结切除术；I、II 期子宫内膜癌的手术可采用传统的开腹手术方式，也可根据条件采用腹腔镜手术；对 III、IV 期子宫内膜癌应进行个体化治疗，以综合治疗为主，可行肿瘤细胞减灭术，尽可能切除大块肿瘤，术后再根据病理结果，必要时加用辅助治疗。

2. 放射治疗　放射治疗是子宫内膜癌治疗的主要手段之一，适用于已有转移或可疑淋巴结转移及复发的内膜癌患者。其临床应用包括单纯放疗、术前放疗和术后放疗。单纯放疗适用于高龄、有严重内科合并症或期别过晚等原因无法手术者，对这些患者可采用单纯放疗；术前放疗可缩小癌灶，为手术创造条件。但术前放疗可能影响手术病理分期，现已很少用；术后放疗是内膜癌术后最常用的辅助治疗，可降低复发危险，提高生存率。手术后辅助放疗的指征包括深肌层侵犯、盆腔及阴道残留病灶、淋巴结转移等。

3. 药物治疗

（1）化学药物：为辅助治疗方法之一，适用于晚期不能手术或子宫内膜癌治疗后复发的患者。常用的化疗药物有顺铂、阿霉素、紫杉醇等，可单独使用、联合应用，也可与孕激素合用。

（2）激素治疗

1）孕激素：多用于晚期、复发患者及少数年轻未生育者的保守治疗。

2）抗雌激素制剂：他莫昔芬为非甾体类抗雌激素药物，亦有弱雌激素作用。他莫昔芬与雌激素竞争受体，抑制雌激素对内膜增生作用，可提高孕激素受体水平；与孕激素配合使用可增加疗效。

【护理评估】

1. 病史评估　收集病史时应高度重视患者的高危因素，如老年、肥胖、绝经期推迟、少育、不育、育龄妇女曾用激素治疗但效果不佳的月经失调史及停经后接受雌激素补充治疗史等；评估家属的肿瘤病史；详细询问并记录发病经过、检查、治疗其出现症状后机体的反应等。

2. 身心状况评估　评估患者是否有阴道排液，是否有疼痛、贫血、发热等全身症状。评估患者对疾病预后、手术及术后恢复知识是否了解。评估患者是否出现震惊、恐惧、否认、愤怒、妥协、忧郁等心理反应。

3. 疼痛评估　内膜癌晚期患者因癌组织扩散，侵犯周围组织压迫神经时可出现下腹及腰骶疼痛，并向下肢及足部放射。用疼痛评估量表进行疼痛部位及疼痛程度的评估。

4. 社会状况评估　评估患者的情绪状态、沟通能力、感认知能力（意识、视力、听力、疼痛）及有无宗教信仰。评估患者的家庭经济承受能力，家属对本病的治疗方法、预后是否了解及焦虑程度。

【护理措施】

（一）术前护理

1. 一般护理

（1）按妇科手术护理常规进行护理，见第五章第一节"妇科护理常规"。

（2）开腹手术的患者，术前为患者准备沙袋、腹带。

2. 病情观察

（1）阴道流血：观察患者阴道流血情况。子宫内膜癌的患者不规则的阴道流血最为多见，绝经后阴道流血是最典型的症状。了解患者的阴道流血量、颜色、性质及阴道排出物。流血多时应注意生命体征变化。

（2）阴道排液：观察患者阴道排液情况，少数子宫内膜癌患者阴道排液增多，早期多为浆液性或浆液血性排液，晚期合并感染则有大量恶臭的脓血样液体排出。

（3）全身症状：观察患者的全身症状，如贫血、消瘦、恶病质、发热等情况。患者会出现恐惧和焦虑等心理改变。注意观察患者是否有上述症状及患者的心理变化。

3. 用药护理

（1）孕激素：以高效、大剂量、长期应用为宜，至少应用 12 周以上方能评定疗效。鼓励患者遵医嘱坚持服药，应具备一定的耐心和信心。告知患者用药的不良反应为水钠潴留、药物性肝炎等，但停药后可好转。

（2）他莫昔芬（TMX）：可抑制雌激素对内膜的增生作用。用药的不良反应有潮热、急躁、恶心、呕吐、白细胞减少等表现。国内外研究表明，与孕激素联合应用对于治疗子宫内膜癌有效，但不主张单独使用。

4. 专科指导

（1）行盆腔放射治疗的患者，应先灌肠、留置尿管，保持直肠、膀胱处于空虚状态，以免放射性损伤。腔内置入放射源时，保证患者绝对卧床，取出放射源后，鼓励患者逐渐下床活动。

（2）保留生育功能指导：①全面评估：保守治疗前需按照初治评估标准进行全面评估，包括病史、身心状况、病情知晓程度，患者双侧卵巢情况。②若患者为年轻、渴望生育，属于Ⅰa期、高分化腺癌、CA125 不高且双侧卵巢外观正常、有随诊条件者，在充分告知风险情况下可保留生育功能；完成生育功能后，需根据情况，行子宫、双侧附件切除术。③子宫内膜癌保守治疗成功的患者，何时可以怀孕，何时可以开始助孕治疗，对此目前并没有统一的看法。由于保留子宫内膜癌复发率高达 46%～50%，因此，多数学者认为，一旦内膜癌消退，就应尽早怀孕。也有人认为，至少应在两次子宫内膜活检中未看到病变后再停用孕激素。而对于有高危因素的患者，子宫内膜正常后，应持续应用孕激素，直至准备怀孕。

5. 心理护理　责任护士主动与患者沟通，了解患者的心理，耐心讲解术后注意事项和术后恢复指导，取得患者配合，减轻患者的紧张情绪。给患者讲解子宫内膜癌的治疗方法和预后等情况，增强患者战胜疾病的信心。强调家属在疾病治疗中的重要作用，让患者充分感受到家庭的温暖与家人的支持和帮助，树立战胜疾病的信心。

6. 健康教育

（1）饮食：鼓励患者进食高蛋白质、高能量、富含维生素和膳食纤维的食物，多饮水，加强营养，纠正贫血等不良状态。

（2）休息：为患者提供安静、舒适的睡眠环境，减少夜间不必要的治疗。教会患者使用放松等技巧促进睡眠，必要时按医嘱使用镇静剂，保证患者夜间连续睡眠。

（3）卫生指导：指导患者保持床单位清洁，注意室内空气流通。指导患者自我护理，注意个人卫生，勤换会阴垫，每天冲洗会阴 2 次，便后及时冲洗外阴并更换会阴垫，保持外阴部清洁干燥，避免感染。

（4）疾病相关知识：针对不同患者的需求及学习能力，为患者讲解治疗过程及可能出现的不适反应。努力使患者确信子宫内膜癌的病程发展缓慢，是女性生殖器官肿瘤中预后较好的一种，缓解患者的焦虑情绪，增强治病信心。

（二）术后护理

1. 一般护理　按妇科手术护理常规进行护理，见第五章第一节"妇科护理常规"。

2. 病情观察

（1）严密心电监护，观察血压、脉搏、呼吸及伤口渗血情况。

（2）术后 6~7 天阴道残端感染可致残端出血，需严密观察并记录出血情况，指导患者减少活动。

3. 用药护理　化学药物治疗为辅助治疗方法之一，适用于晚期不能手术或子宫内膜癌治疗后复发的患者。常用的化疗药物有顺铂、多柔比星、紫杉醇、依托泊苷等，可单独使用，可联合应用，也可与孕激素合用。

（1）顺铂、紫杉醇、用药护理见本章本节"宫颈癌"中相关内容。

（2）依托泊苷：①目的：作用于 DNA 化学结构，产生细胞毒作用。②注意事项：静脉滴注速度不宜过快，否则易引起低血压；不能与葡萄糖溶液混合，应使用等渗盐水稀释。③不良反应：骨髓抑制；胃肠道反应，如恶心、呕吐、食欲缺乏、口腔炎、腹泻，偶有腹痛、便秘；过敏反应，有时可出现皮疹、红斑、瘙痒等过敏症；皮肤反应，脱发较明显，有时发展至全秃，但具可逆性。

（3）多柔比星：①目的：嵌入 DNA 而抑制核酸的合成。②注意事项：严重器质性心脏病和心功能异常者禁用；用药期间严格检查血象、肝功能及心电图。③不良反应：骨髓抑制，表现为血小板及白细胞减少，多在使用本药后 10 天左右出现；心脏毒性，可表现为心动过缓，严重时可出现心力衰竭；口腔溃疡，可能存在口腔烧灼感的先兆症状。

4. 专科指导　广泛子宫切除术后影响膀胱正常张力，需进行尿管护理。①观察尿的颜色、性质和量及尿道口的情况。②保留尿管期间每天行会阴擦洗 2 次，每周更换抗反流引流袋。保持尿管通畅并使尿袋低于耻骨联合水平，防止逆行感染。③拔除留置尿管时动作轻柔，避免损伤尿道黏膜，拔除尿管后鼓励患者多饮水、多排尿。

5. 心理护理　告知患者及家属子宫内膜癌是女性生殖器官肿瘤中预后较好的一种，缓解患者的焦虑，动员家庭成员关心和爱护患者，让患者体会到家庭的温暖，增强治病的信心。鼓励和指导患者逐步恢复自理能力，最终使患者回归社会。

6. 健康教育

（1）饮食：进食有营养、清淡、易消化的食物，少食多餐，改善营养状况。

（2）活动：可根据术后身体恢复情况适当逐渐增加日常活动。

（3）疾病相关知识宣教：普及防癌知识，定期防癌普查。中年妇女应每年进行妇科检查，尤其注意子宫内膜癌的高危因素。

（4）出院指导

1）75%~95%子宫内膜癌的复发是在术后2~3年内，在治疗后应密切定期随访，争取及早发现有无复发。①随访内容：常规随访应包括详细病史（包括任何新的症状）、盆腔的检查、阴道细胞学涂片、胸片、血清 CA125 检测等，必要时可做 CT 及 MRI 检查。②随访时间：一般术后2年内，每2~3个月1次，术后3~5年每3~6个月1次，5年后1年1次。对保留生育功能的年轻患者应随访了解其生育情况，为其提供相应的健康宣教及生育指导。

2）对绝经期有不规则阴道流血的高危妇女及合并高血压、糖尿病、肥胖的妇女应增加检查次数。一旦发现问题及时做宫颈涂片和诊断性刮宫，以便早发现、早诊断、早治疗。

7. 延续护理

（1）电话或门诊随访：随访患者的一般情况，做好妇科 B 型超声检查、妇科检查、细胞学检查及影像学检查，并记录。

（2）术后定期随访。

◀ 第四节　子宫内膜异位症患者的护理 ▶

子宫内膜异位症（endometriosis）是指具有生长功能的子宫内膜组织（腺体和间质）出现在子宫腔被覆内膜及宫体肌层以外的其他部位。该病临床表现多种多样，组织学上虽然是良性，但却有增生、浸润、转移及复发等恶性行为，是育龄妇女最常见的疾病之一。异位子宫内膜可以侵犯全身任何部位，但大多数位于盆腔内（图5-1）。多见于25~45岁的育龄妇女，发病率为10%~15%。近年来，其发病率有明显上升趋势。子宫内膜异位症患者不孕率高达50%，其受孕者约40%发生自然流产。

【病因及发病机制】

异位子宫内膜来源至今尚未完全阐明。目前比较一致的意见是用多因子的发病理论来解释其发病机制。

1. 种植学说　经血逆流、医源性种植、淋巴及静脉播散。

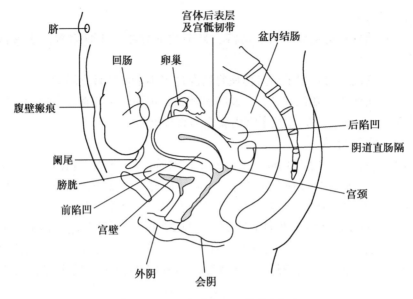

脐
宫体后表层及宫骶韧带
盆内结肠
回肠
卵巢
腹壁瘢痕
后陷凹
阴道直肠隔
阑尾
膀胱
宫颈
前陷凹
宫壁
外阴
会阴

图 5-1 子宫内膜异位症的发生部位

2. 体腔上皮生化学说。

3. 诱导学说 子宫内膜发生异位后，能否形成内异症可能还与遗传因素、免疫因素、炎症和在位内膜的特性有关。

【临床表现】

子宫内膜异位症的临床表现因人和病变部位的不同而多种多样，症状特质与月经周期密切相关。约25%的患者无任何症状。

1. 症状

（1）痛经和慢性盆腔痛：疼痛是本病的主要症状，继发性痛经、进行性加重是子宫内膜异位症的典型症状。也有腹痛时间与月经不同步，少数患者长期下腹痛，形成慢性盆腔痛，于经期加剧。

（2）性交痛：约30%患者可出现性交痛。多见于直肠子宫陷凹有异位病灶或因局部粘连使子宫后倾固定者。性交时碰撞或子宫收缩上提而引起疼痛，一般表现为深部性交痛，月经来潮前性交痛最明显。

（3）月经异常：15%～30%患者有经量增多、经期延长或月经淋漓不尽。

（4）不孕：子宫内膜异位症患者常伴有不孕，不孕率高达50%，其中20%患者有中度以上病变。

（5）急腹痛：卵巢子宫内膜异位囊肿出现小的破裂会造成一过性的下腹部或盆腔深部疼痛。如出现大破裂时，可引起突发性剧烈腹痛，伴恶心、呕吐和肛门坠胀。

（6）其他特殊症状：盆腔外任何部位有异位内膜种植生长时均可在局部

出现周期性疼痛、出血和肿块。

1）肠道子宫内膜异位症：腹痛、腹泻、便秘或周期性少量便血，严重者可因肿块压迫肠腔而出现肠梗阻症状。

2）膀胱子宫内膜异位症：常在经期出现尿痛、尿频和血尿，但多被痛经症状所掩盖而被忽视。

3）输尿管子宫内膜异位症：引起输尿管狭窄、阻塞，出现腰痛和血尿，甚至形成肾盂积水和继发性肾萎缩。

4）呼吸道子宫内膜异位症：出现经期咯血及气胸。

5）瘢痕子宫内膜异位症：瘢痕处出现疼痛性结节，于经期增大，疼痛加重。

2. 体征　随着病变部位、范围及病变程度而有所不同。

3. 临床分期　子宫内膜异位症的分期方法甚多，现多采用 1985 年美国生育学会（AFS）提出的"修正子宫内膜异位症分期法"（表 5-6）。此分期法用于评估疾病严重程度及选择治疗方案，在比较和评价不同疗法的疗效等方面有一定作用。

表 5-6　子宫内膜异位症的分期（修正的 AFS 分期法）

	病灶大小			粘连范围		
	<1cm	1~3cm	>3cm	<1/3	1/3~2/3	>2/3
腹膜						
浅	1	2	4			
深	2	4	6			
卵巢						
右浅	1	2	4	薄膜1	2	4
深	4	16	20	致密4	8	16
左浅	1	2	4	薄膜1	2	4
深	4	16	20	致密4	8	16
输卵管						
右				薄膜1	2	4
				致密4	8	16
左				薄膜1	2	4
				致密4	8	16
直肠子宫陷凹封闭				部分4	全部40	

注：1. 若输卵管完全堵塞计 16 分；2. Ⅰ期（微型）1~5 分；Ⅱ期（轻型）6~15 分；Ⅲ期（中型）16~40 分；Ⅳ期（重型）≥41 分

【辅助检查】

1. 妇科检查　除双合诊检查外，进行三合诊检查。评估子宫位置、活动度及是否有压痛、肿物等。

2. 腹腔镜检查　是目前诊断内异症的最佳方法。

3. 实验室检查

（1）血清 CA125（卵巢癌相关抗原）值测定：中、重度子宫内膜异位症患者血清 CA125 值可能会升高，但多低于 100IU/L。对于血清 CA125 值升高者，监测血清 CA125 水平主要用于反映异位内膜病变的活动情况，即用于疗效和是否复发的监测，治疗有效时 CA125 降低，复发时又增高。

（2）抗子宫内膜抗体：是子宫内膜异位症的标志抗体，但测定方法较繁琐，敏感性不高。子宫内膜异位症患者 60% 以上抗子宫内膜抗体呈阳性。

4. 影像学检查

（1）B 型超声检查：阴道或腹部 B 型超声检查是鉴别卵巢子宫内膜异位囊肿和直肠阴道膈内异位症的重要方法，其诊断敏感性和特异性均在 96% 以上。

（2）盆腔 CT、磁共振成像（MRI）：对盆腔子宫内膜异位症的诊断价值与 B 型超声相同，但费用较昂贵。

【治疗】

可采用药物和（或）手术治疗（保守性或根治性手术）。除根治性手术外，尚无一种理想的根治方法。无论是药物治疗，还是保守性手术治疗，均有相当高的复发率。

1. 期待治疗　包括定期随访及对症处理，如病变引起轻微经期腹痛，给予非甾体类抗炎药（吲哚美辛、奈普生、布洛芬等）。

2. 药物治疗

（1）假孕治疗：应用口服避孕药、孕激素类药。

（2）假绝经治疗：应用促性腺激素释放激素激动剂（GnRH-a）、孕三烯酮、达那唑。

（3）其他疗法：应用孕激素受体水平拮抗剂。

3. 手术治疗　腹腔镜是本病的首选治疗方法。

（1）保留生育功能的手术：适用于年轻患者和有生育要求的患者。术后复发率约 40%。术后尽早妊娠或加用药物治疗有助于降低复发率。

（2）保留卵巢功能的手术：指去除盆腔内病灶，切除子宫，保留至少一侧或部分卵巢的手术，又称为半根治手术。适用于 Ⅲ、Ⅳ 期，症状明显且无生育要求的 45 岁以下患者。手术后复发率约 5%。

（3）根治性手术：包括去势手术及全子宫、双附件切除术。

1）去势手术：适用于近绝经期、症状明显而子宫和宫颈正常的患者。

2）全子宫、双附件及子宫内膜异位病灶切除术：适用于重症患者，特别是盆腔粘连严重和 45 岁以上的患者。

（4）缓解疼痛的手术。

4. 联合治疗 即手术＋药物或药物＋手术＋药物治疗。手术前给予 3～6 个月的药物治疗，使异位病灶缩小、软化，有利于缩小手术范围和简化手术操作。对手术不彻底或术后疼痛不缓解者，术后给予 6 个月的药物治疗，推迟复发。

【护理评估】

1. 病史评估 评估月经史、孕育史、家族史及手术史，特别是疼痛或痛经的发展与月经、剖宫产、人工流产术等的关系。

2. 全身症状评估 评估周期性出血、疼痛、肿块及任何部位内异症出现的症状。

3. 风险评估 患者入院 2 小时内进行各项风险评估，包括患者压疮危险因素评估、患者跌倒/坠床危险因素评估、日常生活能力评定、入院护理评估。

4. 心理状态评估 评估患者焦虑、抑郁程度，疾病的认知程度，有无生育要求，对手术治疗的接受程度等。

【护理措施】

（一）术前护理

1. 一般护理

（1）按妇科手术护理常规进行护理（见第五章第一节"妇科护理常规"）。

（2）开腹手术的患者，术前为患者准备沙袋、腹带。

2. 病情观察 观察患者疼痛的部位及程度，必要时遵医嘱给予镇痛药缓解症状。

3. 用药护理 部分患者手术涉及肠道时，遵医嘱指导患者服用肠道抗生素。

4. 心理护理 耐心倾听并解答患者的疑问，向患者讲解手术目的、注意事项等，使患者消除紧张、焦虑情绪，能积极配合治疗，以良好的心态接受手术，提高患者术后适应心理。

5. 健康教育

（1）饮食：手术前可进食高蛋白、高维生素、富含铁的食物。如手术需涉及肠道时，应于术前 3 日给予少渣饮食。

（2）活动：指导患者注意休息，适当活动，保持情绪稳定，以减轻不适。

（二）术后护理

1. 一般护理 按妇科手术护理常规进行护理（见第五章第一节"妇科护理常规"）。

2. 病情观察

（1）严密心电监护监测，观察血压、脉搏、呼吸及伤口渗血情况。

（2）观察阴道流血的颜色、性质、量，发现异常及时通知医生。

3. 用药护理

（1）假孕治疗

1）口服避孕药：常用孕激素和炔雌醇复合制剂，每日1片，连续应用至少6个月。可使异位内膜萎缩，不良反应相对较轻，常见的有恶心、乳房胀痛、体重增加、情绪改变和点滴样出血等。

2）孕激素类：常用醋酸甲孕酮，30mg/d，连续6个月。最初引起子宫内膜组织的蜕膜化，继而导致内膜萎缩和闭经。不良反应有阴道不规则出血、恶心、乳房胀痛、液体潴留、体重增加等。停药后月经可恢复。

（2）假绝经治疗

1）促性腺激素释放激素激动剂（GnRH-a）：①亮丙瑞林（抑那通），3.75mg，于月经第1日行皮下注射，以后每隔28日注射1次，共3~6次。②戈舍瑞林（诺雷德），3.6mg，用法同前。③曲普瑞林（达菲林），3.75mg，肌内注射，用法同前。这类药物的不良反应主要是有绝经症状和骨质疏松。停药后大部分症状可以在短期内消失，并恢复排卵，但骨质丢失需要1年甚至更长时间才能恢复。

2）孕三烯酮：每周口服2次，每次2.5mg，于月经第1日开始服药，6个月为1疗程。对肝功能影响较小且可逆。孕妇忌服。

3）达那唑：适用于轻度及中度子宫内膜异位症痛经明显的患者。于月经第1日开始口服200mg，每日2~3次，持续服药6个月。不良反应有多毛、痤疮、声音变粗（不可逆）、头痛、潮热、体重增加、性欲减退、皮脂增加、肝功能损害等。

（3）其他疗法：应用孕激素受体水平拮抗剂—米非司酮，每日口服25~100mg，造成闭经使病灶萎缩。不良反应轻，无雌激素样影响，亦无骨质丢失危险。

4. 健康教育

（1）饮食：术后在排气前须禁食，根据排气情况逐渐进食流食、半流食、普食。注意在卧床期间不能饮牛奶、豆浆、萝卜汤及含糖的饮料，不能进食产气食物，以防止胀气的发生。

（2）活动：腰麻术后6小时可以取侧卧位休息，双下肢做主动的屈伸活动。全麻术后患者，返回病房 2 小时后若无不适可翻身垫枕。术后鼓励患者早期活动，有利于增加肺活量、减少肺部并发症、改善血液循环、促进伤口愈合、预防深静脉血栓、预防肠粘连、减少尿潴留发生。

（3）用药指导：手术治疗后，部分患者仍需使用药物治疗，以达到良好的治疗效果。告知患者在用药期间需严格按照医嘱的剂量、时间进行用药，不得自行减量或停药。部分治疗子宫内膜异位症药物对肝功能有损害，因此，用药前及用药期间应定期检查肝功能。必要时遵医嘱酌情减量或停药。

（4）疾病相关知识宣教：由于该病的病因尚不完全清楚，预防困难，但应注意以下几点可以起到一定的预防作用。①防止经血逆流：及时发现并治疗引起经血逆流的疾病，如先天性生殖道畸形、狭窄、闭锁和继发性宫颈粘连、阴道狭窄等。②药物避孕：口服药物避孕者其子宫内膜异位症发病风险降低，因此对有高发家族史者、容易带器妊娠者可口服药物避孕。③月经期避免性交及妇科检查；尽量避免多次宫腔手术操作；宫颈部手术应在月经干净后的 3 ~ 7 天内进行。④由于妊娠可以延缓此病的发生和发展，应鼓励育龄妇女及时婚育。

（5）出院指导：①注意调整自己的情绪，保持乐观开朗的心态，使机体免疫系统的功能正常。②注意保暖，避免感冒着凉。③做好计划生育，尽量少做、不做人工流产术和刮宫术。④月经期避免性生活，禁止激烈的体育运动及重体力劳动。⑤行全子宫切除术者，术后 3 个月内禁止性生活、盆浴，术后 6 周复查；行单纯卵巢或附件切除术者，术后 1 个月内禁止性生活、盆浴，术后 4 周复查。复查时应避开月经期。

5. 延续护理

（1）做好电话及门诊的随访，以便全面评估患者的治疗效果。

（2）采用药物治疗的患者，需在门诊定期随访。监测内容包括患者症状的变化、月经的改变、有无身体改变等情况，如有异常及时处理。

◀ 第五节　外阴癌患者的护理 ▶

外阴鳞状细胞癌（squamous cell carcinoma of the vulva）是最常见的外阴恶性肿瘤，占外阴恶性肿瘤 80% ~ 90%，多见于 60 岁以上老年妇女。其他外阴恶性肿瘤还有恶性黑色素瘤、基底细胞癌、前庭大腺癌等。约 2/3 外阴癌发生于大阴唇，其余 1/3 发生在小阴唇、阴蒂、会阴、阴道等部位。近年外阴癌发病率有增高趋势。

【病因及发病机制】

病因目前尚不清楚,可能与以下因素相关。

1. 人乳头瘤病毒（HPV）感染　与外阴癌前病变及外阴癌有相关性,以 HPV16、18、31 等感染较多见。此外单纯疱疹病毒Ⅱ型和巨细胞病毒等与外阴癌的发生可能有关。

2. 慢性外阴营养不良　发展为外阴癌的概率为 5%～10%。

3. 性传播疾病　如淋巴肉芽肿、尖锐湿疣、梅毒、淋病,性卫生不良亦可能与发病相关。

【临床表现】

1. 局部肿物　主要为久治不愈的外阴瘙痒和各种不同形态的肿物,如结节状、菜花状、溃疡状。

2. 疼痛　肿物合并感染或较晚期癌肿向深部浸润时,可出现疼痛、渗液和出血。

3. 其他　肿瘤侵犯尿道或直肠时,可出现尿频、尿急、尿痛、血尿、便秘、便血等症状。

4. 临床分期　采用国际妇产科联盟最新的分期（FIGO 2009）,见表 5-7。

表 5-7　外阴癌 FIGO 分期（2009 年）

FIGO	癌肿累及范围
Ⅰ 期	肿瘤局限于外阴,无淋巴结转移
Ⅰ A 期	肿瘤局限于外阴或外阴和会阴,肿瘤最大直径≤2cm,伴间质浸润≤1mm
Ⅰ B 期	肿瘤局限于外阴或外阴和会阴,肿瘤最大直径>2cm 和/或伴间质浸润>1mm
Ⅱ 期	肿瘤有或无侵犯下列任何部位:下 1/3 尿道、下 1/3 阴道、肛门,无淋巴结转移
Ⅲ 期	肿瘤有或无侵犯下列任何部位:下 1/3 尿道、下 1/3 阴道、肛门,有腹股沟淋巴结转移
Ⅲ A 期	(1) 1 个淋巴结转移（≥5mm） (2) 1～2 个淋巴结转移（<5mm）
Ⅲ B 期	(1) 2 个或以上淋巴结转移（≥5mm） (2) 3 个或以上淋巴结转移（<5mm）
Ⅲ c 期	淋巴结阳性伴包膜外转移

续表

FIGO	癌肿累及范围
Ⅳ期	肿瘤累及其他区域（上 2/3 尿道、上 2/3 阴道），或远处转移
ⅣA 期	肿瘤累及下列部位
	（1）上尿道和（或）阴道黏膜、膀胱黏膜、直肠黏膜或达盆壁
	（2）腹股沟淋巴结固定或溃疡形成
ⅣB 期	任何远处转移，包括盆腔淋巴结转移

注：浸润深度指肿瘤邻近最表浅真皮乳头的表皮-间质链接处至浸润最深点

【辅助检查】

1. 妇科检查　早期为外阴结节或小溃疡，晚期累及全外阴时伴破溃、出血、感染。

2. 细胞学检查　病灶有糜烂、溃疡或色素沉着者可做细胞学涂片或印片。

3. 病理组织学检查　是确诊外阴癌的唯一方法。

4. 其他　B 型超声检查、CT、MRI、膀胱镜检、直肠镜检有助于诊断。

【治疗】

手术治疗为主，晚期可辅以放射治疗、化学药物治疗等。

1. 手术治疗　手术范围取决于临床分期、病变部位、肿瘤细胞分化程度、浸润深度等。手术方式包括外阴局部切除术、单纯外阴切除术、外阴广泛切除术及腹股沟淋巴结切除术等。

2. 放射治疗　外阴鳞癌对放射治疗较为敏感，但外阴组织易发生放射反应（肿胀、糜烂、剧痛），难以达到放射治疗量。

3. 化学药物治疗　多用于晚期或复发癌的综合治疗。

【护理评估】

1. 病史评估　外阴癌多发生在 60 岁以上的老年人，应评估患者有无不明原因的外阴瘙痒、外阴赘生物病史等；评估患者有无高血压、冠心病、糖尿病等慢性病史。

2. 身体评估　评估外阴局部丘疹、硬结、溃疡或赘生物情况，是否伴随疼痛、瘙痒、恶臭分泌物、尿频、尿痛或排尿困难等症状。

3. 心理状态评估　外阴癌患者大部分会出现恐惧心理，如害怕疼痛、害怕被遗弃、害怕失去女性性征、害怕死亡，应加强心理疏导，使其勇敢面对疾病，积极配合治疗。

4. 营养评估　评估患者对摄入足够营养的认知水平，目前的营养状况及摄入营养物的习惯。术前的营养状况直接关系到术后康复，应通过观察患者皮肤的颜色、弹性和血红蛋白的含量等了解患者的营养状况。

5. 疼痛评估 评估患者疼痛部位、性质、程度、持续时间、诱因、缓解方式等，疼痛程度采用数字评分法进行评估。

6. 社会状况评估 外阴部是体表特别的隐私部位，术后可能对性生活造成影响，护士应评估患者及家属是否忧虑和担心，及合作程度。

【护理措施】
（一）术前护理

1. 一般护理

（1）安置好床位，向患者详细介绍病室环境、病室内设施的使用方法、病房人员、规章制度、安全防范制度、饮食等。

（2）术前准备

1）外阴癌患者多为老年人，常伴有高血压、冠心病、糖尿病等疾病，应协助做好各项检查，积极纠正内科合并症。术前 1 天进行备皮，范围上至耻骨联合上 10cm，下至大腿上 1/3 的部位，包括外阴部、肛门周围、臀部。

2）如外阴需植皮者，应在充分了解手术方式的基础上对取皮部位进行剃毛、消毒后用无菌治疗巾包裹，以备术中使用。

3）准备好术后使用的无菌棉垫、绷带、各种引流管。

4）其他同妇科手术护理常规（见第五章第一节"妇科护理常规"）。

2. 病情观察 观察患者外阴局部有无丘疹、硬结、溃疡或赘生物，并观察其形态、范围、伴随症状等。

3. 专科指导

（1）外阴瘙痒的护理

1）嘱患者卧床休息，减少摩擦。

2）保持外阴清洁，及时更换内衣裤、床单，每日用温开水清洁外阴及肛周，清洁时禁止用毛巾擦患处，忌用肥皂水或其他刺激性药物擦洗外阴。

（2）疼痛护理：外阴部对各种刺激比较敏感，在准确评估患者疼痛的基础上，遵医嘱给予抗生素及镇痛药。

4. 心理护理 向患者讲解外阴癌相关知识、手术目的、注意事项，向患者讲解手术的方式、手术中将重建切除的会阴，使患者对手术充满信心，使其消除悲哀、恐惧等不良情绪，积极配合治疗。向患者介绍一些成功的病例，鼓励与病友交往，使其增强信心。

5. 健康教育

（1）饮食：鼓励患者进食营养丰富的饮食，并定期评估其营养状况。如患者的营养状况较差，应通过改善饮食或静脉营养的方式给予纠正。术前遵医嘱进食少渣饮食。

（2）活动：指导患者练习深呼吸、有效咳嗽、床上翻身等动作，为术后卧床做准备。讲解术后预防便秘的方法。

（3）药物指导：需肠道准备的患者，遵医嘱给予肠道抗生素，指导患者餐后服用，减少胃肠道刺激。

（二）术后护理

1. 一般护理

（1）伤口护理：术后 7 天，根据伤口愈合情况，决定是否拆线。腹股沟切口术后 7 天拆线。术后第 2 天起，会阴部及腹股沟部可用红外线照射，每天 2 次，每次 20 分钟，促进伤口愈合。

（2）疼痛护理：会阴部神经末梢非常丰富，对各种刺激比较敏感，在正确评估疼痛的基础上，采取不同的镇痛方法，如更换体位减轻伤口张力、自控镇痛泵的应用、遵医嘱给予镇痛药等，同时应注意观察镇痛效果。

（3）肠道护理：涉及肠道手术的患者，于术后 5 天给予缓泻剂使大便软化，避免排便困难。

2. 病情观察

（1）严密观察患者生命体征变化。

（2）保持引流通畅，注意观察引流物的量、色、性状等。

（3）观察切口有无渗血，观察伤口皮肤温度、湿度、颜色，有无红、肿、热、痛等感染征象。保持伤口清洁、干燥、透气。

（4）保留尿管期间，注意观察外阴部是否清洁干燥。

3. 用药护理

（1）盐酸洛哌丁胺：①适应证：用于控制急、慢性腹泻的症状，可减少排便次数，增加大便稠硬度。②用法：起始剂量，成人 2 粒；维持剂量每日 1 ~ 6 粒，或遵医嘱服用。③禁忌证：对本品过敏者。④不良反应：过敏，如皮疹；消化道症状，如便秘、口干、腹胀、食欲缺乏、胃肠痉挛、恶心、呕吐；头晕、头痛、乏力等。

（2）外阴癌的化学药物治疗，用于晚期癌或复发癌的综合治疗。常用的化疗方案有单药顺铂与放疗同时进行。常采用静脉注射或局部动脉灌注。

4. 专科指导

（1）体位指导：术后指导患者取平卧、外展、屈膝体位，并在腘窝处垫软枕，以减少腹股沟及外阴部张力，有利于伤口愈合，并减轻患者不适感。鼓励患者进行上半身及上肢活动，注意预防压疮。

（2）拆线指导：外阴切口 5 天开始间断拆线，腹股沟切口 7 ~ 10 天拆线，阴阜部伤口 7 ~ 10 天拆线。

（3）放疗患者的皮肤护理：①放射线治疗者的皮肤反应常发生在照射后8~10天。轻度损伤表现为皮肤红斑，然后转化为干性脱屑；中度损伤表现为水疱、溃烂和组织皮层丧失；重度损伤表现为局部皮肤溃疡。轻度者可在保护皮肤的基础上继续照射，中重度者应停止放射治疗。②随时观察照射皮肤的颜色及结构完整性，注意保持皮肤清洁、干燥，避免感染，勿刺破水疱，可涂1%甲紫或用抗生素软膏换药，根据患者皮损程度认真做好皮肤护理。

5. 健康教育

（1）饮食：鼓励患者合理进食，术后可进食流食或少渣饮食，尽量控制首次排大便时间。对于营养较差的患者，进食高蛋白、高维生素等含营养素丰富、全面的食物以满足机体康复的需要。

（2）活动：腹部压力会影响伤口愈合，应避免长期下蹲、用力大便、咳嗽等增加腹压行为。

（3）出院指导：①注意调整自己的情绪，保持乐观开朗的心态。②注意保暖，避免感冒着凉。③告知患者随时复查，外阴根治术后3个月复诊，复诊时全面评估患者术后恢复情况。④外阴癌放疗后2年内复发的患者占80%，5年内约占90%。嘱患者重视随访，告知随访时间。术后第1年的1~6个月每月随访1次，7~12个月每2月1次；第2年每3个月1次；第3~4年每半年1次；第5年以后每年1次，随访内容包括评估放疗效果、不良反应及有无肿瘤复发征象。

6. 延续护理 做好电话及门诊的随访，以便全面评估患者的治疗效果。

◀ 第六节　盆底功能障碍性疾病患者的护理 ▶

一、子宫脱垂

子宫从正常位置沿阴道下降，宫颈外口达坐骨棘水平以下，甚至子宫全部脱出于阴道口以外，称为子宫脱垂（uterine prolapse）。

【病因及发病机制】

1. 分娩损伤 为子宫脱垂最主要的原因。在分娩过程中，特别是应用产钳或进行胎吸困难的阴道分娩者，其盆腔筋膜、韧带和肌肉可能因过度牵拉而削弱其支撑力量；另外，产后过早参加重体力劳动，影响盆底组织张力的恢复，均可导致未复旧的子宫有不同程度的下移。

2. 长期腹压增加 慢性咳嗽、腹腔积液、便秘、经常超重负荷（举重、蹲位、长期站立）及腹型肥胖，均可造成腹腔内压力增加，导致子宫脱垂。

3. 盆底组织发育不良或退行性病变 先天性盆腔组织发育不良或营养不良可导致未产妇或处女子宫脱垂。随着年龄的增长，特别是绝经后出现的支持结构的萎缩，导致盆底松弛而发生子宫脱垂。

【临床表现】

1. 症状 轻症患者一般无不适，重度患者主要有以下症状：

（1）腹部下坠感及腰背酸痛：由于下垂子宫对韧带的牵拉，盆腔充血所致。站立过久或劳累后症状明显，卧床休息后症状减轻。

（2）肿物自阴道脱出：常在走路、下蹲、排便等腹压增加时阴道口有一肿物脱出。起初肿物在平卧休息时可变小或消失，严重者休息后不能回缩，需用手还纳至阴道内。暴露在外的宫颈和阴道黏膜长期与衣裤摩擦，可致宫颈和阴道壁发生溃疡而出血。

（3）排便异常：伴膀胱、尿道膨出的患者易出现排尿困难、尿潴留或压力性尿失禁等。若继发泌尿系感染可出现尿频、尿急、尿痛；若合并有直肠膨出的患者可有便秘、排便困难。

2. 体征 子宫下移，从子宫颈位于阴道内距处女膜＜4cm处到子宫体完全脱出于阴道口外程度不等。

3. 临床分度 据我国在1981年部分省、市、自治区"两病"科研协作组的意见，依据患者平卧用力向下屏气时子宫下降的程度，将子宫脱垂分为3度（图5-2）。

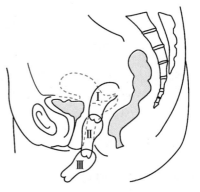

图5-2 子宫脱垂分度

（1）Ⅰ度：①轻型：宫颈外口距处女膜＜4cm，未达到处女膜缘。②重型：宫颈已达处女膜缘，阴道口可见子宫颈。

（2）Ⅱ度：①轻型：宫颈脱出阴道口，宫体仍在阴道内。②重型：部分宫体脱出阴道口。

（3）Ⅲ度：子宫颈及子宫体全部脱出阴道口外。

近几年来国内外多采用Bump提出的盆腔器官脱垂定量分度法（pelvic organ prolapse quantitation，POP-Q），见表5-8。此分期系统是分别利用阴道前壁、阴道顶端、阴道后壁上的各2个解剖标志点与处女膜的关系来界定盆腔器官的脱垂程度。与处女膜平行以0表示，位于处女膜以上用负数表示，处女膜以下用正数表示。阴道前壁上的2个点分别为Aa和Ba点；阴道顶端的2个点分别为C和D点；阴道后壁的Ap、Bp两点与阴道前壁Aa、Ba点是对应的。另外还包括阴裂（gh）的长度、会阴体（pb）的长度、以及阴道的总长度（TVL）。测量值均用厘米表示。

表5-8　盆腔器官脱垂评估指示点（POP-Q分度）

指示点	内容描述	范围
Aa	阴道前壁中线距处女膜3cm处，相当于尿道膀胱沟处	−3～+3cm
Ba	阴道顶端或前穹隆到Aa点之间阴道前壁上段中的最远点	在无阴道脱垂时，此点位于−3cm，在子宫切除术后阴道完全外翻时，此点将为+TVL
C	宫颈或子宫切除后阴道顶端所处的最远端	−TVL～+TVL
D	有宫颈时的后穹隆的位置，它提示了子宫骶骨韧带附着到近端宫颈后壁的水平	−TVL～+TVL或空缺（子宫切除后）
Ap	阴道后壁中线距处女膜3cm处，Ap与Aa点相对应	−3～+3cm
Bp	阴道顶端或后穹隆到Ap点之间阴道后壁上段中的最远点，Bp与Ap点相对应	在无阴道脱垂时，此点位于−3cm，在子宫切除术后阴道完全外翻时，此点将为+TVL

注：①POP-Q分度应在向下用力屏气时，以脱垂最大限度出现时的最远端部位距离处女膜的正负值计算。②阴裂的长度（gh）为尿道外口中线到处女膜后缘的中线距离。③会阴体的长度（pb）为阴裂的后端边缘到肛门中点距离。④阴道总长度（TVL）为总阴道长度

POP-Q通过3×3格表记录以上各测量值，客观地反映盆腔器官脱垂变化的各个部位的具体数值（表5-9）。

表5-9　盆腔器官脱垂分度（POP-Q分度法）

分度	内容
0	无脱垂，Aa、Ap、Ba、Bp均在−3cm处，C、D两点在阴道总长度和阴道总长度−2cm之间，即C或D点量化值<（TVL−2cm）
Ⅰ	脱垂最远端在处女膜平面上>1cm，即量化值<−1cm
Ⅱ	脱垂最远端在处女膜平面上<1cm，即量化值>−1cm，但<+1cm
Ⅲ	脱垂最远端超过处女膜平面上>1cm，但<阴道总长度−2cm，即量化值>+1cm，但<（TVL−2cm）

续表

分度	内容
Ⅳ	下生殖道呈全程外翻，脱垂最远端即宫颈或阴道残端脱垂超过阴道总长度 –2cm，即量化值 >（TVL – 2cm）

注：POP-Q 分度应在向下用力屏气时，以脱垂完全呈现出来时的最远端部位计算。应针对每个个体先用 3×3 表格量化描述，再进行分期。为了补偿阴道的伸展性及内在测量上的误差，在 0 和Ⅳ度中 TVL 值允许有 2cm 的误差。

【辅助检查】

1. 妇科检查 妇科检查前，嘱咐患者向下屏气或（咳嗽）以增加腹压，判断子宫脱垂的严重程度，并予以分度。

2. 压力性尿失禁检查 嘱患者先憋尿，在膀胱充盈时咳嗽，观察有无尿液溢出情况，即评估压力性尿失禁情况。

3. 尿动力学检查 了解患者储尿及排尿的动态过程。

【治疗】

治疗以安全简单、有效为原则。

1. 非手术治疗

（1）盆底肌肉锻炼：适用于轻度子宫脱垂者，可增加盆底肌肉群的张力。

（2）子宫托治疗：适用于不同程度的子宫脱垂及阴道前后壁膨出者。

（3）改善全身情况：加强营养，合理安排休息和工作，避免重体力劳动。治疗引起咳嗽、便秘等使腹压增高的慢性疾病。

2. 手术治疗 对脱垂超出处女膜、有症状的患者可考虑手术治疗。

（1）曼氏手术：适用于年龄较小、宫颈延长的子宫脱垂患者。包括阴道前后壁修补术、宫颈部分切除术及主韧带缩短术。

（2）经阴道全子宫切除及阴道前后壁修补术：适用于年龄较大、无需考虑生育功能的患者。

（3）阴道封闭术：适用于年老体弱不能耐受较大手术者，术后将失去性交功能。

（4）盆底重建手术：将阴道穹隆或宫骶韧带悬吊固定于骶骨前或骶棘韧带等可承力的部位。

【护理评估】

1. 病史评估 注意询问患者有无产程过长、难产、阴道助产及盆底组织撕裂伤等病史。评估患者产后恢复体力劳动的情况及有无慢性咳嗽、便秘、盆腹腔肿瘤等情况。

2. 全身症状评估 评估患者的营养情况，有无下腹部坠胀、腰痛、大小便困难、阴道肿物脱出等情况。评估患者在腹压增加时上述症状有无加重甚至有尿液溢出，卧床休息后症状有无好转。

3. 风险评估 患者入院 2 小时内进行各项风险评估，包括患者压疮危险因素评估、患者跌倒/坠床危险因素评估、日常生活能力评定、入院护理评估。

4. 心理状态评估 评估患者有无焦虑、情绪低落，评估其社会家庭支持程度以及对疾病的认知程度、对手术治疗的接受程度等。

【护理措施】

（一）术前护理

1. 一般护理 按妇科手术护理常规进行护理（见第五章第一节"妇科护理常规"）。

2. 病情观察

（1）观察患者原发性慢性疾病的症状，积极治疗和控制原发性慢性疾病。

1）便秘：术前保持排便通畅，可多吃蔬菜、水果等，必要时可给予缓泻剂软化大便。

2）慢性咳嗽：遵医嘱可给予止咳药物，避免因咳嗽引起子宫脱垂。

（2）观察子宫脱垂的程度及症状，帮助患者及时还纳子宫，避免子宫与内裤摩擦，减少分泌物，及时发现感染征兆，控制感染。

3. 用药护理

（1）术前 5 天开始行阴道准备。Ⅰ度子宫脱垂患者，每天用 1∶5000 高锰酸钾溶液或 0.2% 聚维酮碘液坐浴 2 次。

高锰酸钾坐浴方法：用 1g 高锰酸钾配 5000ml 水，搅拌均匀，肉眼观察为粉红色即可使用。每次坐浴 20 分钟，每天 2 次。坐浴时要使会阴部浸没于溶液中，月经期停止坐浴。

（2）对Ⅱ、Ⅲ度子宫脱垂患者尤其是有溃疡者，在子宫脱垂引起局部炎症时，按医嘱使用抗生素或局部涂抹含激素类的软膏，以缓解不适。可涂抹雌三醇乳膏于阴道内，于手术前 2 周开始，每天 1 次。但既往有乳腺癌者，或现在已知或怀疑有乳腺癌者及已知或怀疑有雌激素依赖性恶性肿瘤（如子宫内膜癌）者、未明确诊断的阴道流血者禁用。

4. 专科指导 患者子宫脱垂严重时，会严重影响生活，术前可放置子宫托，缓解因子宫脱垂造成的活动不便。术前应教会患者子宫托的放取方法及注意事项。

（1）放置子宫托：让患者在放置前先排尽大小便，洗净双手，取蹲位，两腿分开，一手持托柄，让托盘呈倾斜位进入阴道，将托柄边向阴道顶端推进边旋转，直至托盘达子宫颈，然后将托柄向上推，弯度朝前正对耻骨弓后面即可。

（2）取子宫托：手指捏住托柄，轻轻摇动，待负压消失后向后外方牵拉取出。

（3）注意事项：子宫托应在早上放入阴道，睡前取出消毒备用，避免放置过久致生殖道糜烂、溃疡甚至坏死。重度脱垂伴盆底肌肉明显萎缩以及膨出面溃疡者不宜使用。保持阴道清洁，妊娠期和月经期停止使用。

5. 心理护理 子宫脱垂一般病程较长，患者往往有烦躁情绪，护士应耐心倾听并解答患者的疑问，使患者消除紧张焦虑情绪，积极配合治疗。向患者讲解手术目的、注意事项等，缓解患者因对手术不了解而产生的紧张情绪，使其以良好的心态接受手术，提高患者术后适应心理。

6. 健康教育

（1）饮食：手术前可进食高蛋白、高维生素、易消化饮食。如患者年龄较大，可根据情况给予软食。

（2）活动：指导患者注意休息，适当活动，保持情绪稳定，以减轻不适。子宫脱垂患者以老年患者居多，故在活动时，应根据跌倒/坠床危险因素评估结果，采取护理措施，预防跌倒的发生。

（3）用药指导：教会患者高锰酸钾坐浴的方法，告知配制高锰酸钾坐浴的注意事项。浓度不宜过高，以免灼伤皮肤，且应现用现配，配制时不可用手直接接触本品，以免被腐蚀或染色，切勿将本品误入眼中。应严格在医生指导下使用，长期使用高锰酸钾，会引起阴道菌群紊乱。用药部位如有灼烧感、红肿等情况，应停药，并将局部药物洗净，必要时向医生咨询。

（二）术后护理

1. 一般护理 具体内容见妇科手术护理常规（见第五章第一节"妇科护理常规"）。

2. 病情观察

（1）严密心电监护监测，观察血压、脉搏、呼吸及穿刺点渗血情况。

（2）观察阴道分泌物的颜色、性质、量，发现异常及时通知医生。

（3）术后阴道残端固定于骶棘韧带后会导致牵扯痛，护士应观察患者的疼痛程度。如患者疼痛明显，应通知医生，必要时遵医嘱给予镇痛剂。

（4）经阴道手术患者为防止其术后渗血，常需阴道内填塞纱条，注意观察纱条有无渗血，有无脱出，如有异常及时报告医生。术后24～48小时取出纱条后注意观察有无流血、会阴伤口有无红肿，并注意保持外阴清洁。

3. 用药护理 对雌激素低下的妇女用雌激素替代治疗很重要。于术后2

周内，每周 2 次，将雌三醇乳膏涂抹于阴道内。已知、怀疑或既往有乳腺癌者、已知或怀疑有雌激素依赖性恶性肿瘤（如子宫内膜癌）者及未经诊断的阴道流血者禁用。

4. 合并症观察　子宫脱垂患者中老年患者居多，由于手术应激反应，会引起患者合并症的变化，故术后应加强观察。

（1）高血压：严密观察患者血压、脉搏的变化，倾听患者主诉，有无头痛、头晕等不适。

（2）糖尿病：严密观察患者血糖值的变化，尤其是在禁食期间，注意补充能量，避免低血糖的发生。同时在过渡饮食时，注意观察血糖值的波动，必要时遵医嘱调整降糖药的剂量。

（3）血栓：观察患者生命体征，注意有无胸闷、憋气、下肢疼痛等症状，警惕肺栓塞及下肢深静脉血栓的发生。

5. 健康教育

（1）饮食：术后禁食，遵医嘱按麻醉方式进水，根据排气情况逐渐进食流食、半流食、普食。注意在卧床期间不能饮牛奶、豆浆、萝卜汤及含糖的饮料，以防止腹胀。进普食后，应多食高蛋白、高维生素尤其是富含粗纤维的食物，同时要多饮水。

（2）活动：术后以卧床休息为主，避免因早期下床过度活动，造成盆腔脏器进一步下垂，而影响手术效果。但卧床期间应定时翻身活动，尤其是下肢活动，避免压疮和深静脉血栓的发生。应避免用力下蹲、咳嗽等增加腹压的行为。

（3）用药指导：应用雌三醇乳膏时，应在医生指导下使用。如忘记用药，而又未到下次用药时间，则应立即补上。反之，则应跳过本次用药，继续后续使用，在同一天绝对不能用药两次。

（4）化验检查护理：患者停留置尿管后，前几次排尿非常关键，通常 1~2 小时 1 次，共 3 次，测量膀胱残余尿量，少于 100ml 为正常。如残余尿量在 100ml 以上，应遵医嘱嘱患者继续排尿后重新测量，必要时留置导尿管。

（5）疾病相关知识宣教：除先天性盆底组织发育不良外，子宫脱垂的预防重于治疗。针对病因，做好妇女的"五期"保健，即青春期、月经期、孕期、产褥期和哺乳期。提倡晚婚晚育，防止过多生育。提高助产技术。加强产后体操锻炼，促进盆底组织恢复，避免产后过早参加重体力劳动。积极预防、治疗使腹压增加的疾病。

（6）出院指导：①注意调整情绪，保持乐观心态。②注意保暖，避免感冒着凉。③术后休息 3 个月，半年内避免提重物或久站久坐，禁止盆浴及性生活。④进食高蛋白、高维生素等营养丰富的食物，多吃蔬菜、水果，预防便秘。⑤告知患者按时复查，全面评估术后恢复情况。

6. 延续护理

（1）出院后 3 个月到门诊检查术后恢复情况，经医生确认完全恢复后方可有性生活。有病情变化应随时就诊。

（2）做好电话及门诊的随访，以便全面评估患者的治疗效果。

二、压力性尿失禁

压力性尿失禁（stress urinary incontinence，SUI）是指在咳嗽、打喷嚏、用力活动等腹压增加时尿液不自主地从尿道口漏出的现象。压力性尿失禁主要发生于女性，调查发现美国女性压力性尿失禁的患病率高达 36.6%，北京大学泌尿外科研究所报道 18 岁以上女性尿失禁的发生率为 46.5%，其中约 60% 为压力性尿失禁。尽管女性压力性尿失禁为良性病变，但对生活质量的影响是极大的，患者也常常对尿失禁缺乏正确认识而造成恐惧感。此外，由于很多患者认为这种疾病难以启齿而延误治疗。

【病因及发病机制】

压力性尿失禁，90% 以上为解剖性压力性尿失禁，为盆底组织松弛引起。

1. 妊娠与阴道分娩　为压力性尿失禁的主要病因。

2. 尿道、阴道手术　手术可破坏尿道、膀胱的正常解剖支持。

3. 功能障碍　先天性膀胱、尿道周围组织支持不足或神经支配不健全，为青年女性及未产妇的发病原因。

4. 盆腔肿物　当盆腔内有巨大肿物时导致腹压增加，膀胱尿道交接处位置降低而发生尿失禁。

5. 肥胖　肥胖是女性压力性尿失禁的独立危险因素，许多文献报道压力性尿失禁的发生与患者体重指数的增高有关。

【临床表现】

1. 症状　腹压增加下的不自主溢尿是最典型的症状。尿急、尿频，急迫尿失禁和排尿后胀满感亦是常见的症状。

2. 体征　80% 压力性尿失禁患者合并有膀胱膨出。

3. 临床分度　临床常用主观分度，分为 3 级。

（1）Ⅰ级尿失禁：只发生于剧烈压力下，如咳嗽、打喷嚏或慢跑等。

（2）Ⅱ级尿失禁：发生于中度压力下，如快速运动或上下楼梯等。

（3）Ⅲ级尿失禁：发生于轻度压力下，如站立时。患者在仰卧位时可控制尿液。

【辅助检查】

压力性尿失禁除常规查体、妇科检查以外还需要下列辅助检查。

1. 压力试验　患者膀胱充盈时，取截石位进行检查。嘱患者咳嗽时，观察尿道口。如果每次咳嗽时尿液不自主溢出，则可提示压力性尿失禁。

2. 指压试验　检查者把中、示指放入阴道前壁的尿道两侧，指尖位于膀胱与尿道交接处，向前上抬高膀胱颈之后行诱发压力试验。若压力性尿失禁现象消失，则为阳性（图5-3）。

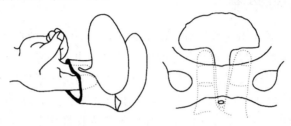

图 5-3　指压试验示意图

3. 棉签试验　患者取仰卧位，将涂有利多卡因凝胶的棉签置入尿道，使棉签头处于尿道膀胱交界处，分别测量患者在静息时及 Valsalva 动作（紧闭声门的屏气）时棉签棒与地面之间形成的角度。

4. 尿动力学检查　包括膀胱内压测定和尿流率测定，主要观察逼尿肌的反射及患者控制或抑制这种反射的能力，以了解膀胱排尿速度和排空能力。

【治疗】

1. 非手术治疗　轻中度压力性尿失禁患者可考虑非手术治疗。

（1）盆底肌肉锻炼：又称 Kegel 运动。通过反复收缩耻骨尾骨肌可以增强盆底肌肉组织的张力，减轻或防止尿失禁。

（2）生物反馈：借助位于阴道或直肠内的电子生物反馈治疗仪，对盆底肌肉的肌电活动进行监视，指导患者正确的、自主的盆底肌肉训练，并形成条件反射。

（3）盆底电刺激：电刺激治疗是采用低压电流对盆底神经及肌肉进行刺激，从而增加盆底肌的收缩力，反馈抑制交感神经反射，降低膀胱活动度。

（4）膀胱训练：指导患者有意识地延长排尿间隔，使患者学会通过抑制尿急，延迟排尿。

（5）药物治疗

1）α- 肾上腺素能激动剂：通过刺激尿道和膀胱颈部的平滑肌收缩，提高尿道出口阻力，改善控尿能力。

2）雌激素替代药物。

2. **手术治疗** 压力性尿失禁的手术方法有一百余种。目前较为常用的术式为耻骨后膀胱尿道悬吊术和阴道无张力尿道中段悬吊带术。

【护理评估】

1. **病史评估** 注意询问患者有无产程过长、难产、阴道助产及盆底组织撕裂伤等病史。评估患者产后恢复体力劳动的情况。评估患者有无慢性咳嗽、便秘及盆腹腔肿瘤史等。

2. **全身症状评估** 评估患者腹压增加下不自主溢尿程度以及尿频、尿急等症状。

3. **风险评估** 患者入院2小时内进行各项风险评估，包括患者压疮危险因素评估、患者跌倒/坠床危险因素评估、日常生活能力评定、入院护理评估。

4. **心理状态评估** 评估患者焦虑、抑郁程度，社会家庭支持程度以及对疾病的认知程度、对手术治疗的接受程度等。

【护理措施】

（一）术前护理

1. **一般护理** 具体内容见第五章第一节"妇科护理常规"。

2. **病情观察**

（1）观察患者原发性慢性疾病的症状，积极治疗和控制原发性慢性疾病。①便秘：术前保持排便通畅，可多吃蔬菜、水果等，必要时可给予缓泻剂软化大便。②慢性咳嗽：遵医嘱可给予止咳药物，缓解因咳嗽引起漏尿的情况。

（2）观察患者漏尿程度，如需要长期使用会阴垫的患者，应嘱患者勤换会阴垫，保持外阴的清洁干燥。每日更换内裤，内裤宜选用纯棉制品。

3. **用药护理** 由于尿液长期刺激导致会阴部皮肤变红、瘙痒、湿疹或糜烂，应每日用1:5000的高锰酸钾溶液进行会阴部坐浴，以缓解不适。用1g高锰酸钾配5000ml水，同时要搅拌均匀，肉眼观察为粉红色即可使用。每次坐浴20分钟，每天2次。坐浴时要使会阴部浸没于溶液中，月经期停止坐浴。

4. **心理护理** 压力性尿失禁患者由于长期受疾病折磨，生活质量下降，在心理、生理及性功能方面均表现异常。患者感到与社会隔离，心情忧郁消沉，食欲缺乏，有冷漠和不安全感。因此既渴望手术成功，又担心手术失败，非常忧虑。护士应主动和患者交谈，了解患者的想法，进行行为、心理的健康指导，帮助患者克服自卑心理，讲解此手术方法的先进性和手术成功的病例，使其积极配合治疗，增强治愈疾病的信心。

5. **健康教育**

（1）饮食：制订合理的饮食计划，避免对膀胱有刺激的食物，避免含咖啡因和碳酸类饮料。适量饮水（饮水过多会加重尿失禁，饮水过少会产生便秘），保持大便通畅。

（2）活动：在打喷嚏、咳嗽、提重物或弹跳时，应事先紧缩括约肌，以免尿液外漏。有尿失禁的迹象时，应首先放松心情再缓步走向厕所。勿憋尿，一有尿意，应立刻去排尿，最好在饭前、饭后及睡前，将尿液排尽。

（3）用药指导：教会患者高锰酸钾坐浴的方法，告知高锰酸钾坐浴的注意事项：长期使用高锰酸钾，会引起阴道菌群紊乱，应严格在医师指导下使用；配制的溶液浓度不宜过浓，以免灼伤皮肤；高锰酸钾液要现用现配；配制时不可用手直接接触本品，以免被腐蚀或染色，切勿将本品误入眼中；用药部位如有灼烧感、红肿等情况，应停药，并将局部药物洗净，必要时向医生咨询。

（4）化验检查护理指导（尿动力学检查）

1）检查前嘱患者饮水500ml，待膀胱憋胀至尿急时，进行检查才能达到满意的效果。

2）由于检查时需在尿道插一细管进行测量，因此检查后，患者会感觉尿道不适，或出现短暂的排尿疼痛、轻微的血尿等。应嘱患者检查后多饮水，减轻不适症状，预防感染。

（二）术后护理

1. 一般护理　按妇科手术护理常规进行护理（见第五章第一节"妇科护理常规"）。

2. 病情观察

（1）严密心电监护，观察血压、脉搏、呼吸情况。

（2）严密观察会阴部穿刺点渗血、渗液情况。

3. 用药护理　对雌激素低下妇女用雌激素替代治疗，即术后2周内每周2次，将雌激素乳膏涂抹于阴道内，但已知、怀疑或既往有乳腺癌者，已知或怀疑有雌激素依赖性恶性肿瘤（如子宫内膜癌）者及未经明确诊断的阴道流血者应禁用。

4. 专科指导

（1）排尿指导：指导患者尽快排尿，以免膀胱过度充盈，导致膀胱麻痹，影响排尿功能；停留置尿管后嘱患者多饮水，促进尿液生成，刺激排尿反射，进一步加快膀胱功能的恢复。

（2）盆底肌肉锻炼（Kegel运动）：是轻、中度尿失禁，轻度子宫、膀胱、直肠脱垂术前及术后的辅助治疗。①训练前排空膀胱。②患者可取站、坐位或卧位，双膝并拢，臀部肌肉用力，有意识地收缩肛门、会阴及尿道肌肉，使盆底肌上提，大腿和腹部肌肉保持放松。③持续收缩盆底肌不少于3

秒，松弛休息 2~6 秒，连续 15~30 分钟，每天 3 次，或每天做 150~200 次，持续 8 周以上或更长。④指导患者时，详细说明盆底肌的正确位置和收缩要点，以免患者夹紧大腿，而没有收缩盆底肌或收缩盆底肌的同时错误地收缩了腹肌。

5. 并发症的护理观察

（1）出血：术后密切观察会阴穿刺点渗血和阴道出血情况，仔细观察会阴部皮肤的情况，是否出现血肿或里急后重等症状，发现异常及时通知医生。密切观察生命体征变化。

（2）膀胱损伤：是术中可能出现的并发症，与患者解剖位置的改变和局部粘连有关。根据损伤程度遵医嘱延长保留尿管时间。

（3）感染：术后短期内出现尿频、尿急症状与手术和导尿管刺激有关，应做好导尿管、会阴护理，每日 2 次。如分泌物多，应增加会阴护理次数。停留置尿管后鼓励患者多排尿、多饮水，并保持会阴部清洁干燥。

6. 健康教育

（1）饮食：根据排气情况逐渐进食流食、半流食、普食。注意在卧床期间不能饮牛奶、豆浆、萝卜汤及含糖的饮料，不能进食产气性食物，以防止腹胀。进普食后，应多食高蛋白、高维生素尤其是富含粗纤维的食物，同时要多饮水。

（2）活动：腰麻术后 6 小时可以侧卧位休息，双下肢做主动的屈伸活动。全麻术后患者，返回病房 2 小时后无不适症状可翻身活动。术后鼓励患者早期活动，有利于增加肺活量、减少肺部并发症、改善血液循环、促进伤口愈合、预防深静脉血栓、预防肠粘连、减少尿潴留的发生。

（3）用药指导：应用雌三醇乳膏时，应在医生指导下使用。如忘记用药，如果不是在下次用药的那天，则应立即补上。反之，则应停止本次用药，继续后续用药，在同一天绝对不能用药两次。

（4）化验检查护理指导：患者拔除导尿管后，鼓励患者排尿，通常 1~2 小时 1 次，共 3 次，并测量膀胱残余尿量，若少于 100ml 为正常，如在 100m 以上，应嘱患者继续排尿后重新测量或遵医嘱重新留置导尿管。

（5）疾病相关知识：①针对病因，做好妇女的"五期"保健，即青春期、月经期、孕期、产褥期和哺乳期。②提倡晚婚晚育，防止过多生育。③加强产后体操锻炼，促进盆底组织恢复，避免产后过早参加重体力劳动。④积极预防、治疗使腹压增加的疾病。⑤减轻体重有助于预防压力性尿失禁的发生。

（6）出院指导：①调整情绪，保持乐观开朗的心态。②注意保暖，避免感冒着凉。③术后休息 3 个月，禁止性生活及盆浴，避免提重物或久站久坐，避免用力下蹲、咳嗽、大笑、跑跳等增加腹压行为。定期门诊复查，经医生门诊检查术后恢复情况，确认伤口完全愈合后方可有性生活。④进食高蛋白、高维生素等营养丰富的食物，多吃蔬菜、水果，预防便秘。⑤会阴部伤口局部愈合较慢，嘱患者回家后保持外阴清洁干燥，每日清洗会阴部及更换内裤。⑥加强排尿的训练，多饮水，可以在排尿时有意识中断排尿，使尿道括约肌收缩。

7. 延续护理

（1）盆底肌训练的患者于训练后 2 ~ 6 个月内进行随访。手术治疗的患者于术后 6 周内至少随访 1 次，以后每 3 ~ 6 个月随访 1 次。有病情变化应随时就诊。

（2）做好电话及门诊的随访，以便全面评估患者的治疗效果。

◀ 第七节　生殖内分泌疾病患者的护理 ▶

一、功能失调性子宫出血

功能失调性子宫出血（dysfunctional uterine bleeding，DUB）简称功血，是由于生殖内分泌轴功能紊乱引起的异常子宫出血，可表现为经期出血量过多及持续时间过长，间隔时间时长时短、不可预计或出血量不多但淋漓不尽。其基本的病理生理改变为中枢神经系统下丘脑-垂体-卵巢轴神经内分泌调控异常，或卵巢、子宫内膜或肌层局部调控功能的异常。

按发病机制可分无排卵性功血和有排卵性功血两大类，前者占 70% ~ 80%，多见于青春期和绝经过渡期妇女；后者占 20% ~ 30%，多见于育龄妇女。

【病因及发病机制】

从内分泌角度分析，异常子宫出血可由以下情况引起。

1. 雌激素撤退性出血　对切除卵巢的妇女给予适当剂量及疗程的雌激素后停药，或将雌激素量减少一半以上，即会发生子宫出血。

2. 雌激素突破性出血　相当浓度的雌激素长期作用，无孕激素的对抗影响，可造成子宫内膜过度增生。

3. 孕激素突破性出血　体内孕激素与雌激素浓度比值过高，不能维持分泌期内膜的完整性而引起出血。

4. 其他　子宫内膜局部的出血原因还可以见于局部血管的异常，如动静脉瘘，全身止血、凝血功能异常等。

【临床表现】

1. 症状　主要症状是月经完全不规则。

（1）无排卵性功血：常见的症状是子宫不规则出血，表现为月经周期紊乱，出血量多少与持续及间隔时间均不定，经量不足或增多甚至大量出血。大量出血或出血时间长时，可造成继发贫血甚至休克。

（2）排卵性功血

1）黄体功能不足者表现为月经周期缩短，月经频发。

2）子宫内膜不规则脱落表现为月经周期正常，但经期延长，多达 9~10 日，且出血量多，后几日常常表现为少量淋漓不尽的出血。

（3）其他常见症状

1）不规则子宫出血：多发生于青春期和更年期妇女，其出血特点是月经周期紊乱，经期延长，血量增多。

2）月经过频：出血时间和出血量可能正常，但月经频发、周期缩短，一般少于 21 天，发生于各年龄段的妇女。

3）月经过多：①经血量多，＞80ml，周期正常。②经期延长，＞7 天。

4）月经间期出血：两次月经期中间出现子宫出血，流血量少，常不被注意，多发生于月经周期的 12~16 天，持续 1~2 小时至 1~2 天，很少达到月经量。常被认为是月经过频，周期缩短 <21 天。

5）绝经期后子宫出血：闭经 1 年以后，又发生子宫出血，出血量少，但由于绝经期后子宫恶性肿瘤发病率高，故应到医院检查以排除恶性肿瘤的可能性。

2. 临床分型

（1）无排卵性功血：青春期型功血、绝经过渡期功血、生育期无排卵功血。

（2）排卵性功血

1）黄体功能不足：卵泡发育不良、LH 排卵高峰分泌不足、LH 排卵峰后低脉冲缺陷。

2）子宫内膜不规则脱落。

【辅助检查】

1. 诊断性刮宫 用于止血及明确子宫内膜病理诊断。

2. 排卵和黄体功能监测。

【治疗】

1. 无排卵性功血 止血、手术治疗或控制月经周期。

2. 有排卵性功血 药物治疗、手术治疗。

【护理评估】

1. 病史评估

（1）询问患者年龄、月经史、婚育史、避孕措施、既往史、有无慢性疾病（如肝病、血液病、高血压、代谢疾病等）。

（2）了解患者精神情况，是否因紧张焦虑、过度劳累、情绪及环境改变引起月经紊乱。

（3）回顾发病经过，如发病时间、目前流血情况、流血前有无停经史及治疗经历和病理结果。

2. 身体评估　观察精神和营养状态，有无肥胖、贫血貌、出血点、紫癜、黄疸和其他情况。

3. 风险评估　患者入院 2 小时内进行各项风险评估，包括患者压疮危险因素评估、患者跌倒/坠床危险因素评估、日常生活能力评定、入院护理评估。

4. 心理状态评估　评估患者焦虑、抑郁情绪，及其对疾病的认知程度等。

【护理措施】

（一）术前护理

1. 一般护理

（1）基础护理

1）测量生命体征，为患者佩戴腕带，根据病历首页正确填写姓名、年龄、病历号、护理单元、床号等信息，通知其主管医生。

2）安置好床位，向患者详细介绍病室环境、病室内设施的使用方法、病房人员、规章制度、安全防范制度、饮食等。

3）根据各项风险评估结果，告知患者防范措施。

4）保持病室整洁、舒适、安全，保持适宜的温度和湿度，定时开窗通风，减少探视，预防感染。

5）患者入院 3 天内，每日测量体温、脉搏、呼吸 2 次。体温≥37.3℃的患者，每日测量体温、脉搏、呼吸 4 次，连续测 3 天正常后改为每日 2 次。高热者按高热护理常规进行护理。

6）每日记录大便次数，3 日无大便者遵医嘱给予缓泻剂。

7）每周测体重 1 次。

8）做好晨、晚间护理，保持床单位整洁。协助患者做好个人卫生，定期洗澡、洗发、剪指甲。入院时未做卫生处理者，应在入院后 24 小时内协助完成。

9）按患者护理级别要求定时巡视病房，细致观察患者病情变化及治疗反应等。

10）做好生活护理，提供必要的帮助。

（2）配合术前检查：协助患者做好血、尿常规，肝、肾功能，感染疾病筛查、出凝血时间、血型、B 型超声检查、心电图、X 线检查等各项检查。

（3）术前准备

1）肠道准备：术前禁食 8 小时、禁水 4 小时。

2）遵医嘱做药敏试验。

3）术前 1 日起测 4 次体温，体温 ≥37.5℃ 及时请示医生。

4）术前 1 日嘱患者洗澡、剪指甲。

5）术前晚可遵医嘱给予口服镇静剂。

6）告知患者贴身穿病号服，并为患者取下发卡、义齿、首饰及贵重物品交家属保管。体内有钢钉或钢板及因有特殊疾病需携带药品者，要告知医生及手术室护士。

7）手术室接患者时，病房护士在床旁核对好患者的病历、术前带药、手术所需物品后将患者带至手术室平车前，再与手术室人员核对患者的信息、病历、带药及术中所需物品。交接无误后患者者可被接去手术室。核对时需由患者自行说出名字并与腕带信息核对。

2. 病情观察

（1）阴道流血：严密观察患者阴道流血量、性质，必要时保留患者会阴垫，记录阴道流血量。

（2）观察患者生命体征变化，如出现生命体征异常应及时通知医生。

（3）出血不止者应密切观察患者的面色、神志、血压、心率及脉率变化。做好输液、输血等抢救准备。

（4）严重贫血患者在行输血治疗时，应密切观察有无输血反应。

3. 用药护理

（1）补血治疗用药

1）口服补血药：①琥珀酸亚铁片，用于缺铁性贫血的预防和治疗。每日 3 次，每次 1 片，口服。建议同时口服维生素 C 片，以促进吸收。②生血丸，用于失血血亏，放、化疗后全血细胞减少及再生障碍性贫血。每日 3 次，每次 5g，口服。

2）静脉补血药：蔗糖铁注射液，用于口服铁剂效果不好而需要静脉铁剂治疗的患者。注意给药速度不应过快，以防引发低血压，同时谨防静脉外渗。

（2）激素类药物

1）孕激素：即药物刮宫法。补充孕激素使处于增生期或增生过长的子宫内膜转化为分泌期，停药后内膜脱落，出现撤药性出血，适用于体内已有一定雌激素水平的患者。①黄体酮注射液，每日 20mg，连续 3～5 天，肌内注射。②安宫黄体酮，每日 6～10mg，连续 10 天，口服。③高效合成孕激素：左炔诺孕酮每日 2～3mg；炔诺酮每日 5～10mg；醋甲地孕酮每日 8mg；

醋甲孕酮每日 10mg 等，连续 22 天，口服。主要缺点是近期内会有进一步失血，可导致血红蛋白进一步下降。

2）雌激素：可迅速提高血内雌激素浓度，促使子宫内膜生长，短期内修复创面而止血。适用于内源性雌激素不足者，主要用于青春期功血。常用苯甲酸雌二醇，原则上应以最小的有效剂量达到止血目的。

（3）止血药：在治疗中有辅助作用。

（4）手术前 30 分钟预防性应用抗生素，用药前询问患者是否有药物过敏史，给药期间观察患者有无药物不良反应。

4. 心理护理　长期或大量的阴道流血会引起患者的焦虑和紧张情绪，应认真倾听患者主诉，积极宣教卫生知识，消除患者对疾病的恐惧，使其积极配合治疗及护理。做好患者家属的宣教，给予患者心理支持。

5. 健康教育

（1）饮食：患者体质往往较差，应加强营养，改善全身状况，适当补充铁剂、维生素 C 及蛋白质，适当多食红肉。忌煎炸、刺激性食物。

（2）活动：出血期间应多休息、少活动，避免劳累。经量多时应绝对卧床休息。

（3）用药指导

1）口服补血药（琥珀酸亚铁片）：嘱患者口服补血药时不能与浓茶同服，宜在饭后或进餐时服用，以减轻胃部刺激。告知患者口服补铁补血药物时，可引起便秘，并排黑粪，避免引起患者紧张情绪。

2）激素类药物：告知患者在用药期间需严格按照医嘱的剂量、时间进行用药，勿漏服、勿停药，并定期监测子宫内膜及乳腺状况。年龄大者注意预防下肢静脉血栓的形成。

（二）术后护理

1. 一般护理

（1）床旁交接：与手术室人员核对腕带信息后交接患者血压、脉搏、呼吸、意识、皮肤、管路、伤口及出血情况，并签字。

（2）病室环境：为患者提供良好的生活环境，保持室内清洁卫生、安静舒适、通风良好，空气清新，注意勿让风口直对患者。保持适宜的温度和湿度，室温以 22~24℃ 为宜，相对湿度以 55%~60% 为宜，避免温度过高和干燥。严格控制陪住人数和探视人数，做好手卫生的指导，预防交叉感染。

（3）术后卧位：静脉全麻患者手术返回后即可垫枕。

2. 病情观察

（1）观察阴道流血情况，注意出血量、颜色及性质，必要时保留会阴垫并记录阴道出血量。

（2）观察患者生命体征。

3. 并发症护理观察　因患者长期、大量阴道出血，造成患者贫血，抵抗力下降，增加了感染的风险。故应严密观察与感染有关的征象，如体温、脉搏、子宫体压痛等，监测白细胞计数和分类，同时做好会阴护理，保持局部清洁。如有感染征象，及时通知医生，遵医嘱进行抗生素治疗。

4. 健康教育

（1）饮食：患者清醒后，无恶心、呕吐等不适症状，即可进食、饮水，以易消化饮食为宜，可根据个人体质，进食含铁丰富的食物，如猪肝、豆角、蛋黄、胡萝卜、葡萄干等。

（2）活动：术后鼓励患者早期活动，可有效预防肺部并发症、下肢深静脉血栓的发生。但由于部分患者贫血较重，在患者活动时，护士应陪伴，预防跌倒的发生。

（3）出院指导

1）注意经期卫生：除了要预防全身疾病的发生外，还必须注意经期卫生，每日要清洗会阴部 1~2 次，并勤换会阴垫及内裤。

2）恢复期应注意生活调养，避免重体力劳动；劳逸适度，尽量避免精神过度紧张。

3）平时注意不要冒雨涉水，衣裤淋湿要及时更换，避免寒邪侵入，防止寒凝血滞。

4）加强平时身体锻炼，增强抵抗力，保持身体健康，是避免发生功血的主要环节。

二、绝经综合征

围绝经期（perimenopausal period）是妇女自生殖年龄过渡到无生殖能力年龄的生命阶段，包括从出现与卵巢功能下降有关的内分泌、生物学和临床特征起，至最后一次月经后 1 年。绝经综合征（climacteric syndrome）指妇女绝经前后出现性激素波动或减少所致的一系列身体及精神、心理症状。围绝经期妇女约 1/3 能通过神经内分泌的自我调节，达到新的平衡而无自觉症状，2/3 妇女则可出现一系列性激素减少所致的症状。多发生在 45~55 岁，有人可持续至绝经后 2~3 年，少数人可持续到绝经后 5~10 年症状才有所减轻或消失。

【病因及发病机制】

1. 内分泌因素　卵巢功能减退，血中雌、孕激素水平降低，使正常的下丘脑-垂体-卵巢轴之间平衡失调，影响了自主神经中枢及其支配下的各脏器功能，从而出现一系列自主神经功能失调的症状。

2. 神经递质 下丘脑神经递质阿片肽（EOP）、肾上腺素（NE）、多巴胺（DA）等与潮热的发生有明显的相关性。5-羟色胺（5-HT）对内分泌、心血管、情感和性生活等均有调节功能。

3. 种族、遗传因素 孪生姐妹围绝经期综合征开始时间完全相同，症状和持续时间也极相近。个体人格特征、神经类型、文化水平、职业、社会人际、家庭背景等与围绝经期综合征发病及症状严重程度有关，提示本病的发生可能与高级神经活动有关。

【临床表现】

1. 月经改变 最早出现，表现为月经频发、月经稀发、不规则子宫出血、闭经。

2. 泌尿、生殖道症状 主要表现为泌尿生殖道萎缩症状，外阴、阴道发干，性交痛，尿频、尿失禁等反复发生的尿路感染。

3. 心血管症状 血压升高或血压波动、假性心绞痛等。

4. 骨质疏松 腰背痛、易骨折。

5. 皮肤和毛发变化 皱纹增多加深、皮肤变薄、干燥、色素沉着等。

6. 性欲下降。

7. 全身症状

（1）阵发性潮热、出汗，伴头痛、头晕、心悸、胸闷、恶心等。

（2）思想不集中、易激动、失眠、多虑、抑郁等精神神经症状。

【辅助检查】

1. 激素测定 选择性激素测定有助于判断卵巢功能状态以及其他相关内分泌腺功能。

2. 骨密度测定 确定有无骨质疏松。

3. 实验室检查 了解贫血程度及有无出血倾向、有无血脂增高，排除泌尿系病变。

4. 心电图检查。

5. B型超声检查。

6. 宫颈刮片 进行防癌涂片检查。

【诊断】

1. 血清 FSH 值及 E_2 值测定 绝经过渡期血清 FSH >10U/L，提示卵巢储血功能下降。闭经、FSH >40U/L 且 E_2 <10～20pg/ml，提示卵巢功能衰竭。

2. 氯米芬兴奋试验 月经第 5 日起口服氯米芬，每日 50mg，共 5 日。停药第 1 日测血清 FSH >12U/L，提示卵巢储备功能降低。

3. 典型的潮热症状是围绝经期及绝经后的特征性症状，是诊断的重要根据。

【治疗】

1. 一般治疗

（1）心理治疗。

（2）注意休息与锻炼，增加日晒时间，注意摄取足量蛋白质及含钙丰富食物。

2. 激素替代治疗。

【护理评估】

1. 病史评估　对 >40 岁的妇女，若月经增多或不规则阴道流血，必须详细询问并记录病史，包括月经史、生育史，肝病、高血压及内分泌腺疾病史等。

2. 身体评估

（1）评估有无卵巢功能减退及雌激素不足引起的症状。

（2）评估因家庭和社会环境因素变化而诱发的一系列症状。

（3）评估个性特点与精神因素引起的症状：妇女在绝经期以前曾有过精神状态不稳定，绝经后则往往较易发生失眠、多虑、抑郁、易激动等。

（4）评估检查结果

3. 心理-社会状况评估　评估患者及家属对疾病的认知程度，对围绝经期相关知识的掌握情况，对检查及治疗的配合情况；评估社会及家庭支持系统是否建立完善等。

【护理措施】

1. 一般护理

（1）起居护理：合理安排好日常生活及工作，做到生活有规律，劳逸结合。经常进行适当的体育锻炼，尤其是活动少、工作时间多坐者，更要进行适当的户外活动，防止发胖。要有充分的休息和睡眠，居住环境做到整洁、安静、舒适、保持空气流通。

（2）生活护理：注意个人卫生，经常沐浴，注意清洁外阴，尤其在大便后，肛门周围要用温水清洗，避免尿路感染和阴道炎的发生。

2. 病情观察

（1）观察患者阵发性潮热、出汗、头痛、头晕、心悸、胸闷、恶心等症状的程度。可根据天气变化增减衣物，避免衣物潮湿。

（2）观察患者情绪变化的程度，如是否易激动、多虑、抑郁，有无失眠等精神神经症状，做好心理调节和疏导，必要时可就诊于心理门诊。

（3）观察患者有无尿频、尿失禁等症状，关注患者阴道发干、性交痛的自觉症状。可进行盆底肌训练，锻炼盆底功能，必要时遵医嘱使用激素类药物缓解症状。

（4）关注患者血压变化，是否出现血压波动、假性心绞痛等症状。必要时遵医嘱口服控制血压的药物。

（5）观察患者是否出现骨质疏松症、腰酸背痛、腿抽筋、肌肉关节疼痛等。注意活动适度和钙剂的补充。

3. 用药护理

（1）性激素治疗：帮助患者了解用药目的及药物用法、适应证、禁忌证、用药时可能出现的反应等，长期使用性激素的患者需定期随访。

1）雌激素补充治疗：效果最好，补充雌激素的剂量和时间依据个体情况而定，要取得患者的良好配合。主要应用尼尔雌醇，每次 1～2mg，每 2 周 1 次，口服；也可应用雌激素贴剂。雌激素的疗效与剂量相关，大剂量使用雌激素时，可引起阴道流血、乳房胀痛及阴道分泌物增多等不良反应。长期使用雌激素时，应与孕激素合用，可降低子宫内膜癌的发生率。

2）孕激素治疗：适用于围绝经期妇女，以及不能、或不愿应用雌激素的围绝经期妇女。

主要应用安宫黄体酮，每日 2～6mg，口服。其不良反应有子宫不规律性出血、乳胀、绝经样症状及性欲降低，因此用量应尽可能地减少。

3）雄激素治疗：补充雄激素可改善患者长期失眠、抑郁致使身体虚弱的状况，常与雌激素联合应用。大量应用雄激素时可出现体重增加、多毛及痤疮，口服用药时可能影响肝功能。

（2）非激素类药物治疗

1）镇静剂：适用于失眠较重的患者，可改善精神及体力状态。可选用地西泮片 2.5～10mg，艾司唑仑片 1～2mg，苯巴比妥片 30～60mg 等。但不宜长期服用，以免产生药物依赖性。

2）α-肾上腺受体激动剂：可有效缓解患者潮热、出汗症状。常用的有①盐酸可乐定：0.1～0.2mg，每日 2 次，口服。其不良反应有头晕、口干。②甲基多巴：每次 250mg，每日 2 次，口服。主要有恶心、呕吐等胃肠道不良反应。

4. 专科指导　对于围绝经期妇女可到更年期门诊进行咨询，接受指导和护理。

（1）帮助患者了解围绝经期是正常生理过程。

（2）消除患者无谓的恐惧和焦虑，帮助其解决各种心理矛盾、情绪障碍、心理冲突、思维方法等问题，使其以乐观积极的态度对待老年的到来。

（3）耐心解答患者提出的问题，使护患合作、相互信任，共同发挥防治作用。

（4）主要针对女性生殖道、乳腺肿瘤进行防癌检查。

（5）对围绝经期妇女的性要求和性生活等方面给予关心和指导。

（6）积极防治围绝经期妇女常见病、多发病，如糖尿病、高血压、冠心病、肿瘤和骨质疏松症。

（7）防治围绝经期妇女常见、多发的妇科病，如阴道炎症、绝经后出血、子宫脱垂、尿失禁等。

（8）宣传雌激素补充疗法的有关知识。

5. 心理护理　告知患者围绝经期是一种生理现象，可出现如精神心理、神经内分泌、生物节律、生理代谢、性功能、认知、思维、感觉、运动、应激和智能等方面的某些变化；同时也要让患者知道，围绝经期也会出现以雌激素缺乏和衰老为特征的某些病理性变化，如心理障碍、糖尿病、肥胖、高血压、心血管疾病、肿瘤、骨质疏松症、阿尔茨海默病等。嘱患者保持心情舒畅，注意控制情绪；生活要有规律，遇事不要着急、紧张，不要胡思乱想；对人生要抱着积极态度，不沮丧、不消极。家人也要了解围绝经期妇女可能出现的症状，给予同情、安慰和鼓励，全社会均应关心和爱护围绝经妇女，帮助她们顺利度过围绝经期。

6. 健康教育

（1）饮食：一般不做严格限制，根据食欲情况和消化功能而定，但要保证充分的营养，尤其是蛋白质，如鱼、瘦肉、豆制品、禽类等；避免油腻、高脂肪、高糖食物，如肥肉、猪油、甜点心、糖果等；高胆固醇食物宜控制，如蛋黄、动物内脏、鳗鱼、肉皮、猪蹄等；宜多食新鲜蔬菜及含糖较少的水果，多食香菇、蘑菇、黑木耳、海带等；忌服烈性酒及刺激性调味品。

（2）活动：鼓励患者参加活动锻炼，以持之以恒、循序渐进、动静结合为运动原则。规律的运动，如散步、骑自行车等可以促进血液循环，维持肌肉良好的张力，延缓老化的速度。饭后应休息 1~2 小时后活动；运动前应做好充分的准备活动，防止突然剧烈活动造成的心慌、气促、晕倒等现象；运动后，应进行整理活动，使身体逐渐恢复到正常状态，有利于全身脏器的调整，也可预防对身体不利的因素发生。

（3）用药指导：适当摄取钙质和维生素 D，可减轻因雌激素降低所致的骨质疏松；积极防治围绝经期妇女常见病，如糖尿病、高血压、冠心病、肿瘤和骨质疏松症等；指导患者遵医嘱服药，不得自行停药或变更剂量；长期使用性激素类药物的患者应定期复查，以观察用药效果和症状缓解程度。

（4）疾病相关知识宣教：围绝经期妇女应定期做健康检查，以防治雌激素缺乏和衰老性疾病，如绝经期综合征、心血管疾病、骨质疏松症、肿瘤、阿尔茨海默病。在全面体检的基础上，遵照个体化原则制订适当的激素替代治疗方案以保证治疗的全面性。除一般性体检外，还应进行妇科相关疾病筛查包括外阴、阴道及子宫颈炎症和肿瘤、子宫和卵巢肿瘤、盆腔炎症、乳腺良性疾病和肿瘤等。

◀ 第八节 妊娠滋养细胞疾病患者的护理 ▶

一、葡萄胎

葡萄胎也称水泡状胎块（hydatidiform mole），是因妊娠后胎盘绒毛滋养细胞增生、间质水肿，而形成大小不一的水泡，水泡间借蒂相连成串，形如葡萄状，故名葡萄胎。葡萄胎分为完全性葡萄胎和部分性葡萄胎两类，大多数为完全性葡萄胎。流行病学调查表明，完全性葡萄胎在亚洲和拉丁美洲国家的发生率较高，而北美和欧洲国家发生率较低。在我国完全性葡萄胎平均每 1000 次妊娠有 0.78 次，其中浙江省最高，为 1.39 次，山西省最低，为 0.29 次。部分性葡萄胎的发生率远低于完全性葡萄胎。

【病因及发病机制】

1. 完全性葡萄胎

（1）营养状况与社会经济因素：是可能的高危因素之一，饮食中缺乏维生素 A 及其前体胡萝卜素和动物脂肪者发生葡萄胎的概率显著升高。

（2）年龄：大于 35 岁的妇女妊娠时葡萄胎的发生率是年轻妇女的 2 倍，大于 40 岁的妇女妊娠时葡萄胎的发生率是年轻妇女的 7.5 倍，大于 50 岁的妇女妊娠时约 1/3 可能发生葡萄胎。小于 20 岁的妇女发生葡萄胎概率也显著升高。

（3）既往葡萄胎史：也是高危因素，有过 1 次葡萄胎妊娠者，再次妊娠葡萄胎的发生率为 1%；有过 2 次葡萄胎妊娠者，再次妊娠葡萄胎的发生率为 15%～20%。

（4）流产和不孕史：可能是高危因素。

2. 部分性葡萄胎 部分性葡萄胎高危因素的流行病学调查资料较少。其发生可能与口服避孕药和不规则月经有关，与饮食因素无关。

【临床表现】

1. 完全性葡萄胎

（1）停经后阴道流血：为最常见的症状。停经 8～12 周开始有不规则阴道流血，量多少不定，时出时停，反复发作，逐渐增多。

（2）子宫异常增大、变软：约半数以上葡萄胎患者的子宫大于停经月份，质地变软，并伴有血清 hCG 水平异常升高。

（3）腹痛：为阵发性下腹痛，疼痛可忍受，常发生于阴道流血之前。若发生卵巢黄素囊肿扭转或破裂，可出现急腹痛。

（4）妊娠呕吐：多发生于子宫异常增大和 hCG 水平异常升高者，一般出现时间较正常妊娠早，且症状严重、持续时间长。

（5）妊娠期高血压疾病征象：多发生于子宫异常增大者，出现时间较正常妊娠早，在妊娠 24 周前可出现高血压、水肿和蛋白尿，且症状严重，容易发展为子痫前期。

（6）卵巢黄素化囊肿：一般无症状，常在水泡状胎块清除后 2～4 个月自行消退。

（7）甲状腺功能亢进征象：约 7% 的患者可出现轻度甲状腺功能亢进症状，如心动过速、皮肤潮湿和震颤，但突眼少见。

2. 部分性葡萄胎　没有完全性葡萄胎的典型症状，程度也常较轻。阴道流血常见，一般无腹痛，不伴卵巢黄素化囊肿。在临床上也可表现不全流产或过期流产。

【辅助检查】

1. 产科检查　子宫可大于停经月份、质地较软，腹部检查扪不到胎体。

2. 超声检查　B 型超声检查是诊断葡萄胎的一项重要辅助检查。最好采用经阴道彩色多普勒超声检查。

3. 多普勒胎心测定　听不到胎心音，只能听到子宫血流杂音。

4. 绒毛膜促性腺激素（hCG）测定　hCG 测定是诊断葡萄胎的重要辅助检查。hCG 处于高值范围且持续不降或超出正常妊娠水平。

5. 流式细胞测定　完全性葡萄胎的染色体核型为二倍体，部分性葡萄胎为三倍体。

【治疗】

1. 清宫　葡萄胎一经临床诊断，应及时清宫。

2. 卵巢黄素化囊肿的处理　卵巢黄素化囊肿一般不需处理，但若黄素化囊肿蒂扭转且卵巢血运发生障碍应行手术，切除患侧卵巢。

3. 预防性化疗　存在争议，一般认为预防性化疗仅适用于有高危因素和随访困难的葡萄胎患者。

4. 自然转归　一般情况下，葡萄胎清宫后，血清 hCG 稳定下降，降至正常的时间为 9～14 周。若葡萄胎清宫后 hCG 持续异常则需考虑妊娠滋养细胞肿瘤。完全性葡萄胎发生子宫局部侵犯和（或）远处转移的概率约为 15% 和 4%。部分性葡萄胎发生子宫局部侵犯的概率约为 4%，一般不发生转移。

【护理评估】

1. 病史评估　评估患者既往病史，包括滋养细胞疾病史。评估患者的月经史、生育史、本次妊娠反应时间及程度、阴道流血情况等。有阴道流血者，应询问阴道流血的量、质、时间及有无水泡状物质排出。

2. 全身症状评估 评估患者有无水肿、蛋白尿、高血压等妊娠高血压综合征症状，有无贫血、腹部隐痛或急腹痛症状。

3. 风险评估 患者入院2小时内进行各项风险评估，包括患者压疮危险因素评估、患者跌倒/坠床危险因素评估、日常生活能力评定、入院护理评估。

4. 心理状态评估 评估患者情绪反应、对疾病的认知程度、生育要求及对手术治疗的接受程度等。

【护理措施】

（一）术前护理

1. 一般护理

（1）按早孕人工流产术、清宫术、宫内节育器取出术护理常规进行护理，具体内容见第五章第一节"妇科护理常规"。

（2）术前检查：协助患者做好血、尿常规，肝、肾功能，血 hCG、出凝血时间、血型、配血、妇科彩超、心电图、X 线检查等各项检查。

（3）术前准备：按早孕人工流产术、清宫术、宫内节育器取出术护理常规进行护理，具体内容见第五章第一节"妇科护理常规"。

2. 病情观察 严密观察患者腹痛及阴道流血情况，流血过多时，监测血压、脉搏、呼吸等生命体征。观察每次阴道排出物，一旦发现有水泡状组织要送病理检查。

3. 专科指导

（1）阴道流血

1）记录阴道流血量，严密观察阴道流血的颜色、性质，若有水泡状组织排出物，应收集标本，送病理科检查。

2）若阴道大量流血，应嘱患者卧床休息，必要时遵医嘱予以处理，做好输血及抢救准备。

3）预防感染：帮助患者更换会阴垫，在床单上铺垫一次性检查单，必要时随时更换，保持会阴部清洁，避免逆行感染。

4）大量阴道流血患者会出现精神紧张，应安慰患者，解除患者思想顾虑。

5）严重贫血患者，应注意保护患者安全，防止跌倒的发生。

（2）妊娠呕吐

1）指导患者进食清淡、富有营养、适合口味的食物，并少食多餐。

2）必要时遵医嘱静脉补液，保证患者摄入所需营养及液体。

3）注意观察呕吐物性质，并告知患者保持口腔卫生，每次呕吐后要漱口。

4）保持病房内清洁、空气清新，消除可能引起呕吐的因素，必要时，遵医嘱给予镇静药。

4. 心理护理 护士通过耐心细致的观察和沟通，使患者消除焦虑、恐惧等不良情绪，使其积极配合治疗。向患者及家属讲解尽快清宫手术的必要性及注意事项等，消除患者顾虑，增强患者治愈疾病的信心。

5. 健康教育

（1）饮食：术前进食高蛋白、高维生素、易消化的食物。

（2）休息：适当运动，保证充足的睡眠。保持病房内清洁、空气清新。

（二）术后护理

1. 一般护理 按早孕人工流产术、清宫术、宫内节育器取出术护理常规进行护理，见第五章第一节"妇科护理常规"。

2. 病情观察

（1）观察患者术后生命体征。

（2）观察阴道流血量，如果出现突然性的大出血（超过月经量）及时通知医生，注意保留会阴垫。

3. 用药护理 遵医嘱术后给予抗生素治疗，预防感染，并做好药物护理。

（1）注意事项：输液时如有不适，如胸闷、恶心、皮疹等，及时告知医护人员。

（2）不良反应：少数情况下发生过敏反应、毒性反应。

4. 并发症护理观察 主要并发症是子宫穿孔。应严密观察患者是否有持续性剧烈腹痛或恶心、呕吐、面色苍白、四肢发冷等症状，出现上述症状时及时通知医生。

5. 心理护理 详细评估患者对疾病的心理承受能力，鼓励患者表达因不能得到良好妊娠结局而产生的悲伤，评估患者对疾病、治疗手段的认识，确定其主要的心理问题，给予有针对性的疏导。

6. 健康教育

（1）饮食：指导患者进食高蛋白、富含维生素 A、易消化的饮食。

（2）活动：适当活动，保证睡眠时间及质量，改善机体免疫功能。

（3）用药指导：告知患者用药的目的，并嘱患者严格遵医嘱用药。

（4）出院指导

1）注意调整情绪，保持乐观心态。

2）注意保暖，避免感冒着凉。

3）随访时间及内容：葡萄胎的恶变率为 10% ~ 25%，故葡萄胎患者的随访意义重大。①hCG 定量测定：葡萄胎清宫后每周检测 1 次，直至连续 3 次阴性；然后每月 1 次，共 6 个月；此后再每 2 月 1 次，共 6 个月。②在随访 hCG 的同时，还应随访患者的月经是否规律，有无阴道异常流血，有无咳嗽、咯血及其他转移灶症状。有病情变化应随时就诊。③定期做妇科检查、盆腔 B 型超声及 X 线胸片检查。

4）保持室内空气清新；保持外阴清洁，勤换洗内裤。

5）每次清宫术后禁止性生活及盆浴 1 个月以防感染。

6）患者随访期间，必须严格避孕 1 年。避孕首选避孕套或口服避孕药，一般不用宫内节育器。

7）若打算再次怀孕，应遵医嘱确定再次妊娠时间。妊娠后应在妊娠早期行 B 型超声检查及 hCG 测定，以明确是否正常妊娠，产后也需 hCG 随访至正常。

7. 延续护理 做好电话及门诊的随访，以便全面评估患者的治疗效果。

二、妊娠滋养细胞肿瘤

妊娠滋养细胞肿瘤（gestational trophoblastic neoplasia，GTN）是恶性妊娠滋养细胞疾病，发病率在东南亚最高，欧美地区较低，包括侵蚀性葡萄胎（invasive mole）、绒毛膜癌（choriocarcinoma）以及罕见的胎盘部位滋养细胞肿瘤。侵蚀性葡萄胎是指葡萄胎组织侵入子宫肌层或转移至子宫以外的疾病，全部继发于葡萄胎妊娠，一般认为有 5% ~ 20% 的葡萄胎可发展成侵蚀性葡萄胎，大多数侵蚀性葡萄胎发生在葡萄胎清除后 6 个月内，恶性程度一般不高，预后较好。绒毛膜癌是滋养细胞疾病中恶性程度最高的一种，患者多为育龄妇女，也可发生于绝经后妇女，其中 50% 继发于葡萄胎，少数发生于足月产、流产及异位妊娠后。在化疗药问世之前，绒毛膜癌的死亡率高达 90% 以上。随着诊断技术及治疗方法的发展，绒毛膜癌患者的预后已得到极大的改善。

【病因及发病机制】

病因尚不清楚，可能与卵子的异常受精有关。侵蚀性葡萄胎镜下可见水泡状组织侵入子宫肌层，有绒毛结构及滋养细胞增生和异型性，但绒毛结构也可退化，仅见绒毛阴影。绒毛膜癌镜下可见滋养细胞和合体滋养细胞成片状高度增生，明显异型，不形成绒毛或水泡状结构，并广泛侵入子宫肌层造成出血坏死。

【临床表现】

1. 无转移滋养细胞肿瘤 大多数继发于葡萄胎妊娠。

（1）阴道流血：在葡萄胎排空、流产或足月产后，有持续的不规则阴道流血，量多少不定。也可表现为一段时间的正常月经后再停经，然后又出现阴道流血。长期阴道流血者可继发贫血。

（2）子宫复旧不全或不均匀性增大：在葡萄胎排空后 4~6 周子宫尚未恢复到正常大小，质地偏软。也可受肌层内病灶部位和大小的影响，表现出子宫不均匀性增大。

（3）卵巢黄素化囊肿：由于 hCG 的持续作用，在葡萄胎排空、流产或足月产后，两侧或一侧卵巢黄素化囊肿可持续存在。

（4）腹痛：一般无腹痛，但当子宫病灶穿破浆膜层时可引起急性腹痛及其他腹腔内出血症状。若子宫病灶坏死继发感染也可引起腹痛及脓性白带。黄素化囊肿发生扭转或破裂时也可出现急性腹痛。

（5）假孕症状：由于肿瘤分泌的 hCG 及雌、孕激素的作用，表现出乳房增大，乳头及乳晕着色，甚至有初乳样分泌，外阴、阴道、宫颈着色，生殖道质地变软。

2. 转移性滋养细胞肿瘤　大多为绒毛膜癌，肿瘤主要经血行播散，转移发生早而且广泛。最常见的转移部位是肺（80%），再依次是阴道（30%）、盆腔（20%）、肝（10%）和脑（10%）等，各转移部位症状的共同特点是局部出血。

（1）肺转移：通常无症状，仅通过 X 线胸片或肺 CT 作出诊断。典型表现为胸痛、咳嗽、咯血及呼吸困难。这些症状常呈急性发作，但也可呈慢性持续状态达数月之久。在少数情况下，可因肺动脉滋养细胞瘤栓形成，造成急性肺梗死，出现肺动脉高压、急性呼吸功能衰竭及右心衰竭。

（2）阴道转移：转移灶常位于阴道前壁及穹隆，呈紫蓝色结节，破溃时引起不规则阴道流血，甚至大出血。一般认为系宫旁静脉逆行性转移所致。

（3）肝转移：为不良预后因素之一，多同时伴有肺转移。多数无转移相关症状，也可表现上腹部或肝区疼痛、黄疸等，若病灶穿破肝包膜可出现腹腔内出血，导致死亡。

（4）脑转移：预后凶险，为主要的致死原因。一般同时伴有肺转移和（或）阴道转移。转移初期多无症状。脑转移的形成可分为 3 个时期：

1）瘤栓期：可表现为一过性脑缺血症状如猝然跌倒、暂时性失语、失明等。

2）脑瘤期：出现头痛、喷射样呕吐、偏瘫、抽搐直至昏迷。

3）脑疝期：颅内压不断升高，脑疝形成，压迫生命中枢，最终死亡。

（5）其他转移：包括脾、肾、膀胱、消化道、骨等，其症状视转移部位而异。

3. 临床分期　采用国际妇产联盟（FIGO）妇科肿瘤委员会制订的临床分期，该分期包含了解剖学分期和预后评分系统两个部分（表 5-10、表 5-11），其中规定预后评分≤6 分为低危，≥7 分为高危。

表 5-10　滋养细胞肿瘤解剖学分期（FIGO，2000 年）

Ⅰ 期	病变局限于子宫
Ⅱ 期	病变扩散，但仍局限于生殖器官（附件、阴道、阔韧带）
Ⅲ 期	病变转移至肺，有或无生殖系统病变
Ⅳ 期	所有其他转移

表 5-11　FIGO/WHO 预后评分系统（2000 年）

评分	0	1	2	4
年龄（岁）	<40	≥40	—	—
前次妊娠	葡萄胎	流产	足月产	—
距前次妊娠时间（月）	<4	4～<7	7～12	>12
治疗前血 hCG（U/L）	≤10^3	10^3～10^4	10^4～10^5	>10^5
最大肿瘤大小（包括子宫）	—	3～<5cm	≥5cm	—
转移部位	肺	脾、肾	胃肠道	肝、脑
转移病灶数目		1～4	5～8	>8
先前失败化疗	—	—	单药	两种或两种以上药物

【辅助检查】

1. 侵蚀性葡萄胎

（1）血 hCG 值连续测定：葡萄胎清宫后血 hCG 值连续 2 周升高或平台状超过 3 周，或葡萄胎排空后 6 周，血 hCG 持续高水平超过 6 周，且临床已排除葡萄胎残留、黄素化囊肿或再次妊娠。

（2）彩色多普勒超声：显示低阻抗丰富血流改变。

（3）胸片，CT，MRI，动脉造影，腹腔镜检查等：可用于诊断肺转移、脑转移和盆腹腔脏器、腹膜和子宫的转移病灶。

2. 绒毛膜癌

（1）hCG 测定：是诊断绒毛膜癌的最重要手段。一般 β-hCG 降至正常值在人工流产和自然流产后分别约需 30 日和 19 日，足月妊娠分娩后为 12 日，异位妊娠为 8～9 日。若超过上述时间，hCG 仍持续在高值并有上升，结合临床情况，绒毛膜癌诊断可以确定。

（2）影像学诊断：B 型超声（子宫、肝、脾、肾等），X 线胸片、CT、MRI。

（3）组织学诊断：在子宫肌层内或子宫外转移灶组织中若见到绒毛或退化的绒毛阴影，则诊断为侵蚀性葡萄胎；若仅见成片滋养细胞浸润及坏死出血，未见绒毛结构者则诊断为绒癌。

【治疗】

以化疗为主，手术和放疗为辅。年轻未生育者尽可能不切除子宫，以保留生育功能，如不得已切除子宫者仍可保留正常卵巢。需手术治疗者一般主张先化疗，待病情基本控制后再手术，对肝、脑有转移的重症患者可加用放射治疗。

【护理评估】

1. 病史评估　评估个人及家属的既往史，包括滋养细胞疾病史、药物使用史及过敏史。若既往曾患葡萄胎则应详细了解第 1 次清宫的时间、水泡大小、吸出组织物的量，以及清宫后阴道流血的量、性质、时间长短、子宫复旧情况。了解血、尿 hCG 水平及肺部 X 线检查结果。采集阴道不规则出血的病史，询问生殖道、肺部、脑等转移的相应症状。了解是否做过化疗及化疗的时间、药物、剂量、疗程、疗效及用药后机体的反应情况。

2. 身体评估

（1）评估临床症状：了解阴道出血情况，有无腹痛等症状。

（2）评估患者有无咳嗽、咳痰、咯血、胸痛、头痛、呕吐等转移症状。

3. 风险评估　患者入院 2 小时内进行各项风险评估，包括患者压疮危险因素评估、患者跌倒/坠床危险因素评估、日常生活能力评定、入院护理评估。

4. 心理-社会评估

（1）评估患者是否有恐惧、焦虑、情绪低落、对预后担心、害怕化学药物治疗等不良情绪。掌握患者心理，如生育过的患者因为要切除子宫而担心女性特征的改变，未生育的患者则因为要切除子宫而绝望。

（2）评估患者的宗教信仰、价值观、工作状况、生活方式、家庭状况、经济状况等。评估家属对本病及其治疗方法、预后是否了解及焦虑程度。

【护理措施】

（一）术前护理

1. 一般护理　按妇科手术护理常规进行护理，具体内容见第五章第一节"妇科护理常规"。

2. 病情观察

（1）观察阴道流血：严密观察腹痛及阴道流血情况，记录出血量，流血多时密切观察生命体征，观察阴道排出物，有水泡样组织及时送检并保留会阴垫，以便评估出血量及排出物的性质。随时做好术前准备，配血备用，建立静脉通道，准备好催产素及抢救物品及药品。

（2）发现大出血时，应立即报告医生，及时监测生命体征，并做好急诊手术准备。

3. 心理护理 评估患者及家属对疾病的心理反应，了解患者既往面对应激情况的反应、方式，并指导患者面对疾病的应对方式。向患者及家属讲解疾病的相关知识，帮助患者和家属树立信心。让患者诉说心理痛苦及失落感，并鼓励其接受现实。介绍化疗方案及药物的相关知识及自我护理的常识，以减少顾虑。

4. 健康教育

（1）饮食：鼓励患者进食高蛋白、高热量、高维生素、易消化饮食，同时注意食物色、香、味搭配，以增进患者的食欲。对不能进食或进食不足者，应遵医嘱给予静脉补充营养。

（2）卫生指导：病房应空气流通，安静舒适。保持皮肤及外阴清洁，患者可每日用温水清洗外阴 1～2 次。

5. 肿瘤转移患者的护理

（1）阴道转移：①禁止做不必要的检查和使用窥器，尽量卧床休息，密切观察阴道有无破溃出血。②准备好各种抢救器械和物品。③如发生转移灶破溃大出血时应立即通知医生并配合抢救。遵医嘱用长纱条压迫止血，同时注意保持外阴清洁，严密观察出血情况和生命体征，观察有无感染及休克。纱条必须于 24～48 小时取出，取出时做好输液、输血及抢救的准备。若出血未止可重新填塞，记录取出和再次填塞纱条的数量，同时给予输血、输液，遵医嘱应用抗生素预防感染。

（2）肺转移：①嘱卧床休息，减轻患者消耗，协助呼吸困难者取半卧位并给予吸氧。②按医嘱给予镇静剂及化疗药。③大量咯血时有窒息、休克甚至死亡的危险，给予患者头低患侧卧位并保持呼吸道的通畅，轻击背部，排出积血。同时迅速通知医生，配合医生进行止血、抗休克治疗。

（3）脑转移：①严密观察病情。②让患者尽量卧床休息，起床时应有人陪伴，防止瘤栓期一过性症状发生时造成损伤。观察颅内压增高的症状，记录出入量，观察有无电解质紊乱的症状，一旦发现异常情况立即通知医生并配合处理。③按医嘱给予静脉补液、止血剂、脱水剂、吸氧、化疗等，严格控制补液总量和补液速度，防止颅内压升高。④采取必要的护理措施预防跌倒、咬伤、吸入性肺炎、角膜炎、压疮等情况的发生。⑤做好 hCG 测定、腰穿的配合。⑥昏迷、偏瘫者按相应的护理常规实施护理。

（二）术后护理

1. 一般护理　见第五章第一节"妇科护理常规"。

2. 病情观察

（1）术后每小时观察 1 次血压、脉搏、呼吸并记录，共 3 次。

（2）观察腹部伤口有无渗血、渗液，观察疼痛程度。

3. 用药护理　常用的一线化疗药物有甲氨蝶呤（MTX）、放射菌素 D（Act-D）、氟尿嘧啶（5-FU）等。

（1）甲氨蝶呤（MTX）：①目的：可抑制四氢叶酸生成，从而干扰 DNA 合成。②方法：肌内注射者，$0.4mg/(kg \cdot d)$，连续 5 日，疗程间隔 2 周；静脉滴注者，250mg，维持 12 小时。③注意事项：给药期间应测定血 β-hCG 及进行 B 型超声检查，严密监护。④不良反应：用药后可能出现胃肠炎、药物性肝炎、肾功能损害、骨髓抑制、皮炎、口腔炎等不良反应。

（2）放射菌素 D（Act-D）：①目的：嵌入 DNA 双螺旋的小沟中，与 DNA 形成复合体，阻碍 RNA 多聚酶的功能，抑制 RNA 的合成，特别是 mRNA 的合成。②方法：静脉滴注，$10 \sim 12\mu g/(kg \cdot d)$，连续 5 日，疗程间隔 2 周。③注意事项：最近患过水痘患者不宜用本品；骨髓功能低下、有痛风病史、肝功能损害、感染等应慎用。④不良反应：可引起骨髓抑制、胃肠道反应、脱发等。

（3）氟尿嘧啶（5-FU）：①目的：通过抑制胸腺嘧啶核苷酸合成酶而抑制 DNA 的合成。②方法：$28 \sim 30mg/(kg \cdot d)$，静脉滴注，连续 $8 \sim 10$ 日，疗程间隔 2 周。③注意事项：用药期间应严格检查血象。④不良反应：骨髓抑制、胃肠道反应、脱发、红斑性皮炎、皮肤色素沉着等。

4. 化疗患者的护理　参照化疗患者护理常规，积极采取措施减轻患者化疗的不良反应及疼痛等不适症状。

5. 健康教育

（1）饮食：忌生、冷、刺激性食物，可适当进食高蛋白、高维生素、易消化饮食。鼓励患者多进食，以增加机体抵抗力。

（2）卫生指导：术后 $2 \sim 7$ 日内，阴道可能有少量血性分泌物，需保持会阴部的清洁以防感染。

（3）化疗间歇期指导：指导患者适当活动。若患者有造血功能抑制，尤其是白细胞计数较低时应移至单人病房，并谢绝探视，实行保护性隔离。根据病情决定每日测量体温的次数，遵医嘱使用升白细胞药物和抗生素。

（4）出院指导：①自术后到来正常月经前禁性生活及盆浴，以免发生感染。②教会患者正确留取中段尿。③1 周后电话查询病理结果。④术后 1 个月到门诊复查，不适随诊。⑤注意休息，不过分劳累，阴道转移者应卧床休息，以免引起破溃大出血。⑥做好避孕，但应避免选用宫内节育器和药物避孕方法。

6. 延续护理

（1）出院后严密随访，警惕复发：第 1 年每月随访 1 次；1 年后每 3 个月随访 1 次，持续 3 年；再改为每年 1 次，持续 2 年；此后每 2 年 1 次，随访至少 5 年。

（2）随访内容：在随访血、尿 hCG 的同时，应注意有无阴道异常流血、咳嗽、咯血及其他转移灶症状。定时做妇科检查、盆腔 B 型超声及胸片或胸部 CT 检查。

◀ 第九节　不孕症与辅助生殖技术并发症的护理 ▶

一、不孕症

女性无避孕性生活至少 12 个月而未孕称为不孕症（infertility），在男性则称为不育症。不孕症分为原发性和继发性两大类，既往从未有过妊娠史，无避孕而从未妊娠者称为原发性不孕；既往有过妊娠史，而后无避孕连续 12 个月未孕者，称为继发性不孕。

【病因】

多项流行病学调查结构显示，不孕夫妇中，女方因素占 40%～50%，男方因素占 25%～40%，男女双方共同因素占 20%～30%，不明原因的约占 10%。

1. 女性不孕因素　女性不孕中盆腔因素约占 35%，排卵因素约占 25%～35%，不明原因的约占 10%～20%，另外 10% 为不常见因素，包括子宫因素、宫颈因素、免疫因素等。

（1）盆腔因素：是不孕症常见原因，如输卵管炎症、输卵管发育异常、盆腔粘连、盆腔炎症、子宫内膜异位症等。

（2）排卵因素

1）卵巢病变：卵巢不能正常排卵。

2）下丘脑-垂体-卵巢轴功能紊乱：无排卵型功血。

3）先天性性腺发育不良。

（3）不常见因素

1）子宫因素：子宫畸形。

2）宫颈因素：宫颈肥大、宫颈息肉及宫颈黏液发生改变阻碍精子的通行。

3）阴道因素：阴道先天或后天的损伤。

2. 男性不孕因素　主要为精子生成障碍、精子运送障碍（约占30%）。

（1）精液异常。

（2）精子运送异常。

（3）免疫因素。

（4）内分泌功能紊乱：下丘脑-垂体-睾丸轴功能紊乱。

（5）勃起异常。

3. 男女双方因素

（1）缺乏性生活基本知识或双方精神过度紧张。

（2）免疫因素：精子免疫、女性体液免疫、子宫内膜局部细胞免疫异常。

4. 不明原因不孕　指经过不孕症的详细检查，依靠现今检查方法尚未发现明确病因的不孕症，约占总不孕人群的10% ~ 20%。

【辅助检查和诊断】

1. 女方检查和诊断

（1）体格检查：检查生殖器和第二性征发育情况、身高、体重、生长发育情况，有无多毛、溢乳等，必要时行胸片检查排除结核，行MRI检查排除垂体病变。

（2）盆腔B型超声检查：可发现子宫、卵巢、输卵管有无器质性病变，可显示卵巢窦卵泡的数目，以判断卵巢储备功能。

（3）排卵及内分泌功能测定：常用方法包括基础体温测定、子宫颈黏液评分、血清内分泌激素的检测以及盆腔B型超声监测卵泡发育、排卵的情况等。激素检测常包括血清FSH、LH、E2、P、T、PRL的检查。必要时测定甲状腺、肾上腺皮质功能及其他内分泌功能，以排除全身内分泌异常导致的卵巢功能异常。子宫内膜病理检查有助于了解有无排卵及黄体功能。

（4）输卵管通畅试验：包括子宫输卵管通液术、子宫输卵管碘液造影、子宫输卵管超声造影、腹腔镜直视下行输卵管通液（亚甲蓝液），有条件者可做输卵管镜检查。

（5）宫颈与子宫因素检查：除常规妇科检查外，可采用阴道、宫颈分泌物细胞学、细菌学和病原体检查，宫颈黏液评分以及性交后试验（postcoital test，PCT）等。必要时可行宫腔镜或腹腔镜检查。

（6）生殖免疫学检查：包括精子抗原、抗精子抗体、抗子宫内膜抗体的检查等。

2. 男方检查和诊断

（1）体格检查：除全身检查外，重点检查外生殖器，注意发育情况，是否存在炎症、畸形及瘢痕等异常。

（2）实验室检查：包括精液常规检查、精浆的生化检查、性交后试验、精子穿透仓鼠试验、内分泌检查、染色体检查、免疫学检查、输精管及精囊造影术、睾丸活检。

【治疗】

1. 女方治疗

（1）无排卵者促排卵的治疗：可进行药物诱发排卵、卵巢楔切手术诱发排卵、中药及针灸诱发排卵等治疗。

（2）输卵管功能异常的治疗：包括药物治疗、手术治疗（经宫腔通液术、经宫颈输卵管导管疏通术、输卵管切除术）。

（3）子宫内膜异位症的治疗：可进行宫腔镜和腹腔镜下检查、清除病灶及粘连分离术。

2. 男方治疗

（1）药物治疗：可应用促性腺激素释放激素、人绝经期促性腺激素、绒毛膜促性腺激素、克罗米酚、他莫西芬、溴隐亭、雄激素等。

（2）外科治疗：包括隐睾的外科治疗、精索静脉曲张的外科治疗、精道梗阻的外科治疗。

（3）辅助生殖技术：包括人工授精、体外受精和胚胎移植。

【护理评估】

1. 病史评估

（1）女方健康情况：全面评估既往史和现病史，包括妇女年龄、生长发育史、生育史、生活及同居时间、性生活及避孕情况、其他病史等。重点评估月经史、生殖器官炎症史、慢性病史。对于继发性不孕者，了解其以往流产或分娩情况，有无感染史、烟酒嗜好等，家庭及经常接触的人中有无罹患肺结核病。

（2）男方健康情况：有无影响生育的疾病及外伤手术等。

（3）评估目前的检查结果、治疗情况及效果、用药情况及有无不良反应。

2. 身体评估 双方均应行全身检查以除外全身性疾病。

（1）男方：检查重点为外生殖器有无畸形或病变。

（2）女方：妇科检查包括处女膜的检查（有无处女膜过厚或较坚韧），有无阴道痉挛或横膈、纵隔、瘢痕或狭窄，有无子宫颈或子宫异常，子宫附件有无压痛、增厚或肿块。

3. 心理状态评估

（1）评估患者的心理-社会状况：经济情况、合作程度、对疾病的认知程度及对治疗的接受程度等。

（2）评估患者情绪反应，有无焦虑、悲观情绪。

【护理措施】

1. 一般护理

（1）皮肤护理：保持皮肤清洁，避免皮肤破溃引发感染。应经常变换注射部位，每次注射时要检查注射部位的皮肤，是否有硬结、表皮凹陷或感到疼痛，皮肤颜色有无改变等。

（2）合理膳食：加强营养，保证饮食平衡，不偏食。多食用瘦肉、鸡蛋、鱼类、蔬菜，以保障必要的蛋白质、维生素和微量元素的供给。

2. 用药护理

（1）枸橼酸氯蔗酰胺或克罗米酚（Clomifene Citrate，CC）：是应用最广泛的临床首选促排卵药。

1）药理作用：CC 的化学结构式和雌激素相类似，本身的雌激素效应微弱，与下丘脑的雌激素受体结合、刺激垂体分泌 FSH 和 LH，FSH 升高促进卵泡发育，常致一批卵泡生长并成熟。

2）不良反应：较多见的不良反应有经间期下腹一侧疼痛、卵巢囊肿、血管收缩征兆（如潮热），少见的不良反应有乏力、头晕、抑郁、恶心、呕吐、食欲强烈、体重增加、风疹、皮疹、过敏性皮炎、复视、畏光、视力下降、多胎妊娠、乳房不适及可逆性脱发等。

（2）人绝经期促性腺激素（human menopausal gonadotropin，HMG）

1）药理作用：hMG 是从绝经后妇女尿液中提取的 FSH 和 LH 混合产品，具有促卵泡生成素（FSH）的作用，促进卵巢中卵泡发育成熟和睾丸生成并分泌甾体性激素，使女性子宫内膜增生。

2）不良反应：主要为卵巢过度刺激综合征，表现为下腹不适或腹胀、腹痛、恶心、呕吐、卵巢增大。严重者可出现胸闷、气急、尿量减少、胸腔积液、腹腔积液、甚至卵泡囊肿破裂出血等。此外尚有多胎妊娠、早产等。

（3）促卵泡生长激素（folliclestimulatinghormone，FSH）

1）药理作用：促进卵巢中卵泡发育成熟和睾丸生成并分泌甾体性激素，使女性子宫内膜增生。

2）不良反应：①很常见的有卵巢囊肿、轻度至重度的注射部位反应（疼痛、红肿、淤血、肿胀）、头痛。②常见的有轻至中度卵巢过度刺激综合征、腹痛和胃肠道症状（如恶心、呕吐、腹泻、腹部疼痛性痉挛和胀气）。③严重卵巢过度刺激综合征，较少见。

（4）促性腺激素释放激素（Gonadotrophic Hormone Releasing Hormone，GnRH）

1）药理作用：生育治疗中的垂体降调节，能够选择性抑制垂体，因而可以提高体外同时或后继给予促性腺激素刺激的成功率。

2）不良反应：常见的有潮红、阴道干燥、性欲下降、抑郁，肝酶水平增高，感觉异常及视觉障碍；少见的不良反应主要是轻微过敏症状，如发热、瘙痒、头痛、疲乏和睡眠紊乱。

（5）溴隐亭（bromocriptine）

1）药理作用：溴隐亭是麦角碱衍生物，作用于下丘脑神经原，抑制多巴胺受体降解，是一种多巴胺激动剂。

2）不良反应：常见的有恶心、呕吐、头痛、眩晕或疲劳。出现时不需要停药，服用溴隐亭前1小时服用某些止吐药，如乘晕宁、甲哌硫丙嗪、甲氧氯普胺等，可抑制恶心、头晕。极少数可出现直立性低血压。大剂量时可能出现幻觉、意识精神错乱、视觉障碍、运动障碍、口干、便秘、口痉挛。

3. 心理护理 不孕引起的心理压力对于夫妇双方都很大，会产生焦虑、抑郁情绪，护士应教会患者放松身心的方法，鼓励患者积极面对治疗。

（1）建立良好的护患关系：良好的护患关系能较好地消除患者的多种负性情绪，满足其心理需求，促进患者康复。在不孕症的诊治过程中，医护人员要主动与患者沟通，给予心理支持。认真倾听患者的诉说，取得患者的信任。

（2）营造人文氛围：将不孕症就诊环境营造成一个充满人性化和人情味的，以关心患者、尊重患者、维护患者利益为中心的人文环境。

（3）保护患者的隐私与自尊，对患者不愿暴露的隐私应给予保护。

（4）由于男女双方精神过于紧张，而影响精子的产生或排卵及输卵管功能时，应设法使者解除思想顾虑，保持愉快的心情、健康的心态。具体方法如下：

1）事前指导：不孕夫妇预备接受检查或治疗前，给予事前指导，详细说明各项步骤及需要的准备事项，以减轻他们的担心及焦虑。

2）提供支持：医护人员必须能够倾听并敏感地了解他们的感受，及时给予指导，必要时适时地将不孕夫妇转介到心理专家处，甚至暂停治疗一段时间，以缓解情绪的压力。

3）协助处理家庭关系：患者不孕的情绪问题极其需要来自家庭的关怀，医护人员应协助家庭成员了解病情，鼓励家庭成员多关心、多照顾、多理解患者。

（5）进行心理疏导，指导不孕患者采取以下对策：

1）保持充实的生活，减少无所事事的时间。

2）广泛阅读不孕方面的资料，积极与医师讨论治疗方案。

3）屈服于情绪，尽情发泄，想哭就大声哭出来。

4）与丈夫、关心自己的人或曾成功应对不孕的妇女讨论自己的挫折、失望、恐惧、害怕、沮丧和希望。

（6）对表现出自卑或绝望的妇女，护士应提供心理支持，使她们能正确对待生活与生育。

4. 健康教育

（1）饮食指导：机体营养状态对垂体及性腺功能有直接的影响，应加强营养以满足机体需要；告诫夫妇双方绝对戒烟、戒酒。

（2）生活指导：建立良好的生活习惯，避免劳累，合理锻炼，增强体质，注意经期卫生。

（3）疾病相关知识宣教

1）评估夫妇对不孕症相关知识的掌握程度，了解有无错误观念，并进行科学指导。

2）教会不孕症妇女预测排卵期的方法，并告知最好在排卵前 2～3 日或排卵后 24 小时内性交，且性交次数适当，避免过频、过少，使其掌握好性交时机及受孕技巧，以增加受孕机会。

3）劝告男女双方做必要的检查，对已发现的疾病应进行积极治疗。对调节卵巢功能或输卵管不畅需接受较为长期的治疗者，鼓励患者坚持治疗。告知绝对不孕症患者可根据自身条件接受相应的治疗方案，如人工授精、体外受精、胚泡植入。

二、卵巢过度刺激综合征

卵巢过度刺激综合征（ovarian hyper stimulation syndrom，OHSS）是应用促排卵药物的严重并发症，其特征性表现为卵巢囊性增大，毛细血管通透性增加，致使体液从血管内向第三体腔转移，形成胸腔积液、腹腔积液，造成血液浓缩，电解质紊乱，肝、肾功能受损及血栓形成。OHSS 是一种医源性疾病，可危及生命，其发生率为 0.6%～14%；OHSS 也是一种自限性疾病，通常 10～14 天可快速自行缓解。

【病因及发病机制】

1. 病因 施行辅助生育技术，如为了有多个卵泡发育而施行控制下超排卵技术（controlled ovarian hyperstimulation，COH）。

2. 发病机制 目前尚未阐明，但在施行控制下超排卵（COH）技术时、注射 hCG 后必然发生。其病情的自然缓解与再次加重也与体内 hCG 浓度的变化密切相关。因此，有人提出 hCG 假说，即 hCG 通过某些物质中介引发 OHSS 的一系列表现。

（1）体液的改变。

（2）血液系统的改变；凝血系统的改变导致血栓的形成。

（3）卵巢增大。

【临床表现】

1. 症状　腹胀、恶心、呕吐、腹泻，严重者完全不能进食，气急、少尿、无尿。

2. 体征　体重迅速增加，出现胸腔积液、腹腔积液、心包积液，成人呼吸窘迫综合征，血管栓塞，甚至多脏器衰竭。

3. 分期

（1）早期：注射 hCG 后 3~7 天。

（2）晚期：注射 hCG 后 12~17 天。

4. 分类（表 5-12）

表 5-12　Golan 分类法

级别	OHSS		
	轻度	中度	重度
1	腹胀不适		
2	腹胀不适、恶心、呕吐及（或）腹泻卵巢增大，直径 5~12cm		
3		除了轻度的症状外，超声检查还发现腹腔积液	
4			除了中度症状外，还出现临床腹腔积液征及（或）胸腔积液或呼吸困难
5			除了上述所有症状外，还出现血容量减少，血液浓缩，血黏度增加，凝血异常，肾灌注减少，肾功能减退

5. OHSS 发生的高危因素（表 5-13）

表 5-13　OHSS 的高危因素（Navot）

高危因素	低危因素
年轻 <35 岁	年龄 >36 岁
PCOS 或 PCOS 样	低促性激素水平
身材瘦小	身材肥胖
高 E_2 水平（ART >4000pg/ml）	低 E_2 水平
传统促排卵 >1700pg/ml	
卵泡数（ART >20	卵泡少
传统促排卵 >6）	
卵泡"项链"征	静止卵巢
妊娠	未孕周期
黄体期 hCG 维持	孕酮维持黄体酮
GnRH-a 方案	未采用 GnRH-a 方案

【辅助检查】

1. 体重、腹围的测量　清晨空腹体重、腹围的测量是评估其严重程度的主要依据。

2. 测量尿量，检查血常规、凝血功能、血生化、B 超、胸片。

【诊断】

注射 HCG48 小时内出现恶心、呕吐、腹痛、不能进食、腹泻且有下述检查结果提示为重度 OHSS。

1. B 超提示　卵巢增大（直径 >5cm），有多个黄体，可见腹腔少量积液。

2. 血细胞比容和白细胞计数升高，低钠、低蛋白血症，肝功能不全（表现为碱性磷酸酶、丙氨酸氨基转移酶、胆红素、肌酸激酶增高）。

【治疗】

1. 轻度 OHSS　在大多数 COH 周期出现，可不必特殊治疗。

2. 中度 OHSS　指导患者自我监测，通过体重测量，尿量测量等措施及早发现重度 OHSS 迹象，并卧床休息，摄入足够的液体。

3. 重度 OHSS

（1）药物治疗：目前常用液体治疗和抗血栓的治疗。

（2）胸腔积液、腹腔积液的处理：大量胸腔积液、腹腔积液出现时，为了迅速缓解症状，可在 B 超引导下穿刺引流。积液通过处理可用于自身静脉注射，以扩充血容量。严重者可同时抽出卵巢黄素囊肿液以减少进入血液循环的 E_2 量。

【护理评估】

1. 病史评估　评估患者此次发病的经过，有无胸闷、憋气、呼吸节律异常、呼吸困难、恶心、呕吐、腹胀等症状；了解目前用药种类及剂量；评估患者有无血栓危险因素；评估既往血栓病史、家族史、过敏史、婚育史。

2. 身体评估　评估患者意识状态，有无注意力不集中、倦怠等表现，评估体重、腹围、腰围、BMI、膳食结构，有无水肿；评估患者的排泄型态、睡眠型态是否改变。

3. 风险评估　患者入院 2 小时内进行各项风险评估，包括患者压疮危险因素评估、患者跌倒/坠床危险因素评估、日常生活能力评定、入院护理评估。

4. 心理社会评估　了解患者有无烟酒嗜好、性格特征、自我保健知识掌握程度；了解家属对卵巢过度刺激综合征的认识及对患者给予的理解和支持情况。

【护理措施】

1. 轻度 OHSS 的护理　无需处理，但注意观察，等待自行缓解。

2. 中度 OHSS 的护理　注意观察腹胀、腹痛、恶心、呕吐及体重突然增加情况。鼓励患者进食易消化、高蛋白、富含维生素食物，少食多餐，减少水分的摄入。症状严重者注意其水电解质平衡情况，尽量减少不必要的腹部检查，同时注意腹痛的部位及伴随症状。

3. 重度 OHSS 的护理

（1）一般护理

1）每日清晨测空腹体重及腹围，测量体重时定时、定体重计、定所穿衣裤。重度 OHSS 患者因胸腹腔积液引起呼吸困难，遵医嘱给予间断氧气吸入，开通静脉通道，及时准确给药。

2）皮肤护理：①因 OHSS 患者体内蛋白低，全身水肿，皮肤弹性差，易受损。护士应注意观察患者皮肤的弹性和湿度，是否有出血点，同时要保持床铺的清洁、平整、干燥，协助患者勤翻身，预防压疮的发生。②会阴水肿者每日冲洗会阴 2 次，保持外阴的清洁、卫生，预防感染。③OHSS 患者毛细血管通透性增高，长期使用低分子右旋糖酐引起皮肤瘙痒，应保持皮肤清洁，避免搔抓，以防感染。

3）生活护理：协助患者于床上大小便，将呼叫器置于患者床边易触及处，并实施预防跌倒护理措施。出现胸闷、气急、呼吸困难等症状者，协助其采取半坐卧位，抬高床头 15°~30°，以使腹肌松弛，腹壁张力降低。患者呕吐后应及时清理呕吐物，协助患者漱口，保持口腔清洁，及时更换清洁病号服及床单位。对于卧床的患者，嘱咐其将头偏向一侧，以免误吸。若恶心、呕吐症状严重，遵医嘱予药物治疗。

（2）病情观察

1）密切监测和记录患者的呼吸、脉搏、血压、意识等。

2）每日观察空腹体重及腹围的变化。

3）观察 24 小时出入量是否平衡，特别是尿量。

4）严密观察患者有无胸闷、憋气、气短、腹胀等症状。

5）如患者突然腹部剧痛，大汗淋漓，应立即通知医生，及时处理。

（3）用药护理：建立静脉通道，保持电解质平衡，纠正低血容量。在补充血容量的过程中，合理安排输液顺序，先胶体溶液后晶体溶液。先以清蛋白或血浆扩容可能造成低蛋白血症，后用低分子右旋糖酐或 10% 的葡萄糖纠正低血容量症状，由于利尿剂对消除胸、腹腔积液无效，相反可能进一步减少血容量，并诱发休克，所以在未补足液体的基础上，禁止使用利尿剂。

1）人血清蛋白：①作用：调节组织与血管间水分的动向，维持正常、恒定的血浆容量。②适应证：用于失血性休克、脑水肿、流产引起的清蛋白缺乏、肾病等。③不良反应：偶尔可出现过敏反应，如发热、寒战、恶心、呕吐、皮疹、弥漫性红斑、心动过速、血压下降等；快速输入人血浆清蛋白时，可引起循环超负荷而致肺水肿。

2）低分子右旋糖酐：①作用：能提高血浆胶体渗透压，具有血浆扩容作用，改善微循环和组织灌注，防止血栓形成，同时具有渗透性利尿作用。②适应证：用于体外循环以及代替部分血液。③不良反应：少数患者用药后可出现皮肤瘙痒、荨麻疹、红色丘疹等皮肤过敏反应，也可引起哮喘发作。偶见发热，在多次用药或长期用药停药后，可出现周期性高热或持续性低热。少数尚可见淋巴结肿大、关节疼痛。极少数可发生过敏性休克，多在首次输入低分子右旋糖酐数滴至数毫升时出现胸闷、面色苍白、血压下降甚至休克，经及时抢救后一般能恢复。用量过大时还可致出血，如鼻出血、齿龈出血、皮肤黏膜出血、创面渗血、血尿、经血增多等。

3）生理盐水：①作用：是一种电解质补充药物，对维持正常的血液和细胞外液的容量和渗透压起着非常重要的作用。②适应证：各种原因所致的失水，包括低渗性、等渗性和高渗性失水；高渗性非酮症糖尿病昏迷者，应用等渗氯化钠可纠正失水和高渗状态。③不良反应：输液过多、过快，可致水、钠潴留，引起水肿、血压升高、心率加快、胸闷、呼吸困难，甚至急性左心衰竭。过多、过快给予低渗氯化钠可致溶血、脑水肿等。

4）呋塞米：①作用：强效利尿药，既可降低肾小管对尿液的稀释功能，又能阻碍尿在集合管的浓缩过程，所以利尿作用强大而迅速。②适应证：治疗各种类型的水肿、高血压以及需要利尿的急性药物中毒等病症。③不良反应：主要有电解质紊乱、直立性低血压、头晕、疲乏、胃肠道反应。

5）肝素注射剂：①作用：能干扰血凝过程的许多环节，在体内外都有抗凝血作用。②适应证：用于防治血栓形成或栓塞性疾病（如心肌梗死、血栓性静脉炎、肺栓塞等）。③不良发应：用药过多可致自发性出血，故每次注射前应测定凝血时间。如注射后引起严重出血，可静脉推注硫酸鱼精蛋白进行急救（1mg硫酸鱼精蛋白可中和100U肝素）。

6）黄体酮注射剂：①作用：排卵后在激素作用的基础上，使子宫内膜继续增厚、充血，腺体增生并分支，由增生期转为分泌期，有利于孕卵的着床和胚胎发育。②适应证：保胎。③不良发应：主要有胃肠道反应、痤疮、液体潴留和水肿、体重增加、过敏性皮炎、精神压抑、乳房疼痛、女性性欲改变、月经紊乱、不规则出血或闭经；长期应用还可引起肝功能异常、缺血性心脏病发生率上升，子宫内膜萎缩、月经量减少，并容易发生阴道真菌感染。少见的不良反应有头痛，胸、臀、腿特别是腓肠肌处疼痛，手臂和足无力、麻木或疼痛，突然的或原因不明的呼吸短促，突然语言、发音不清，突然视力改变、复视、不同程度的失明等。

（4）心理护理：由于患者在 IVF-ET 周期中花费较多，往往对成功寄予很大希望，一旦发生中、重度 OHSS，患者会突然感到希望破灭，常表现为紧张、焦虑与恐惧。应注意观察患者的情绪变化，对其存在的心理问题应及时发现、准确评估并实施相应的护理。在与患者的交流中，要富有同情心，态度和蔼，耐心解释 OHSS 的发病原因，讲述一些治疗信息及同类疾病的治愈情况，减轻患者的心理负担，使其以坦然乐观的心态处之。注意保护患者的隐私，同时要做好家属思想工作，让家属理解关心患者，增强患者治疗信心，积极配合治疗，以取得良好的治疗效果。

（5）胸腔积液、腹腔积液的护理：重度 OHSS 患者因腹压增加或胸腔积液、腹腔积液明显，影响呼吸甚至循环功能。医生可行胸腔或腹腔穿刺术，引流部分胸腔积液、腹腔积液，以减轻症状。放积液后鼓励患者在静脉补充清蛋白和血浆的同时，通过饮食增加蛋白的摄入，以补充丢失的蛋白质。

（6）健康宣教

1）饮食：由于患者全身体液重新分布于第三腔隙，多伴有腹腔积液，少数还伴有胸腔积液，低蛋白血症明显，腹胀难忍。应少食多餐，进食高蛋白、高热量、富含维生素，清淡易消化饮食，多食新鲜蔬菜和水果，如利尿效果明显的新鲜果汁、西瓜、冬瓜等，适当限制钠的摄入。

2）休息活动：采用舒适体位休息，禁止腹腔、盆腔检查及剧烈运动，以免突然改变体位引起卵巢扭转或破裂。重度 OHSS 患者因胸、腹腔积液引起呼吸困难，应绝对卧床休息，给予半卧位，以减轻呼吸困难。

3）用药指导：指导患者掌握目前口服药物的名称、服用方法、剂量、不良反应及注意事项，嘱其不能自行更改药物或停药，如有不适及时就诊。

4）疾病相关知识宣教：告诉患者可能出现的 OHSS 危象，如突然出现腹痛应引起重视。讲明血液监测，特别是血细胞比容的监测对 OHSS 观察和治疗的重要性，以取得患者及家属的配合。

（7）延续护理：出院后需继续休息，保证充分的睡眠和休息时间，加强营养，定期门诊复查。告知患者在孕 45 天左右行 B 型超声检查，了解胚胎发育情况，如多胎需及时行胚胎减灭术。强调患者回家后若有任何不适及时与医生联系。

第六章　妇产科护理发展热点问题

◀ 第一节　妇产科护理门诊发展现状及趋势展望 ▶

随着医学模式的转变、社会大众健康意识的提高及优质护理服务的逐步深入，护理学科正在向多元化、专科化发展。护理门诊的应运而生，是护理专业发展的必然趋势，也是社会大众对健康需求的结果。

一、护理门诊与高级实践护理

护理门诊（nurse-led clinic，NLC）是从业护士独立开设的护士门诊，是由数名临床护理专家和相应学科的临床医学顾问组成的以护士为主导的团队，执业者具有学士以上学位和一定的执业资格，工作范围已超出传统护士的职责。由此可见，护理门诊的护士实质上是属于高级实践护士（advanced practice nurse，APN）的范畴，是 APN 实践的模式之一，提供维持健康、促进健康、预防疾病等方面的知识和具体措施。

APN 通常具备硕士或博士学位，是在某临床领域具有广博的经验和较高护理水平的注册护士。APN 是临床专科护士（clinical nurse specialist，CNS）、开业护士（nurse practitioner，NP）、注册护士助产士（certified nurse midwife，CNM）、注册护士麻醉士（certified registered nurse anesthetist，CRNA）和高级个案护士（case manger，CM）的统称。高级护理实践的基本特征是专科化，其工作重心局限于整个护理领域的一个部分，运用整体护理的观点，与患者建立合作的关系，用研究指导实践，具有将科学知识运用于诊断和治疗过程的能力。

二、国内、外护理门诊发展概况

国外：国外在 20 世纪 90 年代走入了护理门诊的时代，美国是实践护理门诊的先驱，之后英国、加拿大、日本等国也陆续出现了护理门诊。在美国护理门诊或基于医院，或服务于社区，由高级实践护士通常是执业护士

（NP）承担，其执业范围由州、省、地区政府制订。护理门诊最初服务领域主要是慢性病管理，护士为一些不需要医生每次进行复诊，但又需要专业指导的患者进行健康指导及制订康复计划。随着患者需求及专业的发展，放化疗门诊、造口门诊、手术前评估门诊、压疮门诊、癫痫门诊、高血压门诊、呼吸门诊等如雨后春笋般出现。护理门诊提供的护理服务集健康教育、专业护理技能、护理保健、护理咨询及提高人们生活质量的个性化护理为一体，并且可以在规定领域内独立完成患者的诊断、治疗和开处方，在医疗护理中发挥着越来越重要的作用。国外研究发现，护理门诊的开设对护理质量有积极影响，同时连贯的服务提高了患者的就诊体验，为护士提供了更大的角色发展空间，同时也使医院的经济发展有所受益。

国内：香港在 20 世纪 90 年代开始了护理门诊的实践，和国际模式相似，APN 在多学科团队的支持下独自管理患者，最初承担患者急性期发病的随访工作，此种做法得到香港医院管理局的支持，在 2002 年 APN 的工作范围由医院扩展到初级医疗保健。由于我国大陆卫生法律法规及政策相对不完善，护理教育发展相对落后，导致护理高级人才的培养和认证也没有形成完整的体系和标准，如果严格按照国际公认的标准来衡量，多数具有扎实的专业知识及丰富的实践经验的高年资护士在学历上未能达到标准，但事实上，在中国只有这些人才称得上是"高级实践护士"，他们是护理门诊的首要人选。北京、上海、广州、深圳等城市的大型医院内陆续开展了护理门诊，如糖尿病护理门诊、造口伤口护理门诊、精神科护理咨询、疼痛护理门诊、哮喘护理咨询门诊等，以"护理门诊"为主题词进行学术趋势搜索，可见我国护理门诊的发展逐渐受到关注，并正在朝多元化方向发展。国内开设的护理门诊都是依附于所在医院的科室，并未像国外一样在医院外开设。在命名上也是各有差别，如"护理门诊"、"护理专家门诊"、"健康教育咨询门诊"等。受资质认证和患者需求的影响，在各类护理门诊中，国内发展较为成熟的是糖尿病护理门诊、PICC 护理门诊、造口伤口护理门诊等。有研究者根据对糖尿病和造口护理门诊进行个案研究，通过综合分析，总结出护理门诊的工作内容可概括为：提供专业的心理护理和健康教育、知识教育、行为指导、个体咨询和直接护理。但根据专业特点不同各有侧重，如案例中研究的糖尿病护理门诊可以为就诊者提供较多的教育和指导工作，而造口护理门诊则较多地为就诊者提供直接的造口护理。护理门诊与医生门诊一个显著的区别在于护理门诊的主诊者可以为就诊者提供直接的护理服务，如 PICC 护理门诊可以为患者提供留置导管后的定期换药、导管维护、局部并发症的处理等服务。

三、开展妇产科护理门诊的必要性

1. 满足护理专业发展需要　随着护理学一级学科地位的确立和落实，为护理学提供了较大的发展平台，护理教育层次逐步完善，临床护理系统化、科学化、专科化水平不断提升，因此也对护理人才专科化的发展提出了新的要求。借鉴国外经验，结合我国实际，建立和发展专科护士制度是提高护理专业技术水平和促进护理专业发展的重要方略，也是与国际接轨的护理实践发展的策略和方向，符合我国卫生保健事业的发展要求，也为护士在其专科领域提供了更广阔的发展平台。护理门诊的开设使专科护士走出病房，顺应了"以人为中心"的"整体护理"、"连续护理"的发展趋势。同时，护士用专业水平和出色业绩来征服大众，可以让社会公众重新了解护理专业，重新了解护士。妇产科护理中助产护理、母乳喂养、更年期护理等有较强的专业性，走上专科发展之路势不可当。

2. 满足工作需要　护理工作是为个人、家庭和社区提供健康服务，它渗透在疾病预防、治疗、保健、康复等各方面，护士承担着护理者、教育者、指导者、咨询者、协作者和研究者多种角色。和国外较成熟的护理模式相比，由于医疗制度、教育背景及从业环境的差别，我国护士大部分时间都是为住院患者提供专业护理，如治疗、输液、健康宣教和生活护理等服务，再加上护士离职率和流失率的增高，导致护士的工作量增加，临床护士较少能做到为患者进行细致、个性化的健康指导。现今大部分医院的医生对患者进行诊断和治疗时，因为门诊量大，时间有限，导致每个患者的就诊时间较短，医生无论是从精力还是时间上都难以满足患者的需求。护理门诊的开设不仅能保障出院患者的后续护理服务，指导患者如何做好日常护理保健康复，同时能减轻医生的压力，使医疗资源得到合理分配与利用。

3. 满足社会大众的健康需求　美国高级护理实践的产生和发展说明，需求是高级护理实践发展的源泉。大众健康观念的转变使得看病已不再是人们到医院的唯一目的，健康者希望获得更多有关疾病预防、健康饮食的保健指导，患病后希望获得正确的家庭护理、疾病康复、功能锻炼等方面的知识，同时患者家属也希望掌握一定的护理知识和技能，以帮助和促进患者康复。一项调查结果显示，34.4%的人认为现有的门诊模式只是单纯看病，无法满足患者的各种健康咨询，100%的调查对象支持医院设立护理门诊。社会对生育安全的关注、产妇及家属对新生命的期望等，使许多孕产妇希望在妊娠期和分娩期能得到更加人性化、个性化的服务。因此护理门诊的开设真正发挥护士在"三分治疗、七分护理"中的作用，满足了社会大众对医疗资源的需求。

四、北京大学第一医院妇产科护理门诊发展现状

北京大学第一医院妇产科是国家重点学科，也是 211 工程重点学科之一，有着悠久的历史、高水平的诊疗技术和宾至如归的热情服务，有着先进、精密的医疗设备，妇产科门诊技术力量强，服务周到热情，为数以千万计的妇产科患者解决了疾患困扰。

为进一步完善医院护理工作的内容，满足患者的护理需求，在院领导和科室领导的大力支持下，结合医院护理特色、护理技术力量和人力资源现状，在护理部精心筹划下，妇产科为多专业的护理门诊开设做了大量细致而严谨的筹备工作，以国家卫生政策及法律法规为指导方针，以优质护理服务为工作理念，以就诊者为中心，最终成立了盆底疾病康复门诊、母乳喂养门诊和助产士门诊 3 个护理门诊，满足了众多孕产妇及妇科患者的健康护理需求，使患者和健康人群能够享受到连续、规范、优质的护理服务。

1. 盆底疾病康复门诊　北京大学第一医院妇科于 2009 年开设盆底疾病康复门诊，由接受过国家盆底康复治疗项目培训并获得资质认证的护士进行指导。盆底康复专科的服务人群包括围生期的孕产妇，轻、中度尿失禁及子宫脱垂、性生活障碍等疾病的妇科患者。出诊护士根据患者掌握知识的程度进行评估，确定患者的文化程度及学习能力后采取一对一的个性化健康教育知识宣教和心理指导，并针对不同病情采用盆底肌训练、电刺激、生物反馈相结合的个体化治疗方案。盆底疾病康复门诊的建立提高了患者对治疗的依从性，促进了疾病的治疗与康复，提高了患者的生活质量，提高了护士的自信心与工作热情，使科室的护理质量显著提高（详见本章第三节"盆底康复护理进展"）。

2. 母乳喂养门诊　北京大学第一医院于 2012 年建立母乳喂养咨询门诊，由参加母乳喂养咨询师培训课程并取得母乳喂养咨询资质的高年资护士承担咨询门诊工作。母乳喂养门诊有较为完善的组织管理制度，为门诊工作的开展提供了支持与帮助。以孕期精品小班授课、产后母乳喂养咨询指导及随访工作、协助临床科室落实母乳喂养工作和数据管理工作为主要工作内容。温馨整洁的门诊环境为孕产妇提供了安全私密的学习环境，齐全的设施设备和丰富的教育材料提高了孕产妇对学习母乳喂养知识和技能的依从性（详见本章第二节"母乳喂养门诊"）。

3. 助产士门诊　北京大学第一医院于 2012 年开设助产士门诊，它是在产前门诊阶段即与孕妇建立更亲密关系下实施的新型健康教育模式，是对医院产科实行的无缝隙服务的完善。医院产科在科室领导和助产专家的共同努力下，制订了助产士门诊人员任职资格、出诊、服务方式、服务对象及服务

内容五方面内容。助产士门诊主要由专职助产士提供支持与服务，包括产前检查、待产服务、分娩照护及产后护理四个环节，初步实现了以助产士为主体的连续性、一体化的助产服务。助产士门诊的开设既为孕妇提供了专业的帮助与指导，减轻了孕妇对分娩的恐惧，提高了阴道分娩数量和母婴分娩结局，也向父母传授有关育婴知识和技能，以便协助他们尽快接纳新生儿，承担起家庭新角色。助产士门诊的开放也让助产士走出产房，摆脱了助产工作边缘化的尴尬地位，增强了助产士的自我荣誉感和信心（详见本章第四节"助产士门诊"）。

4. 孕期营养监测中心 2009 年 9 月北京大学第一医院开展孕期营养监测工作，2012 年中国 DOHaD（Developmental Origins for Health and Disease，健康与疾病的发育起源）联盟发起的"孕期营养监测中心"在北京大学第一医院妇产科正式成立，为广大孕妇提供了专业化的营养监测、评估和个性化的营养指导的平台。中心在门诊设有体重监测室、营养监测中心、营养与运动指导室、营养摄入体验室。中心有强大的医师和营养师团队作为主导，同时具有国家营养师资格、糖尿病专科护士、健康管理师资格的护士也是门诊的主力军，负责营养咨询、膳食分析及指导、孕期体重管理、妊娠期糖尿病一日门诊患者饮食指导与追踪等工作内容，将研究结果与临床实践结合起来，引入先进的健康理念、科学的营养评估方法，为孕、产妇提供个体化的指导，从而预防相关疾病和并发症的发生，对促进女性妊娠健康，推进优生优育乃至提升人口素质做出了巨大贡献。

五、妇产科护理门诊存在问题及发展展望

1. 妇产科护理门诊发展的支持与保障 目前对护理门诊的坐诊护士，国家并没有准入标准或资格认证要求，护理门诊护士的资质要求一般是各家医院根据从事护理工作年限、职称等标准来选定具有高水平的护理专家出诊。同时护理门诊的护士也面临着执业范围和角色定位不明的发展困惑。国外的助产士在最初已经获得了明确的角色定位，而我国助产士执业资格认证虽已得到统一，但是其角色定位、工作范畴和职称定位仍给助产士带来了困惑，阻碍了助产事业的发展。获得政府的支持与政策的导向对专业的发展具有巨大推动力，因此我国应尽快完善与护理门诊相关的法律法规，在法律范畴内争取符合护理门诊护士的工作权利，清晰地定位护理门诊护士在临床工作中的专业角色与功能，实施认证与再认证制度，设立专门的组织或机构考评护理门诊护士的能力水平与行为表现，建立同行支持系统等。

2. 为门诊护士争取处方权 护士处方权对于护理学科的发展、护士职业价值的提升等方面有着积极的作用。英国、美国、瑞典等国家通过立法并赋

予符合资质的执业护士一定范围的处方权，为执业护士开设护理门诊和社区门诊奠定了基础。我国没有关于护士开业行医的政策法规，注册护士没有处方权，涉及药物治疗时需转到医生门诊就诊，这在一定程度上妨碍了护理门诊的发展。部分医院的助产士经部门主管特别委任后，获得了处方权，可开具一些简单的化验检查及一些非药物性的补充剂，如叶酸、钙片等，但此种做法并没有法律保障。基于发展的需求，"拥有部分处方权"已多次被护理专家提及，宁波大学医学院附属医院副院长盛芝仁建议，具有高级职称的护士应拥有"一定范围的处方权"，或通过某些考试获得。受法律保障的护理处方，既保障护士合法地实施护理处方，又使护士对自己的护理处方负有法律责任。这样不仅是对护理专业独立性的认可，也能充分发挥护士的潜能和才智，还能促进护理学科更快更好地发展。

3. 完善护理门诊的管理　科学的管理组织架构及完善的管理制度是护理门诊工作顺利开展的重要前提和保障。目前多数护理门诊的发展尚处于探索阶段，由于岗位需求及人数限制，护理门诊的护士同时还要负责临床护理、管理等工作，岗位职责定位不明确，造成一定程度的角色冲突，这在一定程度上制约了护士在专科领域的发展，因此应科学地规范护理门诊工作模式和管理方法，以保障护理专科发展和护理门诊的有序运行。

4. 以实际需求为导向，增加专业服务种类，扩大服务范围　开展更年期门诊，为围绝经期妇女提供用药、饮食指导，并进行心理护理；开展妇科肿瘤护理门诊，为妇科肿瘤患者及放、化疗患者进行健康宣教，提供腹腔化疗管、留置尿管的护理，对肿瘤患者进行心理咨询，为康复期患者的自我保健、妇科术后的性生活提供指导；实行医院与社区一体化管理模式，派护理专家定期坐诊，加强社区护士培训，满足患者需求，提高信任度；充分利用网络优势，开设网上咨询门诊，满足部分孕妇的远程服务需求。

5. 护理门诊人才的培养　目前护理门诊的专家多数为大学本科或专科毕业的高年资护士或专科护士，通过参加医院短期训练并通过认证考试即可。而他们的训练课程主要是医院根据自身需求制订的，较难达到国外 NLC 拥有学士以上学位的基本要求。调查显示，坐诊护士存在较大的心理压力，在面对高等教育背景者时总感觉需要查资料或咨询医生，压力日益增大；同时，年龄均偏大，英语交流存在障碍，一旦有外宾就诊，不能灵活应对。因此护理专科化人才的培养要基于高起点、高要求的原则，建立起以研究生教育为起点的临床型护理专科化人才的培养模式，设定明确的培养目标，制订规范化的培养计划，设置系统严谨的课程，以培养护理人才的专业核心能力为重点，促进护理人才专科化的发展，推动护理研究生教育转向以培养临床专科护士为主的发展趋势。护理门诊为专科护士提供了发挥专科优势的平台，对提高专科护理水平、推动护理学科专业化发展起着重要作用。一项研究表明，好的护理门诊应做到整体护理、关注患者及其家庭、团队合作、医院与社区的衔接、循证实践和创新实践六个方面要求，可见护理门诊对护士有极高的综合素质要求。

综上所述，护理门诊的开设解决了患者及社会大众对健康知识的渴望与需求，同时也为护士搭建了专科实践平台，增强了专业成就感。但是，我国护理门诊的发展尚处于摸索阶段，依然存在很多问题，如何科学地、规范地开展护理门诊，使护理门诊向更加专科化、专业化方向发展，值得思索和探讨。

◀ 第二节 母乳喂养咨询门诊 ▶

一、国内外母乳喂养形势

1. 国内外母乳喂养相关政策　许多医学专业组织如 WHO、联合国儿童基金会（United Nations International Children's Emergency Fund，UNICEF）、美国儿科学会（American Academy of Pediatrics，AAP）等提倡母乳是婴儿喂养的"金标准"。1991 年世界卫生组织（WHO）建议纯母乳喂养至婴儿 4～6 个月。2002 年世界卫生组织和联合国儿童基金会联合制订的《婴幼儿喂养全球攻略》建议：在生命的最初 6 个月应对婴儿进行纯母乳喂养，以实现最佳生长、发育和健康。之后，为满足其不断发展的营养需要，婴儿应获得营养充足和安全的补充食品，同时继续母乳喂养至 2 岁或 2 岁以上。2005 年，美国儿科学会再次推荐母亲在孩子出生后 6 个月内进行纯母乳喂养。美国"2010 健康人"制订的母乳喂养目标是：各种族 6 月龄婴儿的母乳喂养率达到 75%。《中国儿童发展纲要（2001～2010 年）》中提倡纯母乳喂养率达到 85%，《中国儿童发展纲要（2011～2020 年）》明确了"0～6 个月婴儿纯母乳喂养率达到 50%"的目标。8 月 1 日～8 月 7 日是世界母乳喂养周，中国也将每年的 5 月 20 日定为"中国母乳喂养日"，大力提倡母乳喂养。母乳喂养对婴儿、母亲、家庭和社会都十分有益，促进母乳喂养已成为全球性的行动。

2. 国内外母乳喂养现状　母乳是婴儿发育最理想的天然食品，母乳喂养为全世界所推崇。但由于各种因素影响，世界各国的母乳喂养现状不容乐观。调查结果显示，2011 年美国全国的婴儿母乳喂养率是 79%，6 个月龄的婴儿还母乳喂养的只有 49%，到了 12 个月龄仅剩 27%。据世界卫生组织估计，2003 年，菲律宾有 16000 名 5 岁以下儿童死于不正确的喂养，其中包括使用"婴儿配方"奶粉。据联合国儿童基金会的数据显示,菲律宾婴儿在 4~5 个月完全接受母乳喂养的比率从 1998 年的 20% 降至 2003 年的 16%,而 13% 的母亲认为自己没有足够的奶水,从来就不进行母乳喂养。在日本,产前调查发现有 95% 的孕妇渴望进行母乳喂养,实际产后 1 个月的母乳喂养率只有 42%。在亚洲的其他国家,新加坡、马来西亚以及印度母乳喂养率的调查结果显示,产后初期进行母乳喂养的产妇已高达 94.5%,坚持母乳喂养到 6 个月的母亲占 21.1%,其中纯母乳喂养率不足 5%。与其他国家相比,我国婴儿的纯母乳喂养率也存在随婴儿月龄的增加而下降的趋势。16 年间,中国的母乳喂养率下降近 40 个百分点。2014 年 3 月,国家卫生与计划生育委员会公布数据显示,我国 0~6 个月龄婴儿纯母乳喂养率为 27.8%,其中农村 30.3%,城市仅为 15.8%,远低于国际平均水平 38%,这种趋势已引起了各界人士的重视。

3. 国内外母乳喂养支持及促进措施 事实上,母乳喂养从来就不仅仅是一个母亲的个人选择,而是一个国家公共卫生领域的大事。哺乳不仅是母婴配合完成的行为,还是一个社会行为,会受到母婴因素和社会支持系统的共同影响。据世界卫生组织推测,如果所有产妇在其婴儿出生后 4~6 个月前实行纯母乳喂养,每年将会挽救 100 多万儿童的生命。目前国际上已将保护、促进和支持母乳喂养作为妇幼卫生工作的一个重要内容。

美国儿科学会曾指出,推广母乳喂养,可以在医疗费用方面为美国每年减少 36 亿美元的开支。近期一个研究分析发现,如果 90% 的美国家庭能够遵守关于纯母乳喂养 6 个月的建议,每年将避免 911 个婴儿的死亡。为了帮助妈妈们克服困难,缩短现实与理想的差距,美国政府在促进母乳喂养方面采取了很多措施,主要包括个人层面的科普支持、母乳喂养用品支持、专业咨询支持以及社会层面的互助支持,乃至政策支持。2013 年 12 月,母乳喂养医学会(ABM)发布了健康母婴围生期母乳喂养管理方案,该方案指出,母乳喂养的管理是一个连续的保健和教育过程,在产前时期就应该开始实施促进母乳喂养的优化方法。因此,美国的产前培训课程设有专门的母乳喂养部分,给孕产妇们讲解母乳喂养的好处,还介绍了各种机构和组织,以便遇到母乳喂养问题和困难时可以向他们求助,这些组织和咨询机构大部分能提供免费全天候、不间断的服务。分娩期的产房配备多媒体设备,滚动播出母乳喂养信息,帮助新妈妈坚定母乳喂养的信念和信心。分娩后新生儿完成评估后在 1 小时内进行"三早"护理,称重、眼部护理、注射维生素 K、新生儿洗澡等护理则相对推迟进行。"三早"的实施在分娩室、手术间、麻醉恢复室都可以进行,并且在这期间产妇们还得到了适当的母乳喂养技巧的指导,分娩后还会有助产士、护士、专业哺乳咨询师提供专业的咨询、帮助和指导。产妇出院后，美国的助产士和专业哺乳咨询师进行面对面或电话随访至产后 10 天，对问题严重的产妇提供一对一专业指导。除此之外，在产褥期医院还会定期举办新妈妈见面会，主要供各位妈妈进行母乳喂养方面的经验交流和学习改进，会上还会有哺乳咨询师答疑和指导。除了医院还有很多社区、社会组织也提供类似支持，比如国际母乳会（La Leche League），每月一次有关母乳喂养相关主题的聚会、提供最新的母乳喂养信息等，是妈妈们出院后的福音。产假结束后，对于在职妈妈，美国母乳喂养委员会主席琼·扬格·米克在接受记者专访时表示，"母乳喂养是我们能采取的维护女性及其子女健康的最有效保健措施之一，全社会都应为推广母乳喂养积极创造条件"。2009 年美国提交了一项旨在促进母乳喂养的法案，以确保职业女性不会因在工作场合喂奶而被解雇或受歧视。法案还要求拥有 50 名雇员以上的公司提供可进行母乳喂养的私密空间，并制订吸奶器质量标准，为企业提供税收刺激，鼓励它们开展母乳喂养支持项目等。目前美国已有 40 多个州制订了相关法规，维护女性在公共场合哺乳的权利。

澳大利亚牛羊成群，乳制品出口到全世界，但澳大利亚的母亲却很少用奶粉喂养孩子。澳大利亚非常重视母乳喂养宣传教育，几乎妇孺皆知，产妇用自己的乳汁喂养宝宝的比例超过 90%，并正向 100% 靠近。澳大利亚卫生部发布的《2010~2015 全国母乳喂养战略》显示，澳大利亚是母乳喂养率较高的国家，90% 的婴儿曾经得到母乳喂养，母乳喂养婴儿到 3 个月大的比例超过 70%。这个五年战略目标是提高婴儿 6 个月大时的完全母乳喂养比例，鼓励更多母亲哺育孩子到一周岁。澳大利亚公立医院从产妇准备住院阶段就开始鼓励母乳喂养。在公立医院自然分娩的产妇住院时间为 3 天，有专门护士指导母亲如何正确哺乳。医院还有专门医生负责解答和处理与母乳喂养有关的问题。出院后连续 4 天，护士还会天天家访，继续对产妇给予指导。澳大利亚政府为工作父母提供带薪产假，父亲 2 周，母亲 18 周。不少公司在此基础上另外提供带薪假期，这样的福利可以让母亲延长母乳喂养时间。

在新西兰，医疗机构普遍张贴宣传母乳喂养的海报，并为孕妇提供产前相关指导。婴儿出院后，助产士会登门随访，推荐母乳喂养。

在欧洲，比利时政府早在 2001 年就成立了联邦母乳喂养委员会，大力推广母乳喂养。比利时还于 2005 年参加了欧盟旨在促进、保护和支持母乳喂养的"欧洲行动计划"，并在此框架内制订促进母乳喂养国家计划，搜集有关母乳喂养的数据。从 2007 年起，比利时 15 家妇产医院坚持通过一个数据收集信息化系统评估其促进母乳喂养措施的效果，准确地掌握母乳喂养的时间和人数，并对此进行研究。

在英国也有许多由妈妈组成的志愿者组织，对新手妈妈进行类似的婴儿喂养培训。英国全国生育联合会是英国最大的育儿慈善组织，关注怀孕、生育、过早成为父母等问题，训练志愿者成为母乳喂养咨询师，开展产前母乳喂养的推广活动，支持产后新手妈妈，并建立母乳喂养的支持组织。

我国政府为保护、促进和支持母乳喂养也做了大量的工作。从 1990 年开始，结合我国实际情况，起草了《母乳代用品销售管理办法》，对母乳代用品生产者及销售者不正当的推销行为做出了严格规定。《母乳代用品销售管理办法》自 1995 年 10 月 1 日实施以来，各有关部门做出了大量宣传、市场监督、检查等工作，有效控制了母乳代用品厂商及代理商采取各种手段进行违规销售和宣传活动的行为。20 世纪 90 年代以来，卫生部组织开展了创建"爱婴医院"活动，目前全国已有"爱婴医院"7000 多所。卫生部还要求切实加强爱婴医院的质量管理。根据爱婴医院"十条标准"，进一步规范爱婴医院工作，加强管理，并纳入医院的日常管理中，形成可持续的长效管理机制。

二、母乳喂养咨询门诊产生背景

母乳喂养是人类繁衍过程中的一个永恒主题。从 20 世纪开始，母乳喂养的意义就得到重视，近年来，随着世界卫生组织及我国的医疗卫生部门对母乳喂养的大力宣传，让越来越多的孕、产妇认识了母乳喂养的重要性。孕、产妇及家庭对母乳喂养知识的需求越来越迫切，有些产妇在母乳喂养实施过程中会遇到或多或少自己不能解决的问题，有的甚至因此放弃了母乳喂养，从而降低了婴儿母乳喂养率。世界卫生组织和儿童基金会促进母乳喂养成功的十点措施之一是促进母乳喂养支持组织的建立，并将出院母亲转给这些组织。早在 20 世纪 90 年代北美已经有母乳喂养专家，并逐步成立了母乳喂养门诊。

我国素有母乳喂养的优良传统，但自 20 世纪 70 年代起，母乳喂养率下降，尤其在大城市。母乳喂养率的下降引起我国有关部门的关注，近年来，随着爱婴医院的创建与完善、妇幼工作者和保健人员以及社会各界的宣传教育，我国母乳喂养率有了一定的提高，但母乳喂养状况仍不理想。

"越来越多的因素共同作用，干扰了母乳喂养的成功进行。医务人员、大众传播、母乳代用品销售商的销售行为都在不同程度上影响了母亲对喂养方式的选择。"2012 年，世界卫生组织（WHO）在关于《＜母乳替代品市场国际准则＞在中国的实施情况》的调查报告中写道。因此医务人员应利用各种形式加强对公众母乳喂养知识的宣传教育，营造母乳喂养的社会和文化氛围。

　　为了促进母乳喂养，深化爱婴医院服务工作，使医院对母乳喂养的支持与社区的支持衔接起来，共同促进母乳喂养成功，符合我国国情特色的母乳喂养咨询门诊应运而生，产妇可以随时去咨询母婴保健人员。母乳喂养咨询门诊不仅提高了产妇母乳喂养的自信心，提供了科学的信息和喂养技巧，而且真正实现了院外延续性护理。如何使母乳喂养门诊向专业化、专科化方向发展，还值得护理同仁们思索与探讨。

三、我国母乳喂养咨询门诊现状

　　1. 发展简史　2009 年 2 月 27 日中国疾病预防控制中心妇幼保健中心承办的母乳喂养咨询室项目在上海启动。在全国 30 个省 34 家妇幼保健机构建立了母乳喂养咨询室。该项目包括建立母乳喂养咨询室，对咨询服务人员进行培训、考核及认证等内容。自此之后母乳喂养咨询门诊在我国开始推广实施。

　　2012 年 2 月，"母乳喂养咨询室项目总结暨新周期启动会"在北京召开，卫生部决定将该项目延伸 3 年，并将项目单位扩展到 44 家妇幼保健机构，第二周期项目名称更改为"母乳喂养咨询项目"。

　　2013 年 8 月 1 日~8 月 7 日是第 22 个世界母乳喂养周，8 月 2 日，国家卫生与计划生育委员会联合世界卫生组织、联合国儿童基金会和北京市卫生计生委，在京共同举办 2013 年世界母乳喂养周主题宣传活动。主题是"支持母乳喂养：贴近母亲"。在国家卫生计生委的支持下，开办的母乳咨询喂养室也让很多妈妈受益。

　　2. 母乳喂养咨询室工作指南　卫生部妇幼保健和社区卫生司与中国疾病预防控制中心妇幼保健中心于 2011 年 3 月发布的《母乳喂养咨询室工作指南》中提出：母乳喂养咨询室是以母乳喂养咨询为核心，对医疗保健机构内所有产妇实行母乳喂养相关咨询、培训和管理的科室。

　　母乳喂养咨询室工作，将与爱婴医院评估和产、儿科常规医疗护理工作相结合，是爱婴医院深入进行母乳喂养工作的重要部分，同时，也有利于体现医院人文关怀，改善医患关系。各医疗保健机构的领导需要高度重视母乳喂养咨询室工作，并在人力、物力、财力和场地等方面给予大力支持，通过母乳喂养咨询室的有效运作起到以点带面的作用。

　　此外，指南在母乳喂养咨询室的组织管理、人员资质及职责、工作内容、设施与设备、咨询时间及收费五个方面给出了较明确的意见和建议，为爱婴医院开展母乳喂养咨询门诊工作提供了方向，有利于各爱婴医院开展各种适合自己医院特色的母乳喂养咨询门诊模式。

四、北京大学第一医院母乳喂养咨询门诊的具体实施现状

为了深化完善爱婴医院服务，契合卫生部关于母乳喂养咨询室指示，北京大学第一医院于 2012 年 2 月建立母乳喂养咨询门诊，至今已取得良好效果。

1. 母乳喂养咨询门诊的组织管理及规章制度 母乳喂养咨询门诊是国内新兴体系，其管理规范和相关的制度还没有统一标准。只有部分医院在工作中逐步摸索、改进，对母乳喂养咨询门诊的组织管理、工作职责制度根据医院具体情况给予规定。我院母乳喂养咨询门诊由科室直接领导管理，根据自身情况建立相应的规章制度：①母乳喂养咨询门诊工作制度和执业护士的岗位职责：规范执业护士的日常工作行为。②感染管理制度：严格执行本院的消毒隔离制度，预防医源性感染和交叉感染。保证咨询室清洁卫生，室内空气、物品清洁消毒达到诊室标准。③登记制度：母乳喂养咨询门诊人数登记、随访登记、预约小班授课登记等，让母乳喂养咨询门诊稳健有序的进行。

2. 母乳喂养咨询门诊形式、设施及设备 目前我国母乳喂养咨询门诊基本都是依附于爱婴医院产科成立，地点基本设置在产科门诊区域。北京大学第一医院的母乳喂养咨询门诊设立在产科门诊区域，紧邻产前诊断室，方便孕产妇咨询就诊。根据《母乳喂养咨询室工作指南》室外张贴三个"十条"即《世界卫生组织促进母乳喂养成功十条标准》《国际母乳代乳用品销售守则》《医院促进母乳喂养规定》和坐诊护士出诊时间，室内张贴母乳喂养宣传图，母乳喂养咨询师工作制度和岗位职责。咨询室内配有展示柜，洗手设备、沙发、电脑、打印机、乳房模型、新生儿模型、自动吸奶泵、辅助母乳喂养器材等教具和母乳喂养宣传资料。房间以淡粉色为主，环境温馨、光线充足、温度适宜、安静舒适，空气及物品清洁消毒达到诊室标准。

3. 母乳喂养咨询门诊工作内容 母乳喂养咨询门诊工作内容和形式国内尚没有统一规范。北京大学第一医院现行的母乳喂养咨询门诊基本以孕期精品小班授课、产后母乳喂养咨询指导及随访工作、协助临床科室落实母乳喂养工作和数据管理工作为主要工作内容。

母乳喂养门诊经常性开展孕期精品小班授课。为保证授课质量，每班预约产妇控制在 6~10 人，家属可参与。课程中教授母乳喂养的体位、婴儿正确的含接姿势、乳房按摩方法、挤奶手法等。课程时间为 1 小时。为每位听课的孕妇准备 1 个娃娃和 1 个乳房模型，边讲基本知识边示教，让孕妇和家属跟着学，授课老师检查每位孕妇是否做得正确，并提供问题咨询，直至每

一位孕妇及家属学会。

门诊的主要服务范围是产后母乳咨询指导及随访。为产后 42 天以内的产妇免费提供母乳喂养咨询，针对产妇的实际问题进行一对一解答，家属可参与。对在北京大学第一医院分娩住院期间已出现母乳喂养问题的产妇进行电话随访，并登记。增强护士主动服务意识，提高患者满意度。门诊还要协助临床科室落实母乳喂养工作，对临床存在母乳喂养问题的产妇提供床旁护理会诊，给出相应的指导意见；协助临床完成母乳喂养培训工作；协助科室完成爱婴医院相关工作；完成数据管理工作，对前来就诊的孕产妇资料进行数据录入分析和管理，方便科研工作的进行，为拓宽日后的服务范围和质量打好坚实的基础。

4. 母乳喂养咨询门诊执业护士资格认证　由于母乳喂养咨询门诊在我国还处于早期发展阶段，关于母乳喂养咨询门诊执业护士没有具体的资格认证。北京大学第一医院根据自身情况，由 5 年以上母婴同室临床工作经验，具有良好的沟通能力及职业道德，护师及以上职称，参加卫生部有关母乳喂养咨询师培训课程并取得母乳喂养咨询资质的护士担任咨询门诊工作。以求为产妇提供规范一致、正确丰富的母乳喂养知识。

五、母乳喂养咨询门诊存在问题的分析

1. 缺乏统一的管理规范　在我国，母乳喂养咨询门诊尚处于萌芽阶段，诊室的管理与设置、执业护士资质的确定、规章制度的建立与完善、工作职责和内容的确定均由各医院自行制订，缺乏统一标准。

2. 岗位设置不明确　在我国母乳喂养咨询门诊出诊护士岗位设置和职责尚没有统一的规范和定位。少部分医院能够有专职的出诊护士，大多数医院出诊护士还承担着护士长、责任护士等其他护理工作，不能独立从事门诊坐诊工作。由于岗位职责没有统一的规范和定位，容易造成一定的角色冲突。若出诊护士从时间和精力上不能确保母乳喂养咨询门诊工作定时定量的开展，会在一定程度上限制母乳喂养咨询门诊发展。

3. 薪酬难以得到保证　根据 2011 年 3 月发布的《母乳喂养咨询室工作指南》，每次咨询时间不得少于 20 分钟。但是目前我国对母乳喂养咨询门诊的费用收取没有明确标准或意见，由专业护士出诊的母乳喂养咨询门诊基本处于"义诊"状态，难以调动护士积极性，从而使这项工作无法得到可持续发展。

4. 缺少来自医生和社会的支持　母乳喂养咨询门诊在国内还是医疗行业的新兴事物，受到很多方面的不理解和阻挠。在我国护士不具有处方权，有些患者如果需要检查或药物时还需要医生的配合。我国母乳喂养门诊大多存

在于医院中，而有些出院产妇完全可以在社区接受护理服务，发挥社区护士在初级卫生保健中的作用，使患者的需求得到及时的满足，更好的促进母乳喂养工作的完成。但鉴于我国尚未建立开业护士制度，可采取医院帮扶社区的形式，开展社区母乳喂养咨询门诊试点工作，促进母乳喂养支持组织的建立。

六、母乳喂养咨询门诊发展趋势

护理门诊是一种高级护理实践模式，其开设满足了患者多元化的健康需求，扩展了护理工作范围与职责，提升了护理专业化水平。开设母乳喂养咨询门诊具有很大的社会效益。目前，我国母乳喂养咨询门诊尚处于起步和探索阶段，使母乳喂养咨询门诊向更规范化、科学化发展是母乳喂养咨询门诊的有利保障。因此，国家相关部门应尽快明确母乳喂养咨询门诊的标准和规范，同时建立完善的法律、法规政策，一系列的管理制度、技术规范及技术服务收费标准来保证母乳喂养咨询门诊步入规范化良性发展的轨道，发挥其更大的经济和社会效益。加快社区母乳喂养支持组织的建立，与母乳喂养咨询门诊相结合，更好地促进母乳喂养工作落实。

◀ 第三节　盆底康复护理进展 ▶

女性的盆底组织对维持盆腔脏器正常生理状态和功能有着特殊的重要意义。盆底肌肉群、筋膜、韧带及其神经构成复杂的盆底支持系统，其相互作用和支持以维持盆腔器官的正常位置。当盆底组织受到损伤出现病理变化时，盆腔脏器乃至相应器官的生理状态及功能发生病理性改变，盆腔脏器（下尿道、生殖道、下消化道等）出现功能障碍，患者出现系列临床有关症状，该类疾病称之为女性盆底功能障碍性疾病（pelvic floor dysfunction，PFD）。PFD 主要包括盆腔器官脱垂（pelvic organ prolepses，POP）、尿失禁（urinary incontinence，UI）、粪失禁（fecal incontinence，FI）和性功能障碍（sexual dysfunction，SD）。随着人类寿命的延长和生活质量的提高，PFD 已成为危害女性，尤其是中老年妇女健康的常见慢性疾病之一，引起了社会的广泛关注。

一、国内外研究现状

流行病学调查研究发现，PFD 在成年女性中的发病率为 2%~40%，严重影响女性身心健康和生活质量。美国调查发现女性 UI 总的患病率为 41%，其中 16.5% 为中重度，压力性尿失禁（stress urinary incontinence，SUI）的患病率高达 36.6%。欧洲 UI 的流行范围从 14.1% 到 68.8%,随着年龄的增长而增加。英国对 40 岁以上妇女的调查显示尿失禁患病率为 34%,随年龄的增长而增加,60 岁以上患病率为 69%。我国朱兰等报道北京地区患病率为 22.9%,王建六等报道北京地区成年女性尿失禁的患病率为 38.5%;福建、武汉地区大样本流行病学调查显示压力性尿失禁发病率分别为 9.1% ~ 16.3% 和 18.5%;广西地区患病率为 22.6%;南京地区成年女性尿失禁的患病率为 29.8%,且发病率逐年上升。2002 年美国用于尿失禁方面的费用高达 163 亿美元,远高于血液透析加冠脉搭桥的费用。除了治疗,吸湿物品(尿垫)方面的花费也很大,还有 1/3 的患者未就诊。全美有近 20 万盆腔器官脱垂患者进行手术治疗。在经济发达国家的调查资料表明,尿失禁比高血压、抑郁症和糖尿病等更常见,医疗费用远高于冠心病、骨质疏松和乳腺癌等,成为威胁妇女健康的最常见的慢性疾病之一。我国也将面临这一巨大的医疗负担。预测在未来 30 年中,PFD 的增长率将是人口增长率的 2 倍。盆底障碍性疾病不会严重威胁人们的健康,但它却影响着患者的生活与人际交往,使其产生自卑与情绪沮丧,食欲、性欲低下等身心障碍,严重影响女性的工作和社会活动,应该引起广大医务工作者的高度关注。

盆底功能障碍的治疗分为手术治疗和非手术治疗。非手术治疗主要有盆底肌锻炼、生物反馈疗法及电刺激疗法,可以使受损伤的肌肉、神经得到真正的纠正,具有长期疗效。

在欧美及日韩等发达国家和地区,已经普及了盆底肌肉评估、生物反馈训练和电刺激治疗,对产后 42 天的妇女常规进行盆底肌肉训练,从而大大地减少了盆腔器官脱垂以及尿失禁等盆底功能障碍性疾病的发生。同时,唤醒盆底的神经及肌肉,使阴道更好地回复到紧缩状态,从而提高性生活的质量、快感及高潮。

国外关于 PFD 的研究已有数十年的历史,而我国则刚刚起步。目前的研究认为 PFD 的发生、发展主要涉及以下几个关键环节:易感因素(如家族史)、促发条件(妊娠及阴道分娩导致神经、肌肉的损伤以及组织的断裂)、进展期(生活方式)、功能障碍期。

2011 年中华医学会妇产科学分会妇科盆底学组参考国际上相关的尿失禁治疗指南,结合我国国情,制订了我国压力性尿失禁(stress urinary incontinence,SUI)的诊断和治疗指南。该指南指出,国际尿失禁咨询委员会(International Consulation on Incontinence,ICI)和英国国家卫生和临床医疗优选研究所(National Institute for Health and Clinical Excellence,NICE)建议对轻、中度尿失禁患者首先应进行非手术治疗。非手术治疗也可用于手术前后的辅助治疗。非手术治疗具有并发症少,风险小的优点,可减轻患者的尿失禁症状。NICE 建议将盆底肌训练（pelvic floor muscle training，PFMT），又称 Kegel 运动，作为对 SUI 患者的一线治疗，同时也建议孕妇进行 PFMT 预防产后尿失禁。

二、盆底功能障碍性疾病的预防

通过对盆底功能障碍性疾病的深入研究，发现导致 PFD 发生的原因很多，包括年龄、肥胖、妊娠和分娩、绝经、慢性咳嗽、便秘、高血压、糖尿病、盆腔手术史等，其中妊娠和分娩是最重要的独立危险因素。大量文献及流行病学调查研究表明，女性 PFD 与妊娠、分娩密切相关，尤其是妊娠和阴道分娩，对盆底会产生远期的效应。女性在妊娠、分娩的时候由于胎儿对盆底组织产生过度牵拉作用，使盆底组织的结构和功能受到影响，支撑盆底组织的肌肉、筋膜、韧带发生形态和功能上的改变，使产妇在分娩后肌力发生改变。有研究显示阴道分娩可能不同程度地损伤会阴神经、肛提肌及盆内筋膜等盆腔支持组织，导致盆底功能障碍性疾病。产后是 PFD 的高发期，此时期发病率与绝经后 PFD 的发生有很强的相关性。妊娠期的 UI 特别是偶然发生的 UI 是产后及远期 UI 的潜在危险因素。因此，预防 PFD 应始于围生期。

正常阴道分娩不会导致盆底肌的不可逆性损伤，孕妇泌尿生殖系统和盆底解剖系统会随着妊娠和分娩发生很大变化，生理性变化大部分会在产后 42~56 天恢复至孕前状态，但分娩中的一些不可抗力因素加重肌肉损伤并对其产后自我修复产生不良影响，因此，80% 顺产产妇的盆底结缔组织的损伤是隐性且可逆的。假如产后没有及时完整的修复，日后就会发生一系列 PFD 的临床体征。在我国已婚、已育的女性中，有 50% 的女性有不同程度的盆底功能障碍，每个产后女性的盆底肌都或多或少被损伤，所以不应该忽视对其康复治疗，预防盆底功能障碍性疾病的发生。产后早期开展盆底康复治疗在国内外受到越来越多专家的重视。

国内观点也认为，产妇产后强化盆底肌功能训练及电刺激治疗能显著改善盆底功能。产后及时进行生物反馈电刺激治疗结合盆底肌训练能够有效提高产后盆底功能康复的效果，加速产后盆底功能复健的进程，有助于预防盆底功能障碍性疾病的发生。

三、盆底功能障碍性疾病的治疗

PFD 的治疗主要包括手术治疗和非手术治疗。其中手术治疗的历史悠久，种类繁多，尤其是盆底修补与重建手术方式取得了飞速发展，由过去的"3R"原则进入"4R"的"修复、重建、替代、再生"阶段。不容置疑，手术治疗特别是盆底重建术的确很大程度上改善了患者的症状，重度 PFD 患者尤其是有手术指征时应及时手术治疗。但是，我们对 PFD 的认识不应仅仅局限于对某种手术方法的掌握，更应明确治疗是否能真正达到改善患者的生活质量的效果。比如，如果 UI 患者行手术治疗，术后不再漏尿但出现尿急、尿频等症状，POP 患者经手术治疗得到解剖结构的纠正，但术后出现性功能障碍或漏尿等，这些都不能称之手术真正改善了生活质量。此外，手术治疗存在很多其他缺陷，一是医疗成本增加，给患者带来过重的经济负担，二是手术相关并发症多，如泌尿系感染，直肠、膀胱、尿道的损伤，补片侵蚀、暴露等问题，性功能障碍、膀胱过度活动及排空障碍、术后复发等。相反，非手术治疗如生活方式干预、盆底肌锻炼、电刺激治疗、生物反馈治疗、盆底康复器治疗、子宫托的应用、药物治疗等，有并发症少、风险低、费用少的优点，其中效果较为肯定、临床广泛应用的是盆底康复治疗（pelvic floor rehabilitation，PFR），主要包括盆底肌肉锻炼、生物反馈治疗以及电刺激治疗。

四、北京大学第一医院盆底康复开展情况

1. 人员培训及资质　培养盆底康复专科护士，参加国家盆底康复治疗项目培训，目前已有 3 人获得经中华预防医学会培训认证的盆底康复一级证书。

2. 开设盆底功能筛查及康复门诊　北京大学第一医院于 2009 年开设盆底疾病康复门诊，盆底康复专科护士针对不同病情采用盆底肌训练、电刺激、生物反馈相结合的个体化治疗方案，开展盆底康复治疗。主要包括：

（1）产科：产前、产后 42 天盆底功能评估及康复治疗。

（2）妇科：轻、中度尿失禁，子宫脱垂、阴道前后壁膨出、性生活障碍、慢性盆腔痛、顽固性便秘等盆底疾病的治疗。

3. 盆底功能的康复治疗项目

（1）盆底肌训练：即 Kegel 运动，方法简单，方便易行，患者容易接受，主要是通过患者自主的、反复盆底肌肉群的收缩和舒张，增强支持尿道、膀胱、子宫和直肠的盆底肌张力，加强盆底肌肉的力量，增强盆底支持力。

1）训练前排空膀胱。

2）患者可取站、坐或卧位。双膝并拢，臀部肌肉用力，有意识地收缩肛门、会阴及尿道肌肉，使盆底肌上提，大腿和腹部肌肉保持放松。

3）持续收缩盆底肌不少于 3 秒，松弛休息 2~6 秒，连续 15~30 分钟，每天 3 次，或每天做 150~200 次，持续 8 周以上或更长。

4）指导患者时，需详细说明盆底肌的正确位置和收缩要点，防止有的患者夹紧大腿，没有收缩盆底肌或收缩盆底肌的同时错误地收缩了腹肌。

（2）生物反馈治疗：生物反馈治疗是通过借助置于阴道或直肠内的电子生物反馈治疗仪，监视盆底肌肉的肌电活动，提示正常和异常的盆底肌肉活动状态，指导患者进行正确的、自主的盆底肌肉训练。

（3）电刺激治疗：电刺激治疗是采用低压电流对盆底神经及肌肉进行刺激，从而增加盆底肌的收缩力，反馈抑制交感神经反射，降低膀胱活动度。可用于压力性尿失禁、急迫性尿失禁和混合性尿失禁患者。

（4）电刺激-生物反馈-盆底肌锻炼联合治疗：对于盆底肌训练效果不满意者，可进行电刺激-生物反馈-盆底肌锻炼联合治疗。

1）铺上一次性中单于治疗床上。

2）协助患者脱去一边裤腿，取半卧位，充分暴露外阴，并分开双膝，注意保护患者隐私。

3）擦拭下腹部，以减少粘贴电极片时皮屑的干扰。

4）将一片电极片置于一侧髂骨表面的皮肤，另外两片贴于腹肌表面的皮肤。

5）在盆底肌肉治疗头表面均匀涂抹润滑导电膏，放入阴道内，金属片均应置于阴道口内，注意动作应轻柔。

6）根据患者的不同情况给予不同类型的个体化的场景生物反馈和不同强度的电刺激综合治疗。

7）同时要求患者平时继续坚持进行 kegel 锻炼，以巩固治疗效果。

8）根据患者治疗情况，及时调整治疗方案。

4. 行为干预

（1）对于盆底功能障碍的患者，应加强健康宣教，改善其生活方式。

（2）避免腹压增加：应嘱患者尽量避免一过性腹腔内压力增高的活动（如用力排便、咳嗽或用力提重物等），指导患者正确负重的姿势，即弯曲膝盖背部挺直。

（3）饮食指导：多食富含粗纤维的食物，预防便秘，改善排便习惯如定时排便，使用缓泻剂避免用力排便；保持足够的水分摄入，并在规律的间隔时间内排空膀胱，睡前 2 小时限制饮水，以减少夜间尿量。

（4）心理护理：在治疗过程中，对患者的进步给予肯定和鼓励，以提高其信心。

五、盆底功能障碍性疾病康复治疗的发展趋势

1. 提高孕妇对 PFD 及盆底肌锻炼的认知　美国、英国、芬兰、挪威等

国家的多项研究表明，产后和（或）孕期进行盆底肌锻炼不仅能够有效预防产后尿失禁的发生，还可以有效增强产后妇女的盆底肌力。接受盆底肌肉锻炼的妇女产后 1 年发生尿失禁的风险明显低于不进行这种锻炼的妇女。国内研究显示，只有 11.7% 的孕妇听说过盆底功能障碍性疾病，30.7% 的孕妇听说过盆底肌康复训练，而知道具体锻炼方法的仅占 11.3%。其原因可能在于目前孕产期健康教育中极少涉及盆底功能训练的内容，而且孕期不是压力性尿失禁、生殖器官脱垂、性功能障碍等盆底功能障碍性疾病的高发时期，再者盆底功能康复训练涉及私密部位，即使是受尿失禁困扰的孕妇亦羞于向他人或医生咨询，导致孕妇关注较少，并且很少有机会获得盆底肌康复训练的知识。

美国妇产学院委员会认为，在没有禁忌证的情况下，应鼓励孕妇参加规律的盆底肌肉锻炼促进孕妇盆底血液循环，减少妊娠子宫对下肢静脉的压迫，使骨盆内脂肪沉积减少，调整心态，有利于自然分娩，减少剖宫产率和阴道助产等难产情况的发生，防止压力性尿失禁、子宫脱垂，产后性功能障碍等疾病的发生。

产后及时对盆底功能进行筛查评估，进行盆底肌肉训练、电刺激治疗、生物反馈辅助等方式治疗，越早采取干预，那么到了中老年以后，发生压力性尿失禁、子宫脱垂等盆腔障碍性疾病的概率就会越低。

因此，护士应在孕产期加强有关盆底功能康复的健康教育，产科门诊组织的"孕妇学校"应专门开设盆底功能康复的课程，指导孕妇在产前进行早期盆底肌训练，并持续指导至产后 3 个月。或在社区卫生服务中开展有关盆底功能康复的健康教育，通过有效的途径和策略提高妇女的知识水平，从而为其实施奠定基础，使其在孕早期即开始早期主动锻炼预防盆底功能障碍性疾病，而不是出现明显症状后被动的治疗。但是有妊娠期高血压疾病、先兆早产、前置胎盘等合并症的孕妇不建议行妊娠期盆底肌训练。所以，在盆底功能康复锻炼之前要进行专业评估，需制订个性化的预防方案。

2. 成立盆底功能康复中心，实行分级诊疗模式　在欧洲，特别是法国，运用电刺激和生物反馈技术治疗尿失禁，子宫、膀胱脱垂等已有 20 余年历史，对于盆底功能障碍的治疗已形成了一套科学、规范、有效的体系。在法国，妇女盆底功能康复的医疗服务体系比较健全，实行分级诊疗模式。首先是就近筛查中心，负责筛查患者，类似我国的乡镇卫生院和城市社区卫生服务中心；其次是盆底功能康复治疗中心，该中心至少要有妇产科、消化内科、泌尿外科的医生，负责盆底功能障碍性疾病的诊断和治疗，相当于我国的县级医院；最高层次的就是盆底功能康复示范中心，负责技术培训和指导，相当于国内的三级甲等医院。

我国女性盆底功能康复治疗项目的开展起步较晚，正处于发展中阶段。2008 年由卫生部主导，委托中华预防医学会在全国开展了"中国妇女盆底功能障碍防治项目"，开始在 6 个试点省探索中国 PFD 的防治模式。广东省中山市人民医院 2009 年申报成立"盆底疾病诊治中心"，全面开展盆底功能障碍性疾病的防治工作。

因此，借鉴国外的先进经验，并结合我国国情，建立盆底疾病三级防治体系是目前需解决的关键问题。可通过健康教育、专业技术培训、盆底中心建立示范模式，带动全国各级医疗机构筹建符合自身条件的筛查中心、防治中心及诊治中心，最终形成三级防治服务体系。

3. 培养盆底康复专科护士，完善资格认证体系 盆底功能的康复治疗大多数是由护士完成的，但是目前还没有统一的操作规范、行为准则，虽然国内逐渐开展盆底功能康复治疗的培训，但是还没有统一的专业组织对盆底康复专科护士进行资格认证，需要在今后进一步完善，从而真正为广大患者提供服务。

4. 完善信息服务平台，综合管理盆底防治资源 各省市及地区应创建盆底功能障碍疾病防治网络信息化平台，收集各级医院盆底功能康复门诊、各地区盆底功能防治中心数据，进行汇总、统计，完善盆底项目实施情况的监测及管理。同时可以在网上进行盆底知识宣教、提供咨询、发布治疗信息等，提高服务质量和效率。

◀ 第四节 助产士门诊 ▶

一、助产士门诊发展背景

从怀孕到分娩是绝大部分女性人生中必然要经历的一个重要阶段，与每个小家庭的发展密切相关，每个孕产妇在这一特殊的生理时期均需得到科学全面的指导和照护。随着社会经济的发展和医疗水平的不断提高，人民群众的健康意识逐渐增强，孕产妇及其家庭对产科服务提出了更高的要求。尤其是近年来我国二孩政策的放开，越来越多的家庭选择生育二孩，而我国当前高达 46.5% 的总剖宫产率给产妇的二次分娩带来了更多的风险。因此，助产士的角色和职能需要得到进一步的深化和拓展，以促进自然分娩率的提高。

国际助产联盟（the international confederation of midwives，ICM）从孕前保健、孕期保健、分娩期保健、产后保健、新生儿保健和公共卫生保健 6 个维度对助产士的核心胜任力进行了规定，即意味着助产士的服务应当覆盖从孕前指导到产后母儿保健整个阶段，甚至还应当包括家庭计划生育指导等多方面的内容。然而，当前国内助产政策主要是"以产科医生为主导"的产科服务模式，产科服务中更强调充分发挥医生、护士的功能，助产士归为护士群体，其工作内容多局限于产房正常产的接生，即使承担一些产前保健、健康指导等方面的工作，也常以产科护士的身份出现。助产士的职业范围受到很大限制。

在国外，关于妇女围生期的照护模式通常包括助产士主导模式、产科医生主导模式、家庭医生主导模式，以及各专业人员共同参与模式。其中，助产士主导模式在保障母婴安全方面发挥了重要作用。西方许多国家的助产服务理念表明，妊娠分娩是一个自然的生理过程，助产士历来是正常妊娠分娩妇女的主要照护者。

国外许多国家和地区以及我国香港、台湾地区已建立了一系列助产服务模式。研究发现在助产士主导的连续性照护模式下，孕产妇均有良好的妊娠及分娩结局，因此建议所有孕妇都应享受此服务。自 2000 年卫生部基层卫生与妇幼保健司与 WHO 的合作项目—产科服务新模式，即以"保护、支持、促进自然分娩"为主题正式启动以来，我国已有一系列相关的文献研究指出，产科服务模式的转变可改善孕产妇分娩结局。目前在我国几家医院开展的以助产士为主导的产科服务模式，已经在重新探索助产士在实践范围内的角色和功能，并在降低医疗干预和增加产妇生产满意度方面取得了良好的效果。同时它也证明了"以助产士为主导"的产科服务模式在我国的可行性。因此我们必须将助产士单纯的助产操作发展到围孕期、围生期保健和整体护理等临床应用领域，开设助产士门诊，推进助产士对孕产妇的连续性一体化照护，帮助每位孕产妇安全度过妊娠分娩这一重要的人生阶段。

二、国际助产士服务模式及经验

在国外很多国家，助产士为一个独立的群体，具有较为完善的管理体系，助产士的职责范围包含产前、产时、产后照护，新生儿保健，家庭计划生育，女性保健等多个方面，他们对孕产妇的照护更加系统和一体化。

在荷兰和新西兰，正常怀孕、健康的孕产妇，一律由助产士提供产前、产时和产后的全程照顾，并且助产士在经过严格的教育、培训、考核后，可获得一定的处方权。如遇有合并症及高危妊娠的孕产妇时，可将孕妇转诊给医师处理。

在芬兰，一般来讲助产士负责提供整个生育过程 10 次产检，医师负责 3 次，遇有高危妊娠产妇时，助产士需将产妇转诊到医学中心交由医师处理。助产士除提供妇女产前、产时照护外，在产妇出院后亦需要负责产后居家访视追踪，内容包括：新生儿两周的身体评估、哺喂母乳的情况、产妇恢复情形、母亲角色适应与亲子关系的建立等。

在美国，法律规定只要拥有合格助产士资格者，即可在美国的50个州合法执业，其中有47个州允许护理助产士有处方权。助产士可以独立执业的范围包括妇女怀孕、分娩、产后的照顾处理、新生儿照护、妇女的家庭计划及妇科需求处理。角色功能方面有咨商、协同处理或转介孕产妇，执业场所可在医院、家中、诊所及生产中心等。

在德国，孕产妇所有的基本医疗照顾都由助产士提供，助产士有权提供的专业服务包括：①产前教育、咨询、产前检查。②怀孕期间疾病的治疗，如糖尿病、高血压、贫血，但必须在已告知妇女并使其知道医师的治疗意见的前提下方可执行。③正常生产，包括执行会阴切开术。④至少提供10天完整的产后照顾，包括营养知识咨询和新生儿追踪。

在英国，妇女自然生产均由助产士接生，遇紧急情况下才转诊给医师。英国中央委员会规定，助产士须提供妇女怀孕、产时及产后期必要的监测、照护及建议；须能够接生及照顾新生儿与婴儿；助产士还是家庭及社区的健康教育者，其工作涵盖产前教育、妇科、家庭计划与儿童照护；助产士可在医院、诊所、健康单位、居家或任何其他服务机构执业。

三、北京大学第一医院助产士门诊开展现状

2012年北京大学第一医院策划、启动并落实开展了助产士门诊。助产士门诊主要由专责助产士以团队提供连续性护理的形式服务于孕产妇，包括产前检查、待产服务、分娩照护、产后护理四个环节。让每位孕妇能享受到助产士在整个孕期和围生期全程连续性的保健和指导。我院除了开展独立的助产士门诊，助产士还参与并协同开办孕妇课堂，包括大班授课和精品小班课程，内容包含孕妇妊娠及分娩期间正常的生理、心理变化，对孕妇进行孕期营养指导，向孕晚期孕妇讲解镇痛分娩，使用模型模拟正常阴道分娩过程，指导孕妇分娩时积极正确配合助产士。向孕妇及家属讲解新生儿保健知识，指导其进行新生儿沐浴等。

1. 助产士门诊开设依据

（1）2005年北京大学第一医院被批准为北京市产前诊断医疗机构，成为北京市首批五家产前诊断中心之一。同时先后和北京市16家市、郊区县医院建立产前诊断转、会诊绿色通道，承担其筛查高危孕妇等进一步的产前诊断工作，负责其产前筛查质控以及产前诊断高危患者的转诊。助产士同医生一起积累了大量有关产前诊断和助产服务的经验。

（2）目前北京大学第一医院产科已形成集教学、服务为一体，特色鲜明的科室。北京大学第一医院是北京市危重症孕、产妇抢救医院之一，并接受

来自外地的危重孕、产妇。年分娩数 5000 ~ 6000 人，分娩数在北京综合医院中名列前茅。普通产科从产前保健到围分娩期母儿监测，直至产后产妇和新生儿管理都有一整套规范化管理体系。其中助产士为孕产妇提供了很多有特色的专科服务，内容涵盖了从孕检到分娩再到产后的每个阶段，为孕产妇提供了较为全方位的指导和照护。

（3）响应卫生部《医院实施优质护理服务工作标准（试行）》、《临床护理实践指南（2011 版）》等相关文件要求，开展产科优质护理培训和实践活动，提升以新理念、新技术为主导的产科临床护理实践能力，保障孕产妇及新生儿安全，为孕产妇及新生儿提供全面、全程、专业、人性化的护理服务。

2. 助产士门诊出诊人员任职资格

（1）从事产科临床一线工作 5 年以上，主管护师以上技术职称或担任产科责任组长 2 年以上，并具有护理专业本科以上学历的人员。

（2）助产技术考核合格，取得省级卫生行政部门认可的《母婴保健技术考核合格证书》。

（3）精通本学科基本理论、专科理论和专业技能，掌握相关专业知识。

（4）有一定的教学、科研、管理能力，有组织指导产科护士业务学习与技能培训的能力。

（5）有较强的语言表达及沟通能力，接受过演讲技巧、沟通技巧的系列课程培训。

（6）了解与产科护理工作有关的国内外护理技术发展状况，有较丰富的围生期护理与助产工作经验，能解决产科护理工作中的疑难问题。

3. 助产士门诊服务方式

（1）以门诊服务为主。每次产前检查当天由产房资深助产士坐诊，一对一形式，产妇和家属共同参与。

（2）每次产前门诊时间为 20 ~ 40 分钟，辅以幻灯片、教学视频、实景图片，现场练习。

4. 助产士门诊服务对象

（1）纳入标准：正常妊娠妇女，无任何妊娠合并症和并发症的产妇。

（2）排除标准：任何有高危因素影响的孕妇都不能够由助产士单独接诊。

1）全身疾病史：糖尿病、高血压、内分泌疾病、肾脏疾病、癫痫、严重心脏病和呼吸系统疾病、严重血液系统疾病等。

2）妇科病史或新生儿不良发育史：剖宫产史、习惯性流产、子宫肌瘤剔除史、子宫颈功能不全、子宫肌瘤、早产史、胎儿异常或死亡史。

3）孕期具有危险因素：多胎妊娠、妊娠期高血压疾病、前置胎盘、孕期有严重病毒感染、胎儿窘迫、胎位不正、胎儿畸形等。

5. 助产士门诊服务内容　除了为孕妇建立个体化档案、为孕妇提供整个孕期的基础检查和保健、及时进行孕产妇高危识别、做好与医师之间的转诊之外，还包括下列内容：

（1）孕前期：提供孕前健康教育和咨询；介绍助产士门诊运作模式。

（2）孕早期：发放有关孕期保健的书面资料；推算预产期；讲解妊娠期生理、心理变化；孕期产检及保健安排及流程。

（3）孕中期：孕期营养指导；制订孕期体重增长目标；指导孕妇自我监护；进行胎儿监护教育与指导；传授母乳喂养知识及技巧。

（4）孕晚期：介绍自然分娩对孕产妇和新生儿的益处；指导产妇及其家属制订分娩计划；介绍产兆的识别、破水的处理、分娩物品准备和心理准备；介绍产房环境；讲解分娩过程；指导应对分娩镇痛技巧。

（5）产褥期：给予产褥期保健指导，包括心理指导、产后宫缩及恶露观察、会阴水肿护理、母乳喂养及新生儿护理技巧等。指导产妇携新生儿产后42天复查，向产妇提供咨询服务，提供产后延续护理服务。

四、北京大学第一医院助产士门诊工作思考及展望

北京大学第一医院助产士门诊尚处于萌芽阶段。目前，我国缺乏系统的有关助产服务的实践指南，国家政策上尚无对助产士门诊工作的支持和保障，缺乏相关的法律依据。虽然当前国内助产士属于护士群体，不具有处方权和独立性，但是依然可以在医师的指导下尽量拓展自身的角色职能，在北京大学第一医院妇产科现行开展的一系列特色服务的基础上进一步将助产士门诊服务系统化，将助产士的服务发展成连续性一体化、全程一对一的孕期保健服务。

由于国内主要以产科医生服务模式为主，助产士工作主要局限于产房。助产士主要是遵循医嘱、负责接生，失去独立照顾正常孕妇的权力。同时这种分层护理，多以工序式运作，增加了高科技及药物的使用，欠缺对孕产妇的心理及社会需要的关顾及人性化的护理。而助产士门诊这种服务模式让助产士从产房中走了出来。助产士通过围生期一体化护理，一对一指导，使孕妇从孕期开始学习分娩知识、营养知识，参与孕期体质量管理，进行母乳喂养技巧指导等，让孕妇提前接触助产士，使孕妇与医务人员之间建立了良好的信任关系，有助于减轻孕妇分娩时紧张、恐惧的情绪，增强孕妇自然分娩的信心。提前训练拉玛泽呼吸等减轻分娩疼痛的方法，使产妇在分娩过程中能积极主动配合运用这些方法，从而使产妇分娩时的疼痛评分显著下降。同

时，助产士门诊服务模式对助产士提出了更高的要求，除了要求助产士掌握娴熟的传统助产技能以外，亦要求助产士具有提供信息、情感支持的能力，促使助产士全方位的发展，提高了助产人员的理论与实践水平，不断促进自我完善。

未来的发展趋势应当趋向于将北京大学第一医院妇产科门诊及病房现有的零散的健康教育课程、一日门诊及康复训练门诊进行系统化整合，发展成由助产士为主体的连续性、一体化的助产士门诊。连续性护理切合孕产妇及家庭的需要，亦是顺应世界的趋向。助产士对孕产妇进行全面评估，细致检查，耐心的咨询与反馈，在妊娠期与孕产妇同行，带领夫妻共同迈向为人父母的道路，大大提高了产科护理质量及孕产妇对服务的满意程度。

另外，根据其他医院开设的助产士门诊经验，可以发展多样化的助产士门诊，除了坐诊的方式，也可以采取其他形式，如专题讲座、沙龙、技能培训、一对一咨询及指导等多种形式相结合的方法进行健康教育，以达到提高孕妇及家属对母婴的照顾能力的目的。利用分娩模型仿真模拟分娩，介绍不同分娩方式及其特点，分娩过程中的配合以及紧急情况的应对方法。助产士与孕妇共同设计个体化分娩计划，从而增强孕妇分娩的信心，提高阴道分娩成功率，减轻产妇的疼痛与焦虑，保证母婴安全。

◀ 第五节　助产士教育与培训 ▶

一、完善助产士教育和培训的必要性

助产学是一门实践性很强的独立学科，助产工作关系着母婴两条生命的安危，临床工作风险大，责任重，助产士知识技能水平是保障母婴安全最基本的要素，助产士专业素质的高低将直接影响着整个产科的护理质量，因此发展完善助产士的教育培训体系是保障母婴安全的重要措施。

当前我国助产士受教育水平参差不齐，且以中专和大专为主，有限的教育水平可能导致其不能向孕产妇及新生儿提供高质量的照护，这些都影响了我国助产士专业的发展和交流。而在全球一体化的今天，我国助产专业化、国际化发展将是必然的趋势。因此，必须加快国内助产士教育培训体系的建立和完善，提高助产人员的素质，保障母婴安全，促进我国助产专业的发展。

1. 政策导向　卫生部颁发的《中国护理事业发展规划纲要（2005～2010年）》中指出：要建立和发展临床专业护士，正式提出助产专业区别于护理专业，突出了助产专业的专业发展方向和地位。《中国护理事业发展规

划纲要（2011～2015年)》中提出：护理服务不断适应人民群众日益多样化、多层次的健康需求，服务领域逐步向家庭、社区延伸，护理服务领域不断拓展，重点加强专科护士的培养。WHO 于 2005 年启动并于 2009 年推出了《专业护士及助产士起点教育全球标准》，以指导 193 个成员国按照统一标准有计划地规范专业护士及助产士起点教育。

2. 专业人才缺乏　随着人们对母婴保健需求的日益提高，社会对助产专业人才的数量和质量要求也相应地提高，使助产专业人才成为紧缺型专科技能型人才之一。我国现有助产士与产妇比例为 1：4000，而国外助产士与产妇的比例达到 1：1000，助产士与产科病床之比为 1：8～1：10。按照这个数据，全球缺 70 万助产士，我国缺 33 万 4 千名助产士，助产士数量远远低于国际卫生组织的规定。随着我国经济发展和人口素质的提高，预计到今年，我国助产士的需求量将达 35 万。

3. 国内教育滞后　在我国，助产教育一直附属于护理专业教育，既非独立科学，也无专业体系，从事助产工作必须首先通过国家护士执业资格考试。很多高校的培养方案也沿用普通护理专业的人才培养模式，只是在课程体系中增加了一门专业课《产科学》，导致专业特色不明显。对其人才培养目标、培养层次与规格、课程体系建设、岗位能力分析等尚无规范的标准，专业人才培养规模远远不能满足的社会需求。

二、国际助产专业教育与培训现状及发展

目前国际上助产已经发展成为独立的专业，基于独立的助产人力管理及较为完善的助产教育，助产士的角色职能得到了相应的拓展和深化，涉及女性生殖健康、围生期保健和公共卫生保健等多个领域。许多国家的助产教育已提升至大学院校课程体系，部分国家以短期培训的方式培养社区助产士，一些发达国家，助产士必须具有本科以上的专业教育背景才能从业。Fealy等指出，全球助产专业准入体系尚不统一，助产士培训教育包括了职业技术学校（大专)、大学本科、研究生学历教育等不同层次。但是相对来讲，助产专业在发达国家具有相对完善的教育和培训体系，在一定程度上保证了助产士群体的专业水平。

在荷兰，正式的助产士学士教育学制为三年，前两年为助产专业理论的课程，最后一年为临床实习，完成学业后须通过学校有关部门的鉴定考核方能毕业。助产士经过严格的教育、培训、考核后，可获得部分处方权。

在新西兰，助产士以本科学历为起点，必须接受三年的学士学位课程教育，还需完成临床实习 1500 小时、至少独立接生 30 个自然分娩产妇，才能

授予学位证书，成为助产士。并且大学毕业后还有助产硕士和博士的课程可以进修。

在芬兰，所有的助产士均需接受大学以上的助产专业教育，并经过专门的助产士资格认证方可执业，其大多具有大学或硕士学历。一般助产士本科教育是在护理普通学科制3年半之上再加1年完成。1996年芬兰即有85%的分娩为助产士接生，婴儿死亡率为5‰。

在瑞典，助产学教育是由瑞典大学或大学学院提供的一项高等专科教育。学生需完成3年护理本科教育并成为注册护士后再申请并完成1年半的助产专业教育。在继续教育方面，助产士有资格申请攻读硕士、博士学位，其研究领域涵盖妊娠、分娩、产后护理、母乳喂养、妇科保健、性健康和避孕等方面。

在英国，助产士皆需进修大学助产学制，学习4年方可获得学士学位，成为助产士。助产学生分为具有护理教育背景和高中毕业无护理背景两种。目前，英国的助产教育层次已经达到本科、硕士及博士水平。为提高助产士实践能力，英国还实施了一项5个阶段的培训计划，助产士可自行选择参与时间。

在法国，助产士全部需要接受高等医学教育，其培养过程分为三个阶段，不断进行理论的学习和临床操作考核。学生完成三个阶段的学习任务后，必须通过包括笔试和答辩在内的考试后才能被授予助产士证书。助产士毕业后取得助产士证书，注册后享有基本的检查和处方权。并且，刚参加工作的助产士要定期参加国家卫生行政部门或助产士协会规定的一些培训课程，而高年资的助产士也必须每年学习并积累一定的学分后才能进行下一年的注册。

在美国，助产士（certified nurse-midwives，CNM）参加助产士教育项目要求必须具有学士学位，经过专业助产教育后进行CNM注册，要求认证者学历必须为研究生学历，由美国助产士学会（American College of Nurse-Midwives，ACNM）认可的助产护士教育项目中毕业，取得完整的教育项目认证。

虽然不同国家助产士教育体系各有不同，但是在这些国家，助产士教育已经成为一个独立于护士教育之外的专门的独立体系，并且拥有较为完善的继续教育项目。随着国际上越来越多国家助产教育和培训的不断完善，国际性的助产专业组织，国际助产联盟（the International Confederation of Midwives，ICM）于1919年成立，并且每三年举行一次国际大会，主要活动为协助提供助产士技能的短期培训班，发展助产士的领导能力和其他技能以及设置助产教育课程等。

三、我国助产专业教育与培训现状及发展

长期以来无论是课程教育体系，还是护理工作方式，我国的助产教育已远远落后于护理科学和医学教育的发展水平。与目前国际助产发展趋势相比，我国的助产教育还有不小差距。主要体现在：

1. 无独立完善的教育培训体系　我国自1950年取消助产士法以来，助产士不再有独立的准入注册制度和职称系列，助产士的法定职责和权限不清晰，也没有完善的专业教育体系。我国助产士目前从属于护理专业，因此临床助产士的继续教育体系也等同于护士，只能选择护理方面的课程进行学习，没有统一的助产方面的培养目标、培养规格、课程体系、教学计划及教材等。卫计委颁发的《2005～2010年护理事业发展规划纲要》曾正式提出了助产专业与护理专业的区别，肯定了助产专业的发展方向及其专业地位，而现行卫生类本科教育专业目录中尚未设置助产专业，高职高专教育专业目录分类中助产专业仍附属于护理学。直至2014年4月，国家卫计委及教育部最终启动了我国部分本科院校的助产学本科试点教育，拉开了我国助产高层次教育的序幕。

2. 教育水平严重的参差不齐　助产教育现仍以大中专教育为主，尚没有独立的本科以上助产教育。开设专门助产学科的院校非常有限，很多助产从业人员的教育背景是护理专业。理论教学在实践中所占比例仍然偏大，缺乏统一明确的教学要求和考核标准。在许多发达国家，助产士须具有本科及以上的专业教育背景才能从业。在我国，助产士学历绝大多数为中、大专学历，最高学历为本科。

3. 培训内容和方式尚无明确标准　目前培训基本以短期理论培训为主，多集中在提高临床技术方面，对助产业务中的全程关爱和理论基础等很少涉及。而且国内也很少有独立的助产学术交流，围生期的继续教育与产科学术年会上，多以产科医师为主，助产士很少参加。近些年随着妇幼保健事业的发展，助产士对自身教育及理论、实践水平都有了一定的提高需求，也在积极参加各种学术会议。

4. 执业范围局限　在我国，现阶段由于没有专门针对助产专业的国家立法和规范，孕产期保健侧重于以产科医生为主导的医疗模式，助产士的工作场所局限于医院产房，角色定位及专业知识和技能侧重分娩期的片段管理。在多数三甲医院，产前教育管理由产科医生承担，产后护理由护士承担，助产士只负责正常分娩的产程管理和接生。部分综合性的三甲医院正常孕产妇的产程管理和接生也由产科医生负责。随着助产士门诊的建立和开放，助产士的执业范围和社会功能正在逐步完善和扩大。

5. 管理部门缺乏 助产士管理基本由护理部门负责，缺乏相对专业的管理机构或管理层次。自 2008 年以来，浙江和广东先后建立了省级助产协会；2013 年 5 月 4 日，中国妇幼保健协会成立了助产专业委员会；然而，我国至今还没有全国性助产士专业协会。按照 ICM 助产士协会能力评估标准（Member Association Capacity Assessment Tool，2013），我国现有的助产士相关团体，在组织管理、相关活动、领导力、具体功能以及合作联系等方面还需进一步加强。

面对现状，近年来，我国也开始积极推进助产士队伍的教育和培训项目。助产专业相关人士对发展高层次助产专业人才培养已达成共识。全国大专层次的高级助产人才培养已初具规模，但人才培养方案尚不健全，国内本科及更高层次的助产专业人才培养更有待发展。国内院校开始考虑增加助产本科的教育课程，也有一些高等院校的护理研究生教育开设了助产方向。至21 世纪，开始有少量院校开展助产士高等教育，如福建医科大学莆田分校设立的高级助产专业和南方医科大学开设的本科教学。而国内尚无助产专业的硕士及硕士以上学历的教学点。2006 年北京大学与新西兰怀卡托理工学院在北京联合主办的"本科助产教育"，是国内改革开放后第一个助产学中外合作项目，标志着中国高等助产教育进入一个新阶段。

在当前我国已经开展的助产士本科教育的设置中，学生需完成在校期间理论学习，并在教学医院或者综合医院进行 8 个月以上的实习，学习成绩合格后可获得相应的学历。助产士必须通过卫生行政部门组织的护士执业考试，取得护士执业资格并进行注册，同时也必须通过母婴保健技术考核，取得《母婴保健技术考核合格书》，才能从事助产工作。

在继续教育方面，国内部分医疗机构已经开始积极建立临床助产士继续教育项目，对助产基本理论、基本操作技能及病理妊娠的早期识别等进行培训。香港在 2005 年推行了自愿参与持续护理教育制度，鼓励助产士在相应时间内至少取得 45 学分，内容包括健康促进、专科发展、科研活动等。

另外，还有院校借助开设助产技术选修课的方式开展助产知识的培训。与专业教育途径相对缺乏相比，助产的继续教育开展得相对较普及，各种途径的继续教育，如短期培训班、远程网络教育、学分教育等在各地逐渐开展起来，包括国家级教育项目、省市级教育项目和各个单位的学习班，以不同周期和不同学时的教育逐渐开展。2008 年中国助产士联盟成立，该联盟每年举办一次"全国助产技术与管理培训班暨年会"，并且积极与国外助产群体进行交流沟通，经常开展助产方面的相关培训，推进了我国助产士群体教育和培训体系的发展。

总体而言，我国的助产教育尚处于初级发展阶段，远远落后于国际先进水平。助产专业专科性强，不同于护理专业，助产岗位对助产士的独立工作能力要求很高，需要对助产士通过专门的继续教育进行培训指导，而不应简单归属于护理队伍，只有促进我国助产专业教育发展，不断突出专业特色建设，完善助产士注册、晋升的规范管理，才能真正提高我国助产服务水平，尽快与国际接轨。因此，培养我国高素质的助产士是卫生教育刻不容缓的任务。

四、北京大学第一医院助产士培养方案

1. 北京大学第一医院助产士教育背景现状　作为北京市产科疑难重症抢救中心，北京大学第一医院承担着较为繁重的分娩任务。如何培训出一支业务熟练、技术精湛，具有较高人文关怀能力及人际沟通能力的助产士队伍是我们面临的一大挑战。

截至 2015 年 1 月 1 日，北京大学第一医院现有助产士 24 名，其教育背景及执业情况见表 6-1。

表 6-1　北京大学第一医院助产士教育背景

内容		例数	构成比（%）
护龄（年）	≥20	3	12.5
	10~19	6	25.0
	0~9	15	62.5
学历	研究生	1	4.2
	本科	9	37.5
	大专	12	50.0
	中专	2	8.33
职称	主管护师	6	25.0
	护师	10	41.67
	护士	8	33.3

2. 北京大学第一医院助产士教育培训情况　医院有针对助产士的一系列规范化培训方案，使助产士有计划、有步骤地接受专业化的培训，使受训者对专业知识及技能的掌握有一个从简到繁、由易到难、循序渐进的过程。定期的理论和操作考核对受训者起到督促和指导的作用，最终使受训者的专业素质得到全面提升。

（1）新进助产士培训方案：对新助产士的培训，我们根据北京市卫生局

及妇幼保健院的相关法律法规制订了《新进助产士 3 年规范化培训手册》。培训目标旨在通过 3 年规范化培训，使新进助产士能够独立且熟练承担待产室及产房的岗位职责，取得母婴保健资格。培训内容包括 1 年基础培训及 2 年强化培训，涉及基础护理及专科护理理论及操作。培训的形式多种多样，如多媒体、讲授、示教、看录像、模型教学等。同时，为了对新助产士进行有效的监督与指导，为其设置了阶段性目标和考核，先由带教老师进行考核，达标后再由护士长及科室总带教考核，包括理论及操作部分，逐级考核至主任考核通过后参加西城区组织的母婴保健资格考试，取得母婴保健资格考试合格证书后，独自承担助产工作。培训内容如下：

1）职业防护及法律法规培训：新进科室助产士首先接触到的是助产士职业防护培训，包括六步洗手法、医用口罩及手套的使用、针刺伤的预防及处理等，并组织她们认真学习相关的法律、法规及各种职业规范，使其时刻谨记职业防护的重要性，能够及时、准确地处理暴露因素。

2）基础及专科培训：主要包括产房规章制度、岗位职责及工作流程、分娩基本理论知识、各个产程阶段的工作流程及护理要点、接生技巧、各种护理操作技术规范、各种危重疾病的抢救配合、病历书写规范、沟通技巧及人文关怀等。

3）强化培训：进一步巩固基础和专科知识的培训，同时侧重危重症疾病的护理及配合、产科各种急救预案的掌握。并且进行产科病房、婴儿室、产科门诊的轮转，学习产前、产时、产后的连续性护理。

4）联合培训：常联合儿科、产科病房等进行多科室知识的学习和培训。除了基础知识和操作的培训外，为培养助产士的应急急救能力，北京大学第一医院妇产科还每季度联合儿科进行综合的应急预案大演练，让新助产士从实践中积累经验，培养能力。

（2）在职助产士培训方案：助产士教育是个漫长的过程，虽然助产士都经过了学校的正规教育，但这并不意味着助产教育的结束。助产学是一门不断发展的专业学科，随着护理模式和母婴保健模式的转变，其理论体系、工作范围、内容等都在不断变化，这就要求护士不断学习，更新专业知识，提高专业技能，以满足人们日益增长的保健需求。区别于新进助产士，对于在职助产士的培训主要是巩固原有技术和知识，同时学习新业务、新技术、新规范，以适应医疗技术发展的需要。

1）在职人员培训分类：对在职助产士，主要采取分层培训的方法。根据卫生部优质护理服务示范工程的要求，结合北京大学第一医院助产士分层管理的实际，制订了《助产士核心能力培训计划》，该计划明确了相应的分层培训目标、培训计划和考核标准。将助产士根据个人岗位、职称和能力分为 N1、N2、N3、N4 级。

N1 级：培训期助产士。取得《中华人民共和国护士执业证书》，从事产房工作 3 年以下，在培训阶段的助产士。培训内容见本章本节"新进助产士培训方案"。必须在带教老师协同下上台接生。

N2 级：初级助产士。取得《母婴保健技术考核合格证书》，从事产房工作 3~5 年，需要经过产科门诊、产前病房、产房及产后病房 4 个区域的工作，具备正常观察产程及监护的能力。可独立进行正常产妇分娩接生及护理工作。

N3 级：中级助产士。从事产房工作 5~10 年，在 N2 级基础上具备正确、安全执行助产专科技术及应对异常分娩接生能力，具有带教实习护士、轮转护士及实习医生的资格。工作面向各类产妇。

N4 级：助产组长。从事产房工作 10 年以上，护师以上职称，责任心强，专业知识扎实，临床经验丰富，具有一定的管理和协调组织能力，有较好的沟通技巧，具备新生儿及危重产妇抢救能力。负责产房当班管理工作，负责安排当班助产士，并对其进行技术指导，不定时巡查各岗位职责、工作制度的落实情况，监控当班工作质量，并及时与护士长和主任沟通。

2）培训内容：包括 5 个方面培训内容：基础理论与专科知识、专科技能、应急处理与抢救技能、教学与培训能力、综合管理能力。按照级别递进，每个层级均包含知识目标和技能目标。

3）培训方式：包括集中理论授课、个人操作实践、护理查房、个案演习、病例讨论、护理安全分析会、个人总结等。

4）考核评定：由病房护士长、科室护士长、科室核心组管理人员组成助产士核心能力评审组，组织每月理论和临床技能考核，并根据考核结果对助产士进行相应反馈。

（3）继续教育培训：北京大学第一医院积极鼓励助产士参加各种途径的继续教育，如各种助产年会及学术会议、短期培训班、远程网络教育、学分教育等，包括国家级教育项目、省市级教育项目和本单位及科室的学习培训班等。

◀ 第六节 流产后关爱服务 ▶

随着世界各地人工流产率的不断增加，流产后关爱项目受到越来越多的关注。20 世纪 80 年代，国际社会就已提出了流产后关爱服务（post-abortion care，PAC）的理念。从此，流产后关爱服务成为生殖健康服务的一项重要内容，目前，已成为国际计划生育领域的主流。

人工流产即采用人工或药物的方法终止妊娠。虽然有研究表明，人工流产不会导致继发不孕，但是反复多次人工流产会增加并发症的发生率，如月经失调、宫腔粘连、子宫内膜异位症等，如果出现并发症，就容易导致继发不孕。人工流产同时也会使患者产生不同程度的心理问题，如焦虑、抑郁、情绪暴躁等，严重威胁女性的生理及心理健康。

人工流产人流术后关爱服务（PAC）是指患者流产后为其提供的一系列医疗护理服务，包括流产后计划生育服务及并发症治疗服务、流产后咨询服务、生殖健康服务。PAC 作为一项重要的生殖保健关爱项目，每年都有许多国家的医疗计划生育机构进行 PAC 活动。目前，我国已有 300 余家医院开设"关爱至伊·流产后关爱"门诊，为患者提供流产后关爱服务。这样的活动已成为人工流产后关爱服务的重要模式。PAC 关爱项目的开展，有利于患者术后康复，减少并发症，降低重复人工流产的概率，提高生活质量。然而只有规范的、优质的 PAC 服务，才能真正起到维护女性生殖健康的作用。我国至今尚未正式开展全面规范化的流产后服务，还需要进一步的研究来扩充和完善，使其在计划生育领域发挥应有的作用。

一、国内外研究现状

1. 国外研究现状　2003 年，世界卫生组织（The World Health Organization，WHO）首次发布了全球流产相关政策及指南，2012 年进行了更新和修订。2014 年 1 月，WHO 依据指南制订了安全流产临床实践手册，将指南涉及的具体内容细化实施。其概括了流产前、流产和流产后 3 部分内容，主要包括流产前为患者提供咨询的具体内容、临床病史评估要点、体格检查具体内容、实验室检查、安全正确选择避孕方法的咨询内容、手术流产和药物流产的相关介绍和选择、提供相应的疼痛管理等。

WHO 安全流产指南尤其强调了对患者的尊重，在提供咨询和健康教育的基础上，要求患者自己决定是否要进行流产手术，选择何种方式。WHO 提出流产后关爱服务包括从出院前开始为患者提供并发症的评估和管理、流产后避孕药的正确使用、随访咨询服务等。其目的是提供避孕信息、避孕咨询和方法指导；评估患者可能需要的性和生殖健康指导；评估流产后并发症并给予积极处理。2010 年 5 月，美国疾病预防和控制中心发布了美国避孕指南，指导医务人员为不同健康情况下的女性和男性提供安全避孕方法及避孕咨询。

2. 国内研究现状　计划生育是我国长期坚持的一项基本国策，据相关部门数据显示，近年来每年大约有 800 余万人次行人工流产术，重复流产率高达 50%。近年来我国因意外怀孕进行人工流产的患者逐渐增多，并且患者年龄趋于年轻化。2011 年 4 月，中华医学会计划生育学分会发布了我国首部《流产后计划生育服务指南》，为医院流产后关爱服务的开展提供了规范化的执行标准。指南明确了流产后计划生育服务的总体目标是提高人工流产后女性的有效避孕率，减少重复人工流产，尤其是流产1年以内的再次人工流产。其服务形式是以健康教育、咨询和避孕、节育服务为主的整体服务。人工流产后计划生育服务的形式应以单独咨询为主，并配以落实避孕药具发放工作。指南还明确了人工流产后计划生育服务流程及内容安排，以及随访时间及内容，并提出了关爱服务提供人员的资质及技能要求等。

该指南的提出为各医院开展人工流产术后关爱服务提供了明确方向，有利于各医院开展各种适合自己的服务模式。

3. 我国人工流产术后关爱服务具体实施

（1）心理护理：有研究表明，很多人在人工流产术以后，会有一段时间处于抑郁、焦虑状态。人工流产对女性身体造成的影响极大，如可能出现月经失调、月经紊乱、痛经、子宫内膜异位症等并发症，甚至有些人由于反复人工流产造成不孕等。临床上常用的评价量表有 SAS（焦虑症状自评量表）、SDS（抑郁自评量表）等，对患者进行测评，根据症状的不同程度提供有针对性的个性化心理措施，如有必要让患者接受适当的心理治疗。同时人工流产术后开展定期随访，了解患者的心理变化，指导家属给予患者亲情关爱以及人文关怀。

（2）健康教育：人工流产术后的健康宣教尤为重要，其目的是让患者了解术后的注意事项、可能出现的并发症、正确的避孕方法、反复流产的危害等。WHO 强调，健康教育的原则是：完整、精确、语言通俗易懂。我国健康教育多采用口头讲解、展板、宣教手册、药具模拟、视频宣传等形式，让患者全面了解人工流产术的相关知识，切实掌握安全的避孕措施，减少因无知给患者带来的恐慌心理，避免反复流产的发生。

（3）定时复诊、定期随访：我国《流产后计划生育服务指南》中指出，人工流产后应对患者进行定期随访，首次随访应在手术流产后或药物流产成功后1个月，中、远期随访在手术流产后或药物流产成功后3个月、6个月和12个月，可采用复诊或电话随访等形式。了解患者术后的具体情况，解答其疑问并指导其进行科学避孕。详细记录患者的信息，进行科学分析。目前有的医院还开展互联网或微信随访项目，给患者随访提供了很大方便，也提高了患者参与随访的积极性。但2012年，WHO 在安全流产指南中指出，对于一般简单的流产手术不需要常规随访，如果患者需要或渴望了解多一些知识，可将随访安排在术后7～14天，为患者提供相应的咨询服务。

二、北京大学第一医院流产后关爱服务开展情况

1. 项目审核 2012年9月，经过中国妇女发展基金会审批，北京大学

第一医院正式成为"关爱至伊·流产后关爱（PAC）项目"第三批 PAC 优质服务医院。

2. 人员培训　培养 PAC 专科护士，参加中国妇女发展基金会举办的培训活动，培训 PAC 项目的理念和目标、专业知识、人际交流技巧、讲座演练、角色扮演。

3. 北京大学第一医院实施 PAC 项目服务流程见表 6-2。

表 6-2　PAC 项目服务流程

时间	地点	内容
人工流产前准备阶段	候诊区	预约流产时间，发放宣传手册及健康处方
	一对一咨询区	单独咨询记录；针对患者情况告知人工流产的危害和相关并发症，特别是重复人工流产的危害；进行流产后避孕咨询；提供流产后用药和必要的避孕工具；预约随访时间
人工流产当日	候诊区	候诊，集体咨询与宣教；宣教流产后避孕知识和避孕方法；观看视频和模板；人工流产前常规准备（完善相关检查等）
	一对一咨询区	再次告知人工流产的危害和可能的并发症；填写手术同意书及麻醉同意书；发放流产术后注意事项材料；进行流产后避孕咨询；提供流产后用药和必要的避孕工具
	人工流产手术室	实施人工流产手术；根据流产前咨询结果，对要求放置宫内节育器的妇女，排除禁忌证后可以立即放置
	观察室	手术流产以及药物流产后观察；对要求服用口服避孕药的妇女提醒当天立即开始使用；对于不愿使用避孕药物的妇女提供避孕工具
人工流产后随访		
1 个月	诊室内或咨询室	首次随访：了解流产后身体及月经恢复情况，评估避孕方法使用情况，为患者提供咨询
5、6、12 个月	诊室内或咨询室	再次随访或电话随访，了解避孕方法使用情况，指导后续使用，获取后续服务途径

三、流产后关爱服务发展趋势

1. 建立标准化人工流产术后关爱服务模式　我国应按照 WHO 的安全流产指南更新、修订适合我国国情的流产后服务指南，细化各项服务规范和标准，统一服务内容。

2. 明确关爱服务提供者并完善其资格认证体系　"关爱至伊·流产后关爱（PAC）"公益项目推进 3 周年活动提出，PAC 项目最为重要的内容就是沟通。它所倡导的沟通不仅存在于诊间，更贯穿于流产的前、中、后全程。因此，关爱服务提供者应具备良好的沟通能力。《流产后计划生育服务指南》中提到，人工流产术后关爱服务应该由医生、护士或具备优秀沟通技巧的非医务人员来提供，但是没有明确规定护士在关爱服务时应承担何种角色，人员如何配备，需要经过怎样的培训，其培训内容和时间也没有要求，没有完善的资格认证体系，这需进一步研究明确。

3. 完善关爱服务考核项目　《流产后计划生育服务指南》中提到，各级服务机构的负责人应建立定期评估指导制度。目前，虽然有的医院用患者满意率来作为衡量关爱服务的标准，有的则制订了工作绩效考核评分细则，考核结果与医务人员每月的奖金分配挂钩，但是各医院没有统一的评估标准，还需进一步研究，以明确各医院考核标准，完善考核评估制度。

◀ 第七节　晚期恶性肿瘤患者姑息治疗进展 ▶

恶性肿瘤严重威胁着人类的健康，全球肿瘤流行病统计数据显示，2012年全球新增约 1410 万例癌症病例，癌症死亡人数达 820 万。预计到 2025 年，全球每年新增癌症病例数将高达 1930 万例。全球总数的一半以上癌症新增病例和癌症死亡人数发生在欠发达地区，分别为 56.8% 和 64.9%。我国 2010 年全国癌症新发病例 3 093 039 例，全国癌症死亡病例 1 956 622 例，恶性肿瘤已成为我国城乡居民死亡的主要因素。

随着医学科学的发展，越来越多的恶性肿瘤患者治疗后能得以长期生存，肿瘤渐已成为一种慢性疾病。因此，对恶性肿瘤患者进行较好的护理、提高患者和家属的生活质量成了众多医学者甚至整个社会普遍关心的问题。姑息护理作为一种新型的护理模式，贯穿于恶性肿瘤治疗的全程，主张改善生活质量比延长生存期更重要的理念，力求通过综合医疗手段为患者提供最大的舒适度。护士只有正确理解姑息护理的内涵，掌握姑息护理各种知识、技能，才能为患者和家属提供高质量的护理，以促进姑息护理在我国的有效实施。

2002 年世界卫生组织（WHO）将姑息护理定义为：为患了无法治愈的疾病的患者提供积极的整体护理，主要通过预防、评价和有效控制疼痛及其他躯体症状，处理心理、社会和精神方面的一系列问题，最大可能地提高患者及其家属的生活质量。

一、姑息护理的目标、模式和原则

1. 目标　姑息护理的目标是预防及减轻痛苦，提供所能达到的最佳生存质量。姑息护理应在疾病诊断时即开始，与控制疾病及延长生命的护理同时进行，改善患者的生活质量，为患者提供最大的舒适度。

2. 模式　当控制疾病及延长生命的治疗无效或不能达到预期目标时，姑息护理应成为主要护理模式。在姑息治疗内容一致的前提下，姑息护理模式可有多种形式。姑息治疗需在多学科综合治疗组协同作用下完成，该综合治疗组应包括各专科的肿瘤专家、心理医生、全科医生、社会工作者及家庭成员等，而且还应包括研究和教育机构。

3. 原则　姑息护理的核心原则是应用循证医学和循证护理学，减轻或消除患者的疼痛和其他不适症状，照顾的焦点是生命的质量。姑息护理还应遵循姑息治疗原则，姑息治疗的核心原则以尊重生命为背景，将死亡视作自然发生的事件。具体包括：①患者的自主权，即尊重患者的选择。②行善，即做善事，治疗措施的根本出发点是有益于患者的生存质量。③非侵袭性，即治疗过程中采取伤害最小的方法。④公平性，即公平地使用有限的资源。

二、姑息护理的实施

姑息护理的实施应贯穿于癌症的治疗全程。患者从诊断治疗开始至生命结束，其生存质量始终与姑息护理的干预效果密切相关。护士不仅要建立这种意识，还要具备相应的知识和能力。

恶性肿瘤姑息治疗大致分为三阶段：第一阶段，抗癌和姑息治疗相结合，对象为可根治的癌症患者，此阶段姑息护理主要是对抗肿瘤治疗所导致的各种症状进行对症支持治疗与护理，使患者在治疗期间的生活质量和机体状态保持最佳；第二阶段，抗癌治疗可能不再受益时，以姑息护理为主，对象为无法根治的中、晚期恶性肿瘤患者，主要是缓解患者症状、减轻疼痛、改善生活质量；第三阶段，为预期生存时间仅几天至几周的终末期恶性患者提供临床关怀和善终服务。

1. 早期的支持治疗与护理　肿瘤支持治疗多国学会（the multinational association of supportive care in cancer, MASCC）对肿瘤支持治疗（cancer supportive care）的定义为：对肿瘤本身及肿瘤治疗的不良反应的预防和管理。抗肿瘤治疗的主要方式有手术和放、化疗治疗。在临床中要为采取抗肿瘤治疗的患者提供最佳的支持治疗与护理，包括：①对抗肿瘤治疗相关不良反应的治疗与护理，如止吐、纠正贫血、减轻乏力、改善失眠等。②对肿瘤或合并症的治疗与护理：如镇痛、营养支持、保护非病灶脏器、纠正高凝状态等。③心理辅导和干预，帮助新诊断的肿瘤患者顺利度过心理休克期，减轻焦虑、抑郁。④有针对性地进行术后及内科治疗后的康复治疗与护理，帮助患者适应疾病及相关治疗后的躯体变化，更好维持躯体功能。

2. 中、晚期的姑息护理　对中、晚期患者进行积极的姑息治疗不仅可改善生活质量，还可延长生存期。缓解症状、改善生活质量成为此阶段的主要治疗手段。可以采取的治疗及护理包括：缓解患者疼痛及其他不适症状、为患者及家属进行心理护理、对家属进行健康宣教。

准确地综合评估是姑息护理症状控制过程中最为重要的环节。综合评估包括躯体症状、社会心理和精神痛苦、个人期望目标、教育和信息方面的需求、文化影响因素等内容。护士客观评估患者的生理及病理问题，准确评价其产生的原因、病理过程和程度，并拟订有效的防治措施，指导和选择恰当的治疗护理方案。通过全面护理措施的实施，能有效地控制中、晚期肿瘤患者的症状，并持续改善患者的生活质量。

3. 疾病终末期的照护　此阶段是对医学上已判定为不可治愈、将在3～6个月内死亡的疾病终末期患者的全面姑息医学照护。主要目标是让患者舒适，避免一切有创治疗。主要通过药物缓解患者的症状，同时注重患者的生活护理。对患者的口腔、皮肤进行护理，对有异味和分泌物的表面创伤（压疮、溃烂的癌灶等）给予妥善处理，为患者提供最大的舒适度。

《NCCN姑息治疗临床实践指南》在NCCN所有指南中第一次提出把死亡作为预期结果，并将患者死亡后对家庭的照顾作为持续肿瘤治疗的基本内容。《指南》提出，善终意味着患者、家属和关怀者从痛苦中得到解脱，内心平静，与家人在一起，符合患者和家属的愿望，与临床、文化和伦理标准相一致。在临床护理工作中，护士要适时向患者进行"死亡教育"，使患者本人及家属可以平静地接受即将面临的死亡。此外，特别值得注意的是，要在尊重患者宗教信仰的基础上进行宣教及人文关怀。

4. 居丧关怀　居丧是指一个人丧失亲人时所处的状况，悲伤是居丧的心理和情感反应。此阶段患者的配偶、子女、父母等近亲属已转为服务的主要对象，为他们提供必要的医学及社会服务，通过社会支持解决实际问题，使居丧者在新的人际关系中得到慰藉，顺利度过居丧期。

心理辅导是居丧期姑息治疗及护理的主要内容，聆听比说教更重要，医生和护士可通过耐心聆听居丧者的诉说，甚至让家属自由痛快地哭泣，毫无保留地宣泄内心的痛苦，顺利度过悲伤期。

三、姑息护理的历史和发展

1. 国外姑息护理的发展状况　姑息治疗起源于公元 4 世纪 hospice 运动，到 19 世纪，Hospice 已演变成向疾病终末期患者提供医学照护的专业机构。1940 年英国和美国有医师开始使用镇痛药治疗患者，并提出了对终末期疾病的新认识：把死亡看作是生命的自然结束，给予人道主义的医疗照顾。1967 年世界第一座现代化兼具医疗科技及心理照顾功能的圣科利斯朵夫安宁院正式在伦敦建立，标志着现代姑息医学的开始。1982 年 WHO 提出了姑息治疗的定义和原则，并在全世界推广 WHO 癌症三阶梯镇痛原则。1987 年姑息医学正式被英国卫生管理部门确定为一门独立的临床医学专业。

1977 年加拿大 Balfour Mount 医生首次提出"姑息护理"一词，1989 年 RCN（The Royal College of Nursing）护理专家组正式采用了"姑息护理"这一专业术语。1990 年 WHO 正式给姑息护理定义，同年还明确阐述了姑息护理的内涵，并提出了姑息护理的主要内容。1994 美国公共卫生署制订了《癌痛治疗临床实践指南》，1996 年欧洲肿瘤学会出版了《癌症疼痛手册》，2003 年国际乳癌会议提出将"最大耐受性治疗"转变为"最小有效性治疗"，使提高生存质量的理念全面融入到恶性肿瘤综合治疗中。以美国、加拿大、英国为首的发达国家经过了 30 多年的护理研究发展，在姑息护理的概念、目的、原则、内涵、主要内容、多学科小组等方面获得了大量的理论与实践成果，构建了较为完善的姑息护理服务体系，并开展了姑息护理教育课程，如疼痛和其他症状的控制、沟通技巧、死亡教育、伦理和道德问题、家属和丧亲者需求等，护理服务质量不断提高。美国临终关怀和姑息医学学会、姑息护理学会强调目前最大的努力是促进护士的专业教育。渥太华护理学院已经形成了比较权威的姑息护理知识和态度评估问卷，其中得到广泛使用并经过信、效度检验的评估问卷有姑息护理知识问卷（PCQN）和 Bmdley 姑息护理态度评估问卷。

经过长时间的发展，姑息护理学科已将生理、心理、社会等多护理学科结合起来为恶性肿瘤患者提供帮助和支持。面对当前全球范围内肿瘤患者发病率和死亡率的不断上升，姑息护理理念已成为当前肿瘤学界的研究热点和奋斗目标。

2. 国内姑息护理的发展状况　我国恶性肿瘤姑息治疗事业始于 20 世纪 80 年代，1985 年李同度教授在广州召开的全国肿瘤防治经验交流会上做了"晚期癌症患者的收治是个社会问题"的报告；1987 年我国第一个以收治晚期恶性肿瘤患者为主的医疗机构——中国癌症基金会安徽肿瘤康复医院成立，标志着恶性肿瘤姑息治疗在我国的全面起步。1990 年，我国在广州与WHO 共同举办了晚期癌症镇痛专题会和培训班。1994 年 8 月，中国抗癌协会癌症康复与姑息治疗专业委员会正式成立，随后多个省市级癌症康复姑息治疗专业委员会相继成立，极大地推动了我国姑息治疗医学的发展，为促进我国姑息护理的发展奠定了一定的基础。同时恶性肿瘤疼痛的规范化处理也促进了我国姑息护理工作广泛、全面开展。

1998 年林菊英主编的《社区护理》首次引进了"姑息护理"的概念。同年，天津医学院护理学院和渥太华护理学院合作应用 PCQN 调查国内 45名医护人员的姑息护理认知情况，结果显示，国内外医护人员在姑息护理知识掌握程度上有明显差异。

姑息护理在我国还是一个相对年轻的分支学科，随着肿瘤疾病治疗理念的进步，姑息治疗的重要性已被广泛接受。加强该领域的多学科合作，建立完善相关的管理机制，无疑对于保证姑息治疗的质量，让患者最大获益有重要意义，这也是对我们的挑战。

四、北京大学第一医院妇科姑息护理开展情况

随着肿瘤疾病治疗理念的进步，国内姑息医学的不断发展，姑息护理已逐渐渗透到北京大学第一医院妇科肿瘤患者的临床护理工作中。

1. 人员培训 每年定期参加肿瘤心理与姑息治疗学习班进行培训，使肿瘤科护士对姑息护理的理念、目标、专业知识、沟通技巧等知识不断更新，追上时代的步伐，了解最前沿的资讯。

2. 北京大学第一医院妇科实施的肿瘤姑息相关护理服务项目见表6-3。

表6-3 肿瘤姑息相关护理服务项目

项目	时间	内容
妇科肿瘤携手俱乐部	每年元旦前后	与肿瘤患者同聚一堂，互相分享心得体会，拉近医患距离。同时患者间进行交流沟通，分享对抗肿瘤的成功经验，提升战胜疾病的信心。医患及家属的共同陪伴与鼓励，可以在拉长患者生命长度的同时加宽患者生命的厚度
妇科肿瘤知识讲座	每季度循环进行	妇科肿瘤相关知识，包括肿瘤患者的饮食指导、心理指导、化疗不良反应的防治等，保障患者生活质量的提高

续表

项目	时间	内容
妇科肿瘤携手俱乐部微信平台	24 小时不间断	患者遇到问题可随时发布到微信平台中，由专业人士进行讲解。护士每天向微信中发送一些肿瘤相关健康教育知识及传播正能量
妇科肿瘤患者随访	患者出院后	肿瘤随访专员采用电话随访的方式，及时了解患者情况，为患者提供专业指导，帮助患者缓解症状，进行心理疏导，提高生活质量
居丧关怀	患者去世后	肿瘤随访专员在尊重宗教信仰的基础上，为患者家属送去人文关怀并进行心理辅导

五、姑息护理发展趋势

姑息医学是一门新兴的、多学科交叉的学科，在其发展的过程中在肿瘤领域得到了最广泛的研究和应用。近年来，由于国内外对于姑息医学领域的科研工作广泛开展，许多令人兴奋的观点、现象不断涌现，新的思路、方法、理念推动着姑息医学这一新兴学科的不断进步。姑息护理在恶性肿瘤治疗中扮演了越来越重要的角色。提高姑息医学的认识和宣传，有利于提高医务人员的治疗与护理水平，提高患者的生存期及生存质量，并更好地造福于患者，造福于人民。由此可见，恶性肿瘤患者的姑息护理，是现代临床肿瘤护理学发展的必然趋势。随着医学界对姑息护理相关知识需求的日益增加，我们还有一些问题亟待解决。

1. 扩大服务对象　除了恶性肿瘤患者以外，专科的难治性、终末期疾病患者也同样需要姑息护理。通过采取姑息护理可以使患者和家属解除病痛、获得最佳的生活质量。随着我国人口老龄化的日益严重，难治性及终末期的患者会不断增多，姑息护理的应用领域也将会不断扩大。

2. 建立姑息护理的教育和培训项目　虽然国外姑息护理开展比较早，但调查发现护理专业学生和在职护士感到姑息护理的教育和培训较少，特别是对沟通技巧、死亡教育、丧亲护理等专业知识和技能上明显感到不能满足患者及家属的需求。

为改善现状，教育者们需要进一步普及和开展姑息医学专业教育工作，把姑息护理内容融入本科和研究生护理教育课程中。对于医院、社区的护士，管理者们应多提供姑息护理在职培训，增强护士应用姑息护理的信心，逐渐将姑息护理提升为护理实践中的一个独特领域。

3. 完善统一的姑息护理专业标准 近些年，姑息护理虽然在西方国家得到良好迅速的发展，但在很多方面还未形成统一的专业标准。目前疼痛控制标准已基本确定，但呼吸困难、恶心呕吐、谵妄等症状控制和心理社会问题等专业标准还有待确立，循证护理内容还有待考证。因此，要发挥姑息护理专家的重要作用，引导和鼓励护士开展姑息护理相关研究，提高护士在姑息护理和临终关怀方面的实践能力，并逐步形成姑息护理专业标准，为姑息护士的实践提供规范性指导。

4. 加强公众对姑息医学的认识 加强宣传，使广大公众对姑息医学能够有初步的认识，以便于医务工作者姑息治疗及护理的开展。同时注重培养社区专科医生和护士，使姑息医学及护理能够全面发展，并促进姑息治疗的全面实施。

5. 推进社会支持体系的保障 国外姑息护理项目是由国家慈善机构、癌症基金会、宗教社团等资助，大部分资金用于弥补医疗资源的不足。但在国内，政策和经济等方面的支持没有得到有效的落实。我国有关部门应高度关注姑息护理项目，将姑息治疗纳入国家主要研究和发展项目。

附　录

◀ 附录1　北京大学第一医院入院护理评估单 ▶

病房　　　姓名　　　性别 □男 □女　　　年龄　　　床号　　　病历号

一、基本资料	
入院日期_____年___月___日___时 转入日期_____年___月___日___时	主管医生
入院方式 □平诊　□急诊　□步行　□轮椅　□平车	
入院诊断	患者对病情是否知晓　□是　　□否
文化程度 □初中及以下 □高中/中专 □本科/大专 □其他_____	婚姻状况 □未婚 □已婚 □离异 □丧偶
特殊交班 □无　　□VIP　　□民族信仰　　□财务寄存　　□隔离　　□其他	

二、既往健康情况

既往史　□无　□高血压　服用降压药_____　　　既往压范围_____
　　　　　　　　□糖尿病　控制方法 □口服_____　□注射_____
　　　　　　　　□心脏病　心脏病种类_____　是否服用抗凝药物 □是　□否

过敏史　□无　□有_____
手术史　□无　□有_____
家族史　□无　□有_____
个人史：□无　□吸烟　　□饮酒　　□听力异常　　□视力异常
　　　　　　□失语　　□肢体活动异常
营养代谢　食欲 □正常　□增加　□下降
　　　　　　近3个月体重变化　□无　□增加　□下降
排泄型态　小便 □正常　□排尿困难　□失禁　□尿潴留　□造瘘　□其他
　　　　　　大便 □正常　□腹泻　　　□便秘　□造瘘　□其他
睡眠型态　□正常　　□紊乱　　□使用镇静剂

三、管路　　□无　　　□留置针　□PICC　□胃管　□尿管　　□其他	
四、治疗　□无　□输液　　□吸氧　□心电监护　　□其他	
五、风险评估　ADL 评分＿＿＿＿＿　跌倒风险评分＿＿＿＿＿　压疮风险评分＿＿＿＿＿ 　　　　　疼痛评分：＿＿＿＿＿	

六、心理社会评估

情绪状态　□稳定　□易激惹　□焦虑　□恐惧　□抑郁　□其他＿＿＿＿＿＿

沟通　　　□正常　□障碍　　□丧失沟通能力　□其他＿＿＿＿＿

感认知能力　意识　□清醒　□模糊　□嗜睡　　□昏迷（浅/深）　□其他

　　　　　　视力　□正常　□低视力（视力≤0.3）　　　□失明　□其他

　　　　　　听力　□正常　□下降　□耳聋　　□失聪　□其他

　　　　　　疼痛　□无　　□有　　　部位＿＿＿＿＿＿＿＿＿

宗教信仰　□无　　□有＿＿＿＿＿＿

责任护士：＿＿＿＿＿＿＿＿　评估时间：＿＿＿＿＿年＿＿＿月＿＿＿日＿＿＿时

◀ 附录2　日常生活能力评定 Barthel 指数量表 ▶

科室：　　　姓名：　　　性别：　　　年龄：　　　病历号：　　　日期：

一、评定内容

根据患者的实际情况，在每个项目对应的得分上划"√"。

项目	完全独立	需部分帮助	需极大帮助	完全依赖
1. 进食	10	5	0	–
2. 洗澡	5	0	–	–
3. 修饰	5	0	–	–
4. 穿衣	10	5	0	–
5. 控制大便	10	5	0	–
6. 控制小便	10	5	0	–
7. 如厕	10	5	0	–
8. 床椅转移	15	10	5	0
9. 平地行走	15	10	5	0
10. 上下楼梯	10	5	0	–
总分				

二、评价方法：

1. 总分各项得分相加

2. 分级

0 = 生活自理：100 分，日常生活活动能力良好，不需要他人帮助；

1 = 轻度功能障碍：61 ~ 99 分，能独立完成部分日常活动，但需一定帮助；

2 = 中度功能障碍：41 ~ 60 分，需要极大帮助才能完成日常生活活动；

3 = 重度功能障碍：= 40 分，大部分日常生活活动不能完成或完全需人照料。

◀ 附录3　北京大学第一医院患者跌倒危险因素评估表 ▶

病房　　　床号　　　姓名　　　性别　　　年龄　　　病历号

入院/转入日期：　年　月　日　出院/转出日期：　年　月　日　住院期间发生跌倒：无　有

跌倒风险评估			评估日期			
注意：请参照说明使用本评估表		分值				
跌倒危险性因素	独立行走患者评估下肢肌力（每7天评估1次） 独立单脚稳定站立超过5秒钟：能　不能（高危） 完全卧床患者直接评估跌倒危险因子	√ ×ﾠ				
	跌到危险因子评估： 1 入院前后曾发生跌倒：是 　　　　　　　　　　否	1分 0分				
	2 意识不清，躁动不安：是 　　　　　　　　　　否	3分 0分				
	3 视觉不佳会影响日常生活：是 　　　　　　　　　　　　否	1分 0分				
	4 如厕次数 ≥ 10 次/日（尿频或腹泻）：是 　　　　　　　　　　　　　　　否	1分 0分				
	5 病人移位 + 活动分数 = 2、3、4 　病人移位 + 活动分数 = 0、1、5、6 　病人移位：0 = 无法自行移位； 　　　　　　1 = 需 1 或 2 个人协助； 　　　　　　2 = 部分需要协助； 　　　　　　3 = 完全独立 　活动分数：0 = 无法活动； 　　　　　　1 = 需轮椅协助代步； 　　　　　　2 = 需 1 人搀扶行走； 　　　　　　3 = 独立	1分 0分				
	6 使用多重药物（ = 四种）：是　否 倾泻剂、利尿剂、抗忧郁剂、抗癫痫药物、镇静 安眠药、吗啡类止痛药、降血糖药、降血压药、 肌肉松弛剂、抗组织胺药物、抗心律不齐药物、 静脉输液等	1分 0分				
跌倒风险评估得分						

续表

下肢肌力评估结果为×或危险因子评估总分＝3 分者为跌倒高危患者，需填下表，请在下表相应的措施栏内打"√"。					
预防跌倒措施	放置预防跌倒警示牌，发放跌倒防范措施宣教材料				
	告知患者及家属跌倒危险性，目前的行动能力及限制				
	指导患者及家属服用特殊药物注意事项				
	常用物品放在患者手容易拿到的地方（尿壶倒空）				
	必要时提供辅助用具并指导正确使用方法				
	呼叫铃放置患者手可及处，指导使用方法				
	使用床栏、床脚轮固定，必要时适当的保护约束				
	患者衣裤长短合适，穿防滑鞋，保持地面干燥				
	平常的活动路线上避免障碍物，且有 24 小时照明				
宣教方式：A 口头　　B 发放材料　　C 多媒体					
评估护士签字					
患者或家属签字					

备注：1. 责任护士于患者入院 24 小时内完成首次评估；2. 非高危患者每周测评一次；3. 高危险患者每周测评两次；4. 手术患者下地前测评；5. 若患者病情变化或部分跌倒危险因子发生变化时随时测评。

◀ 附录 4　北京大学第一医院患者压疮 Braden 评分表 ▶

病房　　　　床号　　　　姓名　　　　性别　　　　年龄　　　　病历号

入院/转入日期：　年　月　日　出院/转出日期：　年　月　日　住院期间发生压疮：□无 □有

压疮 Braden 评分表			评估日期						
	项目	病情与分值							
压疮危险因素	感觉	完全受限：1 分 非常受限：2 分 轻度受限：3 分 无受损：4 分							
	潮湿	持久潮湿：1 分 经常潮湿：2 分 偶尔潮湿：3 分 很少潮湿：4 分							
	活动方式	卧床不起：1 分 仅限坐位：2 分 偶尔行走：3 分 经常行走：4 分							
	移动能力	完全受限：1 分 重度受限：2 分 轻度受限：3 分 不受限：4 分							
	营养	重度摄入不足：1 分 可能摄入不足：2 分 摄入适当：3 分 摄入良好：4 分							
	摩擦/剪切力	已存在问题：1 分 有潜在问题：2 分 无明显问题：3 分							
分值									
总分≤12 分为压疮高危患者，需填写下表，请在下表相应的措施栏内打"√"。									

续表

预防措施	落实情况（打√表示）				
放置预防压疮警示牌					
协助正确翻身及摆放体位					
使用减压床垫（海绵垫、气垫床）					
避免摩擦力、剪切力的作用					
保持患者皮肤及床单元清洁干燥，避免潮湿等刺激					
局部使用预防压疮敷料					
对患者及家属进行健康宣教					
改善机体营养状况					
评估护士签字					
患者或家属签字					

备注：15～18 分为低危，13～14 分为中危，10～12 分为高危，≤9 分为极高危。总分≤12 分为压疮高危、极高危患者。评估频次：责任护士于患者入院 24 小时内完成首次评估。非高危患者每周测评一次。高危患者每周测评两次。绝对卧床患者每日测评一次。若患者病情变化或部分压疮危险因子发生变化时，随时测评。

中英文名词对照索引

H

J

K

L

M

N

P

Q

R

Y

Z

参考文献

［1］James N，McPhail G. The success of a nurse-led，one stop suspected prostate cancer clinic. Cancer NursingPractice，2008，7（3）：28-32.

［2］Hamric AB，Sposs JA，Hanson CM. Advanced practice nursing：an integrative approach. 3rd ed. St. Louis：Elsevier Saunders，2005：4-5，86-102.

［3］Loftus LA，Weston V. The development of nurse-led clinics in cancer care. Journal of Clinical Nursing；2001，10（2）：215-220.

［4］LaneL，MinnsS. Empowering advanced practitioners to set up nurse led clinics for improved outpatient care. Nurs Times. 2010，106（13）：14-15.

［5］James N，McPhail G. The success of a nurse-led，one stop suspected prostate cancer clinic. Cancer Nursing Practice，2008，7（3）：28-32.

［6］许亚红，吴瑛. 美国高级护理实践的发展历史及其启示. 中华护理教育，2012，9（5）：235-237.

［7］钱小芳，陈起燕，张水治，等. 设立妇幼专科护理门诊社会需求的调查研究. 中华护理杂志，2005，40（2）：94-95.

［8］张琦，夏海鸥. 台湾地区专科护理师的发展和启示. 中国卫生资源，2013，16（3）：218-220.

［9］曹宝花，史瑞洁，张银玲. 护理学一级学科定位下人才专科化培养的思考. 解放军护理杂志，2012，29（2B）：70-71.

［10］赵瑾，许春娟. 护理门诊发展现状及展望. 中国护理管理，2013，13（6）：78-80.

［11］孟莛. 护理门诊 VS 护士处方权. 中国卫生人才，2012，7：66-68.

［12］Shiu AT，Lee DT，Chau JP. Exploring the scope of expanding advanced nursing practice in nurse-led clinics：a multiple-case study. J Adv Nurs，2012，68（8）：1780-1792.

［13］曹新旋，夏海鸥. 护理门诊护士工作角色的质性研究. 上海护理. 2009，9（4）：27-31.

［14］张士琼，李俊. 产后门诊支持对4个月内婴儿纯母乳喂养的影响. 护理学报. 2012，19（6A）：57-58.

［15］赵瑾，许春娟. 护理门诊发展现状及展望. 中国护理管理，2013，13（6）：78-79.

［16］姜梅. 母乳喂养咨询室的建立与管理. 中华现代护理杂志，2012，18（7）：836-837.

［17］林晓红. 助产士门诊暨母乳喂养咨询门诊的规范化建设与理. 世界最新医学信息文摘，2014，14（34）：312-313.

[18] 王荟萍，王燕，王申. 国内外糖尿病护理门诊的研究进展及思考. 中国护理管理，2013，13（2）：107-109.

[19] 余慧，吴娜，庄薇. 初产妇参与母乳喂养咨询门诊体验的质性究. 上海护理，2013，13（4）：5-7.

[20] F, Esamai, J, Songa. Health education on breast feeding in antenatal clinics in Eldoret District Hospital, Kenya. East African medical journal, 1994, 71（3）：149-154.

[21] Basim K, Pullom, Mel ced D. Baby feeding：the thoughts behind the statistical. New Zealand Medical Journal, 1997, 110（1044）：184.

[22] U. S. Department of Health and Human Services. Healthy People 2010：Understanding and improving health. Washington：U. S. Department of Health and Human Services. Washington. 2000.

[23] Carlos Zubaran, PhD. Katia Foresti, Marina Schumacher, et al. The Portuguese Version of the Breastfeeding Self-Efficacy Scale-Short Form . Hum Lact, 2010, 26（3）：297-303.

[24] 朱兰，郎景和，王宏，等. 北京地区成年女性尿失禁的流行病学研究. 中华医学杂志，2006，86（11）：728-731.

[25] 王建六，张晓红. 女性盆底功能障碍性疾病的诊疗进展. 中国实用妇科与产科杂志，2008，24（1）：30.

[26] 陈园，杜广辉，杨为民，等. 武汉市社区人群尿失禁发病情况流行病学调查. 临床泌尿外科杂志，2009，24（1）：49-52.

[27] 林忠，赵军玲，等. 广西地区壮族女性盆底功能障碍性疾病状况调查. 中国妇产科临床杂志，2012，13（5）：342-4.

[28] 卫中庆，周文俊，喻荣彬，等. 南京地区成年女性尿失禁的流行病学调查. 临床泌尿外科杂志，2004，19（5）：297-9.

[29] SegalS, Arya LA, Smith AL, et al. Functional Outcomes for Incontinence and Prolapse Surgery . Current bladder dysfunction reports, 2012, 7（3）；179-186.

[30] Morkved S, Bo K. Effect of pelvic floor muscle training during pregnancy and after childbirth on prevention and treatment of urinary incontinence：a systematic review. Br J Sports Med, 2013, 101（2）：313-319.

[31] Knorst Mara R, Cavazzotto Karilena, Henrique Magali. Physical therapy intervention in women with urinary incontinence associated with pelvic organ prolapse. Revista Brasileira de Fisioterapia, 2012, 16（2）：102-7.

[32] 中华医学会妇产科学分会妇科盆底学组. 女性压力性尿失禁诊断和治疗指南（试行）. 中华妇产科杂志，2011，46（10）：796-798.

[33] 中华医学会妇产科学分会妇科盆底学组. 盆腔器官脱垂的中国诊治指南（草案）. 中华妇产科杂志，2014，49（9）：647-651.

[34] 北京大学人民医院女性盆底疾病诊疗中心. 北京大学女性压力性尿失禁诊疗指南（草案）. 中国妇产科临床杂志，2012，13（2）：158-160.

[35] 北京大学人民医院女性盆底疾病诊疗中心. 北京大学盆腔器官脱垂诊疗指南（草案）. 中国妇产科临床杂志，2012，13（2）：155-157.

［36］Wesnes SL，Hunskaar S，Bo K et al . The effect of urinary incontinence status during pregnancy and delivery mode on incontinence postpartum. A cohort study . B JOG，2009，116（5）：700-707.

［37］McLennan MT，Mekick CF. Alten B，et al. Patients，knowledge of potential pelvic floor changes associated with pregnancy and delivery . Int Urogynecol J Pelvic Floor Dysfunction，2006，17（1）：22-26.

［38］王小光，王小辉. 妊娠期盆底肌肉功能训练. 中国实用妇科与产科杂志，2008，24（8）：581-583.

［39］苏园园，韩燕华，曹丽，等. 区域性女性盆底功能障碍整体防治模式研究. 中国妇幼保健，2013，28（1）：12-14.

［40］丰有吉，沈铿. 妇产科学. 第2版. 北京：人民卫生出版社，2013，388-394.

［41］黄亮，张淞文，卢丹，等. 盆底康复治疗对尿失禁患者的疗效观察. 中华妇产科杂志，2012，47（2）：143-145.

［42］单学敏，陆叶，苏士萍，等. 产后盆底肌力筛查及其临床意义. 中国妇产科临床杂志，2012，13（2）：92-95.

［43］Mikako Yoshida，Ryoko Murayama，Maki Nakata. Pelvic floor function and advanced maternal age at first vaginal delivery. Open Journal of Obstetrics and Gynecology，2013，3（4）：28-34.

［44］陈玉清，裴慧慧，陈蓓，等. 盆底康复训练对改善产后盆底肌功能的作用. 中国康复医学杂志，2013，28（3）：234-237.

［45］张贤，陆虹. 北京市助产士核心胜任力现状及影响因素的调查研究. 中国妇幼保健，2013，8（9）：1462-1464.

［46］Fullerton J，Gheressi A，Johnson P，et al. Competence and competency：core concepts for international midwifery practice . International Journal of Childbirth，2011，1（1）：4.

［47］龙素琼，孙玉仙，张毅芬. 各国助产人员从事助产服务现状. 健康研究，2013，33（3）：184-187.

［48］章舒琦，李丽，叶文琴. 美国助产护士的发展及现状. 中华护理杂志，2012，12，47（12）：1140-1142.

［49］黄碧云. PDCA循环护理模式对助产士门诊护理质量的影响. 国际护理学杂志，2014，33（8）：2026-2027.

［50］武玲，徐虹，陈爽. 开展"助产士门诊"产科服务模式实践与体会. 齐鲁护理杂志，2014，20（12）：102-104.

［51］庞汝彦. 我国助产行业的现状和发展. 中华护理教育，2010，7（7）：293-294.

［52］周小利，王龙琼，时元菊. 产科开设助产士门诊的调查研究. 重庆医学，2014，43（35）：4743-4745.

［53］张知翠. 助产士门诊对孕产妇满意度的影响. 护理研究，2014，18（11）：4206-4207.

［54］朱丽萍. 国内外助产士的培训和管理. 中国妇幼保健，2013，28（11）：1711-1713.

［55］孙颖，张玲娟. 国内外助产专业教育与助产模式的分析及启示. 解放军护理杂志，2014，31（21）：35-37.

［56］Helen V B，Joyce E T. Genealogic origins of nurse-midwifery education programs in the

United States. Midwifery Women Health, 2003, 48 (1): 464-472.

[57] 章舒琦, 李丽, 叶文琴. 美国助产护士的发展及现状. 中华护理杂志, 2012, 12, 47 (12): 1140-1142.

[58] Criteria for programmatic accreditation of education programs in nurse midwifery and midwifery with guidelines for elaboration and documentation of programmatic accreditation criteria [EB/OL]. [2012-02-11]. http//www. midwife. org/siteFiles/career/Criteria_for_Programmatic_Accreditation. pdf.

[59] Mandatory degree requirements for entry into midwifery practice position statement [EB/OL]. [2012-02-11]. http://www. midwife. org/siteFiles/position/Mandatory_Degree_Requirements_3. 06. pdf.

[60] 王彦, 许虹. 我国助产教育的现状及展望. 中华护理教育, 2014, 11 (11): 876-878.

[61] 赵扬玉. 我国助产士的临床培训与发展. 中华护理教育, 2010, 7 (7): 295-296.

[62] 石中兰. 中国助产士职业再教育与未来前景. 临床医学, 2011, 25 (6): 236-237.

[63] 厉跃红, 吴娜, 庄薇. 新进助产士规范化培训的效果评价. 上海护理, 2014, 14 (6): 20-21.

[64] 肖波, 陈宁红, 沈艳茹. 新助产士规范化培训的实践及效果. 河北医科大学学报, 2014, 35 (4): 476-477.

[65] 顾春怡, 丁焱. 助产专科护士人才培养的现况与研究进展. 上海护理, 2014, 14 (1): 63-65.

[66] 郭桂芳, 孙宏玉, 朱秀. 我国助产教育的现状与发展. 中华护理教育, 2010, 7 (7): 291-292.

[67] 闫育敏, 刘晓英. 我国助产教育的起源与发展. 护理研究, 2013, 27 (11): 3559-3561.

[68] 庄薇, 吴娜, 厉跃红. 助产士分层管理模式的效果评价. 护理管理, 2014, 14 (2): 133-135.

[69] World Health Organization. Safe abortion: technical and policy guidance for health systems (Second edition2012). [EB/OA]. http://www. who. int/reproductive ealth/publications/unsafe_abortion/9789241548434/en/.

[70] World Health Organization. Clinical practice handbook for safe abortion (2014). [EB/OA]. http://www. who. int/reproductivehealth/publications/unsafe _ abortion/clinical-practice- safe- abortion/en/.

[71] Centers for Disease Control and Prevention. 2010CDC: U. S. Medical Eligibility Criteria for Contraceptive Use (2010). J Womens Health (Larchmt), 2011 Jun, 20 (6): 825-8.

[72] 中华医学会计划生育学分会. 人工流产后计划生育服务指南. 中华妇产科杂志, 2011. 46 (4): 319-320.

[73] 吉宁. 我国三城市流产后计划生育服务的影响因素分析及服务质量的综合评价. 北京: 协和医学院.

[74] 300 余家医院开设"关爱至伊·流产后关爱 (PAC)"门诊逾百万女性受益-PAC 项目两周年项目总结. 中国医院院长, 2013. 23.

［75］杨晓慧. 多维沟通助力医患和谐——关爱至伊·流产后关爱（PAC）公益项目推进 3 周年侧记. 中国医院院长，88-89.

［76］王晋荣，高玉霞，崔满华. 我国流产后服务及其研究进展. 中国妇幼保健，2011. 26（23）：3649-3651.

［77］Torre LA，Bray F，Siegel RL，et al. Global Cancer Statistics，2012 . CA Cancer J Clin. 2015，65（2）：87-108.

［78］陈万青，张思维，曾红梅，等. 中国 2010 年恶性肿瘤发病与死亡［J］. 中国肿瘤，2014，01：1-10.

［79］李萍萍. 肿瘤姑息治疗问题与对策. 中国临床肿瘤学进展，2012，3：539-540.

［80］ulvedaC，MarlinA，YoshidaT，et al. Palliative care The World Health Organ isation's global perspective. J Pain Symtom Manage，2002. 24（2）：91-96.

［81］王存德，龚泉，张利娟，等. 恶性肿瘤姑息治疗的进展. 中国肿瘤，2012，03：206-210.

［82］邹敏，徐燕，袁长蓉. 国内外姑息护理认知现状的研究与思考. 解放军护理杂志，2006，06：50-51.

［83］林菊英. 社区护理. 北京：科学出版社，1998.

［84］Potter J，HamiF，BryanT，et al. Symptoms in 400 patientsreferred to palliative care services：prevalence and patterns. Palliat Med，2003，17（4）：310-314.

［85］HomsiJ，WalshD，RiveraN，et al. Symptom evaluation inpalliative medicine：patient report vs systematic assessment assessment. Support Care Cancer，2006，14（5）：444-453.

［86］Zhukovsky DS. model of palliative care：the palliative medicine program of the Cleveland Clinic Foundation. A World Health Organization Demonstrations Project. Support Care Cancer，2000，8（4）：68-277.

［87］NCCN Clinical Practice Guidelines in Oncology：Palliative Care（2012）

［88］KaasaS，Loge JH. Quality of life in palliative care：principlesand practice . Palliat Med，2003，17（1）：11-20.

［89］Surbone A，Baider L，Weitzman TS，et a1. Psychosocial care for patients and their families is integral to supportive care in cancer：MASCC position statement. Support Care Cancer，2010. 18（2）：255-263.

［90］Janssen DJ，SpruitMA，Uszko-LencerNH，et al. Symptoms，comorbidities，and health care in advanced chronicobstructive pulmonary disease or chronic heart failure . J Palliat Med，2011，14（6）：735-743.

［91］Knapp C，WoodworthL，WrightM，et al. Pediatric palliativecare provision around the world：a systematic review. Pediatr Blood Cancer，2011，57（3）：361-368.

［92］Ho ZJ，Radha Krishna LK，Yee CP. Chinese familial traditionand Western influence：a case study in Singapore ondecision making at the end of life . J Pain SymptomManage，2010，40（6）：932-937.